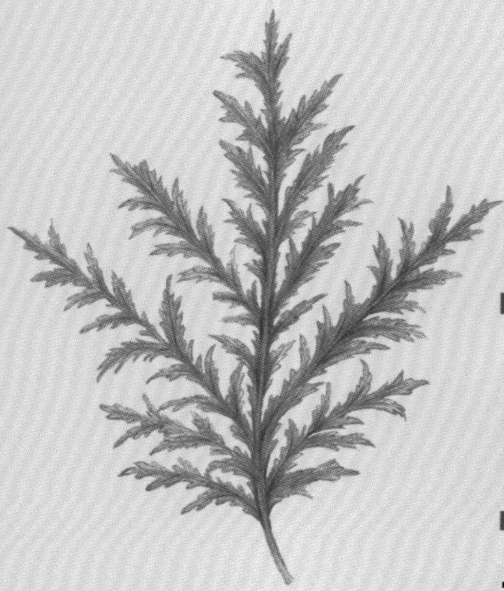

# 半个世纪的坚守与辉煌

## 李国桥青蒿抗疟团队光影记忆

张晓红　朱世哲　李　剑　主编

SPM 南方出版传媒
广东科技出版社｜全国优秀出版社
·广　州·

**图书在版编目(CIP)数据**

半个世纪的坚守与辉煌：李国桥青蒿抗疟团队光影记忆：配光盘 / 张晓红，朱世哲，李剑主编．—广州：广东科技出版社，2019.9

ISBN 978-7-5359-7262-0

Ⅰ．①半… Ⅱ．①张… ②朱… ③李… Ⅲ．①青蒿—抗疟药—研制—概况—中国 Ⅳ．①R282.71

中国版本图书馆CIP数据核字（2019）第195162号

**半个世纪的坚守与辉煌——李国桥青蒿抗疟团队光影记忆**

Bangeshiji de Jianshou yu Huihuang——Li Guoqiao Qinghao Kangnue Tuandui Guangying Jiyi

出 版 人：朱文清
责任编辑：曾永琳　马霄行
装帧设计：友间文化
责任校对：冯思婧　谭　曦
责任印制：彭海波
出版发行：广东科技出版社
（广州市环市东路水荫路11号邮政编码：510075）
销售热线：020-37592148/37607413
http://www.gdstp.com.cn
E-mail：gdkjzbb@gdstp.com.cn（编务室）
经　　销：广东新发行集团股份有限公司
印　　刷：广州市岭美文化科技有限公司
（广州市荔湾区花地大道南海南工商贸易区A幢　邮政编码：510385）
规　　格：787mm×1092mm　1/16　印张18　字数500千
版　　次：2019年9月第1版
2019年9月第1次印刷
定　　价：168.00元（配光盘）

# 编委会



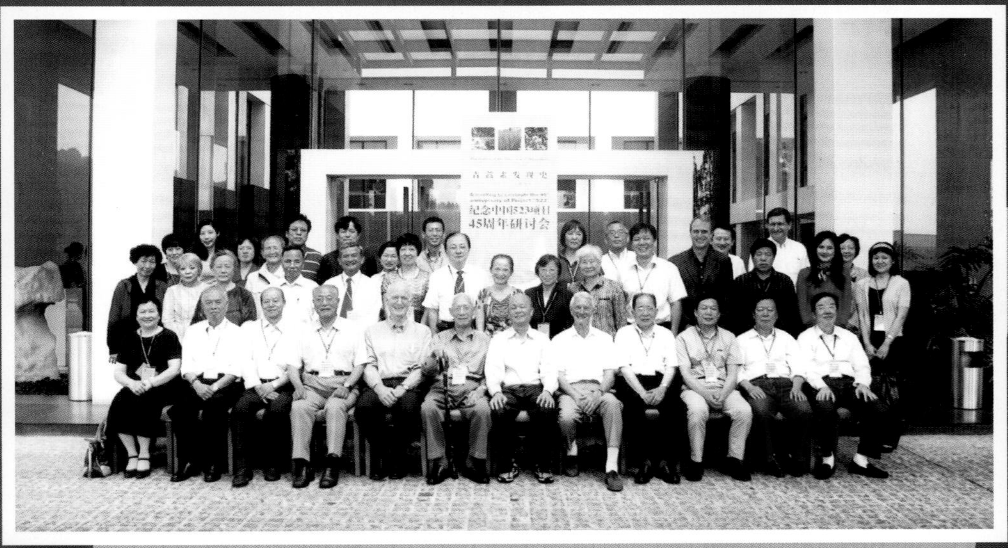

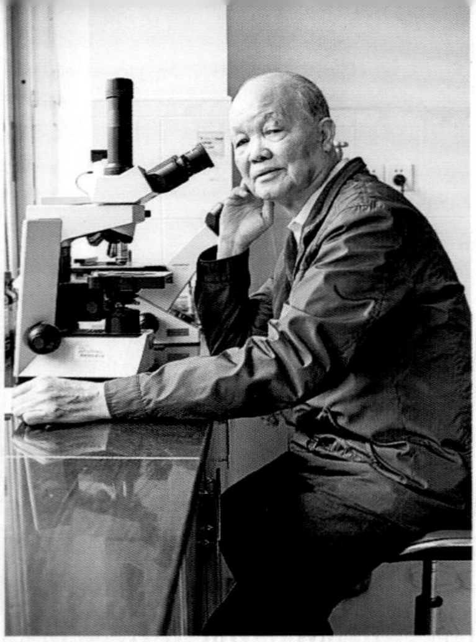

# 李国桥简介

青蒿素的发现其实是一个接力棒式的过程，屠呦呦第一个发现，李国桥第一个临床验证有效。

李国桥，男，1936年8月出生于广东南海。广州中医药大学教授，国际知名疟疾防治专家，全国人大第八届代表，国务院政府特殊津贴专家。曾任广州中医药大学副校长、热带医学研究所所长，卫生部医学科学委员会疟疾专题委员会委员，中国医学科学院第三届学术委员会特邀委员，卫生部第一、二届药品审评委员会委员，中华医学会热带病和寄生虫学分会常委，世界卫生组织西太平洋区域疟疾临时顾问。先后荣获五一劳动奖章、人民教师奖章及“全国劳动模范”称号，被中共广东省委授予“优秀共产党员”称号，2000年荣获白求恩奖章。

自1967年接受国家疟疾防治任务（“523”任务）至今50余年间，李国桥在青蒿素类药防治疟疾临床研究与应用推广、发明青蒿素类复方抗疟新药等方面取得了系统的、具有国际影响力的成果。他是中国青蒿素类药临床研究主持人，1974年首先证实青蒿素治疗恶性疟疾有速效低毒的作用，通过延长疗程可获得高治愈率；他首先证明青蒿素类药对恶性疟原虫配子体有抑杀作用，揭示青蒿素类药的重要意义；他首先提出恶性疟原虫对青蒿素类药不易产生抗药性的学术新见解，先后研制了5个青蒿素类复方，其中4个复方获得发明专利；他对脑型疟的救治研究和恶性疟原虫发育规律研究达到国际先进水平。为探索针刺治疟有效方案及证明恶性疟两次发热的理论，他两次自注疟原虫进行试验，表现出勇于为科学献身的崇高精神境界。

20世纪80年代以来，他先后到越南、柬埔寨、泰国、缅甸、印度尼西亚、菲律宾、印度，以及非洲、拉丁美洲的数十个国家和地区，指导疟疾防治工作，推广青蒿素。1999年，他和同事们研制出的第一个青蒿素复方CV8被越南列为国家一线抗疟用药。这是外国政府首次授予中国青蒿素类抗疟药最高荣誉。后他提出以青蒿素复方快速清除传染源（疟原虫）为主的方法应用于快速控制疟疾，2004年，在柬埔寨的高度疟疾流行区启动项目试点，使人群带虫率在1年内就下降了95%，无一人死于疟疾。他曾获越南政府"为了人民健康"奖章、"友谊勋章"，柬埔寨政府 "莫尼沙拉潘"金质骑士级勋章及科摩罗联盟总统奖章。2003年，他总结全球抗疟历史的经验教训，提出"灭源灭疟"的新理念，经过柬埔寨和科摩罗试点实施，证明灭源灭疟是快速清除疟疾的妙计。当下，年过八旬的他还在研究快速消灭疟疾的新方法，他始终心系全球的疟疾患者，心心念念奔赴最艰苦的地方抗击疟疾！

李国桥在青蒿素类药防治疟疾研究领域取得的一系列创新成果，先后获得国家发明二等奖（1979年），国家发明三等奖（1989年），国家科技进步三等奖（1999年），求是科技基金杰出科技成就集体奖（1996年），国家中医药管理局、国家教委颁发的3项部级科技进步一等奖（1988—1998年），广东省科技进步二等奖（2005年），中华中医学会科技二等奖（2005年），国家科技进步二等奖（2005年）。多篇论文被SCI收录引用。主持编著了《疟疾的临床研究》《中国疟疾防治与研究》等著作。

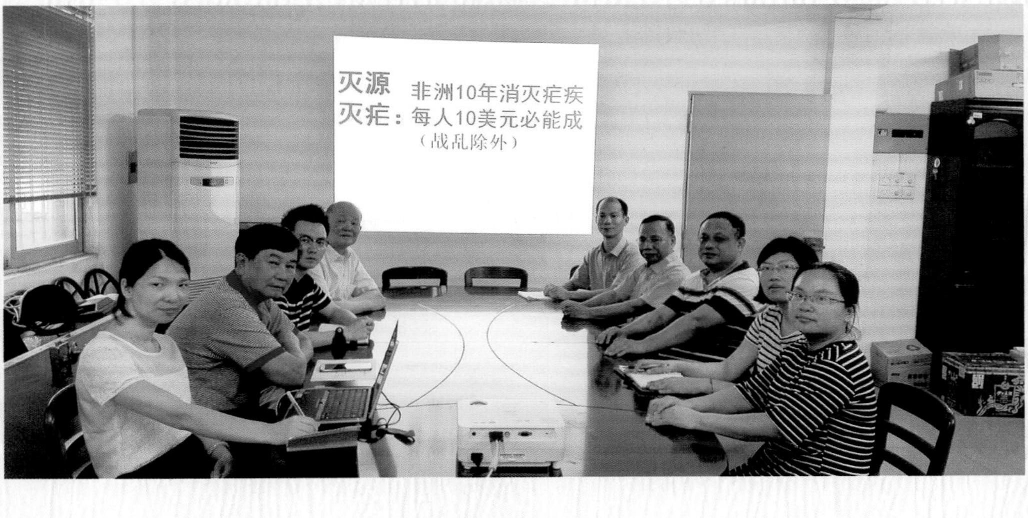
灭源
灭疟：
非洲10年消灭疟疾
每人10美元必能成
（战乱除外）

# 序1

## 不忘初心 牢记使命 快速灭疟

1964年，我从中山医学院毕业，响应国家号召，主动要求到海南岛参加卫生事业的建设。我工作的东方县（现东方市）医院设在八所港，随着国家经济的不断繁荣，现在建设得很好，是国家一类开放港口，但当时那里还都是茅草房，条件非常艰苦。疟疾是穷人病，在贫困落后的地方发病率很高，1966年我开始接触疟疾的救治工作。国家启动“523”项目后，因为东方县的疟疾发病率高，很多来自不同单位的“523”研究团队来到东方县进行疟疾研究，我作为地方医院的骨干，协调安排或亲自参与了他们的研究工作，以这种形式开始加入“523”的大家庭，1979年应邀加入李国桥团队，并将一生中大部分时光都投入到疟疾救治这项事业中。

在“523”任务中，李国桥团队先后负责针灸防治疟疾、疟疾防治新药评价和凶险型疟疾救治3个专题。在青蒿素诞生后，李国桥团队首次证实了其治疗恶性疟的疗效，并组织实施了青蒿素临床协作研究，为青蒿素通过鉴定起到了关键的作用。之后，在青蒿素及其衍生物类药的临床研究、青蒿素国际推广与应用、青蒿素复方研究等方面，取得了一系列创新成果，水平处于国际前列。为了帮助全世界人民解除疟疾痛苦，李国桥团队去往越南、柬埔寨、泰国、缅甸、印尼、菲律宾、印度，以及非洲、拉丁美洲的数十个国家和地区，指导疟疾防治工作，推广青蒿素。李国桥团队制定的快速灭源灭疟方案（FEMSE，Fast Elimination of Malaria by Source Eradication），在柬埔寨、科摩罗等国成功实施，取得了世界罕见的控制疟疾速度。《半个世纪的坚守与辉煌——李国桥青蒿抗疟团队光影记忆》一书，客观记述了李国桥团队从事疟疾防治工作的业绩，还原了我们共同走过的历程，也为青蒿素研发史提供了一些新的资料。

1970年，我来到广州中医药大学参加“西医学习中医班”，广东省学习毛主席著作先进分子李国桥同志在大礼堂为我们做报告，他的先进事迹给我留下了深刻的印象。1975年，在青蒿素研究全国大会战中，李国桥来到海南组织临床协作，我和他有了密切的合作，当年共同完成的青蒿素鼻饲救治脑型疟研究，以及后来用青蒿素治疗脑型疟141例，是青蒿素鉴定时的重要资料。1979年和1987年，我们共同胼手胝足先后创办了东方抗疟临床研究基地和三亚热带医学研究所。1981年，李国桥决定通过自身感染恶性疟原虫证实一个裂殖周期有两次发热，是我亲手执行的操作，而其后我的自身感染，正是用李国桥感染后的血液。多年的共同奋斗，使我们成为彼此最信任的战友，李国桥是一位很有胸怀的团队带头人，他以对科研工作无尽的热情带领团队奋勇前进，而我也兢兢业业做好一个助手，为他排除一些干扰和障碍，为他争取更好的工作条件，使他能无后顾之忧。

今天，李国桥团队仍然在为全球快速消灭疟疾而不断奔走努力。我们有了更好的药品（青蒿素新复方），更先进的技术（PCR 查源，阳性者服药灭源），这些创新为快速清除疟疾带来了曙光，但是真正的实施还需要更多的努力，这其中存在着一些非学术因素对科研工作的影响。加入“523”项目，到后来坚持青蒿素的国际推广与应用，到今天坚持快速灭疟，是为了解除疟区人民的疾苦，是为了捍卫国家利益与光荣，这是我们的初心，也是我们今天仍在奋斗的动力。

“523”项目已经过去了，但我仍然很怀念那个充满激情的年代，那些毫无杂念的为事业奋斗的日子。时代不同了，社会环境和科研条件较当年有了很大的改善，今天的科研工作者远比我们当年幸福。在这种情况下，更有必要重塑“523”精神。“523”项目给我们留下的精神遗产中，最宝贵的就是：艰苦奋斗，无私奉献。不管时代如何变化，真正要在科学事业上做出成绩来，总是需要有一些奉献精神，总是需要去坚持奋斗的。

海南省原东方县人民医院内科主任

广州中医药大学热带医学研究所第二任所长

广州中医药大学热带医学研究所中西医结合医院院长

郭兴伯

2019年8月

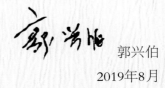

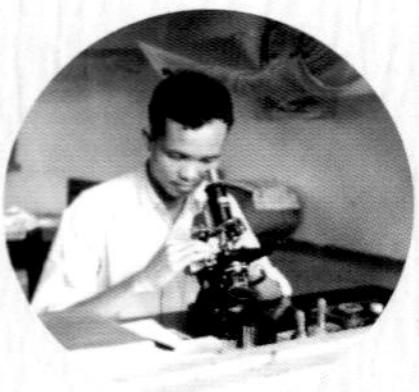

# 序2

1969年，在美越战争期间，我在美国军队中第一次参与疟疾的治疗、预防和研究。抗药性恶性疟疾对美军和越南部队来说都是一个严重的问题。北越向中国要求抗疟新药援助，而美国同时亦开展了广泛的新药研究项目，在美国华盛顿特区的沃尔特·里德陆军研究所进行基础研究，在越南和泰国进行临床研究。作为美国陆军抗疟药物研究项目的临床药理学家，我自然也参与其中。

当时有两个非常重要的新药被独立地发现了，但双方都不知道对方的研究。美国发现的甲氟喹和中国发现的青蒿素都是成功的药品。我很幸运地都参加了这两种新药的开发。 甲氟喹是在进行第一至第三期临床研究，青蒿素在中国已经研究成功。1979年我和李国桥第一次见面时就是对此两药进行随机比较试验。由此开始了我们持续40年的合作。

我有内科、临床药理学、传染病和热带病方面的学术背景，当时在香港的瑞士罗氏亚洲研究基金会工作，这使我可以和李国桥第一次在中国会面，也是我们合作的开始，因为我需要一种抗疟药物来与甲氟喹比较。这一合作又导致许多关于青蒿素及其衍生物的临床试验文献的发表，青蒿素对疟原虫的形态、作用等的基础研究，以及治疗疟疾的最佳方法的研究。

# Preface 2

I first became involved with the treatment, prevention and research into malaria in 1969 while in the American Army during the war in Vietnam. The problem of drug resistant falciparum malaria was a serious problem for both the Americans and the Vietnamese. The North Vietnamese requested help from China for new drugs and the Americans at the same time undertook an extensive research program for new drugs, with basic research in the Walter Reed Army Institute of Research in Washington D.C, USA; with clinical studies in Vietnam and Thailand. As clinical pharmacologist to the army malarial drug research program, I was naturally involved.

Two very important new drugs were discovered independently at that time, but each country was unaware of the other's research. Mefloquine discovered by the U.S. and Qinghaosu (artemisinin) by the Chinese were the successful drug products. I was therefore fortunate enough to have been involved in the development of both; from Phase1 through 3 for mefloquine and for Phase 3 for artemisinin, an established drug in China by their standards. A clinical trial with the two drugs was studied in comparative randomized trials by Li and me when he and I first met in 1979, and thus began a collaboration that has continued for 40 years.

My background in Internal Medicine, Clinical Pharmacology, Infectious and Tropical Diseases and working with the Roche Asia Research Foundation, based in Hong Kong, was an opportune time for our first meeting in China and for our collaboration to begin since I needed a comparative drug to compare against mefloquine. This collaboration has resulted in many publications on artemisinin and derivatives, basic research into the parasites, their morphology, effects, and the best methods of treating the disease malaria.

我对青蒿素的疗效和安全性及它作为标准抗疟药物的优越性印象很深刻，因此我觉得有必要向中国以外的地区传播有关这种新药及其独特化学结构的知识。为此，1982年我和李国桥等在西方医学杂志《柳叶刀》上发表了第一篇关于青蒿素的论文。继后我安排李国桥到泰国、越南等国让外界见证青蒿素的疗效和安全性，并对青蒿素及李国桥开发的许多青蒿素复方进行基础和临床研究。此外，我还赞助李国桥及其团队骨干人员参加在多个国家举行的国际热带医学和疟疾大会，向外界报告他们的研究成果。

有必要评论的是，尽管只有屠呦呦一人凭青蒿素获得诺贝尔医学奖，但促使青蒿类药被国外广泛认识而成为全球首选的一线抗疟药的是基于广州中医药大学李国桥青蒿抗疟团队的努力，以及由此引来的外界的支持和合作。李国桥研发了几个青蒿素复方，其中双氢青蒿素-哌喹复方（Artekin， Duo-cotexin）是目前治疗非重症疟疾的首选药物。

从历史的准确性和文献记载来看，应该指出的是，李国桥在20世纪70年代至80年代中期，是第一位证明了青蒿素及其衍生物对普通疟疾和重症疟疾疗效的学者，包括使用青蒿素栓剂治疗急性疟和重症疟疾有效，以及青蒿琥酯是治疗脑型疟疾的最佳药物。后来在20世纪80年代末和90年代初，我和Tran Tinh Hien 团队使用李国桥提供的药物，在越南治疗无并发症和严重疟疾的儿童及成人患者，再次证实了李国桥早年的结果。然而，世界卫生组织直到2000年才认可使用青蒿素治疗普通疟疾，2005年才接受用青蒿琥酯治疗重症疟疾，甚至更多年后才认可用青蒿栓剂治疗疟疾。

李国桥是第一个认识到光靠治疗疟疾病人是不足以解决疟疾问题的人。对于这一概念我也认同。既定的预防疟疾概念是防止蚊子在人与人之间传播疟疾。50年来，世界卫生组织和所有疟疾权威专家都认为蚊子是罪魁祸首，通过喷洒杀虫剂来消灭蚊子和使用蚊帐来防止被蚊子叮咬就可消除疟疾。遗憾的是，这种方法遏制疟疾的作用非常有限，但目前它仍然被认为是个首选的或者重要的方法。

I was so impressed with efficacy and safety of artemisinin and its superiority over standard antimalarials, that I felt it essential to spread knowledge about this new drug and its unique chemical structure to the world outside China. To this effect I wrote the first paper with Li on Qinhaosu to be published in the Western scientific literature (*The Lancet* 1982). Also, I arranged for him to go to Thailand and then Vietnam to demonstrate the drug's efficacy and safety and to carry out basic and clinical research on artemisinin and the many new combinations he developed. In addition, I sponsored him and his colleagues to attend international malaria and tropical diseases conferences in several countries to report their findings to a worldwide audience.

It is necessary to comment that although the Nobel Prize was awarded to another Chinese from Beijing for basic research on Qinghaosu, it is Li's team at the Guangzhou University of Chinese Medicine and their support and collaboration with myself and others that the drug has become the drug of choice worldwide as the first line of treatment for malaria, usually in combination with other drugs. His combination of dihydroartemisinin with piperaquine (several Trade names; Artekin, Duo–cotexin···) is the drug most widely used at present for uncomplicated malaria.

For historical accuracy and documentation, it should be noted that Li Guoqiao in the 1970's to mid–1980's was the first to demonstrate the efficacy of artemisinin and derivatives in uncomplicated and severe malaria, including the use of artemisinin suppositories in acute and complicated malaria, and the best drug for cerebral malaria to be artesunate. With Li supplying the drugs to me in Vietnam, and working with Tran Tinh Hien and his colleagues in the Hospital for Tropical Diseases of Ho Chi Minh City, we confirmed Li's results in children and adults with uncomplicated and severe malaria in the late 1980's and early 1990's. However, WHO only accepted artemisinin for uncomplicated malaria in 2000 and artesunate for severe malaria in 2005 and suppositories even later.

Li was the first to recognize, and I was also readily convinced, that simply treating patients was not sufficient. Preventing the disease from spreading from person to person via the mosquito was an established concept, and for 50 years WHO and all other authorities believed that the mosquito was the culprit and if you could eliminate the mosquito by spraying insecticide and by using bed nets to prevent biting, the disease could be eradicated. Unfortunately, this approach has not worked but is still considered the method of choice; or it was until recently, and of course remains important.

进入2000年，李国桥已意识到蚊子虽然是传播疟疾的罪魁祸首，但疟疾的传染源是疟疾病人和大量无症状的带虫者体内的疟原虫配子体。蚊子因叮吸了有感染性的配子体而将疟疾传播给其他健康者，疟原虫配子体才是根本的疟疾传染源。因此，李国桥提出“快速灭源灭疟”（FEMSE）的概念，作为防治疟疾甚至根除疟疾的解决方案。他已经在柬埔寨和科摩罗证明了这种方法的成功。毫无疑问，此法将在非洲发挥作用。我们正积极努力在非洲证明这种方法的有效性。

遗憾的是，由于各种原因，由李国桥发起的这一方法虽已被世界卫生组织所使用，但被重新命名为“靶向化灭疟”（Targeted Chemo-elimination of Malaria），没有承认李国桥为此理论的发源人和他早期的成功实施。

目前非洲的疟疾仍未得到控制，在某些地方甚至变得更严重。值得注意的是，李国桥团队已经做好解决非洲问题的准备工作，但遇到缺乏资金或当地某些当权者的阻力，未能开展非洲灭疟项目。

我们很乐意帮助任何愿意认真考虑使用科学可行且相对廉价的新方法根除疟疾的国家实施FEMSE项目，包括全民服药、建立监测系统以确保新感染者和外来疟疾患者的早期诊断和治疗；需要时可使用聚合酶链反应（PCR）技术查源灭源，让带虫者服药，以彻底清除疟疾。

原美国斯坦福大学、越南西贡大学和香港中文大学医学院教授
原美国华盛顿特区沃尔特·里德陆军研究所抗疟药物研究项目临床药理学家
原香港罗氏亚洲研究基金会主任
原越南胡志明市热带疾病医院顾问及疟疾研究室主任
原广州中医药大学青蒿研究中心教授、顾问

Keith Arnold
2019年6月16日

Li realized in the 2000's that the mosquito, although essential, was not the main link in the spread of the disease. It was the infectious gametocytes circulating in the blood in either patients, or much more relevant, in a much larger number of asymptomatic carriers. Mosquitoes feed on the blood and therefore transmit the infective agent to otherwise healthy persons. Hence, Li Guoqiao's concept of the Fast Elimination of Malaria by Source Eradication (FEMSE) that is the gametocyte, as the solution to malaria control, even eradication. He has demonstrated the success of this method in Cambodia and Comoros and undoubtedly it will work in Africa where we are actively trying to demonstrate its effectiveness.

Unfortunately, and for various reasons this approach initiated by Li has been taken over by WHO and renamed "Targeted Chemo-Elimination (TCE) of Malaria" without due credit and acknowledging Li's initial insight and early successful implementation.

Malaria in Africa is not under control, even getting worse in some places, and it is quite remarkable that Li and his team are ready to attack the problem in Africa but has met significant resistance, from lack of funding to numerous authorities not giving him the opportunity to proceed with his protocols.

We are quite ready to implement FEMSE in any country that is willing to take seriously the importance of eradicating malaria using a scientifically feasible and relatively inexpensive new approach:- mass drug administration; establish monitoring system to ensure early diagnosis and treatment of newly infected locals and immigrants with malaria; using polymerase chain reaction (PCR) techniques for carriers detection and treatment to ensure malaria elimination.

Faculty at Stanford (USA), Saigon (VN) and Chinese (HK) University Medical Schools

Clinical Pharmacologist to the U.S. Army Malarial Drug Research Program, Walter Reed Army Institute of Research in Washington D.C, USA

Director, Roche Asian Research Foundation (HK)

Consultant, Hospital for Tropical Diseases, HCMC (VN) and Head of Malaria Research Ward

Consultant and Visiting Professor, Research Center for Qinghao, (Artemisia Annua ), Guangzhou University of Chinese Medicine.

Keith Arnold

2019.6.16

# 目录

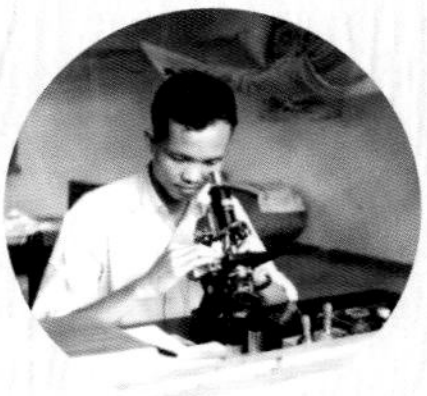

## 第1章 李国桥的成长之路



## 第2章 光辉的“523”

## 第3章 后“523”时代



## 第4章 为了人民健康
### ——青蒿素造福全球



## 第5章 团队荣誉

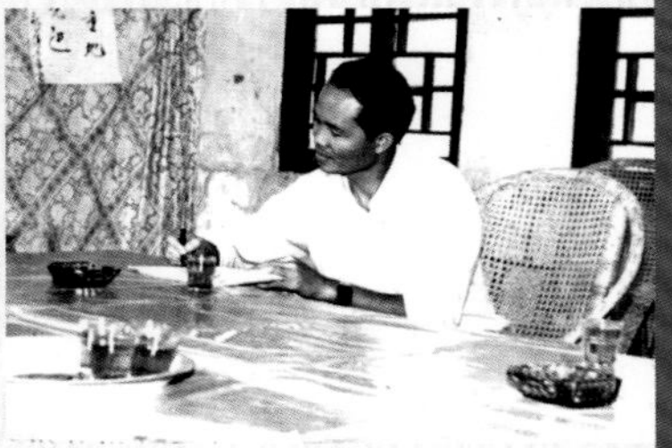

## 第6章 李国桥青蒿抗疟团队年表

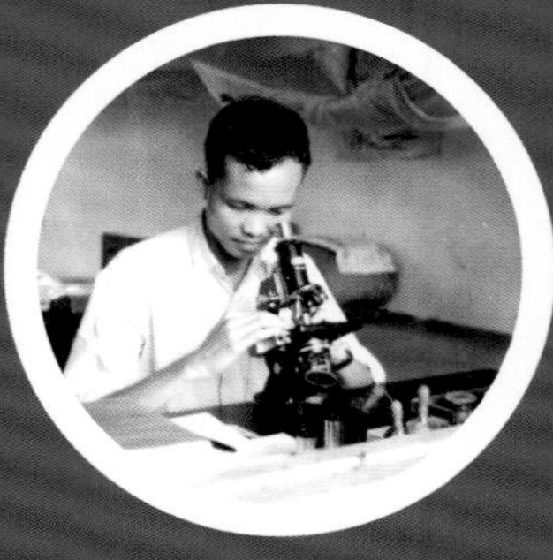

1

第1章

# 李国桥的成长之路

世代中医
求学经历
毕业留校

# 世代中医

1936年8月19日，李国桥出生于广州的一个中医之家。

李国桥口述　祖父去世的时候，我大概一两岁，什么事也不懂，但是我知道祖父上一代或几代都是中医，即所谓世代中医。祖父当年在下九路行医，其实，是不是当时就已经有了“下九路”这个名称，我也不知道。从下九路的一条小巷进去，有一个比较宽大的地方，叫西来初地①，我祖父的医馆在那里。我父亲一直跟祖父学医，后来继承了祖父的医馆。（2017年7月14日）

1938年，日军轰炸广州市，幼小的李国桥被母亲背在背上，父亲牵着哥哥姐姐，举家逃难到乡村，在当时的南海县三区横江乡落脚。李国桥的父亲李仁春在乡间继续开业，行医养家。从李国桥五六岁时有记忆开始，就记得父亲每天上午都在给人看病，是当地很有名望的医生，病人络绎不绝。

李国桥口述　新中国成立后，政府号召组织联合诊所，把每个乡的医生组织起来。当时，我父亲一方面是因为病人多，可以说是周边病人最多的医生，另一方面也是因为他比较积极，所以好几个地方（比如盐步、黄岐）的联合诊所都是他牵头搞起来的，最初是联合诊所，后来发展成医院。1956年后，他在南海县人民医院工作。1960年左右，当时佛山地区最大的医院佛山地区医院又邀请他去组织中医科。（2017年7月14日）

1979年8月，佛山地区行政公署授予盐步卫生院副院长李仁春、南海县人民医院副院长张凤鸣“佛山地区名老中医”称号；同年，南海县革命委员会授予李仁春等13人“南海县名老中医”称号。李仁春当时还担任了南海县人大代表、县政协副主席。选择以中医为职业，李国桥无疑是受到了父亲的影响。

① 西来初地，据传是菩提达摩来中国最早的登陆地，后世尊奉达摩为中国佛教禅宗的始祖，因而称其当年登陆地为西来初地。

李国桥口述　从我读中学开始，到后来正式学习医学，父亲都有传授他的经验给我。小时候，我如果不用上学，上午总是在父亲的身边，夏天满屋都是人，很热，我就给他扇扇子。我坐在他旁边，并不一定能学到什么东西，因为当时还太小，但就是有这样一个氛围：原来有那么多病人崇拜他、信任他，甚至不仅南海县，连三水那边的病人都来找他。这样的潜移默化，让我当时就想将来也要做这个工作。到我读初中的时候，我了解到，我们家的中医是祖传的，世世代代都是中医，这让我更坚定地形成了将来也应该从医的想法，即便我哥哥去参军的时候，我也没有改变想法。（2017年7月14日）

但是，更让李国桥印象深刻的是父亲教他怎样做人，父亲经常说的三句话，一直都是他做人的准则："不义之财不可要""己所不欲，勿施于人""为人不做亏心事，半夜敲门也不惊"。他说，小时候，只知道这是父亲教的，要牢牢记住，长大以后才知道，这是广为中国人崇尚和推许的美德。

## 求学经历

1948年，李国桥从南海县横江乡小学毕业，入读南海县私立石门中学。1949年10月，广州解放时，李国桥正就读初二。对于新中国，13岁的李国桥在其自传中有这样幼稚但真诚的认识：

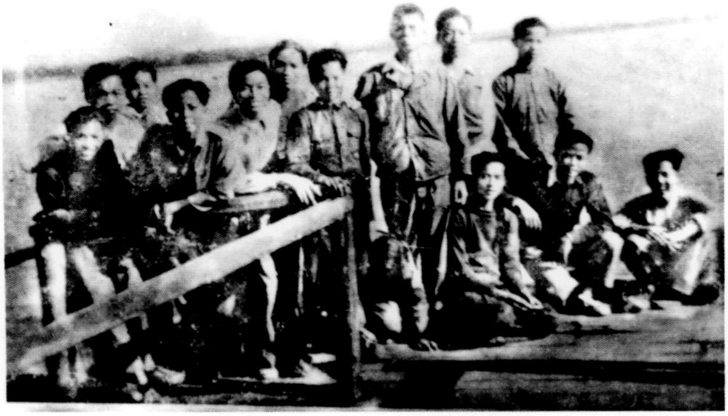

1949年，与同学在石门中学码头，左3为李国桥。

金融稳定，物价降低，港币废除，人民生活安定了，海南岛也解放了，亦没有配给妻子等事实，使我消除了对共产党的怀疑态度。又通过学校里的时事政治学习，以及参军、参干运动，我明确认识到共产党是真正为人民着想的伟大无产阶级政党，尤其是镇压反革命运动，使我认识到国民党反动派对待革命的卑劣残酷手段及对人民全不关心甚至损害人民生命财产的行为。另一方面在各种事情里面，我看到了人民政府处理事情公正严明的态度，解放军的纪律严明，工作干部朴素的生活作风，他们接近人民，采纳群众的意见，处处为人民利益着想，关心人民疾苦，这些都是与国民党反动派统治时期完全相反的，是不可比拟的，这使我更体会到共产党的伟大。在这两者一好一坏的比照之下，我明确地认识到了谁是我们的敌人，谁是我们的亲人。（《李国桥自传》，见李国桥人事档案，现藏于广州中医药大学人事处档案科）

李国桥就读的石门中学原是一所私立学校，创办于1932年，新中国成立后由南海县政府接管。这所学校毗邻珠江，风景优美。李国桥记得，学校有一条四五百米长的环校跑道，有正规的运动设施；每个年级有3个班，分别以真、善、美命名，而且还另取了一个寓意深远的名字，李国桥所在的班是真班，又以日葵社为名，取向日葵积极向上、朝气蓬勃之意。这里，正是李国桥科学人生的起点。中学时代，李国桥爱好化学，自己买了烧瓶、导管，在家里重复课堂上的

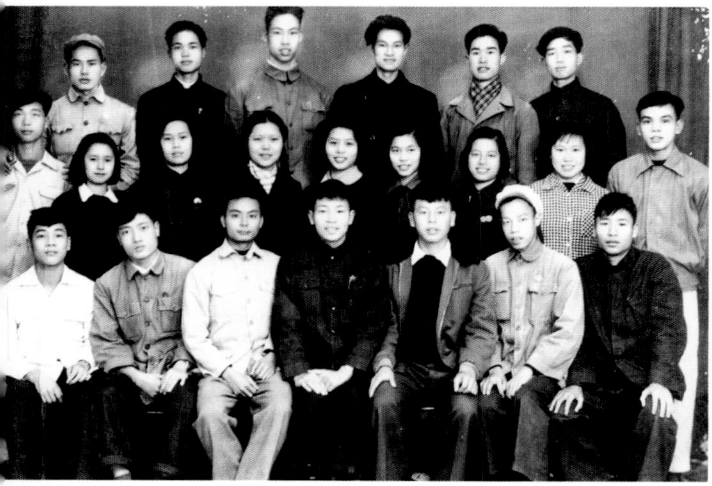

1954 年春节石门中学日葵社班同学摄影留念，后排左 2 为李国桥。

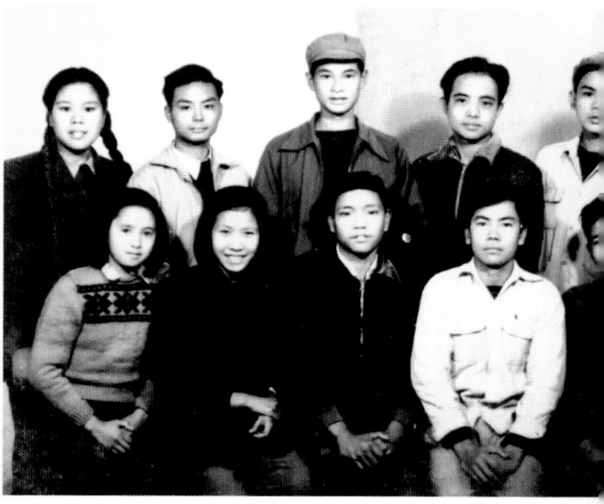

初中同班组同学合影，前排右 1 为李国桥。

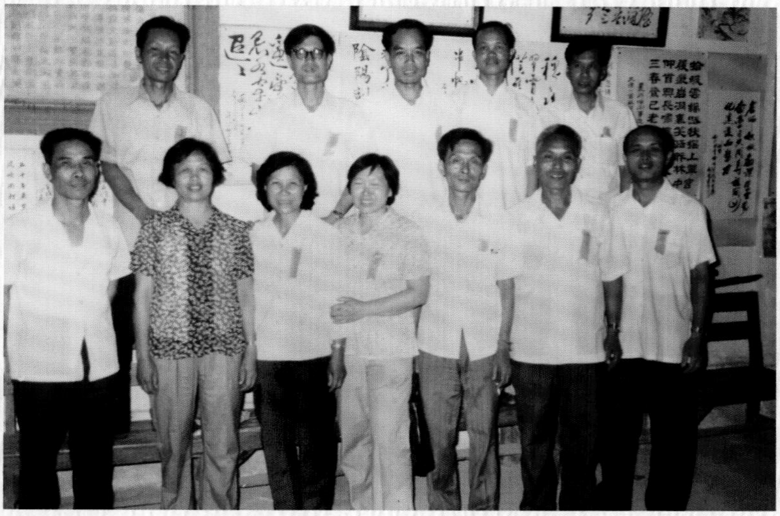

1982 年 5 月，石门中学 50 周年校庆，同学回母校团聚，后排右 2 为李国桥。

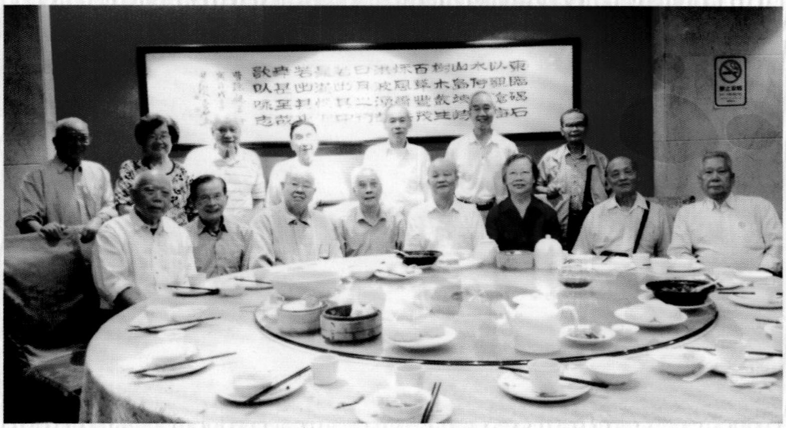

2015年10月17日，石门中学 1948 年真、善、美 3 班同学为祝贺李国桥八十寿辰而相聚留影。前排左 5 为李国桥，左 6 为李国桥夫人李珍秀。

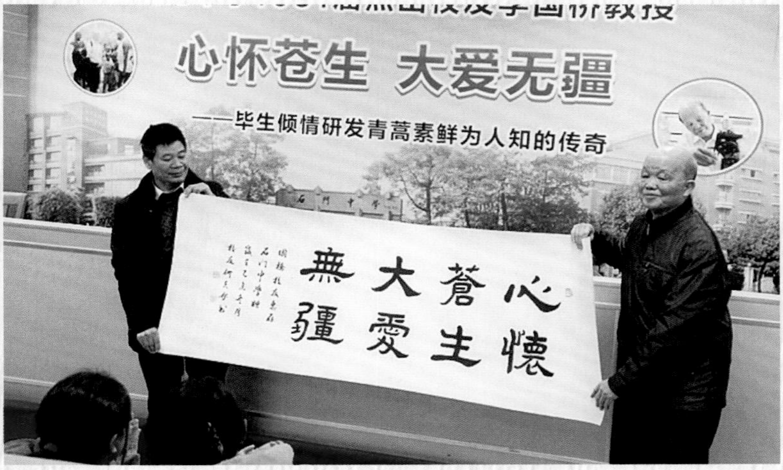
心怀苍生 大爱无疆
——毕生倾情研发青蒿素鲜为人知的传奇
心懷蒼生大爱無疆

2016 年，李国桥回石门中学演讲，石门中学校长盘文健向李国桥赠送书法作品。近年来，李国桥曾多次回到石门中学，和自己的小校友们亲切交流，讲述自己的科研体会，分享自己的人生经验。

一些化学实验，父亲看到后告诉他：有一种药叫银花露，是用金银花提炼的。父亲建议他搞搞银花露，如果成功可以给病人用。李国桥尝试用蒸馏水蒸馏，真的把银花露提炼了出来，当然没有敢拿给病人吃，但是他记得他提炼出来的银花露的确很香。李国桥曾多次无意间提起，自己的科研意识就是从提炼银花露开始产生的。

1951年，初中毕业后，早已下定决心从医的李国桥，首选当然是攻读中医。初中时，学校有一位教务主任李卓儒，专业是化学，在李国桥毕业前，到广东中医院从事中药提炼工作，李国桥通过他知道，有一所专门培养中医人才的学校，叫“广东中医药专科学校”[①]。

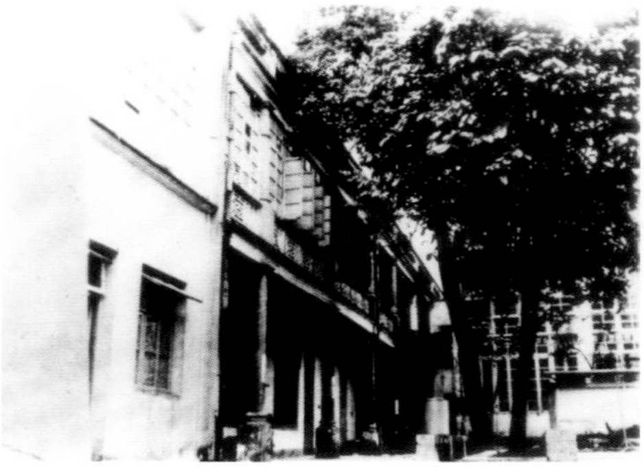

广东中医药专科学校大楼南侧

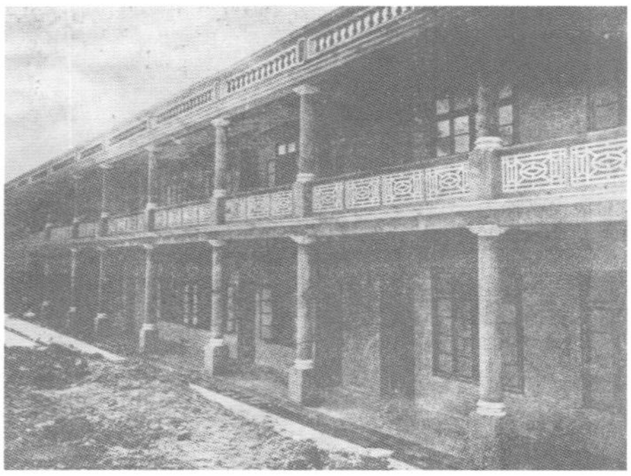

广东中医药专科学校大楼北侧

李国桥专门让父亲带他到广州，亲眼看看这所学校的具体情况。当时的校址在广州海珠中路的麻行街，沿着麻行街的毕公巷有一排很长的两层楼，南侧楼下是办公室和实验室，包括解剖实验室、细菌实验室等，二楼北侧是宿舍，往南是几间大课室，每个年级都有独立的课室。教学楼前面有球场，有跳远和跳高的沙池。麻行街的对面就是学校的附属医院广东中医院。给李国桥父子留下的印象是，这所学校比较正规。回去后，李国桥就决定报考。

① 1924年，几经艰辛，在广东医界与药业同仁的共同努力下，广东中医药专门学校正式建成并举行了开学典礼。建校后，培养了大批中医人才。抗日战争期间，广州沦陷，学校曾迁往香港继续办学。广州光复后，学校于1946年在广州复办，校名改为“广东中医药专科学校”。

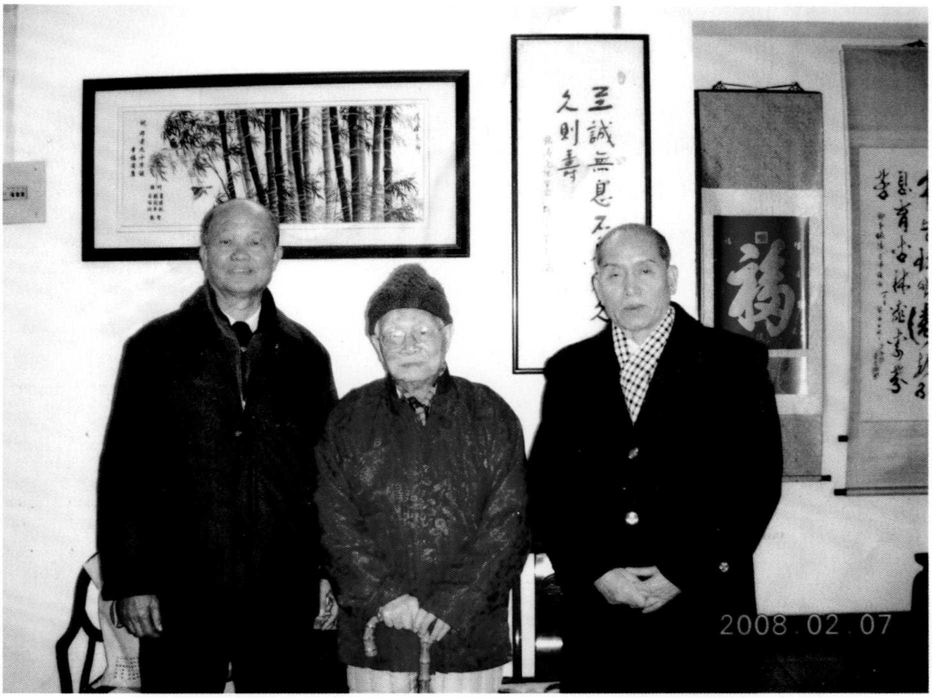


2008年大年初一，李国桥给老师邓铁涛拜年，左起：李国桥、邓铁涛、李春辉。工作后，每年春节李国桥都会去向邓铁涛拜年。

笔试过后，校长罗元恺先生亲自对通过的考生进行面试，面对校长，李国桥很紧张，因为他虚报了年龄。报考的时候，李国桥才15岁，当时传统的认识是16岁才成年，16岁就可以分猪肉了（广东的传统，祭祖时给男丁分猪肉）。为了能顺利进入这所学校，填表时，李国桥将出生年份从1936年改为1935年。通过了校长的面试后，李国桥正式入学，当时的学费是一年三担谷。李国桥班上有51名同学，60%~70%出身于中医家庭。比如陶志达的父亲是著名的金匮专家陶葆荪先生，刘亦选的父亲是著名的温病学家刘赤选先生。

在校期间，曾为李国桥授课的老师有中医名家罗元恺、刘赤选、黄耀燊、梁乃津等几位先生。而后来的国医大师邓铁涛，当时调出参加土改工作，一去几年，李国桥读三年级时才回校担任教务主任。虽然读书时未接受过邓铁涛的直接教导，但是在工作后，李国桥得到过邓铁涛的很多支持和帮助，因此他一直对邓铁涛非常尊敬。

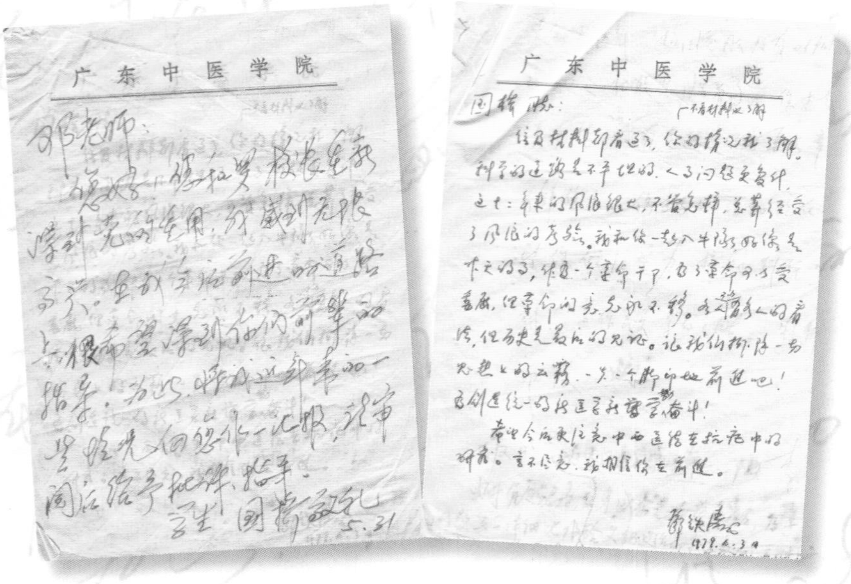
广东中医学院

邓老师：

您好！……

学生 国桥 敬礼
5.31

广东中医学院

国桥同志：

……

希望今后更注意中西医结合在抗疟中的研究。言不尽意，我相信你会前进。

邓铁涛
1979.6.3

1979年，李国桥致信老师邓铁涛，汇报了他在疟疾研究工作中的一些情况，邓铁涛复信鼓励他“今后更注意中西医结合在抗疟中的研究”。

新中国成立初期，曾短暂地出现了“勿需培养新中医”的政策，在这一政策的影响下，1953年，广东中医药专科学校被改制为广东省中医进修学校①，停止招生，并要求当时学校的三、四年级学生提前毕业，一、二年级学生则被要求全体转入设在惠福西路的广东省人民医院门诊部的广州卫生学校（中专）。当时李国桥是二年级的副班长，班长是李春辉，考虑到同学们已经读了两年中医，大部分又是传统中医子弟，出于对中医深厚的感情才选择了这所学校，没有道理半途而废，于是两位班长对同学们说：不能考试，考完试就要散了。他们组织同学们罢课、罢考，以示继续学习中医的决心。校长罗元恺很同情和支持学生们的行为，向卫生厅领导反映了情况，最后二年级以上的同学得以继续学习到毕业，然而均缩短了学制，广东中医药专科学校本为六年制，李国桥上一年级缩为五年制，李国桥所在年级则变为四年制。李国桥下一届的同学，则转入广州卫生学校，变成西医医士班的一年级学生，事实上，只有几个人转了过去，其他人都自寻出路了。

① 中医进修是新中国成立初期实行的，是以中医科学化为目的，在全国范围内开展的以中医业者学习现代医学的中医政策，当时全国各地均兴办了中医进修学校，目的是“中医科学化”。

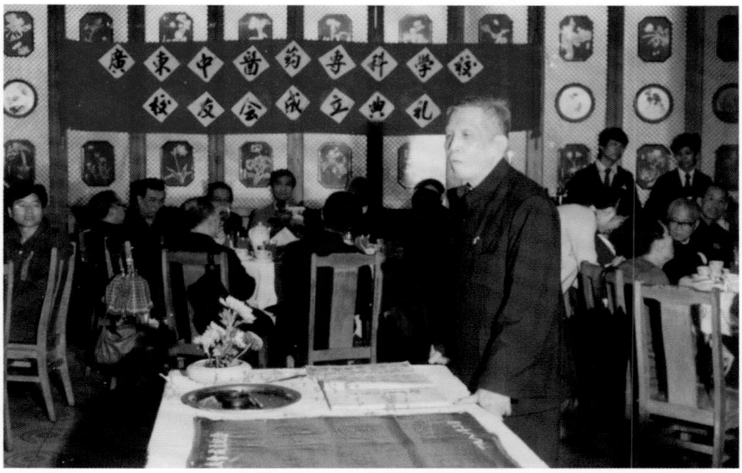


◐ 1986 年，罗元恺在广东中医药专科学校校友会成立典礼上讲话。

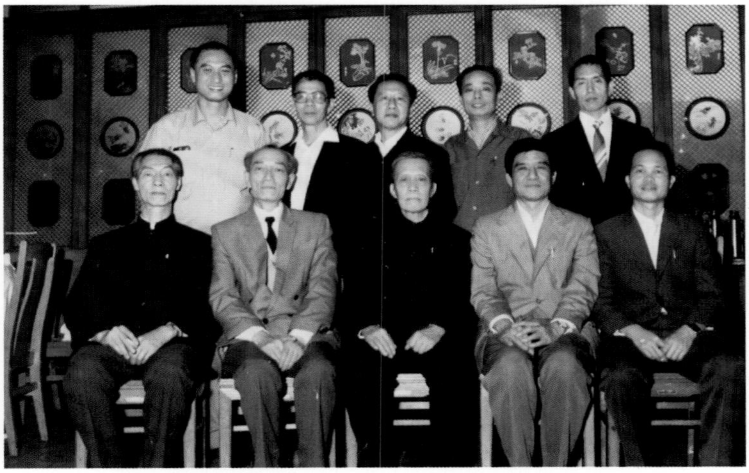

◑ 典礼后，部分师生合影。前排左 2 起：岑鹤龄、罗元恺、陶志达、李国桥。后排左起：黄宪章、雷百平、黄德鑑、陆乃器、李春辉。

1956年，在中共中央的提议下，国务院决定在北京、广州、上海、成都成立4所中医学院（中医界称这4所院校为“老四校”），而广东中医药专科学校则成为广州中医学院的办学基础。30年后，广东中医药专科学校校友会成立，在成立典礼上，时任广州中医学院党委书记杨建宇发言，肯定广东中医药专门（科）学校为广州中医学院前身，是中医学院创立的基础，“我们是一脉相承的一家人”。[①]

① 杜同仿．广州中医药大学校史资料汇编（2000—2006）．广州：广州中医药大学，2006：324.

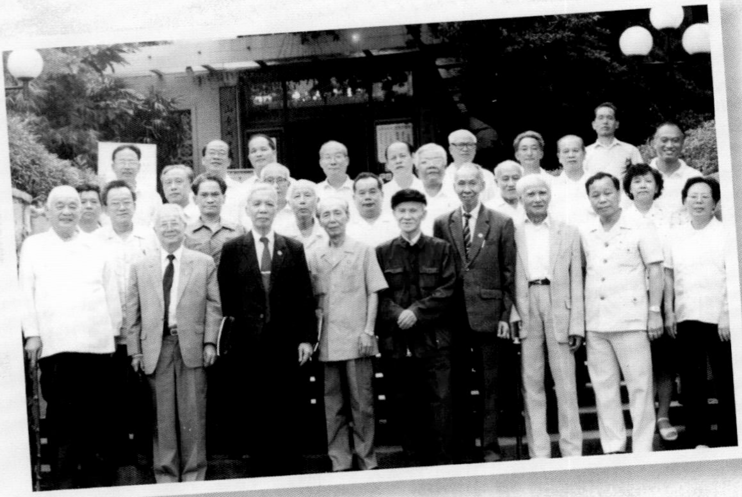

广东中医药专科学校历届毕业生与老师们合影，摄于1986年。前排左起：钟耀奎、邓铁涛、罗元恺、黄耀燊、关汝耀、张景述、黎炳南，2排左3为刘仕昌。以上均为该校的老师，其余人为该校的学生，后排左3为李国桥。

1986年，广东中医药专科学校创办62周年纪念合影。最后一排右2为李国桥。

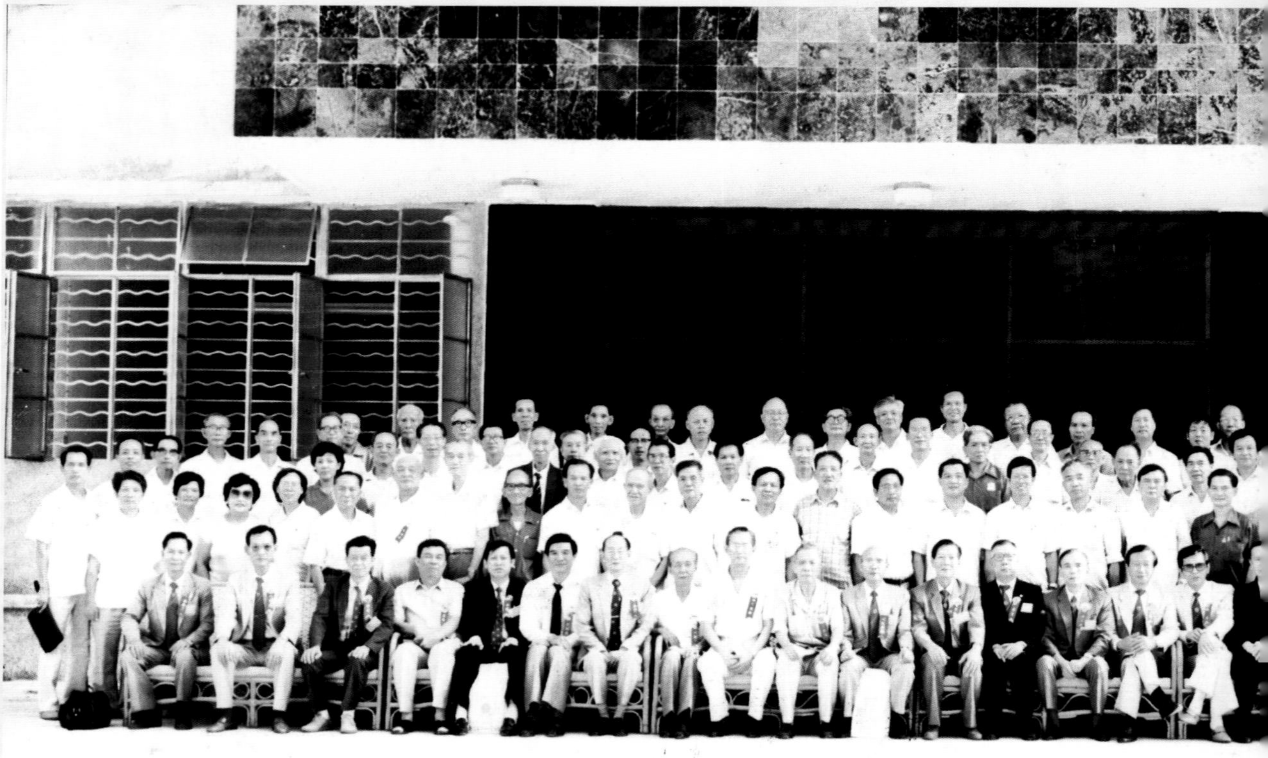

## 毕业留校

1955年，李国桥毕业，经广东省卫生厅分配，留校担任广东省中医进修学校生理学老师。同时留校的还有陶志达和靳瑞。陶志达工作之初任解剖学老师，后来曾任广州中医学院院长；靳瑞则进入针灸教研组，跟随针灸名家司徒铃从事针灸教学，后来成为著名的“靳三针疗法”的创始人。能够留校工作的，都是品学兼优的学生。据李国桥档案记载，他的毕业志愿是广东省中医进修学校生理科师资。学校的意见是：“该生学习及实习成绩均良好，工作努力实干，开动脑筋，钻研学习，学习态度良好，并有成绩，水平较高，对生理科较合兴趣，并有初步收获，适宜其工作志愿。”

事实上，李国桥内心并不安于做一名教师，他后来在一份整风运动中的思想总结里写道：

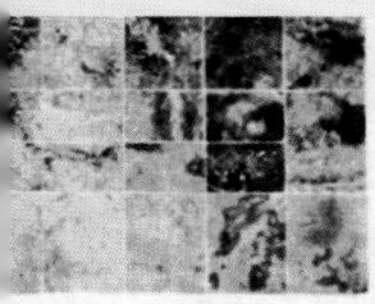

毕业分配时不愿意搞教学，对研究颇有兴趣，曾经想过，最好是在中医药研究委员会当一个专门研究中药工作的技术人员，脱离教学。看见别人投稿有名有利，甚为羡慕，曾经一个时期（号召向科学进军初期）非常崇拜博士这个名堂。把报章上刊载的青年科学家应取得博士学位的消息剪贴起来，心里想，总有一天我也要像你们这样当个博士。（《思想总结》，见李国桥人事档案，现藏于广州中医药大学人事处档案科）

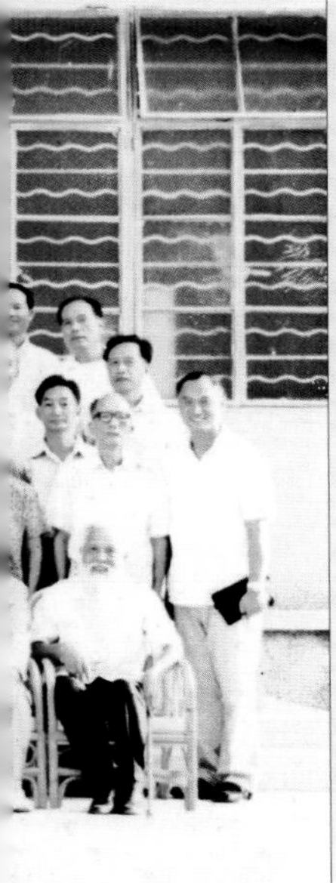

李国桥对科学研究的兴趣，从中学时代搞银花露就开始产生了。当时受陈克恢研究麻黄素药理作用的影响，用科学方法提炼中药的有效药理成分为中医药科研工作提供了启示，最初李国桥的科研思路也是如此。

李国桥口述　当时生理室的隔壁是药理实验室，有一位从光华医学院聘请来的教师，叫黄绍德，我上学时他是我的老师，我毕业后我们就变成同事，他当时也很年轻。我除了准备好我的生理课的实验，更多的是跟黄绍德老师学习药物提取。但是我没有考虑过学位的问题。后来的个人发展中，可能因为我没有读过高中等原因，受到一点影响，但我不管那么多。关键是个人的工作能力，关键是走向社会后怎样继续往前冲。但是我对于一些博士的成就，比如报纸刊登的苏联或某个国家的博士做出了什么成就，我会剪下来作为学习的榜样。（2017年7月14日）

当时广州已经在准备筹建中医学院，由于师资不够，广东省中医进修学校专门招了一个师资班，毕业以后优秀的学员就留下来作为广州中医学院的老师。李国桥除教授师资班的生理学，还担任这个班的班主任，当时他才刚刚20岁，而班上很多同学已经50多岁了，有些人还是成名已久的中医师，比如广东省名老中医李仲守、刘仕昌。

1956年，广州中医学院开始筹建，开始就设址在广东省中医进修学校内，由于初期人手不足，从进修学校征调了部分人员参与建设。筹建的第一年，李国桥被派往长沙、武汉去帮助广州中医学院招生。当年全国仅有4所中医学院，广州中医学院负责招收中南五省的学生。1958年，广州中医学院入驻初步建设完成的

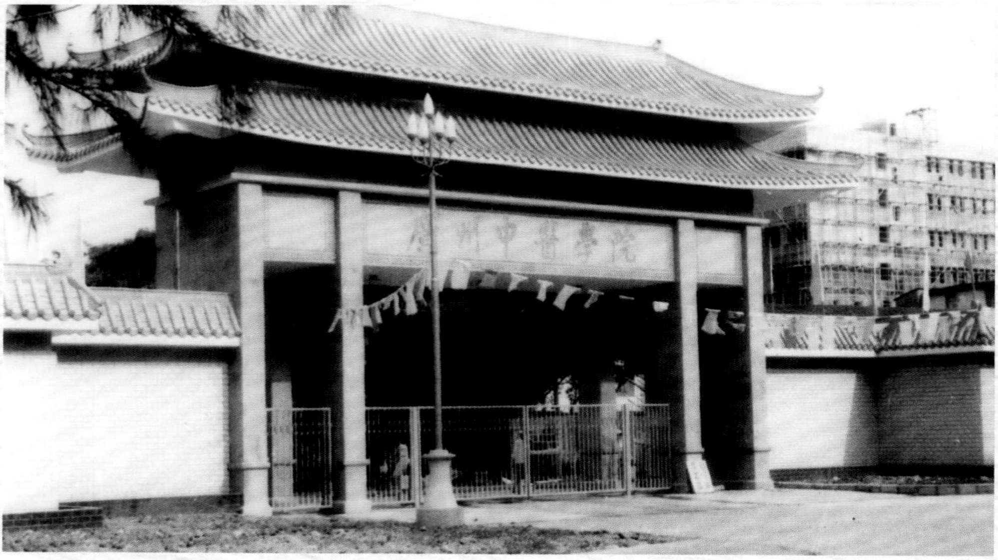

广州中医学院三元里校区的大门。

三元里校园，广东省中医进修学校合并到广州中医学院成为广州中医学院进修部，李国桥担任进修部生理学助教。1959年，因为广州中医学院的西医师资已比较充足，反而中医的年轻师资短缺，于是李国桥“归队”，进入针灸教研组担任助教，并兼任教学秘书。

工作之初，李国桥不仅业务突出，政治上也积极要求进步，是青年教师中的骨干，担任共青团广州中医学院进修部支部书记。1958年被评为广州地区高等学校先进工作者，得与其学生时代的老师黄耀燊先生一起到鼎湖山疗养；1959年6月到惠阳县参加医疗救灾工作，又被评为模范工作者。当年他的先进材料中写道：

李同志是广州中医学院进修部生理学助教，在购买公债及捐献运动中都首先带头超额完成任务，并动员团员以身作则，使团支部在进修部内树立了榜样。李同志购买的公债数相当于他1.5个月以上的工资，更在捐献运动中捐献了相当于2.5个月工资的善款，为全部之冠，在购买公债与捐献运动中起带头作用。他一贯积极工作，踏实肯干，除教学外，还在各种群众工作、社会工作中很好地完成了任务。李同志于1955年8月毕业，毕业后留校当助教，到中山医学院进修生理学一年，随即单独负责进修班的生理教学。在教学过程中，他努力钻研业务，充分备课，多想办法，增加课堂示教，教学效果不错。在生理室工作中能贯彻勤俭办学的精神，购置仪器物品均精打细算，与该室技术员共同绘制教学图表12幅，以节约开支，充实教具。除教学外，还与别位老师共同进行中药的研究工作，能开动脑筋，提供不少有价值的资料，且时常工作至深夜。……能联系群众，团结老师和职工，关心同学和教工的疾苦。如去年，吴中美同学患剧烈腹痛，经服药后为了防止发生意外及妨碍其他同学睡眠，李同志在校长室内陪伴了一夜。又如有一次，一位工友深夜时腹痛，当即给予详细诊治、验血、配药、煮开水等。李同志在关心群众疾苦方面，深为群众所爱戴，在老师、职工及同学中有极良好的印象。（《李国桥同志的先进事迹》，见李国桥人事档案，现藏于广州中医药大学人事处档案科）

1959年9月，李国桥被接收为中共预备党员，1961年7月，被批准为正式党员。

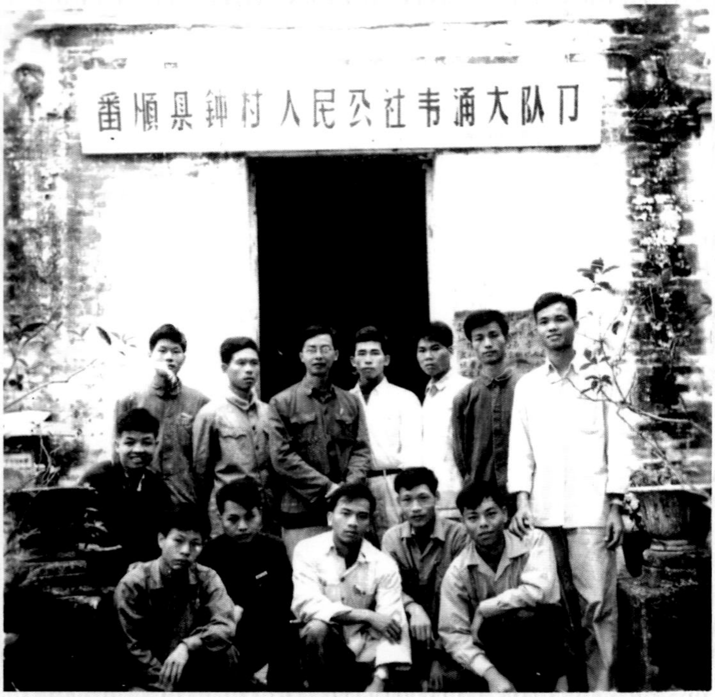

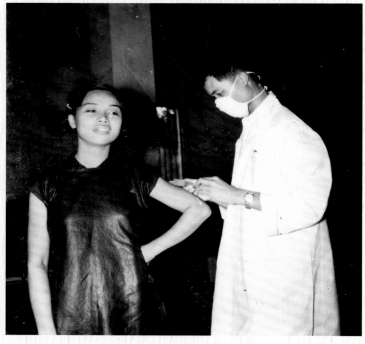


1958 年，李国桥（右 1）带领学生下乡，到番顺县[①]钟村人民公社韦涌大队进行防病治病的工作。

刚参加工作时的李国桥，在广州某工厂进行防疫注射。

① 1958 年 12 月 15 日至 1959 年 6 月 10 日，番禺、顺德合并为番顺县，县治设于今广东省佛山市顺德区大良。1959 年 6 月 10 日恢复两县建制。

2

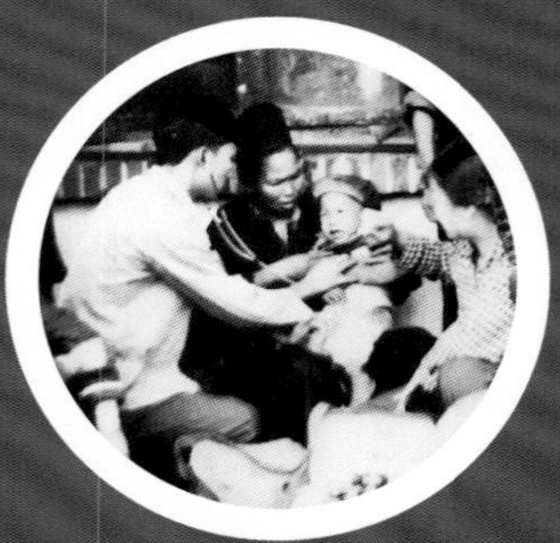

# 第2章 光辉的『523』

接受使命

验证青蒿素疗效

青蒿素成果鉴定

坚持抗疟研究

# 接受使命

## 广州中医学院“523”小组

1964年，响应国家“向科学进军”的号召，全国高等院校掀起大搞科研的热潮。恰遇广东惠阳县疟疾暴发流行，李国桥和针灸教研组的技术员郭景到惠阳梁化公社卫生院，开展针灸治疗疟疾的临床研究，验证了传统文献记载的针刺大椎治疗疟疾的疗效，回校后他撰写了论文《针刺大椎治疗疟疾的疗效分析和机制研究》，发表于《广东医学（祖国医学版）》1965年第6期。

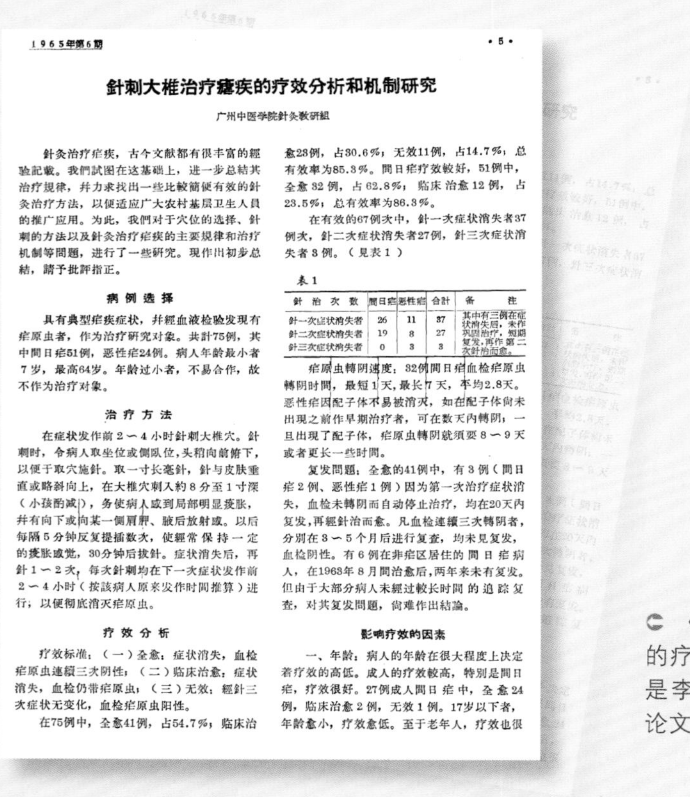

1965年第6期　　　　•5•

### 針刺大椎治疗瘧疾的疗效分析和机制研究

广州中医学院針灸教研組

針灸治疗疟疾，古今文献都有很丰富的經验記載。我們試图在这基础上，进一步总結其治疗規律，并力求找出一些比較簡便有效的針灸治疗方法，以便适应广大农村基层卫生人員的推广应用。为此，我們对于穴位的选择、針刺的方法以及針灸治疗疟疾的主要規律和治疗机制等問題，进行了一些研究。现作出初步总結，請予批評指正。

**病例选择**

具有典型疟疾症状，并經血液检验发現有疟原虫者，作为治疗研究对象。共計75例，其中間日疟51例，恶性疟24例。病人年龄最小者7岁，最高64岁。年龄过小者，不易合作，故不作为治疗对象。

**治疗方法**

在症状发作前2～4小时針刺大椎穴。針刺时，令病人取坐位或側臥位，头稍向前俯下，以便于取穴施針。取一寸长毫針，針与皮肤垂直或略斜向上，在大椎穴刺入約8分至1寸深（小孩酌减），务使病人感到局部明显痠胀，并有向下或向某一側肩胛、腋后放射感。以后每隔5分钟反复提插数次，使經常保持一定的痠胀感觉，30分钟后拔針。症状消失后，再針1～2次，每次針刺均在下一次症状发作前2～4小时（按該病人原来发作时間推算）进行；以便彻底消灭疟原虫。

**疗效分析**

疗效标准：（一）全愈：症状消失，血检疟原虫連續三次阴性；（二）临床治愈：症状消失，血检仍带疟原虫；（三）无效：經針三次症状无变化，血检疟原虫阳性。

在75例中，全愈41例，占54.7%；临床治愈23例，占30.6%；无效11例，占14.7%；总有效率为85.3%。間日疟疗效較好，51例中，全愈32例，占62.8%；临床治愈12例，占23.5%；总有效率为86.3%。

在有效的67例次中，針一次症状消失者37例次，針二次症状消失者27例，針三次症状消失者3例。（見表1）

表1

| 針治次数 | 間日疟 | 恶性疟 | 合計 | 备注 |
| --- | --- | --- | --- | --- |
| 針一次症状消失者 | 26 | 11 | 37 | 其中有三例在症状消失后，未作巩固治疗，短期复发，再作第二次針治而愈。 |
| 針二次症状消失者 | 19 | 8 | 27 | |
| 針三次症状消失者 | 0 | 3 | 3 | |

疟原虫轉阴速度：32例間日疟血检疟原虫轉阴时間，最短1天，最长7天，平均2.8天。恶性疟因配子体不易被消灭，如在配子体尙未出現之前作早期治疗者，可在数天內轉阴；一旦出現了配子体，疟原虫轉阴就須要8～9天或者更长一些时間。

复发問題：全愈的41例中，有3例（間日疟2例、恶性疟1例）因为第一次治疗症状消失，血检未轉阴而自动停止治疗，均在20天内复发，再經針治而愈。凡血检連續三次轉阴者，分别在3～5个月后进行复查，均未見复发，血检阴性。有6例在非疟区居住的間日疟病人，在1963年8月間治愈后，两年来未有复发。但由于大部分病人未經过較长时間的追踪复查，对其复发問題，尙难作出結論。

**影响疗效的因素**

一、年龄：病人的年龄在很大程度上决定着疗效的高低。成人的疗效較高，特别是間日疟，疗效很好。27例成人間日疟中，全愈24例，临床治愈2例，无效1例。17岁以下者，年龄愈小，疗效愈低。至于老年人，疗效也很

《针刺大椎治疗疟疾的疗效分析和机制研究》是李国桥的第一篇学术论文。

走上工作岗位后，李国桥对科研工作保持着浓厚的兴趣。广东中医药专科学校是一所开放包容的中医教育机构，从1924年建校开始，就开设西医课程，李国桥入校时，中医与西医课程基本达到各占一半的比例。由于留校作为生理科师

资，工作第一年，学校送李国桥到华南医学院（中山大学中山医学院前身）进修1年，这1年学习的方式是与华南医学院生理学教研室的教师一起工作和研究，这帮助他在现代医学理论方面打下了坚实的基础。在到惠阳进行针刺治疗疟疾研究之前，李国桥非常有远见，预先到广东省寄生虫研究所学习了一个礼拜，学会了看疟原虫才下乡去搞研究，广东省寄生虫研究所还热情地赠送了一些与疟原虫有关的书籍，李国桥和郭景带着这些书下乡，一边学习，一边研究。从他的第一篇论文《针刺大椎治疗疟疾的疗效分析和机制研究》可以看出，与那个时期大多数的中医临床研究论文截然不同，他的科研设计十分严谨，采用的研究方法十分科学，没有局限于传统中医的格局，体现出很深厚的生理学、病理学、免疫学功底，而且对于疟原虫也有了较深的认识。这是他被“523”任务管理者重视的原因，也是他之后不断进步，在疟疾防治领域成为权威的关键所在。

此时，越南抗美战争正不断升级，抗药性恶性疟的流行严重影响了越南部队的战斗力。应越南请求，我国领导人毛泽东、周恩来指示有关部门要把解决热带地区部队遭受疟疾侵害，严重影响部队战斗力、影响军事行动的问题，作为一项紧急援外、战备重要任务立项。从1964年起，我国开始集中力量研制新型抗疟药物。1967年，鉴于任务的紧迫性与艰巨性，仅靠部队的科研力量很难短期内完成，必须组织国内更多的科研力量参与进来，进行军民大协作。5月23日，经国务院批准，由国家科委和中国人民解放军总后勤部牵头，在北京召开了有关部委、军队总部直属和有关省、市、区、军区领导及所属单位参加的“疟疾防治药物研究工作”全国协作会议，由于这是一项援外、战备的紧急军工项目，为保密，遂以开会日期为代号，称为“523”任务或“523”项目。国家成立全国“523”领导小组与全国“523”办公室，各部委所属单位，各省、市、区所属单位，军队所属单位，在驻地的北京、上海、广州、南京、昆明、四川、广西等地区成立了地区“523”办事机构。按专业任务成立了化学合成药、中医中药、驱避剂、现场防治4个专业协作组，后来又增加了中医针灸、凶险型疟疾救治、疟疾防治、灭蚊药械等专业协作组①。

“523”任务正式启动后，全国“523”办公室的领导通过文献调查的方式了解国内有哪些从事疟疾治疗的人员，以组织研究队伍，从而获知广州中医学院曾开展过针灸治疗疟疾的研究。

① 张剑方.迟到的报告——中国523项目50周年纪念版.成都：四川人民出版社，2018：3-8.

1967年7月，在上海延安饭店召开针灸抗疟研究的专业座谈会，李国桥代表广州中医学院参加了这次会议，会议决定由广州中医学院、上海中医学院组建针灸专业组。李国桥在回忆文章《怀念青蒿素的无名英雄周克鼎同志》中写到[①]：

1967年7月，接到学校通知，要我去上海延安饭店参加“523”会议，会议传达了中央关于为支援越南抗美救国战争而组织全国军民大协作，从各个学科专业开展抗疟研究，其中交给我们的任务是：组建广州中医学院针刺治疗疟疾研究组，寻求在野战条件下治疗、控制疟疾发作的简便办法。周克鼎[②]是全国“523”办公室的工作人员，负责这次会议的组织落实。当年从北京去上海主持会议的领导的名字我已记不起来了，只记得周克鼎。为什么只记住他呢？倒不是因为日后同他建立的兄弟般的情谊，而是会后他约我到他房间详谈了这次“523”任务和对我们的期盼，希望我挑起专业组牵头的责任。老周是从解放军总后勤部派来的“官”，我是一个地方院校的“兵”。他平易近人，和蔼可亲，与我毫无拘束的谈话给我留下深刻的印象。我回校后按照任务的要求组队，不顾当时“文攻武卫”的乱世，立即率队奔赴海南投入“523”科研任务。我校参加“523”针刺治疗疟疾研究任务，缘于老周他们下达任务前，从医学文献中找到我发表的一篇针灸治疗疟疾的文章。我也因为这次会议，开始了从事疟疾和青蒿素至今天40多年的研究。

李国桥和他的同事们饱含热情地接受了使命。1967年7、8月之交，在上海会议举办后不到1个月，广州中医学院“523”小组（以下或称李国桥小组）就进入了海南现场，在乐东县千家公社开展研究工作。组内成员最初有李国桥、靳瑞、郭景，李国桥是组长。这时，广州地区的“523”办公室已经成立，有中草药筛选、防蚊等专业组参与“523”工作。从1968年开始，每个组都有部队的人参与，部队的同志当组长，地方的人当副组长，所以在1968—1969年，广州中医学院“523”小组跟部队一起工作，成员增加到10人左右，由解放军185医院的李大

① 李国桥．怀念青蒿素的无名英雄周克鼎同志 // 青蒿情，黄花香．北京：蓝天出版社，2008：63-67.
② 周克鼎（1927—2008），河南唐河人，毕业于第三军医大学。1949 年入伍参加革命工作，从事军队卫生管理，1955 年调入军事医学科学院，从事医学科研管理工作。1967 年加入全国“523”办公室。1982 年起任中国青蒿素及其衍生物研究指导委员会委员及秘书长。

培担任组长，李国桥任副组长。

团队成员小传

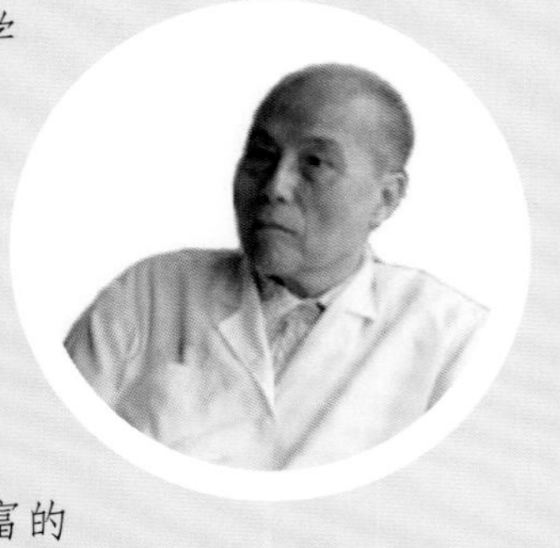

靳瑞（1932—2010），广东广州人，著名针灸学家，岭南针灸新学派"靳三针疗法"的创始人。1955年毕业于广东中医药专科学校（广东省中医进修学校），毕业后留校任教，负责针灸教学。1967年参与"523"任务，是广州中医学院"523"小组的始创成员及前期研究工作的主要参与者之一。多年从事疟疾防治工作，并为基层群众治疗疑难杂症，积累了丰富的临床治疗经验，特别是脑源性疾病的治疗经验。"靳三针疗法"即源于他在海南参与"523"任务时的医疗实践。1979年结束"523"工作后，回校开展针灸教学与科研工作，取得一系列有影响的成果，出版了多部专著，发表学术论文近100篇。曾任广州中医学院首席教授、针灸系主任、针灸研究所所长，中国针灸学会第二届常务理事，中国国际针灸考试委员会委员，中国康复医学中西医结合专业委员会委员，中国针灸学会文献研究会副理事长，广州中医药针灸研究会会长。

靳瑞之所以会参加广州中医学院"523"小组，亦是因为他有前期的研究基础。他除教学工作之外，还在中山医学院第一附属医院针灸科做临床工作，广州番禺等地也有疟疾病例，他在门诊曾收治过多例疟疾患者，他与韩绍康、黎文献合作撰写的《用疾徐补泻针刺大椎治疗疟疾30例经验介绍》一文，发表于《广东医学（祖国医学版）》1964年第6期。

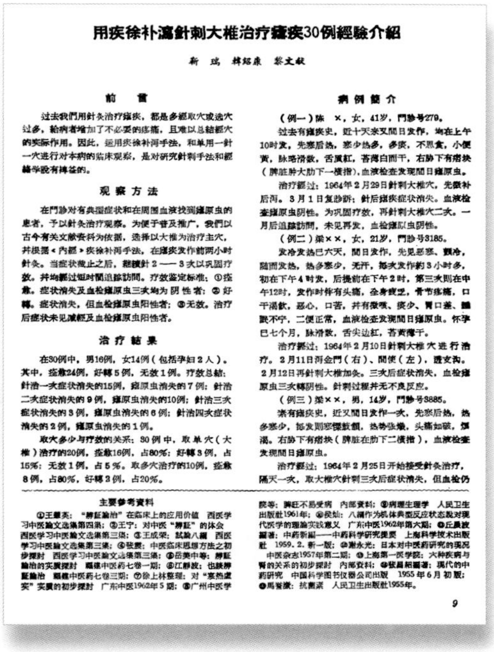

用疾徐补瀉針刺大椎治疗瘧疾30例經驗介紹

靳 瑞 韓紹康 黎文献

前 言

过去我們用針灸治疗瘧疾，都是多經取穴或选穴过多，給病者增加了不必要的痛痛，且难以总結經穴的实际作用。因此，运用疾徐补泻手法，和单用一針一穴进行对本病的临床观察，是对研究針刺手法和經絡学說有裨益的。

观 察 方 法

在門診对有典型症状和在周围血液找到瘧原虫的患者，予以針灸治疗观察。为便于普及推广，我們以古今有关文献資料为依据，选择以大椎为治疗主穴，并根据《內經》疾徐补泻手法，在瘧疾发作前两小时針灸。当症状截止之后，継續針2——3次以巩固疗效。并均經过短时間追踪訪問。疗效鉴定标准：①痊愈。症状消失及血检瘧原虫三次均为阴性者；②好轉。症状消失，但血检瘧原虫阳性者；③无效。治疗后症状未见減輕及血检瘧原虫阳性者。

治 疗 結 果

在30例中，男16例，女14例（包括孕妇2人）。其中，痊愈24例，好轉5例，无效1例。疗效总結：針治一次症状消失的15例，瘧原虫消失的7例；針治二次症状消失的9例，瘧原虫消失的10例；針治三次症状消失的3例，瘧原虫消失的6例；針治四次症状消失的2例，瘧原虫消失的1例。

取穴多少与疗效的关系：30例中，取单穴（大椎）治疗的20例，痊愈16例，占80%；好轉3例，占15%；无效1例，占5%。取多穴治疗的10例，痊愈8例，占80%，好轉2例，占20%。

病 例 簡 介

（例一）陈 ×，女，41岁，門診号279。

过去有瘧疾史，近十天来又間日发作，均在上午10时发，先寒后热，寒少热多，多痰，不思食，小便黄，脉略滑数，舌质红，苔薄白而干，右胁下有痞块（脾脏肿大肋下一横指），血液检查发现間日瘧原虫。

治疗經过：1964年2月29日針刺大椎穴，先徵补后泻。3月1日复診訴：針后瘧疾症状消失。血液检查瘧原虫阴性。为巩固疗效，再針刺大椎穴二次。一月后追踪訪問，未见再发，血检瘧原虫阴性。

（例二）梁××，女，21岁，門診号3185。

发冷发热已六天，間日发作，先见恶寒、颤冷，随而发热，热多寒少，无汗，每次发作約3小时多，初在下午4时发，后提前在下午2时，第三次则在中午12时，发作时伴有头痛，全身疲乏，骨节疼痛，口干渴飲，恶心，口苦，并有微咳、痰少、胃口差、睡眠不宁，二便正常，血液检查发现間日瘧原虫。怀孕已七个月，脉滑数，舌尖边红，苔黄薄干。

治疗經过：1964年2月10日針刺大椎穴进行治疗。2月11日泻金門（右）、間使（左），透支沟。2月12日再針刺大椎加灸。三次后症状消失，血检瘧原虫三次轉阴性。針刺过程并无不良反应。

（例三）梁××，男，14岁，門診号3885。

素有瘧疾史，近又間日发作一次，先寒后热，热多寒少，每发则寒慄鼓颔，热势张熾，头痛如破，煩渴。右胁下有痞块（脾脏在肋下二横指），血液检查发现間日瘧原虫。

治疗經过：1964年2月25日开始接受針灸治疗，隔天一次，取大椎穴針刺三次后症状消失，但血检仍

主要参考資料

①王聿奏："辨証論治"在临床上的应用价值 西医学习中医論文选集第四集；②王宁：对中医"辨証"的体会 西医学习中医論文选集第三集；③王成荣：試論八綱 西医学习中医論文选集第三集；④张震：中医临床思想方法之初步探討 西医学习中医論文选集第三集；⑤岳美中等：辨証論治的实质探討 福建中医药七卷一期；⑥江静波：也談辨証論治 福建中医药七卷三期；⑦徐上林整理：对"寒热虚实"实质的初步探討 广东中医1962年5期；⑧广州中医学院等：脾旺不易受病 内部資料；⑨病理生理学 人民卫生出版社1961年；⑩侯灿：八綱作为机体典型反应状态設对现代医学的理論实践意义 广东中医1962年第六期；⑪丘晨波編著：中药新編——中药科学研究提要 上海科学技术出版社 1959.2.新一版；⑫谢永光：日本对中医药研究的现况 中医杂志1957年第二期；⑬上海第一医学院：六种疾病与腎的关系的初步探討 内部資料；⑭张昌紹編著：现代的中药研究 中国科学图书仪器公司出版 1955年6月初版；⑮馬誉澂：抗瘧素 人民卫生出版社1955年。

9

李国桥参加上海“523”会议回到广州后，首先邀请和自己共同在惠阳开展针灸治疗疟疾研究的郭景加入“523”小组。又因靳瑞同样开展过疟疾研究，故建议他也参加“523”任务，在得到广州中医学院领导批准后，三人组建了最早的广州中医学院“523”小组。

**靳瑞口述** 当时我是在海南乐东县的一间卫生院工作的。这间卫生院叫千家公社卫生院。那些来看病的病人都不知道自己患上了疟疾，我会亲自看他们的病历，问他们是否发冷发热。我还会亲自为他们验血，确定是患了疟疾，我就送他们进医院接受免费治疗，费用是国家资助的，但如果患上其他病，就要他们自己付钱看病了①。

**李国桥口述** 那时候，下面这些贫穷的地方，与广州的条件相差得很远。特别是某些少数民族地区。当时我和靳瑞一起去，靳瑞是我的好朋友、好同学。在当时，我们作为大城市大医院的医生，一到达那里，各种类型的人都会找我们看病。靳瑞什么病都要应付，由于我主要从事疟疾的研究，所以我主要负责照顾疟疾的病人。那时候我们都很辛苦，每天都有很多的病人找我们看病，病人排队的壮观情景至今仍然历历在目。

条件虽然简陋，但我们要求的条件也不高。靳瑞他看病常常需要用上中药，但是在这些贫穷的地方，基本都没有中药卖。所以他为了看病不得不到远一点的圩镇买药。我就随身携带着针灸器具和显微镜，在没有电灯的条件下，拿着手电筒来看病。通过手电筒的光线反射来看原虫。要取片了，就把手电筒夹在腋窝里，借着灯光，用双手来取片。条件虽然简陋，但是为这么多人看病，为他们解决自身的疾苦，作为医生来说当然感到高兴。

我们工作的医院，两百平方米都不够，只有几个房间，当时叫公社卫生院。病房是瓦房，我们在离瓦房有50米左右的地方建了一个草房住。当时看病还是挺便宜的，甚至不用收钱，我们给病人开药收的钱都是交给医院的。有些诊费、药费是从我们的科研经费中出，不收病人的钱。②

① 胡茜莹等访谈，靳瑞口述，见：共青团广州中医药大学委员会. 广州中医药大学“口述校史”资料汇编（第一辑）. 内部发行，2010：129.

② 祝毅等访谈，见：共青团广州中医药大学委员会. 广州中医药大学“口述校史”资料汇编（第一辑）. 内部发行，2010：5.

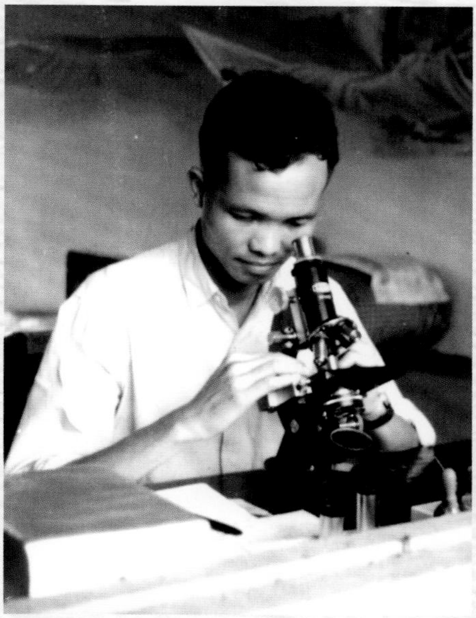

1969年，李国桥在海南现场观察原虫。

1968年，李国桥（左1）在海南岛黎村为患疟疾的老乡治疗。采用的是辣椒敷贴大椎穴的疗法。当时李国桥团队不断探索新疗法，海南岛特产的指天椒，用来敷贴皮肤刺激性很强，但不会导致皮肤起水泡，团队尝试用这种方法代替针灸。

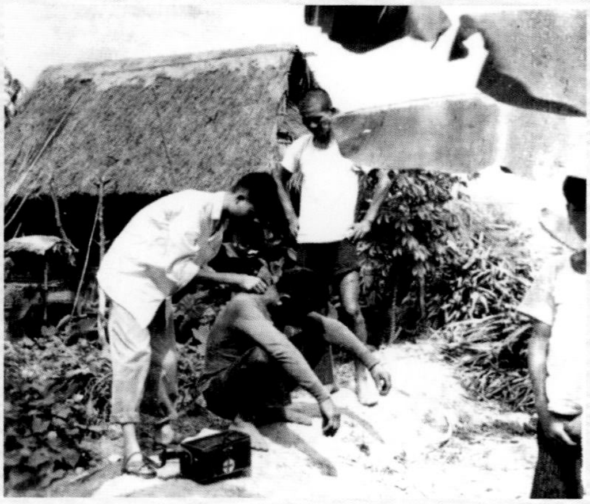

1968年，经广东地区“523”领导组办公室批准，李国桥被评为“五好队员”，他的先进事迹有：

（他）工作上以身作则，干劲大，认真负责，任劳任怨。他经常起早晚睡，别人吃饭去了，他在工作，别人休息了，他还在工作，真是有股用不完的劲头。处处把方便让给别人，把困难留给自己，多数时候他都是到最远的地方去，能痛病人之所痛，急病人之急，冒着烈日顶着大雨去为病人取东西，或接病人来住院。积极抢救危重病人，用自己的碗给危重病人喂水喂药，给危重病人输血。对“523”工作高度负责，他时常惦念着“523”工作是紧急战备任务，具有援助世界革命的国际主义任务。在工作中，他夜以继日，刻苦认真，想方设法，寻找高效、速效、长效的治疗方法，不论是外治法还是内治法，领导组内开展了针灸贴压、药物筛选的临床验证等工作，为“523”工作提供了大量的临床数据。此外在两年的工作中以毛泽东思想为指导，领导全组摸索出疟原虫发作规律，准确掌握了间日疟、恶性疟原虫在人体内的变化规律，为“523”工作做出了很大的贡献。（《李国桥同志的小组鉴定意见》，1968年，见李国桥人事档案，现藏于广州中医药大学人事处档案科）

他参加国防科委“523”在海南的研究组，为了发现恶性疟临床症状变化和疟原虫活动的规律，为了在预定时间内取血涂片检查，不论是中午、半夜都一丝不苟地按时取血，发现特殊变化。（《李国桥的先进事迹》，见李国桥人事档案，现藏于广州中医药大学人事处档案科。）

## 及时调整研究方向

参加“523”任务的头3年（1967—1969年），广州中医学院“523”小组协助地方和农场治疗了几十例脑型疟，并在“523”办公室的协调下，配合其他专业组进行了一些抗疟药物验证的工作，对新药抗疟疗效的评价形成了一套新方法，并对恶性疟原虫的规律有了新的认识。过去，因为恶性疟热型很乱，专家们认为恶性疟原虫的裂殖周期是24（或36）~48小时，没有规律。1967年11月，李国桥提出恶性疟原虫的裂殖周期就是48小时，并证实有两批原虫交替同步裂殖的现象。1969年，李国桥又提出恶性疟每裂殖周期可引起二次发热的理论。李国桥的这些发现更新了学术界对疟疾的认识，无论是理论上还是在指导临床实践上都具有重要意义，得到了全国“523”办公室的重视和高度评价。但李国桥小组在针灸治疗疟疾这一主要研究任务上，反而没有取得太大的突破。

李国桥口述　当时海南岛南部八县[①]疟疾比较多，全国进入现场的很多专业组都集中在这8个县里面。我们第一年设点于乐东县千家公社卫生院，上海的针灸专业组到的是儋县八一农场，都是疟疾高发的地区。我们针灸治疗的效果好，有80%的有效率（72小时内退热）。但是上海专业组的效果不好，因为他们针灸治疗的是农场的退伍军人，都是外来人口，我们治疗的是当地群众（半免疫力患者），年底总结时一交流，发现治疗效果有差异的原因是治疗对象不同，外来人口无免疫力。所以就马上考虑如何集中攻克外来人口的疟疾问题了。

1968年，我们也不到地方了，转移到儋县西华农场。这一年，我们不管用什么穴位针刺加拔罐等，对外来人口间日疟、恶性疟均无效。我们设计各种方法，试验不同穴位，自身试针，希望靠一不怕苦、二不怕死的精神和毛泽东思想攻下

① 指当时的东方、崖县、乐东、陵水、万宁、儋县、琼中、保亭。

外来人口感染疟疾这个难关。当时我们这个组加上部队的同志，已经有10个人了。那么多针灸方案不可能都拿到病人身上做，我想不如我来感染间日疟，我是外来人口病例，大家设计的多种方案可在我身上试验，在病人身上，不能什么方案都试，而在我自己身上，不适合让病人试验的方案都可以试。

1969年7月9日，我偷偷地叫护士杨秀莲从一个13岁的间日疟病人身上抽血2毫升注射到我身上，几天后发病了我才告诉大家：各种方案可在我身上进行试验。

针灸治疗疟疾是在寒战发作前2~3小时做针灸，等到典型发作开始，感到有一点冷的时候，我知道，接下来会发高烧。如果要靠盖棉被防冷，起码要盖两个小时。关键是不要让血管收缩，才不会冷，所以我就有意对抗它，不盖被子，而是出来跑步，跑步会出汗，就没有很冷的感觉。我们住处的旁边就是橡胶工厂的一个热水池，大量的热水流到热水池里，人人要用热水都是到热水池里拿，没有污染，我拿这个热水来冲凉，就不会出现寒战的现象。但也不可能完全不发烧，39摄氏度多还是有的，但一般不会到40摄氏度以上，这样2个小时的寒战症状就完全控制住了。但是针灸的疗效还是拿不下来。接下来试了针灸、拔罐和自身血（溶血、杀灭原虫后）穴位注射等多种方案，均无效。疟疾连续发作了4天，疟原虫越来越多，每天高烧，口唇都烧烂了（单纯疱疹所致），肝脾也肿大了。当时主要是靳瑞在我身上做试验，部队的人也有参与。针刺大椎穴时，我有意让他们针到脊髓里去，一般针灸大椎穴的效果很好，如果针深一点是不是更好？我知道针深一点就是脊髓了，针到脊髓的刺激肯定更强，就有意让他们深针，结果一针大椎，我感觉都有刺激到腿里去的感觉了，但是效果还是不行。那次针灸以后，因为这样的刺激，腿的感觉就差了，一年左右才慢慢恢复，不影响走路，就是知觉上有轻度的麻木。（2018年4月9日）

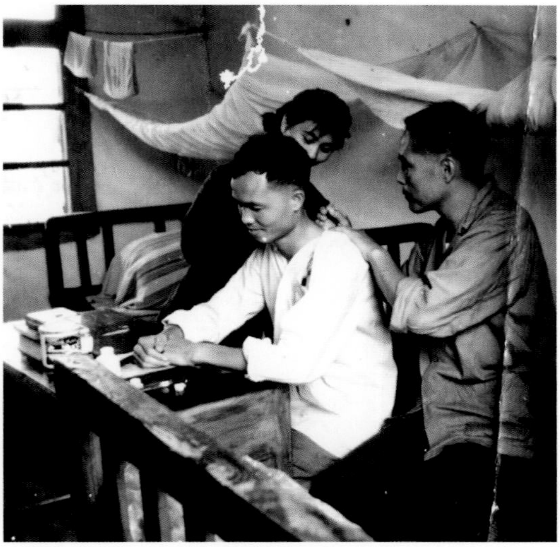

1969年，李国桥在自体感染间日疟原虫后，由组里同事在他身上试验针刺大椎治疗疟疾的疗效，中为李国桥，右为靳瑞。

他（李国桥）为了摸索初患疟疾后产生免疫力的规律和寻找能够迅速提高免疫力的穴位，需要做临床实验，究竟应在谁的身上做试验呢？他产生了思想斗争。虽然他身体不好，但还是决定在自己身上试验，组内同志们抱着在自己身上做试验的想法，不让把疟原虫打在李国桥老师身上，怕他是副组长，病倒了怎么办，但李想起毛主席的教导，自己又是共产党员，因而坚定地毫不动摇地把病人血液注入自己的身体。他为了探索病人的发病规律，经常头痛，身体老是怕冷，到了半夜，就出汗退热，有时体温上升到41.4摄氏度，很难受，但他都坚持不服任何药。为了摸索治疗穴位，有些治疗很难受，每次治疗都要1.5~2小时，找的都是刺激反应强的穴位，特别是深刺大椎穴6~7厘米，刺进神经中枢脊髓里面去，就好像全身都触电一样，稍微碰一下那根针，他全身就会跳起来。（《李国桥的先进事迹》，见李国桥人事档案，现藏于广州中医药大学人事处档案科）

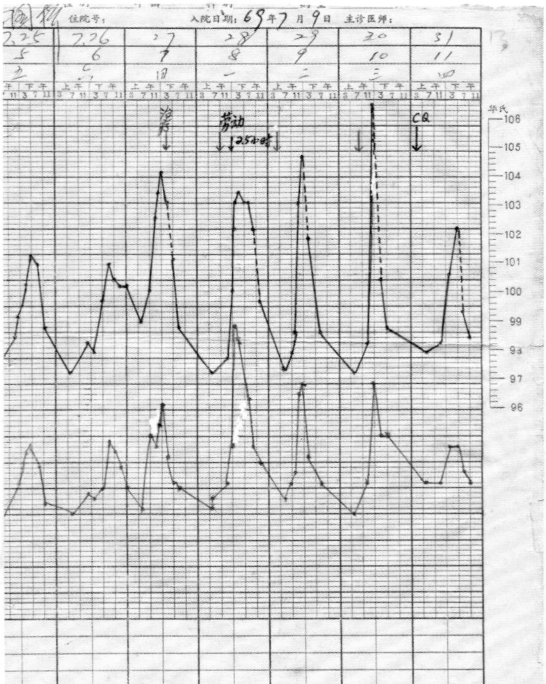

李国桥第一次自体感染疟原虫后的病历记录。蓝色曲线是体温，红色曲线是脉搏。从病历可见，李国桥7月9日感染，至7月31日，除劳动和针灸外，没有采用过其他治疗方案，直到30日，仍出现了超过106华氏度（41摄氏度以上）的高温。为验证针灸治疗疟疾的疗效，要通过首次发病的病例来进行观察，一段时间后没有疗效，肯定要给患者使用其他药物，因此很难进行更深入的观察，这也是李国桥需要进行自体感染的原因。而为使研究时间更为充足，此次李国桥注射的是两批间日疟原虫。在连续约10天时间内，忍受着疟疾发作的痛苦，但最终仍未拿下针灸的疗效。

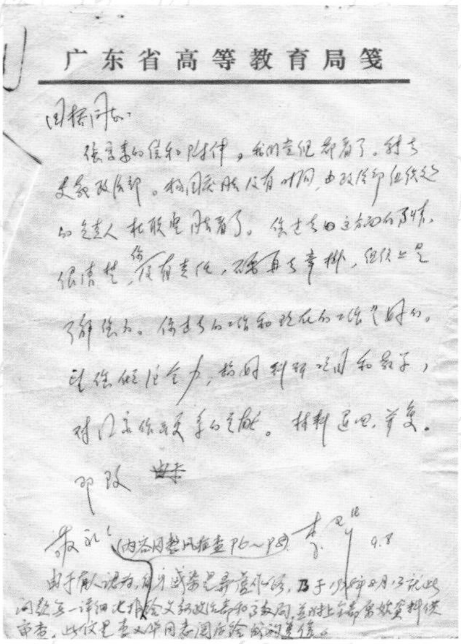
广东省高等教育局笺

国桥同志：

在后来的政治运动中，有人认为李国桥自身感染是弄虚作假，李国桥于1978年8月13日曾就此问题提交详细材料给中共广东省委文教政治部和广东省高教局，并上交了原始资料供审查，上图即广东省高教局局长李又华在阅读材料后给李国桥的复信。

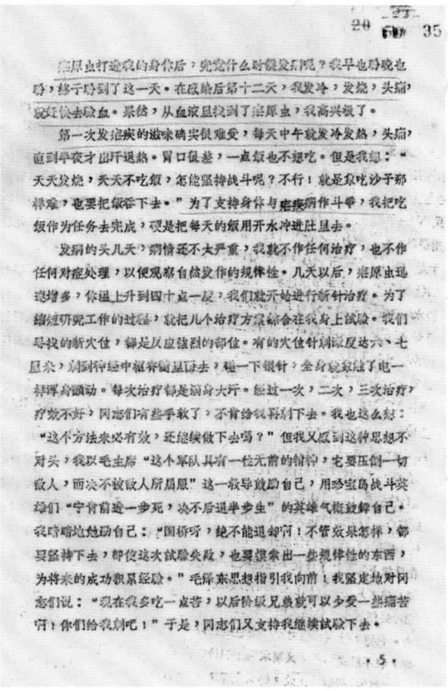
疟原虫打进我的身体后，究竟什么时候发病呢？我早也盼晚也盼，终于盼到了这一天。在感染后第十二天，我发冷，发烧，头痛，就赶快去验血。果然，从血液里找到了疟原虫，我高兴极了。

第一次发疟疾的滋味确实很难受，每天中午就发冷发热，头痛，直到半夜才出汗退热。胃口很差，一点饭也不想吃。但是我想："天天发烧，天天不吃饭，怎能坚持战斗呢？不行！就是象吃沙子那样难，也要把饭吞下去。"为了支持身体与疟疾病作斗争，我把吃饭作为任务去完成，硬是把每天的饭用开水冲进肚里去。

发病的头几天，病情还不太严重，我就不作任何治疗，也不作任何对症处理，以便观察自然发作的规律性。几天以后，疟原虫迅速增多，体温上升到四十点一度，我们就开始进行新针治疗。为了缩短研究工作的过程，就把几个治疗方案综合在我身上试验。我们寻找的新穴位，都是反应强烈的部位。有的穴位针刺深度达六、七寸，刺到神经中枢脊髓里面去，碰一下银针，全身就象触了电一样浑身颤动。每次治疗都是满身大汗。经过一次，二次，三次治疗，疗效不好，同志们有些手软了，不肯给我再刺下去。我也这么想："这个方法来必有效，还继续做下去吗？"但我又感到这种思想不对头，我以毛主席"这个军队具有一往无前的精神，它要压倒一切敌人，而决不被敌人所屈服"这一教导鼓励自己，用珍宝岛战斗英雄们"宁肯前进一步死，决不后退半步生"的英雄气概鼓舞自己。我暗暗地勉励自己："国桥呀，绝不能退却呀！不管效果怎样，都要坚持下去，即使这次试验失败，也要摸索出一些规律性的东西，为将来的成功积累经验。"毛泽东思想指引我向前！我坚定地对同志们说："现在我多吃一点苦，以后阶级兄弟就可以少受一些痛苦呀！你们给我刺吧！"于是，同志们又支持我继续试验下去。

·5·

1970年，李国桥参加广东省教育战线学习毛主席著作积极分子代表大会时的讲用材料《用一不怕苦、二不怕死的精神探索治疗恶性疟疾的新途径》。

通过自身感染，李国桥进一步对针灸治疗疟疾的疗效产生了怀疑，多年后，他在科研论文中写道：

用这些（针灸）方案在稳定疟区治疗当地恶性疟患者(亦称半免疫力患者）共107例，在4天内症状消失者（有效率）70%~90%……用同样方法治疗外来人口患者（亦称无免疫力患者）时，有效率显著降低，治疗首次患疟疾者更是完全无效。……应该指出，过去有关针灸及穴位敷贴等方法治疟疗效的报道，都是以治疗前后作比较来判定疗效的。由于半免疫力患者在自身免疫力的作用下，有自然停发的规律性，因此，过去报道的疗效，必然包括自然停发。……上述资料说明了一个事实：针刺治疗后疟疾停止发作的百分率同患者免疫力有密切关系，稳定疟区的当地患者（有多次疟疾病史），针刺后停止发作的百分率较高，外来人口患者（发疟疾次数不多），针刺后停止发作的百分率较低，首次患疟疾发病5天以内者均不能在针刺后数天内停止发作;用对照组比较的研究方法未能证实针刺治疗疟疾的疗效。结合笔者曾多年从事针刺治疟研究的体会，认为针刺治疗无疟史的疟疾患者是无效的，过去报道的针灸治疟疗效，可能主要是半免疫力疟疾患者的自然停发规律在起作用①。

1969年底，李国桥向地区“523”办公室提出，调整研究方向，从针灸防治疟疾转变为抗疟药物临床观察、重症疟疾与脑型疟救治。

李国桥口述　当时全国有很多组开展了中草药与合成药抗疟研究，1968、1969年期间，通过“523”办公室的组织，我们也承担过新药抗疟效果评价的工作，所以我就决定从次年起专门去做抗疟药物疗效评价的工作。

此外，“523”是战备任务，部队中脑型疟是一个大问题，因为它会引起昏迷，在野外，1个班有1个人病倒，要4个人来抬，如果只有两个人抬，一走就是几个小时不行，要2组轮换，1个班有1个脑型疟全班就丧失战斗力了。所以，全国“523”办公室考虑要组织一个凶险型疟疾救治研究小组。我跟全国“523”办公室人员比较熟悉，就自告奋勇来承担这个任务。

转变研究方向，须经全国“523”办公室同意，纪律是很严格的。我们在之前3年的工作中，治疗了几十例脑型疟，对新药抗疟疗效的评价也形成了一套新方法，特别是对疟原虫的规律有新的认识。当时我做疟原虫研究在整个“523”队伍里还是有一定影响的，也受到全国“523”办公室的重视。1967年，我们发现恶性疟原虫的裂殖周期是48小时，1969年，我们又提出恶性疟每裂殖周期可出现两次发热的理论。全国“523”办公室副主任张剑方，曾把我带到海南现场的每一个小组去讲我们对疟原虫的新看法，包括为什么一个周期会引起两次发烧、为什么会出现两种昏迷期，所以他比较了解我的情况，对我们很有信心。因此全国“523”办公室同意我于1970年承担评价新药的任务，并做好准备在1971年成立凶险型疟疾救治研究小组，后来我认为凶险型疟疾并不凶险，就更名为脑型疟和重症疟疾救治研究小组。1970年，我们完全是在做评价中草药、西药新药的工作。凶险型疟疾救治是1970年筹备、1971年正式开始的。而靳瑞带领黎文献又坚持进行了一年针灸治疗疟疾的研究。（2018年4月9日）

① 李国桥．疟疾治疗的中西医结合研究．新中医，1987（7）：48-51.

## 取得全球最低死亡率

1971年，是李国桥小组正式开展脑型疟现场救治的第一年，取得了零死亡的战绩。

李国桥口述　1971年，我们在乐东开始进行脑型疟救治，共抢救了二十几例，没有一例死亡。在1974年以前，我们在临床上救治脑型疟，更多的是用奎宁注射，曾经用过氯喹，但是氯喹的危险性大一点，对心脏的副作用大，为了安全，我们就不用氯喹。当时已经有了磷酸哌喹①，但是口服药不能用于抢救脑型疟。我们就是用奎宁也能够把病人的病死率降到10%以下。脑型疟的病死率不是单纯靠抗疟药可以解决的，主要是通过及早发现和防治并发症，及时采取相关措施来挡住死亡之路。我们开展脑型疟救治的第一年，主要力量是我和靳瑞两个人，当时就规定"反正不是我看守病人，就是你看守病人，病人没有清醒就不能离开"。为了防止脑型疟患者出现并发症，我和靳瑞曾经试过36个小时不睡守在病人身旁。等病人脱离危险后，睡下去就什么都不知道了，醒来后全身都麻木得动弹不得，因为一夜都没有动过一下。看护病人不能光靠护士，医生也要守着病人，一有情况就即时处理，保证不出现严重并发症，就算出现了，及早治疗就可以堵住死亡之路。我们取得零死亡的成绩，跟这个规定有非常重要的关系。之后这个规定就变成我们团队的"铁的纪律"，就靠"凡病人未清醒医生不能离开"这一项重要纪律，我们治疗脑型疟的死亡率全球最低。我们自1971年以后共治疗516例脑型疟，治愈率为92.8%，死亡率为7.2%。（2018年4月9日）

很多脑型疟患者，不是死于疟疾，而是死于并发症，医生守在病人身边，及时处理脑水肿、休克、心力衰竭等严重并发症，是广州中医学院"523"小组取得全球最低死亡率的关键，也是李国桥敢说凶险型疟疾"并不凶险"的底气所在。而为了及时抢救病人，李国桥和他的团队成员多次为危重病人献血、口对口人工呼吸。李国桥的档案中记载：

① 磷酸哌喹，原称喹哌，由上海医药工业研究院于1966年合成。研究发现其对疟原虫具有长效抑制性预防作用。1969年，第二军医大学和上海医药工业研究院等单位用磷酸哌喹研制出长效药防疟3号片。

李国桥对“523”工作有高度政治责任感，一心想着“523”，一切为了“523”。为掌握攻克“523”的第一手材料，进行自身感染，发扬了一不怕苦、二不怕死的彻底革命精神。……经常主动协助医院抢救危重病人，对病人有深厚的无产阶级感情，不怕脏，不怕臭，不怕累，抢救病人带头进行口对口人工呼吸，有时守护病人彻夜不眠。（《广东地区五二三工作人员鉴定表》，1969年，见李国桥人事档案，现藏于广州中医药大学人事处档案科）

李国桥认为，为病人献血是很平常的事，直到20世纪90年代到越南进行医疗援助，李国桥已经50多岁的时候，还曾经为一位出现溶血的越南儿童输血。平时他也参加过国内的义务献血。

李国桥口述　我们抢救病人，经常要献血，因为脑型疟病人很多都是严重贫血的，有些是溶血的。我是O型血，属万能输血者，献两三百毫升血出来马上就可以救一个人，很好，所以情况紧急起来，我就自己给病人献血，无所谓，喝几百毫升的水慢慢就好了。（2018年7月30日）

为表彰李国桥为国家卫生事业勇于献身的精神，1969年，经广东地区“523”领导办公室批准，李国桥被选为“五好队员”；1970年，李国桥又被评为“523”广东现场区“五好标兵”，总评被评为“五好队员”；同年，李国桥被评为广东省教育战线学习毛主席著作积极分子。

李国桥口述　当时全国来到海南岛的所有临床组都是由广州地区“523”办公室管理的，每年4月下旬出发，12月上中旬进行现场总结，保证大家元旦前回到家。但是考虑到海南岛的疟疾高峰末期往往要到2月，1月还有很多病例，所以我们组每年在海南总结完了，就马上回到西华农场，当时儋县西华农场是我们的主要工作点，我们回到农场马上继续干我们的研究，直至春节前几天才回到家。（2018年4月9日）

## 转战云南

1971年，云南盈江、梁河等地疟疾暴发。这时，“523”各级领导关注到广州中医学院“523”小组在开展脑型疟救治的第一年就取得极好的成效，于是决定派这个小组解决云南脑型疟的问题。当年年底，李国桥带领团队来到云南盈江县进行脑型疟救治，并在收治大量脑型疟病人的盈江县医院举办了脑型疟救治学习班。接下来的1972—1974年，李国桥小组均在云南的疟疾暴发流行县进行脑型疟救治研究和新药临床评价研究。正是在云南的经历，让已经参加“523”任务6年的李国桥对疟疾的残酷有了更深的认识，从而也坚定了他消灭疟疾的决心。

李国桥口述 1971年12月上中旬结束现场工作回海口开现场总结会时，广州地区“523”办公室告诉我们，云南中缅边境疟疾暴发流行，脑型疟必然很多，看到我们的治疗效果那么好，就希望这个脑型疟小组继续往前推进。现场总结会后，我们马上飞回广州，做了一两天准备，准备了一些急救药物。靳瑞，还有一个部队的同志，我们3个人马上飞昆明。以前我们出差从来没有坐过飞机，这次办公室专门批准我们从海南坐飞机回广州（本来只能坐船的），又马上飞云南，是希望争取12月到次年1月能够拿到一批病人，因为一般来说2月开始就是高峰末期了。12月中旬到1月底，我们在盈江县人民医院共收治了30多例脑型疟，病死率控制在10%以下，当时WHO报道的脑型疟的病死率为20%～40%。

我们的现场救治，一般在县医院，有时甚至在暴发的镇（公社）医院甚至大队（乡）卫生站设临时抢救病房进行救治。我校派6～8人，包括第一附属医院的护士、检验人员，广州或昆明部队派3～4人。我们所到之处均设疟疾专门病房和抢救病房。

参与“523”任务，让我最难忘的事是在云南梁河县和耿马县看到疟疾暴发导致的家破人亡和“谷子黄，病在床”（无人收割）的景象。我们1972年以梁河县医院作为据点，每天，最多每3天就送来一个脑型疟患者，送不来死在家里的还不少。光是这样等脑型疟患者不是办法，关键还是要控制暴发流行。所以我们白天在县医院抢救病人，晚上早一点吃饭，每人带个手电筒下乡，下去的时候不黑，还看得到路。有一次，到一个村子，离县城大概有2个多小时的路程，村子很小，我记不得名字了，不超过20户人家，只有100多不到200人，这个村真可以说是静悄悄的，因为家家户户都有病人。村干部带我到一家去看，一个三四十岁的妇女，躺在地面的门板上，乡村中1个门2个板，有人死就把1个门板弄下来停尸。1个2岁左右的女孩坐在那个妇女旁边，家里就2个人。她的丈夫10天前就因疟疾病死了，1个6岁的男孩几天前也死了，那不是家破人亡吗？这件事给我留下的印象是最深刻的。那个小村1个月就死了8个人。我们立即挨家挨户给每个人送服抗疟药。第2年我到耿马去，3000多人的大军赛乡，几个月内也死了几十个人。我们“523”项目搞疟疾已经搞到第6年了，但是原来疟疾还那么厉害，这也成了我们坚持快速消灭疟疾的强大动力。（2018年4月9日）

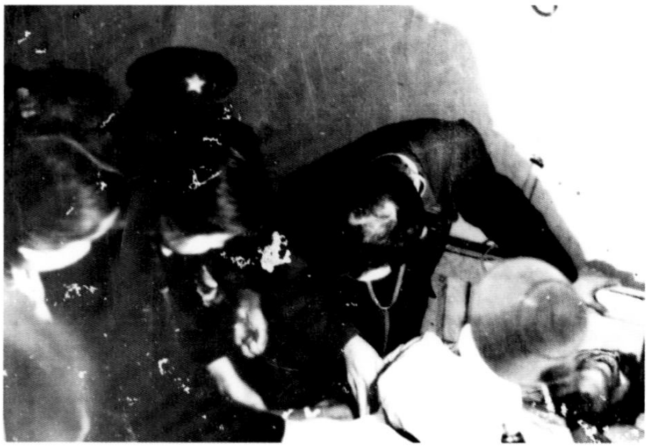

1972年，广州中医学院“523”小组来到云南梁河县芒东公社卫生院开展脑型疟与重症疟疾救治工作，刚下车立即抢救脑型疟病人。前排左2为广州中医学院附属医院的护士黄丽容，左3为李国桥。

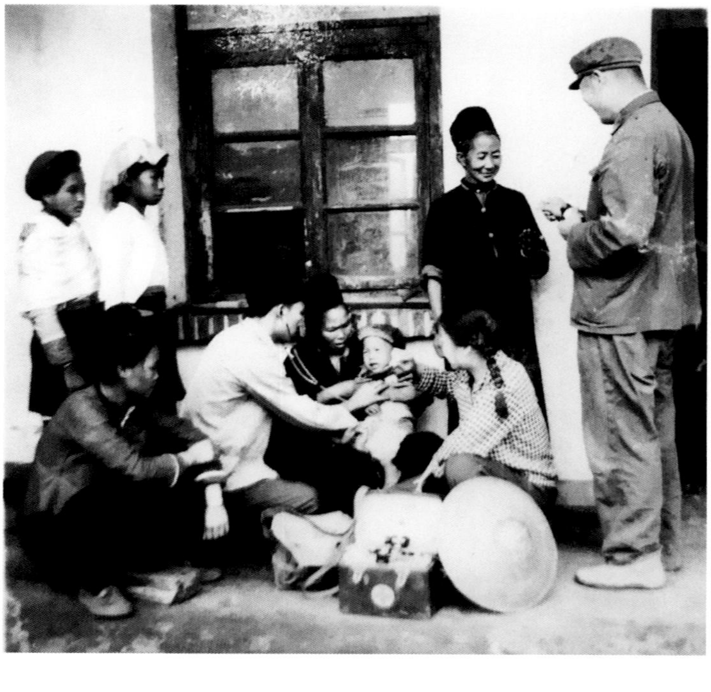

1972年，李国桥在云南梁河为一个患儿治疗，患儿右边是黄丽容。

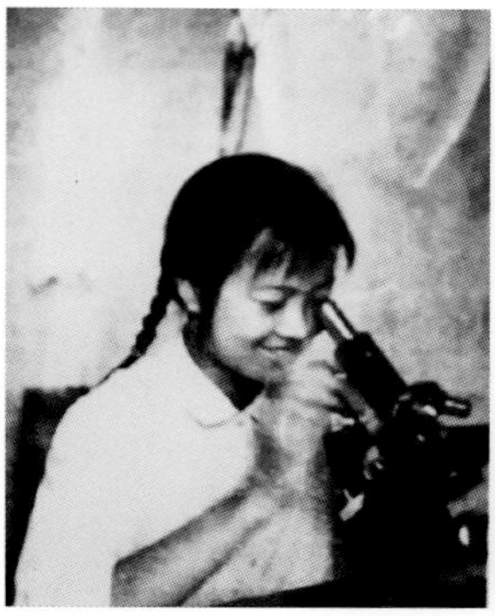
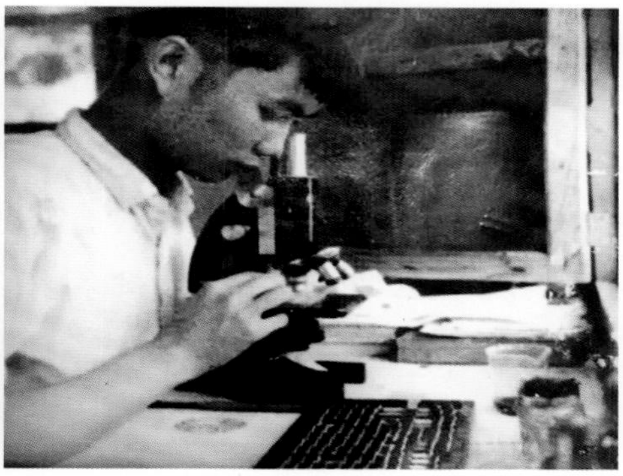

1972 年，护士黄丽容（左），化验员王掌发（右）首次参加"523"任务。

1972年，云南省保山地革委梁河县革委卫生组、云南地区疟疾防治研究领导小组办公室给李国桥的鉴定意见中写道：

对工作极端负责，对同志极端热情，对技术精益求精，每到一个地方都毫无保留地传授经验。具有救死扶伤的革命人道主义精神，在贫下中农子女病重时献出自己的鲜血，在危重人呼吸停止时，多次做口对口人工呼吸，在观察大发汗①抗疟效果及毒性反应时，先自己服用，服后出现较严重的毒性反应，经治疗才好转。（《李国桥鉴定表》，1972年，见李国桥人事档案，现藏于广州中医药大学人事处档案科）

在李国桥的先进事迹中对下乡医疗生活有这样的描述：

在那漫长的岁月里，他们吃的是斋菜、萝卜、咸菜，甚至白饭，最好也不过加上几片猪肉。1976年以前的10年间，他们住的是茅草房或破木屋。住茅草房最可怕的就是有毒蛇爬进来。有一次，李国桥刚躺下，忽然感到有什么冷冰冰的东西爬到身上，他警惕地用手一甩，不禁叫了一声，用手电筒一照，原来是一条很毒的蛇，当地人把它叫作"百步金钱"。（《李国桥的先进事迹》，藏于广州中医药大学校办档案科）

① 云南当地用草药大发汗治疗发烧，李国桥为观察其毒性反应自己服用草药，服后大汗不止，直到虚脱，输盐水后症状才稳定下来。

1972年7月，广州中医学院“523”小组来到梁河县芒东公社3个月后，当地疟疾暴发初步得到控制。

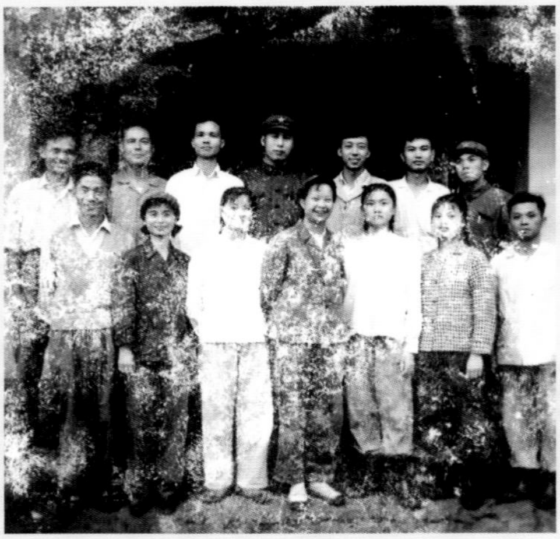

1972 年 7 月，广州中医学院“523”2 组与梁河县当地群众合影。后排左 3 为李国桥。

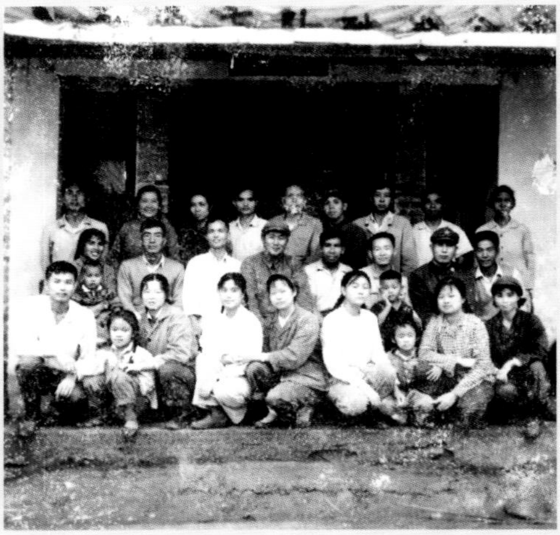

1972 年 7 月，广州中医学院“523”2 组与梁河县当地群众合影。2 排左 3 为李国桥。

# 验证青蒿素疗效

## 当李国桥遇上青蒿素

在“523”任务的化学合成药研究工作中，各研究单位共设计合成了1万多个化合物，广筛了4万多个化学样品，初筛有效的近1000个，其中有38个经过临床前药理毒理研究，有29个经批准进行了临床试验，14个药物通过了专业鉴定并推广使用 。而中草药筛选工作，在青蒿素产生前有常山乙碱、鹰爪素等重要发现。李国桥小组在进行疟疾现场救治过程中，也承担了一些新药验证工作。

李国桥口述　从1970年起，我们开始承担一些中药如常山乙碱及其衍生物7002的验证。常山乙碱的效果不错，起效没有青蒿素那么快，但是不亚于奎宁，主要的问题是会引起呕吐，而且这个呕吐不是胃肠局部的副反应，而是中枢性的，没法克服。西药有脑疟佳，脑疟佳实际上是一种有机镓，镓是一种化学元素，很厉害，一进入人体就分布到骨头里面，不容易排出，效果也很快，真的有一点像青蒿素，我们在救治脑型疟时使用，不用注射，灌肠给药效果都很好。但后来由于它有易在骨头里沉着、不容易排出的问题，所以没有再继续推进下去。1971年，我们做了防疟3号片（周效磺胺加磷酸哌喹）的验证。其他新药还有6701（磷酸咯啶）、7351（磷酸咯萘啶）。我们1972—1974年在云南开展工作，都是拿这些新药来做。1974年，我们在验证青蒿素疗效之前，正在做7351，当时觉得7351最好，要比氯喹好一些。我们最初想把磷酸咯萘啶作为一个方案来推广，但是同年年底就证实，青蒿素大大优于氯喹，也大大优于7351。（2018年4月9日）

东晋葛洪《肘后备急方》中“治寒热诸疟方第十六”载：“青蒿一握，以水二升渍，绞取汁，尽服之。”这是确切记载青蒿治疟功效的最早文献。民间应用青蒿抗疟亦有悠久的传统和坚实的基础。20世纪60年代，江苏、湖南、广西、四川等地的医药刊物中有不少临床使用青蒿治疗疟疾的报道。1969年，江苏省高邮县农村医生和群众利用当地青蒿开展疟疾的群防群治，取得良好的效果。

1970年初，北京地区“523”领导小组讨论决定，军事医学科学院和中医研究院中药研究所合作，由顾国明和余亚纲进行中药提取和鼠疟效价的筛选研究。他们从文献中挑选了有截疟记载、在单方和复方中出现频率较高的中药，于1970年6月完成《中医治疟方药文献》报告，指出青蒿等8个重点中药“有单方应用经验、在复方里出现频繁，有基础，值得反复动物筛选”。1971年6月，屠呦呦带领中医研究院中药研究所“523”小组，重新复筛曾出现高原虫抑制率的青蒿，受《肘后备急方》“绞汁服”的启发，认为温度过高有可能对青蒿有效成分造成破坏而影响疗效，于是由乙醇提取改为沸点和极性比乙醇低的乙醚反复提取，结果显示青蒿乙醚提取物可使鼠疟原虫近期的抑制率明显提高，达到100%。1972年3月，在南京举行的“523”中草药专业组会议上，屠呦呦报告了这一发现，使青蒿这种历史悠久的抗疟药物再度引起“523”领导组和各专业组的重视。

青蒿的乙醚提取物经过动物毒理试验和人体试服，证明无明显副作用后，1972年8—12月，屠呦呦和戴绍德到海南岛进行临床观察：治疗间日疟11例，全部有效；治疗恶性疟9例，有效7例，无效2例。解放军三〇二医院临床治疗9例间日疟也全部有效。中药研究所通过动物模型实验和对疟疾患者的临床观察，均证实了青蒿乙醚提取物的抗疟作用，尤其是治疗恶性疟的效果为后来青蒿素的深入研究提供了重要的依据。

根据“523”办公室的要求，中医研究院中药研究所开展了青蒿抗疟有效单体的分离研究，1972年11月，组员钟裕蓉和助手崔淑莲分离出3个单体，叶祖光用鼠疟抑制试验证明其中结晶Ⅱ有抗疟效果，后改称“青蒿素Ⅱ”。1973年9—10月，“青蒿素Ⅱ”在海南进行临床试验，试用8例，其中5例恶性疟仅1例有效，并有2例出现心脏期前收缩的副作用，临床观察中止。1972年3月的南京会议，引起了山东、云南两省的“523”研究单位对青蒿抗疟功效的重视，并进行了相关研究，1973年4月，云南省药物研究所的罗泽渊用当地的大头黄花蒿提取到结晶，先后命名为“苦蒿结晶Ⅲ”“黄蒿素”；同年11月，山东省中医药研究所的魏振兴从当地的黄花蒿中提取出有效单体，命名为“黄花蒿素”。（以上有效单体在青蒿素成果鉴定会上统一命名为青蒿素）。

山东省中医药研究所证实了黄花蒿素对北方间日疟临床近期有良好疗效，但由于山东地区无恶性疟，无法证实其对恶性疟的疗效。云南省药物研究所则为了证实黄蒿素的疗效，于1974年9月，组织了临床协作组到云南省凤庆县、云县一带进行临床效果观察，进入现场后，由于收治的病人很少，疗效验证工作难以推进。

1974年10月，全国“523”办公室副主任张剑方和工作人员施凛荣、广东地区“523”办公室主任蔡恒正、昆明地区“523”办公室副主任危作民一行4人，到云南现场检查“523”工作进展，在云县了解到云南黄蒿素临床研究组很难收到病人的情况。随后，张剑方等又到耿马县医院，检查广州中医学院李国桥小组的工作，了解到他们收治的恶性疟较多，希望由他们承担黄蒿素临床试用观察任务，李国桥愉快地接受了任务。张剑方要求云南黄蒿素临床组立即送一批黄蒿素交给李国桥小组进行临床观察。云南临床研究组由云南药物研究所陆伟东、疟防所检验员王学忠，以及中医研究院中药研究所的观察员刘溥带着黄蒿素来到耿马县医院，交由李国桥小组进行临床试验，很快取得满意的结果，青蒿素的研究由此揭开了新的一幕。①

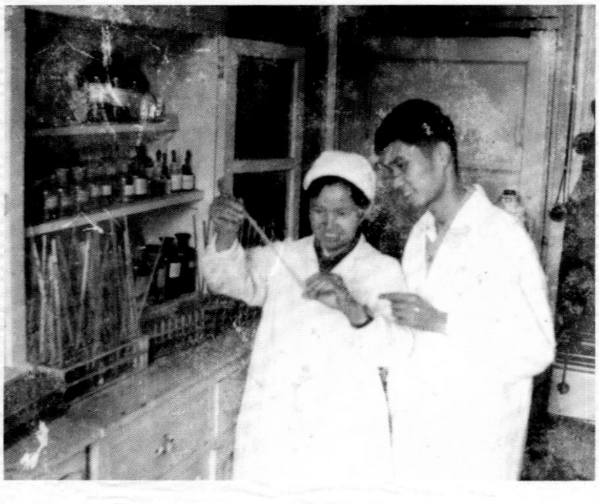

1974 年，李国桥（右）在耿马县医院检验室与该室负责人袁秀远商谈。

① 上述青蒿素研究史料，节选自：张剑方. 迟到的报告——中国 523 项目 50 周年纪念版. 成都：四川人民出版社，2018：19-32.

李国桥口述 1972年，屠呦呦的团队发现青蒿乙醚提取物在临床上治疗间日疟21例都有效，恶性疟9例里7例有效，作为中草药很少见到这样的结果，引起大家的注意。但当时对于这些情况我还不知道。1974年9—10月，云南药物研究所为了验证他们所提取到的黄蒿素的疗效，派了两个人，加上云南疟疾防治研究所的一个人，组织了一个临床组到现场去，到了云县，去了两个月，没找到恶性疟病人。当时我们在云南耿马县医院，10月，全国"523"办公室张剑方副主任和施凛荣助理，以及广州地区"523"办公室主任到我组视察，进行每年例行的检查工作，领导看到我组收治脑型疟和恶性疟不少，所以马上叫云南的临床组把黄蒿素带来耿马交我组评价。张剑方告诉我，这个药在动物身上都做了试验，让我们看看临床效果怎么样。按常规11月结束现场研究，也要元旦才能回到广州。我想，领导之所以把任务交给我，是对我组的信任。我们又是搞中医药的，就接受下来。当时没有任何临床研究资料可参考，但出于使命感和责任感，我决定延迟收队，全组继续留在耿马县现场研究。

我们知道，药物疗效一定要通过外地人口来证实才行。第一例是中午时收的一个首次患恶性疟的13岁男孩，外地人口，即无免疫力患者，之前没用过药，非常合适。中午服药前显微镜下每视野10~20个纤细环状体，治疗方案是每次口服0.5克黄蒿素，一天服2次，连服3天。

以我过去的经验，不管是氯喹还是奎宁，当天用了药，根本都不用看原虫，因为当天疟原虫一般都不会有什么变化，都是从小环状体到大环状体的长大，我做疟疾临床研究已是第8年，心中有数，一般当天不会再取片，都是第二天早上才取片，这个病人又是快下午才进院，所以当天没有取片。结果第二天取片时发现不容易找到疟原虫，这是我从未见过的现象，即使是当时的王牌抗疟药氯喹，服首剂药后，第2天上午，疟原虫还都会发育为中等或粗大环状体。但是这个片不是这样的，虽然能够找到疟原虫，但是要找十几二十个视野才能找到一个，而且找到的疟原虫都是小小的、没有发育的。

为什么这个男孩首次发疟，疟原虫却减少得那么快，还查不到中等或粗大环状体？我当时很难相信黄蒿素效果那么好，所以我考虑是我们没有问清楚病人之前的发病历史，我怀疑他肯定吃过抗疟药，才会出现这样的情况。这个病人入院时有恶心呕吐的症状，首次发病往往有胃肠道症状合并出现。第二天，他没退烧，还有一些恶心呕吐，我们照样给黄蒿素。第三天，恶心呕吐没有了，原虫都找不到了，烧没有退完，还是38度多，这个我也知道，恶性疟无免疫力患者往往在疟原虫转阴以后，烧还不能完全退去。不过既然疟原虫转阴，我就不担心了，可以判断这个病人好了。第四天他也没发烧了，但是我怀疑对于这个病例可能我们没有问清楚病史，我不认为黄蒿素如此速效。

所以收第二个病人的时候我们的处理就不同了。第二例是成人恶性疟，我首先记录服药前的环状体数量，服药以后，我每6个小时涂血片查疟原虫一次，比如说他中午进院，12点吃药，到晚上6点就是6个小时了，我就取一个片观察，发现跟中午的疟原虫完全不一样，数量已经减少，而且疟原虫环状体的胞浆也不能发育增宽为中等或粗大环状体。12小时后疟原虫进一步减少了。所以我就想：啊，原来前面第一例真的是黄蒿素的速效作用！

第三例恶性疟呈现同样的快速效果，那就行了。我不是凭退不退烧来定疗效，而是根据疟原虫发育长大还是不发育长大来定效果。由于黄蒿素的口服作用远远超过氯喹、奎宁静脉给药，所以3例以后，我确定黄蒿素有速效。当时云南临床组的三个人（陆伟东、刘溥、王学忠）还在我们那里，每天都来看疟原虫，我说：“好了，这是好东西，祝贺你们，你们可以回去了，药要留下来，我们接着做。”同时我打电话给昆明地区“523”办公室，向他们祝贺：“你们这个药很厉害！”（2018年4月9日）

## 青蒿素治愈首例脑型疟

验证了青蒿素对恶性疟原虫有速效后，李国桥迫切地希望尽快找到脑型疟病例。脑型疟病人昏迷后无法口服给药，但李国桥根据其速效的作用判断，把药片碾碎用水混合后，采用鼻饲的方法给昏迷的脑型疟病人用药，其效果也应该比奎宁静脉给药快得多。

李国桥口述　那时已经11月中旬了，脑型疟已经不多，我希望尽快找到脑型疟患者，我想：那么好、那么快的药，治疗脑型疟肯定要比氯喹好得多。所以立即制订鼻饲黄蒿素救治脑型疟的计划，派医生王梓才和洪纯正到中缅边境阿佤山上的沧源县南腊公社寻找脑型疟病例，南腊海拔1400米，过去没有疟疾，当时有个说法叫“疟疾上山”，疟疾平时只在平原流行，暴发流行时海拔2000米的高山上也流行，我当年为了找脑型疟到处跑，去过这个地方，我估计这个地方还会有脑型疟。

他们上去五六天后，收到一个孕妇脑型疟，进院就死胎流产，病人陷入越来越严重的昏迷。中午收到病人没告诉我，到了晚上9点多，我在耿马县医院接到电话："病人进院时红细胞120万/微升，现在变成95万/微升。"那是红细胞在不断被疟原虫破坏，输了液又稀释了血液，红细胞就显得更少了，如果不能输血的话，肯定要死。

病人中午入院时已经使用过一次黄蒿素了，入院时她半清醒半不清醒，还能灌进药去，晚上病人深度昏迷已经没有办法口服用药。山上的同事电话问我是否继续观察，实际上是问我去不去抢救、我有多大把握能救活病人。山上条件差，技术力量不足，我如果没有把握救活病人，就应该早点叫他们放弃观察黄蒿素疗效，马上改用奎宁，一切风险就不用承担。因为只要按常规用上奎宁，病人死了我们也无责任。

去还是不去？要不要担这个风险？我当时在耿马县医院已经有第五例疟疾了，效果都很好，有一例黄疸型疟疾，效果也很好，我觉得还是应该用黄蒿素。但是如果继续坚持用黄蒿素治疗不用奎宁而导致病人死亡，那就是医疗责任事故，因为你用一个那么新的药来抢救孕妇脑型疟；而且如果用黄蒿素治疗第一例脑型疟就失败，也会使黄蒿素的临床验证因缺乏科学性而受挫。但我当时比较自信，论特效治疗，根据前五例黄蒿素口服杀疟原虫的效果，我有把握，奎宁静滴远远比不上黄蒿素口服。孕妇脑型疟是死亡率最高的一种疟疾，此例属极重型，红细胞不到100万而又输不上血，即使改用奎宁也难免死亡，只不过自己没有风险。我认为黄蒿素疗效绝对比奎宁好得多，按道理，抢救的成功率要比奎宁高得多，就决定坚持用黄蒿素。凭我对黄蒿素速效杀疟原虫作用的认识，这个患者既然已经服用过一次黄蒿素，我判断绝对起了作用，疟原虫应该已经停止发育。根据我抢救孕妇脑型疟的经验，这个病人的主要矛盾是极度贫血，死胎流产后可能出现低血容量休克，只要我们到达，输上血，这个问题就不难解决。为了救活一个生命，就得冒风险。我嘱他们不用奎宁，再给第二剂黄蒿素0.5克鼻饲。在电话上我要求他们要加强支持疗法和各种对症处理，一定要让黄蒿素这么好的药能救活第一例脑型疟。

当时我们组里有化验员王掌发，多亏有他，不然病人就抢救不过来。因为他自己去过南腊，能记住路。去南腊的路途很远，坐车3小时后，再步行爬山12个小时才能到达，过去都是由山下那个乡派民兵带枪护送我们往返，我没有自己走过，一是因为当地有大动物——熊，二是因为那是中缅边境，治安不好。我和王掌发当晚准备好配血的标准血清和各种抢救药物，第二天一早5点钟就坐班车出发，上午8点钟到达山下，饭店还没开门，没有菜，我们吃了一些白饭，再带上几两饭，就上山了。一直走到晚上7点，到达一个村子，村里的杂货店连饼子都没有，说有砂糖，我们就喝了点糖水，打电话让上面派民兵下来，带我们上去，夜间我们无法寻路。接着又赶路，再走了一小时就遇到民兵来接应。直至晚上9点我们才到达南腊公社卫生院，到达后立即投入抢救，马上验血、输血。洪纯正他们也懂得配血，这个女病人是20多岁的妇女主任，很多人自愿献血，但是有十几个同型血都配不上。实际上是因为冷凝集反应，因为当地海拔1000多米，气温只有十几二十度，王掌发把玻片放在一杯热水上面，有一点温度，就不凝集了，得以马上输上血。输了三四个人的血，近1000毫升。这个病人昏迷时间共50多个小时，经过一天多的抢救就清醒了，原虫72小时转阴。这个病人是用黄蒿素抢救的第一个脑型疟病例。（2018年4月9日）

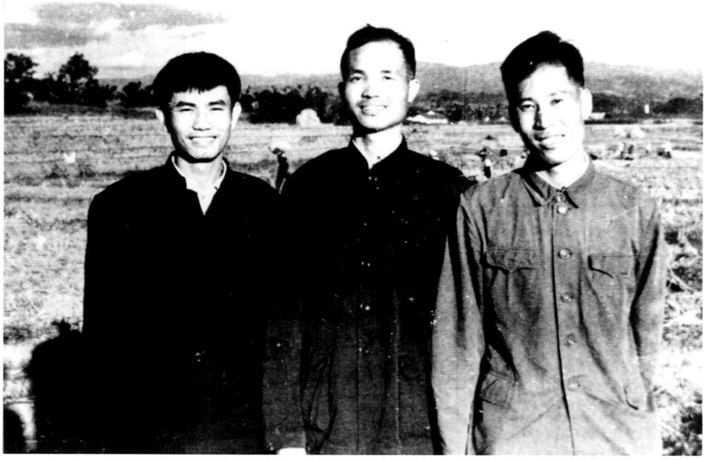

1974年11月，在云南省沧源县南腊公社采用鼻饲黄蒿素治疗首例脑型疟的治疗组成员合影，左起：王掌发、李国桥、王梓才，另一位成员洪纯正为拍摄者。

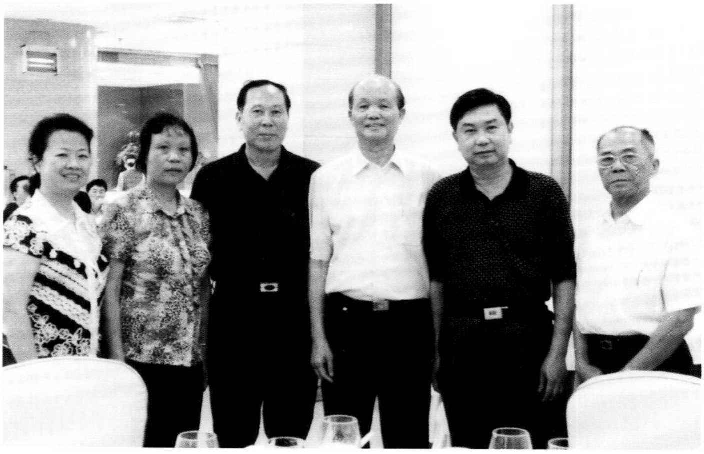

多年后，在云南共同战斗过的李国桥团队成员重聚于广州。左起：黄丽蓉、杨群卿、王梓才、李国桥、王掌发、洪纯正。

在青蒿素的研究中，中医研究院中药研究所、云南省药物研究所、山东省中医药研究所先后分离到抗疟有效成分，但因实验方法或研究条件限制，以上3个单位均未能在临床试验中证实其对恶性疟的疗效。最终是由李国桥带领的广州中医学院“523”小组，首次在临床上证实了青蒿素治疗恶性疟的疗效，为全国“523”项目领导小组做出组织全国大协作、大会战的决定，全面深入研究青蒿素奠定了基础。

李国桥小组之所以能成功完成青蒿素临床验证任务，首先是由于他们长期扎实地深入地方抗疟，了解疟疾的分布情况，所以才能在疟疾高发季节已过的情况下，在2个月内找到足够的病例。到1975年1月底，李国桥小组应用青蒿素共治疗疟疾18例，其中14例是恶性疟，3例为高密度疟原虫感染，孕妇脑型疟1例，黄疸凶险型2例，全部有效。应用这样一种新药能够取得这样的疗效，是因为他们在海南、云南高疟区有多年治疗恶性疟特别是脑型疟的经验，对恶性疟原虫在人体内的发育规律及用药后的形态变化，对疟疾的临床表现和药物作用的特点有系统的了解。特别是在病人危重的情况下，勇敢地决定采用鼻饲给药治疗孕妇脑型疟，如果没有丰富的脑型疟救治经验，没有对青蒿素疗效清晰而准确的判断，是不可能做出这种决定的。正如“523”项目领导对李国桥小组的评价所说：

尤其值得称道的是，李国桥根据黄蒿素杀灭疟原虫速度快的特点，很快把黄花蒿素片用于救治脑型凶险型疟疾。他们采用鼻饲灌胃的方法，成功救治了3例脑型疟等凶险型疟疾，其中1例是孕妇脑型疟。这是一次了不起的试验。这次试验成功的意义，远远大于成功救活了3个凶险型疟疾病人本身。在青蒿素对“523”任务所要解决的恶性疟的疗效一直没有确定的时候，这是第一次在临床上，以极具说服力的观察数据，对青蒿素做出对恶性疟具有近期高效尤其是速效和低毒特点的结论，是对青蒿素的重要发现。

由云南药物所提供黄蒿素，以广州中医学院为主进行治疗恶性疟的临床试用，在耿马县用黄蒿素治疗恶性疟的结果，得出了黄蒿素治疗恶性疟、抢救凶险型疟疾具有速效、近期高疗效、低毒、复发率高的结论，从而对黄蒿素治疗热带地区恶性疟的疗效和安全性做出基本肯定的评价……尤其在毗邻缅甸、已明确出现抗药性恶性疟虫株的滇西地区，其对恶性疟疗效的肯定，为后来全国“523”领导小组下决心集中力量，在1975年以后组织开展全国大协作、大会战，全面开展深入的研究奠定了基础，进一步对青蒿素治疗恶性疟的临床疗效及其适应证进行研究，以及开展对青蒿素的化学结构、药理、毒理、制剂、质控等基础研究提供了充分的依据。[①]

## 掀起青蒿素大会战

1975年2月底，全国“523”办公室在北京北纬路饭店召开各地区“523”办公室和部分承担任务单位负责人会议。广州地区“523”办公室负责人把李国桥小组的《黄蒿素治疗疟疾18例总结》带到会议上作汇报。

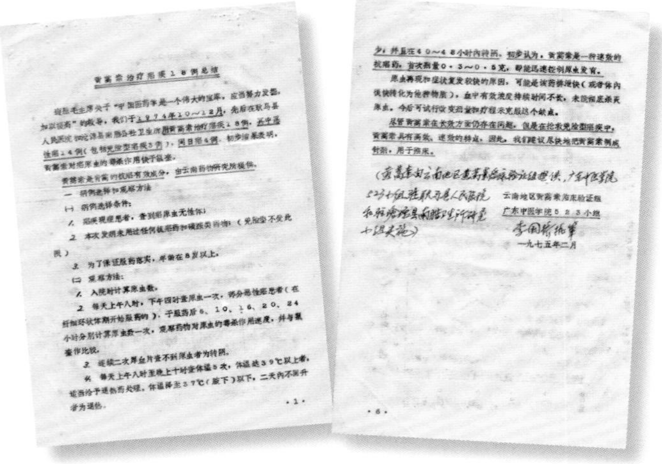

黄蒿素治疗疟疾18例总结

遵照毛主席关于“中国医药学是一个伟大的宝库，应当努力发掘，加以提高”的教导，我们于1974年10~12月，先后在耿马县人民医院和沧源县南腊公社卫生所用黄蒿素治疗疟疾18例，其中恶性疟14例（包括凶险型疟疾3例），间日疟4例。初步结果表明，黄蒿素对疟原虫的毒杀作用快于氯喹。

黄蒿素是青蒿的抗疟有效成分，由云南药物研究所提供。

一 病例选择和观察方法

(一) 病例选择条件：

1. 疟疾现症患者，查到疟原虫无性体；

2. 本次发病未用过任何抗疟药和磺胺类药物；（凶险型不受此限）

3. 为了保证服药落实，年龄在8岁以上。

(二) 观察方法：

1. 入院时计算原虫数。

2. 每天上午八时，下午四时查原虫一次，部分恶性疟患者（在纤细环状体期开始服药的），于服药后6、10、16、20、24小时分别计算原虫数一次，观察药物对原虫的毒杀作用速度，并与氯喹作比较。

3. 连续二次厚血片查不到原虫者为转阴。

4. 每天上午八时至晚上十时查体温5次，体温达39℃以上者，适当给予退热药处理，体温降至37℃（腋下）以下，二天内不回升者为退热。

·1·

少，并且在40~48小时内转阴。初步认为，黄蒿素是一种速效的抗疟药，首次剂量0.3~0.5克，即能迅速控制原虫发育。

原虫再现和症状复发较快的原因，可能是该药排泄快（或者体内很快转化为他种物质），血中有效浓度持续时间不长，未能彻底杀灭原虫。今后可试行改变剂量和疗程来克服这个缺点。

尽管黄蒿素在长效方面仍存在问题，但是在抢救凶险型疟疾中，黄蒿素具有高效、速效的特点，因此，我们建议尽快地把黄蒿素制成针剂，用于临床。

（黄蒿素由云南地区黄蒿素临床验证组提供，广东中医学院523小组驻耿马县人民医院和驻沧源县南腊卫生所科研小组实施）

云南地区黄蒿素临床验证组

广东中医学院523小组

李国桥执笔

一九七五年二月

·6·

在这篇报告中，李国桥已经明确提出了关于青蒿素的一些重要结论，即青蒿素具有高效、速效的特点，无明显副作用，但在长效方面存在问题。

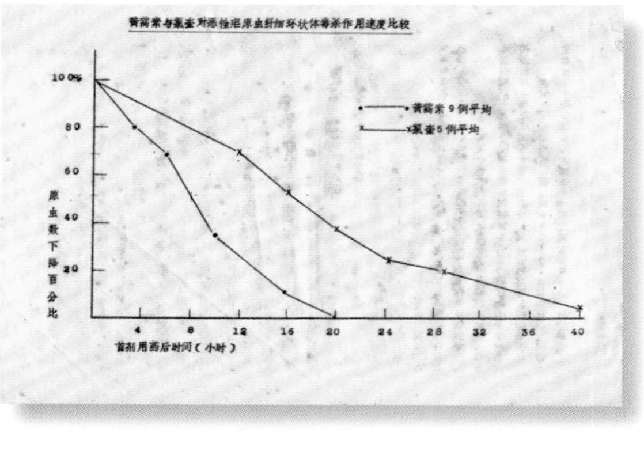


在这篇报告中，李国桥对青蒿素与氯喹的作用速度进行了对比，显示青蒿素对恶性疟原虫的毒杀作用明显快于氯喹。

① 张剑方.迟到的报告——中国523项目50周年纪念版.成都：四川人民出版社，2018：36.

李国桥的结论为全国“523”领导小组下决心集中力量，在1975年以后组织开展全国大协作深入研究青蒿素提供了重要依据。鉴于青蒿素对恶性疟良好的临床疗效，全国“523”领导小组认为，这是一个很有特点、很有希望的新药，应作为重点项目，下大决心，组织更多的研究单位，开展全面深入的研究，并作为1975年“523”任务的重点工作。会议决定于当年4月，在成都召开全国“523”中草药专业会议，对青蒿及青蒿素的研究工作进行全面的部署 。

李国桥口述　1975年2月份春节时我回到广州，马上写总结文章《黄蒿素治疗疟疾18例总结》。当然，北京已经知道消息了，不等文字了，我们一回来就向广州地区办公室汇报了，这个消息马上要通报到北京，北京2月底就召开了各地区“523”办公室领导人会议，会上广州地区“523”办公室负责人汇报了我们组的黄蒿素治疗疟疾18例小结。4月份就在成都开全国“523”中草药专业会议，重点讨论青蒿素的事。当时要求我首先作18例的报告，接着山东中医药研究所也报告了他们用黄花蒿素治疗间日疟20多例的良好疗效。所以这个会议决定，马上组织全国12个省市，加上部队（作为一个单独的集体），进行全国的青蒿素抗疟大会战。我任临床协作组组长。当时专门搞制剂的有一个协作大组，专门搞临床的一个协作大组，其实不是说我是这个临床协作组的组长，而是广州中医学院这个单位为临床协作组的组长单位，那么组长单位肯定是以某一个人落实的，就落实到我身上了。我们1975年5月马上开了一个会议，我起草了临床协作组的评价标准。

当时广州地区“523”办公室想让我们回到海南，而我们已经在云南开展了4年（1971—1974年）的工作。海南南部8个县，每年每个县都有十几二十例脑型疟。全国“523”领导小组看到我们在云南证实了青蒿素的效果，就于1975年立即组织了青蒿素全国大会战，在这种形势下，广州地区“523”办公室肯定支持我们在海南搞大协作，全力以赴推进青蒿素。当时全国很多临床组都到海南去进行大协作会战，例如我们是在乐东县，其他组在三亚、陵水等地，基本上海南南部8个县都有临床组。

当时，青蒿素的效果刚刚被证实，还没有注射剂，但是我们觉得口服比静脉注射奎宁疗效还快得多，那么何必一定要注射剂？所以我就马上写了以鼻饲青蒿素救治脑型疟的方案。1975年7月，即在海南岛采用青蒿素鼻饲给药救治脑型疟研究大协作开始后的第2个月，我在乐东县举办了临床试验研讨班，把海南南部8个县的医生都请过去，推广青蒿素鼻饲救治脑型疟的方案。没有鼻饲经验的人不敢这么用，奎宁是传统的王牌，而青蒿素则是刚开始使用，结果到年底，只有郭兴伯在东方县做了十几二十例，其他县都没有这样搞，加上我们在乐东做的，总共36例，治愈率是91.7%，所以证实青蒿素必是能够治疗脑型疟的，效果很好，对全国开展青蒿素研究大会战也起了很大的作用。于是，青蒿素治疗普通恶性疟疾、间日疟的研究在我国南部各省也开展了起来。（2018年4月9日）

在这次青蒿素大会战中，郭兴伯与李国桥相识并开始合作，后来成为李国桥团队的骨干成员。

团队成员小传

郭兴伯，1940年生，广东广州人。1964年毕业于中山医学院，后分配到海南岛东方县医院工作。1970年开始参与“523”项目的工作。1975年参加李国桥在海南岛主持的青蒿素临床大协作，在东方县采用鼻饲治疗脑型疟方案取得成功。1979年调入广州中医学院，1993年，接替李国桥担任热带医学研究所所长及粤海医院院长等职务。退休后经营民营医院、颐和养老院，仍然参与团队的重要决策。2015年，因广州中医药大学撤销青蒿研究中心，郭兴伯支持李国桥组建青蒿素研究室，协助李国桥继续开展青蒿素的研究开发与国际推广工作。

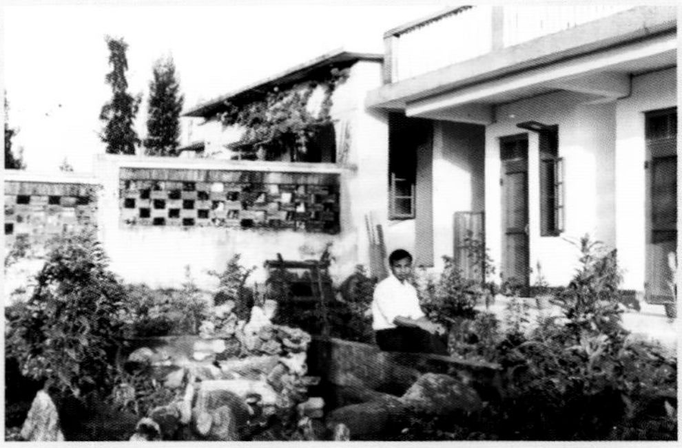

1980年初，郭兴伯在海南东方刚建成和疟疾研究基地。

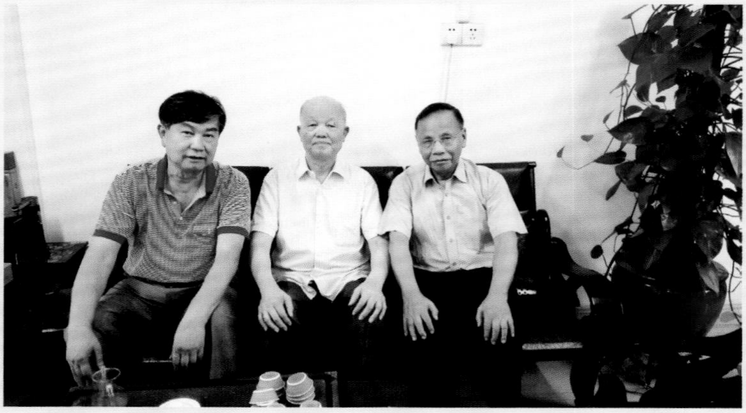

2018年，李国桥青蒿抗疟团队3位创始人合影，左起：王掌发、李国桥、郭兴伯。他们虽已退休，但为了圆梦，为了帮助非洲消灭疟疾，仍然坚持义务劳动，奋斗不息。

李国桥口述　郭兴伯20世纪70年代已经参加“523”的工作了。1975年，我到海南南部做青蒿素的扩大研究，他就参与了。他在东方县医院。1978年，我想办研究基地，就转移到他那里，在东方县东方镇的高疟区建，1979年就申请把他调到学校。当时他是东方县医院的主力，县委书记不同意：我们县里面最好的医生被你调去，我们不舍得。当时基地已经开始建了。我说：调是调了，档案过海，人不过海，档案是到了广州中医学院，但是人还在东方干，基地就是建在东方的。所以当地领导才同意我把他调过来。1986年，开始建热带医学研究所，我们又一起去了三亚。（2018年7月30日）

郭兴伯口述　我1964年从中山医学院毕业，本来是分配在广州工作，但当时国家呼吁毕业生到艰苦的地方去，我主动响应号召，组织就分配我到海南，开始在东方的八所港，虽然现在八所已经发展得很好了，但我们刚去的时候当地都是茅草房，条件的确是很艰苦的。疟疾是第三世界的病，越是艰苦的地方发病越多，当时我国经济也不那么发达，东方县的疟疾发病率比较高，我从1966年就开始进行疟疾的救治了。“523”任务期间，很多研究小组到东方县进行研究，因为当地的疟疾病人多。我当时在东方县医院做内科主任，总共接待过24所高等院校或研究机构，包括军事医学科学院、中医研究院、上海药物研究所、上海医药工业研究所等，具体研究工作的安排都是由我担负起来的。青蒿素搞全国大协作时，李国桥作为临床协作组的组长，在乐东办了一个脑型疟学习班，附近各个县医院的骨干都去参加学习了，我是医院的内科主任，所以也去了。李国桥本来是学中医的，疟原虫的发育、脑型疟的抢救，应用现代医学的东西比较多。我毕业于中山医学院，对疟疾的问题及现代医学理论与方法，我都有一定基础，之前也看过军事医学科学院等单位的临床研究。但是听李国桥讲到疟原虫发育的规律、对脑型疟的认识、投药的时机、药物作用的速度、观察方法，我觉得有独到之处，很有个人见解，而且比较有说服力，所以我很认真地听他讲课，笔记也记得很好。这次学习班以后，我就应用他的方法，马上进行研究。当时刚好国家大力建设经济，我们那里大修水库，大量民工集中，疟疾暴发流行，一天好几个脑型疟，病人比较多，具备研究条件。青蒿素还没有注射剂型的时候，就用插胃管（鼻饲）的方法给药，效果的确是很好。开始我自己做，大协作开展2个月后，要总结了，其他单位还没有什么实际的材料，李国桥一看我们的病例数比较多（应该是比他们多），就来到东方和我们一起做。青蒿素最开始的临床研究，是老李在云南做的18例，全国组织大协作后，主要研究战场还是在我们那里，因为我们那里病人比较多，交通比较方便，研究条件也比较好。我们用青蒿素治疗脑型疟，在东方县医院就搞了106例，治愈率很高。李国桥的《青蒿素治疗凶险型恶性疟48例临床报告》和我的《青蒿素治疗脑型疟疾36例小结》，都是青蒿素鉴定时依据的重要临床研究材料。李国桥后来就把他们的研究组搬到东方县，以后就没有搬回去了，一直在东方县。后来李国桥通过努力把我调到了广州中医学院，当时有几个单位想要我。罗章炎是中山医学院附属第三医院的院长，也是传染病研究专家，他也参加过“523”的工作，到我们那里研究，他也找我谈过。但因为老李对疟疾的研究比中山医学院还要深入，我看他的研究有奔头，所以还是选择加入他的团队。（2018年8月28日）

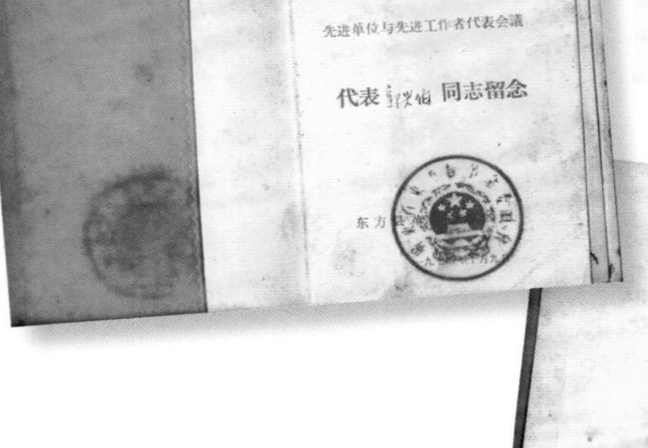
东方县科教系统一九七四年
先进单位与先进工作者代表会议
代表郭兴伯同志留念

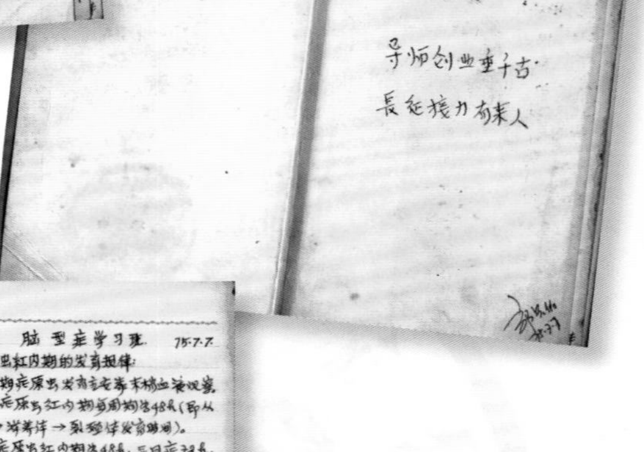


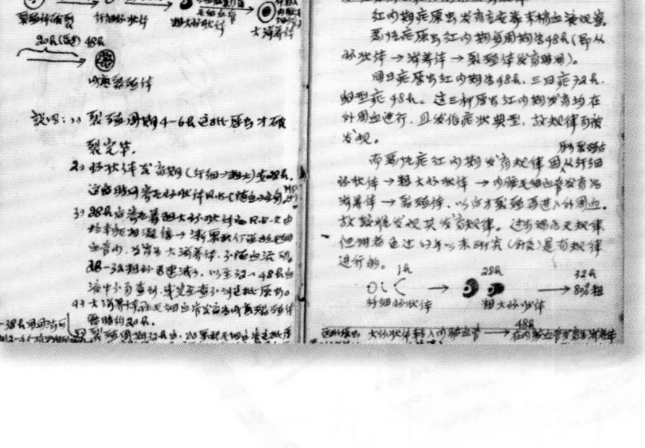


1975年7月，郭兴伯参加李国桥在乐东县举办的青蒿素临床试验研讨班时记录的笔记。

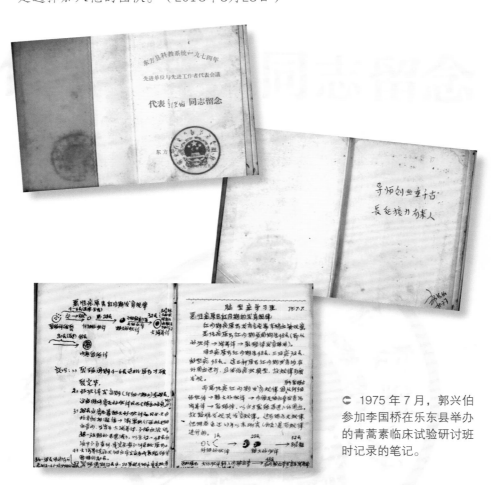

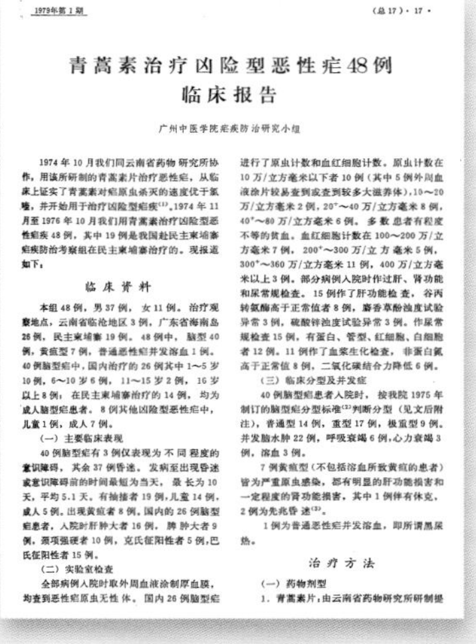

1979年第1期 （总17）·17·

青蒿素治疗凶险型恶性疟48例临床报告

广州中医学院疟疾防治研究小组

1974年10月我们同云南省药物研究所协作，用该所研制的青蒿素片治疗恶性疟，从临床上证实了青蒿素对疟原虫杀灭的速度优于氯喹，并开始用于治疗凶险型疟疾[1]。1974年11月至1976年10月我们用青蒿素治疗凶险型恶性疟疾48例，其中19例是我国赴民主柬埔寨疟疾防治考察组在民主柬埔寨治疗的。现报道如下：

临床资料

本组48例，男37例，女11例。治疗观察地点，云南省临沧地区3例，广东省海南岛26例，民主柬埔寨19例。48例中，脑型40例，黄疸型7例，普通恶性疟并发溶血1例。40例脑型疟中，国内治疗的26例其中1～5岁10例，6～10岁6例，11～15岁2例，16岁以上8例；在民主柬埔寨治疗的14例，均为成人脑型疟患者。8例其他凶险型恶性疟中，儿童1例，成人7例。

（一）主要临床表现

40例脑型疟有3例仅表现为不同程度的意识障碍，其余37例昏迷。发病至出现昏迷或意识障碍前的时间最短为当天，最长为10天，平均5.1天。有抽搐者19例，儿童14例，成人5例。出现黄疸者8例。国内的26例脑型疟患者，人院时肝肿大者16例，脾肿大者9例，颈项强硬者10例，克氏征阳性者5例，巴氏征阳性者15例。

（二）实验室检查

全部病例人院时取外周血液涂制厚血膜，均查到恶性疟原虫无性体。国内26例脑型疟进行了原虫计数和血红细胞计数。原虫计数在10万/立方毫米以下者10例（其中5例外周血液涂片较易查到或查到较多大滋养体），10～20万/立方毫米2例，20⁺～40万/立方毫米8例，40⁺～80万/立方毫米6例。多数患者有程度不等的贫血。血红细胞计数在100～200万/立方毫米7例，200⁺～300万/立方毫米5例，300⁺～360万/立方毫米11例，400万/立方毫米以上3例。部分病例人院时作过肝、肾功能和尿常规检查。15例作了肝功能检查，谷丙转氨酶高于正常值者8例，麝香草酚浊度试验异常3例，硫酸锌浊度试验异常3例。作尿常规检查15例，有蛋白、管型、红细胞、白细胞者12例。11例作了血浆生化检查，非蛋白氮高于正常值8例，二氧化碳结合力降低6例。

（三）临床分型及并发症

40例脑型疟患者人院时，按我院1975年制订的脑型疟分型标准[2]判断分型（见文后附注），普通型14例，重型17例，极重型9例。并发脑水肿22例，呼吸衰竭6例，心力衰竭3例，溶血3例。

7例黄疸型（不包括溶血所致黄疸的患者）皆为严重原虫感染，都有明显的肝功能损害和一定程度的肾功能损害，其中1例伴有休克，2例为先兆昏迷[3]。

1例为普通恶性疟并发溶血，即所谓黑尿热。

治疗方法

（一）药物剂型

1. 青蒿素片：由云南省药物研究所研制提

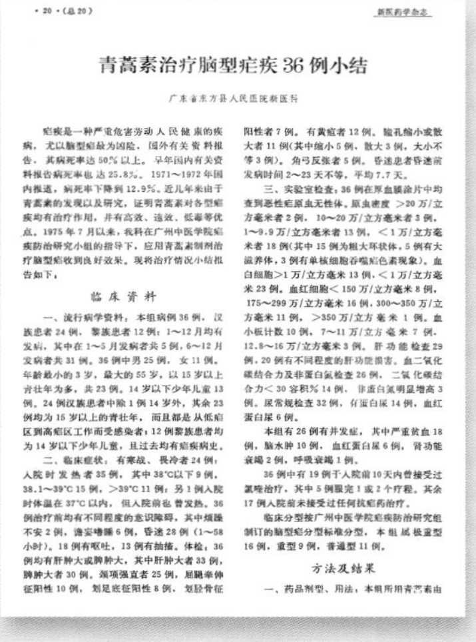

·20·（总20） 新医药学杂志

青蒿素治疗脑型疟疾36例小结

广东省东方县人民医院新医科

疟疾是一种严重危害劳动人民健康的疾病，尤以脑型疟最为凶险，国外有关资料报告，其病死率达50%以上。早年国内有关资料报告病死率也达25.8%。1971～1972年国内报道，病死率下降到12.9%。近几年来由于青蒿素的发现以及研究，证明青蒿素对各型疟疾均有治疗作用，并有高效、速效、低毒等优点。1975年7月以来，我科在广州中医学院疟疾防治研究小组的指导下，应用青蒿素制剂治疗脑型疟收到良好效果。现将治疗情况小结报告如下：

临床资料

一、流行病学资料：本组病例36例，汉族患者24例，黎族患者12例；1～12月均有发病，其中在1～5月发病者共5例，6～12月发病者共31例。36例中男25例，女11例。年龄最小的3岁，最大的55岁，以15岁以上青壮年为多，共23例，14岁以下少年儿童13例。24例汉族患者中除1例14岁外，其余23例均为15岁以上的青壮年，而且都是从低疟区到高疟区工作而受感染者；12例黎族患者均为14岁以下少年儿童，且过去均有疟疾病史。

二、临床症状：有寒战、畏冷者24例；人院时发热者35例，其中38℃以下9例，38.1～39℃15例，>39℃11例；另1例人院时体温在37℃以内，但人院前也曾发热。36例治疗前均有不同程度的意识障碍，其中烦躁不安2例，谵妄嗜睡6例，昏迷28例（1～58小时）。18例有呕吐，13例有抽搐。体检：36例均有肝肿大或脾肿大，其中肝肿大者33例，脾肿大者30例。颈项强直者25例，屈腿伸征阳性10例，划足底征阳性8例，划胫骨征阳性者7例。有黄疸者12例。瞳孔缩小或散大者11例（其中缩小5例、散大3例，大小不等3例）。角弓反张者5例。昏迷患者昏迷前发病时间2～23天不等，平均7.7天。

三、实验室检查：36例在厚血膜涂片中均查到恶性疟原虫无性体。原虫密度>20万/立方毫米者2例，10～20万/立方毫米者3例，1～9.9万/立方毫米者13例，<1万/立方毫米者18例（其中15例为粗大环状体，5例有大滋养体，3例有单核细胞吞噬疟色素现象）。血白细胞>1万/立方毫米13例，<1万/立方毫米23例。血红细胞<150万/立方毫米8例，175～299万/立方毫米16例，300～350万/立方毫米11例，>350万/立方毫米1例。血小板计数10例，7～11万/立方毫米7例，12.8～16万/立方毫米3例。肝功能检查29例，20例有不同程度的肝功能损害。血二氧化碳结合力及非蛋白氮检查26例，二氧化碳结合力<30容积%14例，非蛋白氮明显增高3例。尿常规检查32例，有蛋白尿14例，血红蛋白尿6例。

本组有26例有并发症，其中严重贫血18例，脑水肿10例，血红蛋白尿6例，肾功能衰竭2例，呼吸衰竭1例。

36例中有19例于人院前10天内曾接受过氯喹治疗，其中5例服完1或2个疗程。其余17例人院前未接受过任何抗疟药治疗。

临床分型按广州中医学院疟疾防治研究组制订的脑型疟分型标准分型，本组属极重型16例，重型9例，普通型11例。

方法及结果

一、药品剂型、用法：本组所用青蒿素由

李国桥执笔的《青蒿素治疗凶险型恶性疟48例临床报告》，发表于《新医药学杂志》1979年第1期。

郭兴伯执笔的《青蒿素治疗脑型疟疾36例小结》，发表于《新医药学杂志》1979年第1期。

1975年的重点任务是完成足够的临床试验病例数，以确认青蒿素的疗效和特点。在成都会议后的青蒿素大会战中，用青蒿素各种制剂在中国海南、云南、河南、山东、江苏、湖北、四川、广西，以及老挝、柬埔寨治疗疟疾共2099例，其中恶性疟588例，平均退热时间和平均疟原虫转阴时间明显快于氯喹。青蒿素口服剂和注射剂近期疗效均达100%。用青蒿素鼻饲、油混悬注射剂和水混悬注射剂共治疗脑型疟141例，治愈率为91.5%。用于治疗孕妇患者，也未见不良反应。在海南、云南等地，对氯喹治疗失败的143例恶性疟病例，用青蒿素治疗均获成功，表明它与氯喹无交叉抗药性，适用于抗药性恶性疟的治疗①。

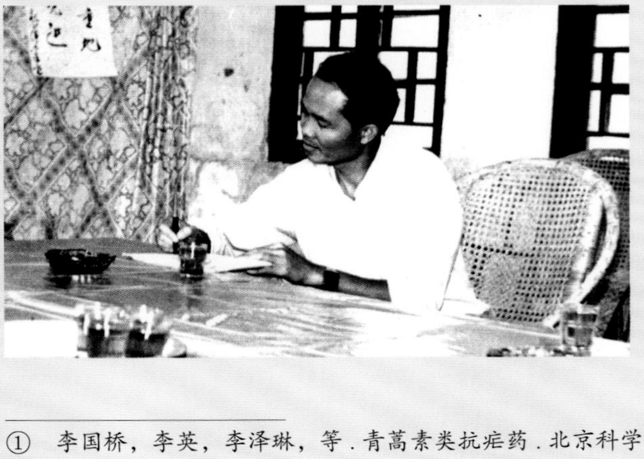

1975年，李国桥在海南主持青蒿素临床协作。

① 李国桥，李英，李泽琳，等．青蒿素类抗疟药．北京科学出版社，2015：6.

## 青蒿素成果鉴定

在青蒿素正式通过鉴定前，已先引起了权威媒体的关注。1978年6月17日，《光明日报》头版头条刊发报道《中西医结合取得的一项重大科研成果——治疟新药“青蒿素”研制成功》①。报道中写道：

青蒿素的研制成功，体现了开展社会主义大协作的优越性。在研制过程中，各协作单位互相交流经验，共同促进，既有统一部署，又有分工合作，充分发挥了各个单位的特长，使青蒿素的研制工作大大加快了速度，并且步步深入。云南省有关单位在提取工艺上做出了成绩；山东省有关单位首先做出了针剂，初步找到了较好的剂型；广东省有关单位在治疗脑型疟方面摸索出一套经验，为青蒿素的临床应用做了有益工作；广西有关单位进一步改进了提取工艺，时间短，效果好；四川省有关单位坚持青蒿粗制剂研究，制成青蒿浸膏片，价格低廉，易于推广；江苏省高邮县就地取材，群防群治，总结出一套适合于基层防治的办法；中医研究院中药研究所与中国科学院上海有机化学研究所、北京生物物理研究所合作，为弄清青蒿素的化学结构做出了贡献。

次日，《光明日报》又刊发了长篇通讯《深入宝库采明珠——记抗疟新药“青蒿素”的研制历程》②，文章对李国桥及其同事的工作作了如下的描述：

对于一种新药物来说，真正的考验在临床试验。如果临床结果不准确，或者可能把药断送在实验室里，或者可能把病人断送在病床上。各地都在加紧进行临床研究。攻克了间日疟，人们又向恶性疟、脑型疟进军。

同那些实验室研究人员相比，搞临床研究的医药卫生人员从事的是一种更艰苦的战斗。他们长期战斗在边疆、海岛，有时为一个病人、一个数据，爬高山、蹚急流，钻密林；有时自己背上病人、抬上病人，一走就是几十里；他们为病人输过多少自己身上的鲜血，算也算不全；他们守护病人度过多少不眠之夜，数也

① 中西医结合取得的一项重大科研成果——治疟新药“青蒿素”研制成功．光明日报，1978-06-17（1）．

② 王晨．深入宝库采明珠——记抗疟新药“青蒿素”的研制历程．光明日报，1978-06-18（3）．

数不清！

这是一九七四年深秋的一个夜晚，祖国西南边疆某县陡峭的山路上，急匆匆走着两个人。他们是广东中医学院的医务人员，要去抢救一个症状凶险的脑型疟病人。从清早五点就出发，已经整整赶了一天路的医务人员，一心惦记着病人，忘记了寒冷和疲劳，也顾不得这一带常有野兽出没的危险，终于及时赶到了那个公社卫生院。

病人是一位佤族青年孕妇，一进院就发生死胎流产，接着便昏迷了过去。一天前虽然给病人灌服了青蒿素，但没有看到明显好转。医务人员知道，脑型疟是疟疾中最危险的，孕妇脑型疟的死亡率又一向最高。青蒿素靠得住吗？对医务人员来说，这时，不仅需要很高的胆略，更需要严谨的科学态度和对人民极端负责的革命精神。广东中医学院的医务人员，多年来坚持研究疟原虫在体内的发育、繁殖规律，积累了比较丰富的经验。他们经过仔细、认真的检查，断定用青蒿素杀灭疟原虫是有把握的，只要立即给病人输血，辅以其他的综合性对症处理，病人就能转危为安。果然不出所料，五十个小时以后，病人清醒了过来，十天后就病愈出院了。

广东中医学院同云南药物研究所以及当地医务部门协作，提出了系统有力的临床验证报告，首次证明青蒿素在治疗恶性疟、抢救脑型疟方面优于氯喹，一举打开了局面。

1978年11月23—29日，全国“523”领导小组在江苏省扬州市主持召开了青蒿素治疗疟疾科研成果鉴定会。提交鉴定会的材料分为品种和资源、化学、药理、临床、制剂等12个专题，其中李国桥汇报的专题为《青蒿素制剂治疗脑型疟》。他报告了青蒿素制剂救治脑型疟141例，治愈率达到92.9%，其中36例在未有注射剂之前，用鼻饲给药，治愈率亦达到91.7%。

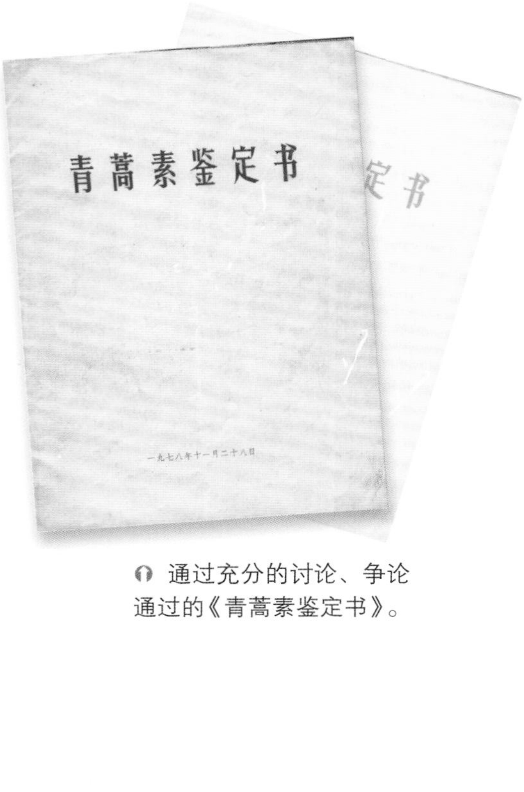

通过充分的讨论、争论通过的《青蒿素鉴定书》。

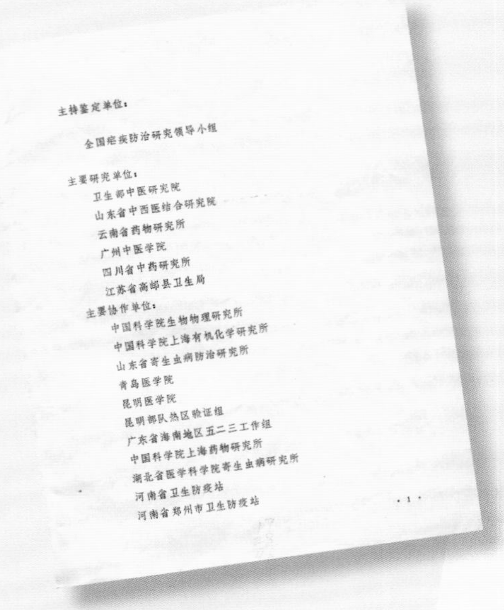
主持鉴定单位：

全国疟疾防治研究领导小组

主要研究单位：

卫生部中医研究院
山东省中西医结合研究院
云南省药物研究所
广州中医学院
四川省中药研究所
江苏省高邮县卫生局

主要协作单位：

中国科学院生物物理研究所
中国科学院上海有机化学研究所
山东省寄生虫病防治研究所
青岛医学院
昆明医学院
昆明部队热区验证组
广东省海南地区五二三工作组
中国科学院上海药物研究所
湖北省医学科学院寄生虫病研究所
河南省卫生防疫站
河南省郑州市卫生防疫站

· 1 ·

➲ 《青蒿素鉴定书》上的6个主要研究单位排名顺序为：卫生部中医研究院中药研究所、山东省中医药研究所、云南省药物研究所、广州中医学院、四川省中药研究所、江苏省高邮县卫生局。其中，前4家单位进行青蒿素研究，后2家单位是开展了青蒿简易制剂研究。此外，中国科学院生物物理研究所、中国科学院上海有机化学研究所等39个单位是主要协作单位。

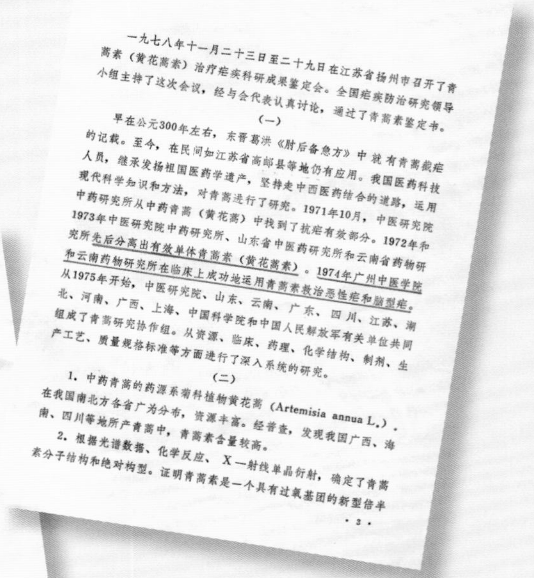
一九七八年十一月二十三日至二十九日在江苏省扬州市召开了青蒿素（黄花蒿素）治疗疟疾科研成果鉴定会。全国疟疾防治研究领导小组主持了这次会议，经与会代表认真讨论，通过了青蒿素鉴定书。

（一）

早在公元300年左右，东晋葛洪《肘后备急方》中就有青蒿截疟的记载。至今，在民间如江苏省高邮县等地仍有应用。我国医药科技人员，继承发扬祖国医药学遗产，坚持走中西医药结合的道路，运用现代科学知识和方法，对青蒿进行了研究。1971年10月，中医研究院中药研究所从中药青蒿（黄花蒿）中找到了抗疟有效部分。1972年和1973年中医研究院中药研究所、山东省中医药研究所和云南省药物研究所先后分离出有效单体青蒿素（黄花蒿素）。1974年广州中医学院和云南药物研究所在临床上成功地运用青蒿素救治恶性疟和脑型疟。从1975年开始，中医研究院、山东、云南、广东、四川、江苏、湖北、河南、广西、上海、中国科学院和中国人民解放军有关单位共同组成了青蒿研究协作组。从资源、临床、药理、化学结构、制剂、生产工艺、质量规格标准等方面进行了深入系统的研究。

（二）

1. 中药青蒿的药源系菊科植物黄花蒿（Artemisia annua L.）。在我国南北方各省广为分布，资源丰富。经普查，发现我国广西、海南、四川等地所产青蒿中，青蒿素含量较高。

2. 根据光谱数据、化学反应、X—射线单晶衍射，确定了青蒿素分子结构和绝对构型。证明青蒿素是一个具有过氧基团的新型倍半

· 3 ·

➲ 鉴定书上对各参与单位贡献的评价。

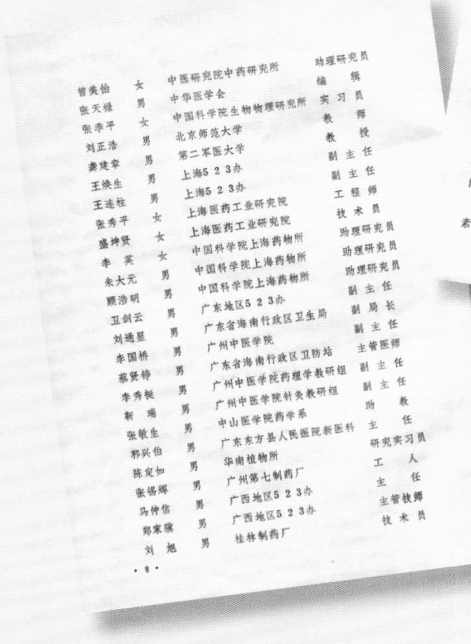

| | | | |
|---|---|---|---|
| 曾美怡 | 女 | 中医研究院中药研究所 | 助理研究员 |
| 张天禄 | 男 | 中华医学会 | 编　辑 |
| 张季平 | 女 | 中国科学院生物物理研究所 | 实 习 员 |
| 刘正浩 | 男 | 北京师范大学 | 教　师 |
| 龚建章 | 男 | 第二军医大学 | 教　授 |
| 王焕生 | 男 | 上海5 2 3办 | 副 主 任 |
| 王连柱 | 男 | 上海5 2 3办 | 副 主 任 |
| 张秀平 | 女 | 上海医药工业研究院 | 工 程 师 |
| 盛坤贤 | 女 | 上海医药工业研究院 | 技 术 员 |
| 李　英 | 女 | 中国科学院上海药物所 | 助理研究员 |
| 朱大元 | 男 | 中国科学院上海药物所 | 助理研究员 |
| 顾浩明 | 男 | 中国科学院上海药物所 | 助理研究员 |
| 卫剑云 | 男 | 广东地区5 2 3办 | 副 主 任 |
| 刘通显 | 男 | 广东省海南行政区卫生局 | 副 局 长 |
| 李国桥 | 男 | 广州中医学院 | 副 主 任 |
| 蔡贤铮 | 男 | 广东省海南行政区卫防站 | 主管医师 |
| 李秀挺 | 男 | 广州中医学院药理学教研组 | 副 主 任 |
| 靳　瑞 | 男 | 广州中医学院针灸教研组 | 副 主 任 |
| 张敏生 | 男 | 中山医学院药学系 | 助　教 |
| 郭兴伯 | 男 | 广东东方县人民医院新医科 | 主　任 |
| 陈定如 | 男 | 华南植物所 | 研究实习员 |
| 张锡辉 | 男 | 广州第七制药厂 | 工　人 |
| 马仲信 | 男 | 广西地区5 2 3办 | 主　任 |
| 郑家骤 | 男 | 广西地区5 2 3办 | 主管技师 |
| 刘　旭 | 男 | 桂林制药厂 | 技 术 员 |

· 8 ·

➲ 参加鉴定会的人员名单。其中广州中医学院李国桥、李秀挺、靳瑞参加鉴定会。此时靳瑞已经回到广州中医学院的针灸教研室任副主任，后来加入李国桥团队的郭兴伯也参加了鉴定会。①

① 从上图可见李国桥的职务是副主任。1972年，李国桥已被任命为广州中医学院革委会副主任，后来又任广州中医学院副院长、广州中医药大学副校长，直到1997年达到领导职务的年龄限制。1990年左右，上级有意任命李国桥为广州中医药大学党委书记，李国桥为集中精力从事疟疾研究，婉拒了这一任命。

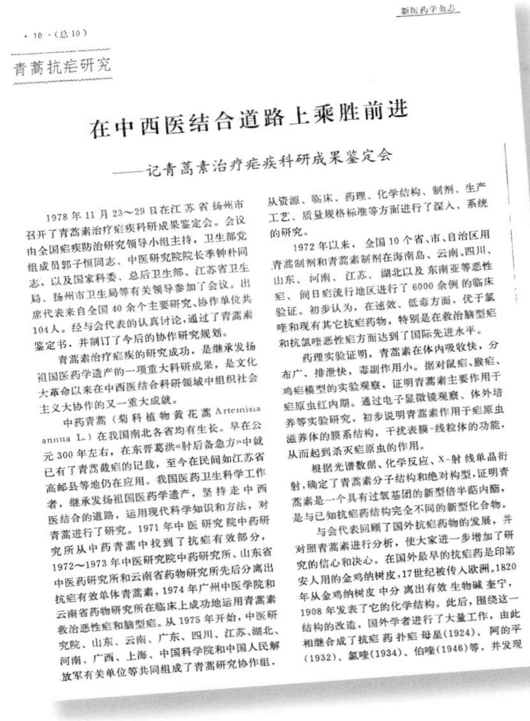

新医药学杂志

·10·（总10）

青蒿抗疟研究

## 在中西医结合道路上乘胜前进

——记青蒿素治疗疟疾科研成果鉴定会

1978年11月23～29日在江苏省扬州市召开了青蒿素治疗疟疾科研成果鉴定会。会议由全国疟疾防治研究领导小组主持，卫生部党组成员郭子恒同志、中医研究院院长季钟朴同志，以及国家科委、总后卫生部、江苏省卫生局、扬州市卫生局等有关领导参加了会议。出席代表来自全国40余个主要研究、协作单位共104人。经与会代表的认真讨论，通过了青蒿素鉴定书，并制订了今后的协作研究规划。

青蒿素治疗疟疾的研究成功，是继承发扬祖国医药学遗产的一项重大科研成果，是文化大革命以来在中西医结合科研领域中组织社会主义大协作的又一重大成就。

中药青蒿（菊科植物黄花蒿 Artemisia annua L.）在我国南北各省均有生长。早在公元300年左右，在东晋葛洪《肘后备急方》中就已有了青蒿截疟的记载，至今在民间如江苏省高邮县等地仍在应用。我国医药卫生科学工作者，继承发扬祖国医药学遗产，坚持走中西医结合的道路，运用现代科学知识和方法，对青蒿进行了研究。1971年中医研究院中药研究所从中药青蒿中找到了抗疟有效部分，1972～1973年中医研究院中药研究所、山东省中医药研究所和云南省药物研究所先后分离出抗疟有效单体青蒿素，1974年广州中医学院和云南省药物研究所在临床上成功地运用青蒿素救治恶性疟和脑型疟。从1975年开始，中医研究院、山东、云南、广东、四川、江苏、湖北、河南、广西、上海、中国科学院和中国人民解放军有关单位等共同组成了青蒿研究协作组，从资源、临床、药理、化学结构、制剂、生产工艺、质量规格标准等方面进行了深入、系统的研究。

1972年以来，全国10个省、市、自治区用青蒿制剂和青蒿素制剂在海南岛、云南、四川、山东、河南、江苏、湖北以及东南亚等恶性疟、间日疟流行地区进行了6000余例的临床验证。初步认为，在速效、低毒方面，优于氯喹和现有其它抗疟药物，特别是在救治脑型疟和抗氯喹恶性疟方面达到了国际先进水平。

药理实验证明，青蒿素在体内吸收快，分布广、排泄快，毒副作用小。据对鼠疟、猴疟、鸡疟模型的实验观察，证明青蒿素主要作用于疟原虫红内期。通过电子显微镜观察、体外培养等实验研究，初步说明青蒿素作用于疟原虫滋养体的膜系结构，干扰表膜-线粒体的功能，从而起到杀灭疟原虫的作用。

根据光谱数据、化学反应、X-射线单晶衍射，确定了青蒿素分子结构和绝对构型，证明青蒿素是一个具有过氧基团的新型倍半萜内酯，是与已知抗疟药结构完全不同的新型化合物。

与会代表回顾了国外抗疟药物的发展，并对照青蒿素进行分析，使大家进一步增加了研究的信心和决心。在国外最早的抗疟药是印第安人用的金鸡纳树皮，17世纪被传入欧洲。1820年从金鸡纳树皮中分离出有效生物碱奎宁，1908年发表了它的化学结构。此后，围绕这一结构的改造，国外学者进行了大量工作，由此相继合成了抗疟药扑疟母星(1924)、阿的平(1932)、氯喹(1934)、伯喹(1946)等，并发现

《新医药学杂志》派员全程参与了鉴定会，会后进行了翔实的报道。

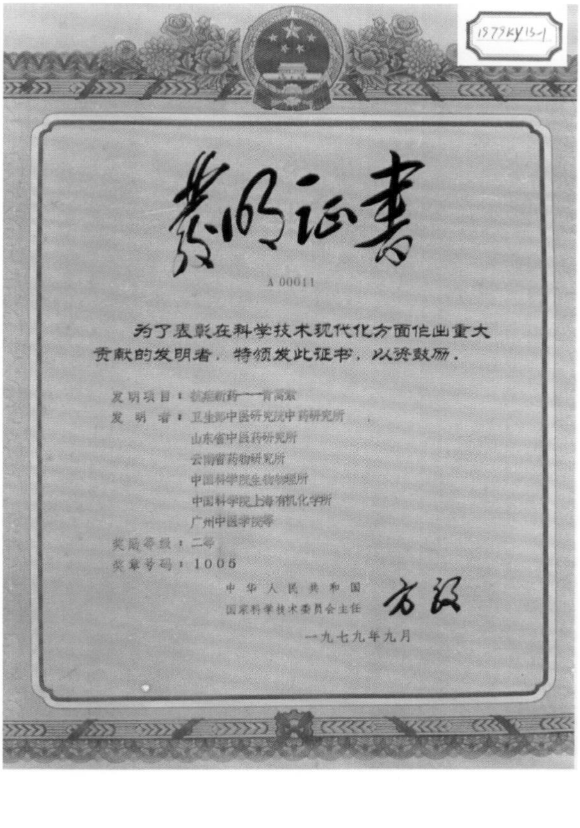

1979KY15-1

发明证书

A 00011

为了表彰在科学技术现代化方面作出重大贡献的发明者，特颁发此证书，以资鼓励。

发明项目：抗疟新药——青蒿素

发明者：卫生部中医研究院中药研究所
山东省中医药研究所
云南省药物研究所
中国科学院生物物理所
中国科学院上海有机化学所
广州中医学院等

奖励等级：二等

奖章号码：1005

中华人民共和国
国家科学技术委员会主任 方毅

一九七九年九月

1979年9月，《抗疟新药——青蒿素》获国家发明二等奖，6家单位获得“发明证书”，依次为：卫生部中医研究院中药研究所、山东省中医药研究所、云南省药物研究所、中国科学院生物物理研究所、中国科学院上海有机化学研究所、广州中医学院。此名单并非按加入工作的先后排序，而是按一个新药发明的工作顺序确定的，从化学提取，到化学结构与毒理药理研究，最后才是临床试验，对此排序，据李国桥回忆，各单位无争议，而在广州中医学院后面，附有一个“等”字，更加认可了青蒿素是大协作的成果。对比《青蒿素鉴定书》，新增加了后来承担化学结构等研究工作的中国科学院生物物理研究所、中国科学院上海有机化学研究所，去掉了开展青蒿简易制剂研究的四川省中药研究所、江苏省高邮县卫生局。

# 坚持抗疟研究

参加“523”任务后，李国桥小组在开展针灸防治疟疾研究、抗疟药物效果评价和脑型疟与重症疟疾现场救治的过程中，对恶性疟原虫红内期的发育规律进行了大量观察。1967年，李国桥提出恶性疟原虫的裂殖周期并不像过去文献所说的24（或36）~48小时，很不规则，而是以48小时为一个裂殖周期，很有规律。1969年，李国桥提出恶性疟原虫每一个裂殖周期引起两次症状发作：裂殖周期的第28~32小时，粗大环状体聚积于微细血管发育为大滋养体引起一次症状发作，命名为滋聚热；裂殖周期第48小时（新周期的0小时），裂殖体破裂，产生新一批纤细环状体，又引起一次症状发作，命名为裂体热。1974年，李国桥提出恶性疟原虫随着裂体热期（R热，ring form fever ）和滋聚热期（T热，late trothozoites fever），可出现R昏迷（R coma）和T昏迷（T coma），R昏迷预后较好，治疗后较快清醒，并发症少且轻，病死率低；T昏迷对机体损害比较严重，各种并发症多且重，病情凶险，预后较差。同时，李国桥发现皮内血片恶性疟原虫大滋养体和裂殖体的密度不低于骨髓，从而发明了一种简便的检查诊断方法——皮内血片法，以代替骨髓涂片法，避免了给病人带来较大痛苦的骨髓穿刺，能真实反映疟原虫的情况和病情，有利于疟疾的快速诊断和预后判断。

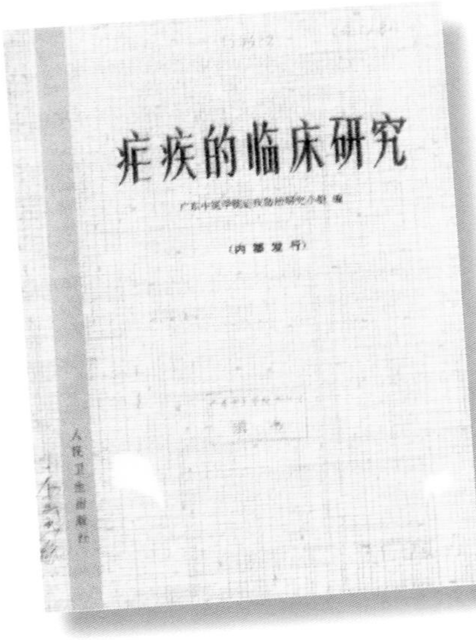


李国桥小组的这些发现，对“523”项目的核心任务具有重要意义，得到了全国“523”领导小组的高度评价，部分新方法和理论被收入《疟疾的临床研究》中，署名“广东中医学院疟疾防治研究小组”，1974年由人民卫生出版社出版，因为是“523”的研究成果，为保密仅限国内发行。

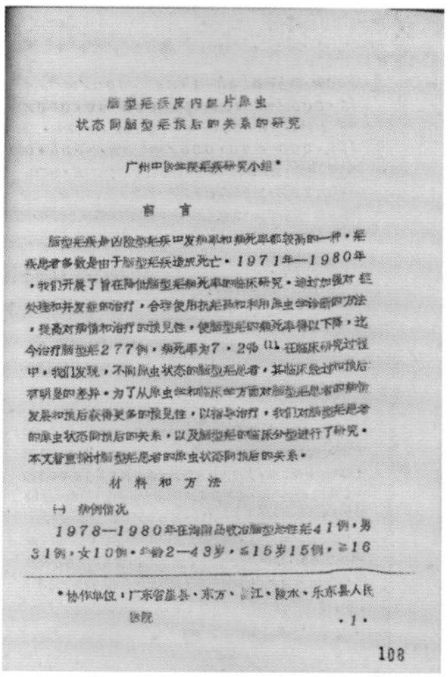

脑型疟疾皮内血片原虫
状态同脑型疟预后的关系的研究

广州中医学院疟疾研究小组*

前 言

脑型疟疾是凶险型疟疾中发病率和病死率都较高的一种。疟疾患者多数是由于脑型疟疾造成死亡。1971年—1980年，我们开展了旨在降低脑型疟病死率的临床研究。通过加强对昏迷处理和并发症的治疗，合理使用抗疟药和利用原虫学诊断的方法，提高对病情和治疗的预见性，使脑型疟的病死率得以下降，迄今治疗脑型疟277例，病死率为7.2%[1]。在临床研究过程中，我们发现，不同原虫状态的脑型疟患者，其临床经过和预后有明显的差异。为了从原虫学和临床学方面对脑型疟患者的病情发展和预后获得更多的预见性，以指导治疗，我们对脑型疟患者的原虫状态同预后的关系，以及脑型疟的临床分型进行了研究。本文着重探讨脑型疟患者的原虫状态同预后的关系。

材 料 和 方 法

(一) 病例情况

1978—1980年在海南岛收治脑型恶性疟41例，男31例，女10例。年龄2—43岁，≤15岁15例，≥16

*协作单位：广东省崖县、东方、昌江、陵水、乐东县人民医院 ·1·

108

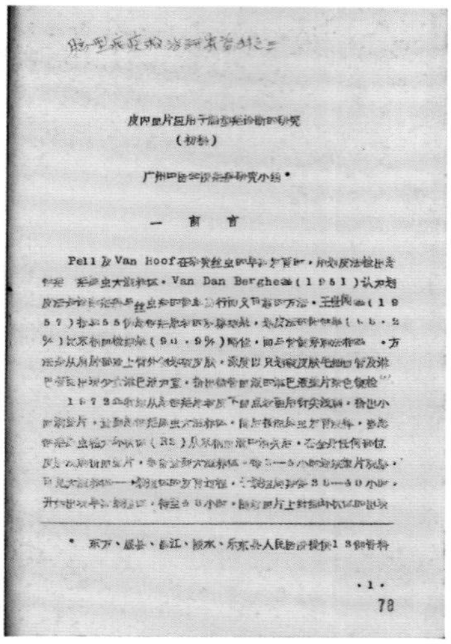

皮内血片应用于脑型疟诊断的研究
（初报）

广州中医学院疟疾研究小组*

一 前 言

*东方、崖县、昌江、陵水、乐东县人民医院提供13例资料

·1·

78

皮内血片法应用于脑型疟诊断的研究。

《脑型疟疾皮内血片原虫状态同脑型疟预后的关系的研究》，内容即脑型疟T昏迷与R昏迷不同预后的研究。

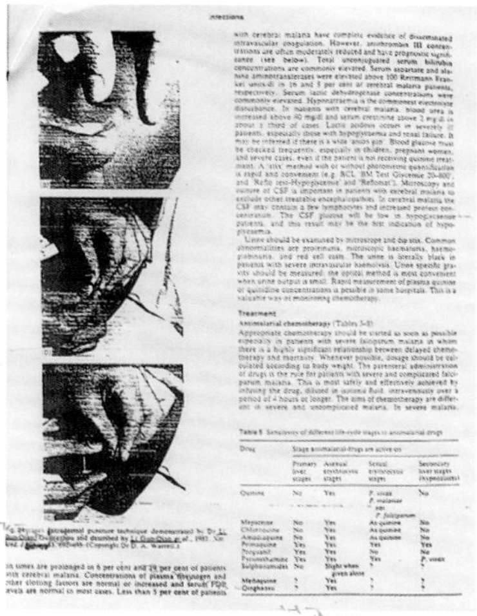



李国桥发明的皮内血片法，被载入牛津大学1987年医学教科书（OXFORD TEXTBOOK OF MEDICINE，1987. P.5.489–5.490）。图片是李国桥正在操作的双手，由牛津大学教授NICHOLAS J. WHITE拍摄。

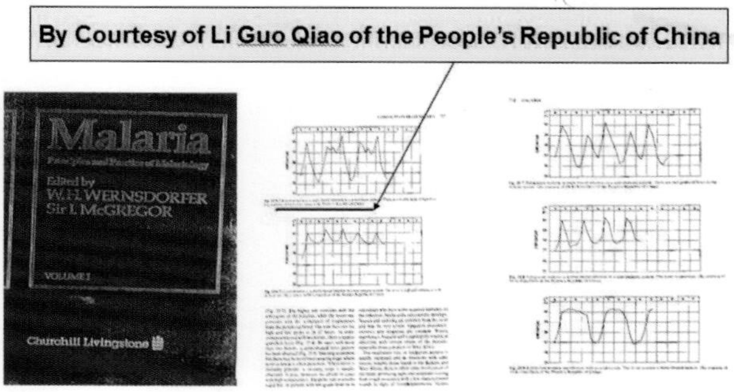



李国桥提出的恶性疟两次发热和5种常见热型的重新解释，后来被收载于世界卫生组织专家W. H. WERNSDORFER和I. McGREGOR编写的《疟疾学》专著中（*Malaria* P.716–718）。

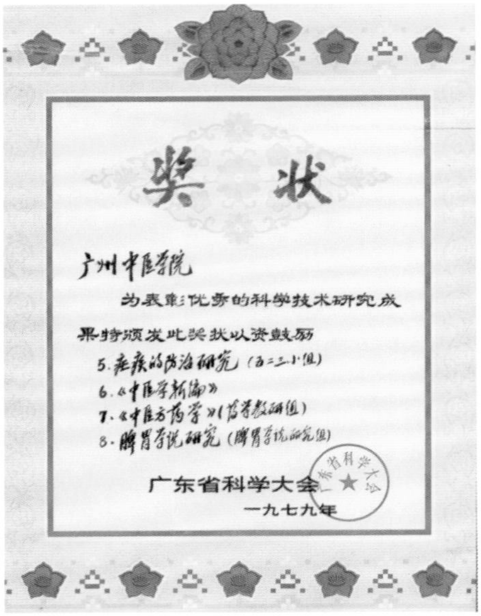

奖状

广州中医学院

为表彰优秀的科学技术研究成果特颁发此奖状以资鼓励

5. 疟疾的防治研究（五二三小组）
6. 《中医学新编》
7. 《中医方药学》（方药教研组）
8. 脾胃学说研究（脾胃学说研究组）

广东省科学大会

一九七九年

1979 年，广州中医学院“523”小组的“疟疾的防治研究”获得广东省科学大会奖。

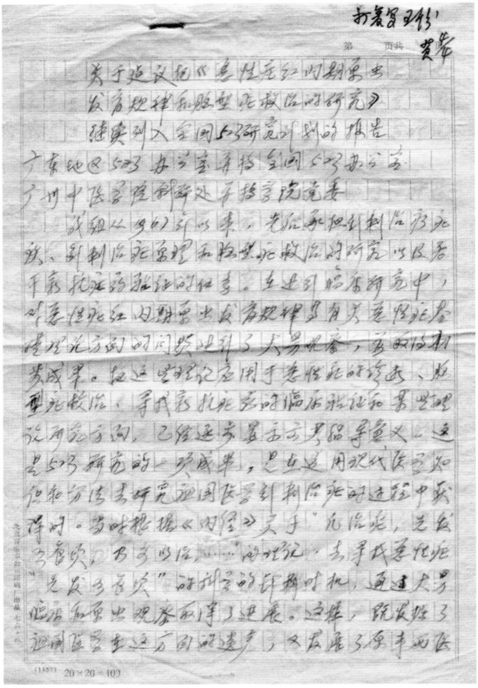

关于建议把《恶性疟红内期原虫发育规律和脑型疟救治的研究》继续列入全国523研究计划的报告

广东地区523办公室并转全国523办公室

广州中医学院科研处并转学院党委

在发现青蒿素的速效抗疟作用后，“523”项目将重点放在青蒿素的进一步研究、青蒿素实用新剂型的研制及青蒿素衍生物的开发等工作上。1978 年 4 月 3 日，李国桥起草了《关于建议把“恶性疟红内期原虫发育规律和脑型疟救治的研究”继续列入全国“523”研究计划的报告》，指出由于脑型疟病情的严重性，尽管有了青蒿素等新的速效抗疟药，但仍然有 5%~10% 的病死率未能突破，现有救治方案尚嫌不够简便，应进行进一步的研究和理论探讨。

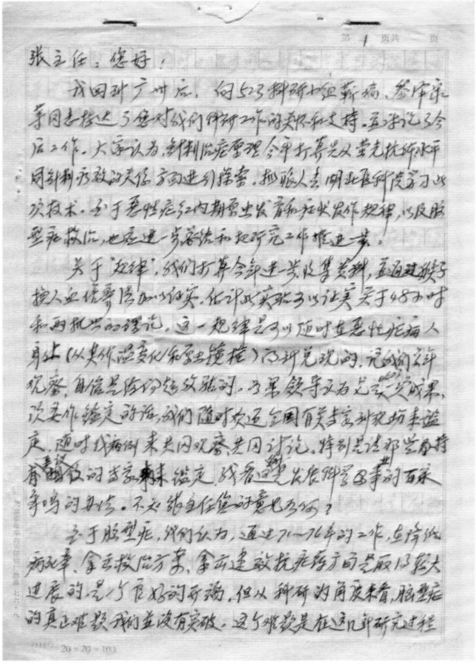

张主任：您好！

我回到广州后，向523科研小组[illegible]等同志转达了您对我们科研工作的关怀和支持。

同时，李国桥致信给全国“523”办公室副主任张剑方，希望得到他的支持。李国桥在信中说：“两三年后，国内脑型疟可能很难找了，但是第三世界里还有很多，这个工作对于人类还是会有益处的。”直到今天，李国桥仍带领他的团队在非洲践行着他当年的想法。

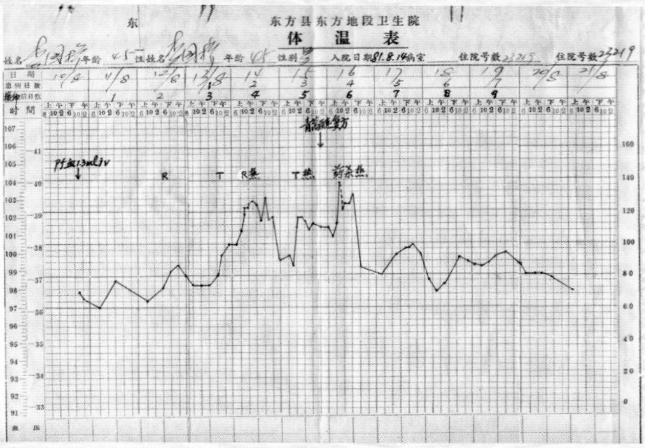


为证实恶性疟原虫一个裂殖周期引起两次发热的理论，1981 年 8 月 14 日，李国桥自体感染恶性疟原虫，证实了 R 热和 T 热的存在。

李国桥口述　1969年我提出的恶性疟一个周期48小时引起两次发热的理论，得到一些专家的认可，如第二军医大学还把我的这些资料写到书里面去了。但是也有一些人认为两次发热是多批疟原虫引起的，而我们的理论认为极少是多批疟原虫引起的，大多数是两批疟原虫引起的，即1号上午9时A批疟原虫裂殖体发育成熟破裂引起寒战高热，其裂殖周期是48小时，故3号上午9时A批疟原虫裂殖体又引起寒战高热；2号上午10时是B批疟原虫发育成熟破裂引起寒战高热，4号上午10时又是B批原虫引起寒战高热，很有规律。为了证明这个问题，我们先用动物来感染，当时是在东方县做的，由于疟原虫能进入人的红细胞，不能进入猴子的红细胞，所以我们要把猴子的血放掉三分之一，补给它一部分人血，然后把疟原虫弄进去，结果的确是能够清楚看到两批原虫在48小时裂殖周期的发育情况，但是猴子发烧并不像人那么规律，基本上没有很典型的发烧，只有一点体温波动，所以没办法证实1个裂殖周期引起两次发热。因为靠动物实验没办法证明，所以只有靠人，那时候我就想到，我再来感染恶性疟。为了看得出一个周期两次发热，肯定起码要48小时甚至是72小时都保持发烧状态，不用任何药物。所以我事前讲过，试验方案不能变，即使出现裂体期昏迷，也不能用药。当时不仅仅我做了，我做完以后，郭兴伯也做了，郭兴伯做完以后又从海南农村请来8个志愿者都做了，最终证实的确是两次发热。（2018年4月7日）

**郭兴伯口述**　李国桥早已对恶性疟原虫发育的规律进行了很系统的研究，还有很多材料还没有发表，我们要总结出来。后来我们针对恶性疟原虫发育规律的科学研究开了一个鉴定会，当时第一军医大学的李英杰、中山大学的江静波，都是寄生虫研究的老前辈，他们给我们提了意见，说：“你们的方法很好，能不能够在健康人里搞一个试验，看看它的发育周期是不是你们讲的这样？”后来老李告诉我：“老郭，有人建议我们在监狱里面找一些犯人来做试验。”我说：“找犯人干吗？”于是我们就下决心自身感染进行试验。李国桥先感染，我再感染，就把他身上的疟原虫打到我身上。感染以后不用抗疟药，一路观察疟原虫的发育情况，非常痛苦，他发烧到40多度，我还更高。（2018年8月28日）

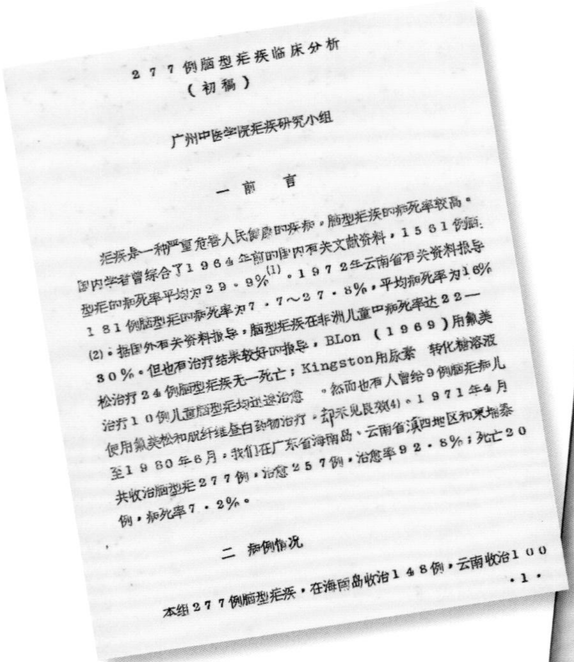

277例脑型疟疾临床分析
（初稿）

广州中医学院疟疾研究小组

一 前 言

疟疾是一种严重危害人民健康的疾病，脑型疟疾的病死率较高。国内学者曾综合了1964年前的国内有关文献资料，1561例脑型疟的病死率平均为29.9%(1)。1972年云南省有关资料报导181例脑型疟的病死率为7.7～27.8%，平均病死率为16%(2)。据国外有关资料报导，脑型疟疾在非洲儿童中病死率达22—30%。但也有治疗结果较好的报导，BLon（1969）用氟美松治疗24例脑型疟疾无一死亡；Kingston用尿素 转化糖溶液治疗10例儿童脑型疟均迅速治愈 。然而也有人曾给9例脑疟病儿使用氟美松和脱纤维蛋白药物治疗，却未见良效(4)。1971年4月至1980年6月，我们在广东省海南岛、云南省滇西地区和柬埔寨共收治脑型疟277例，治愈257例，治愈率92.8%；死亡20例，病死率7.2%。

二 病例情况

本组277例脑型疟疾，在海南岛收治148例，云南收治100

·1·

1980年完成的《277例脑型疟疾临床分析》。

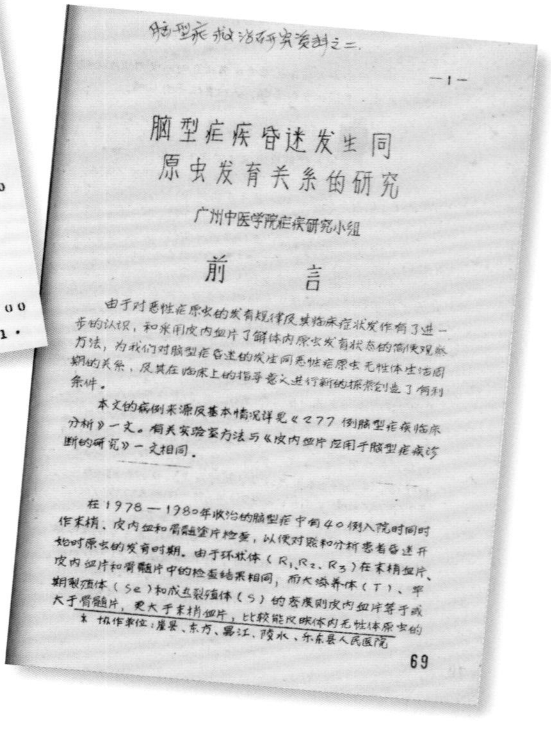

脑型疟救治研究资料之二.

—1—

脑型疟疾昏迷发生同原虫发育关系的研究

广州中医学院疟疾研究小组

前　　言

由于对恶性疟原虫的发育规律及其临床症状发作有了进一步的认识，和采用皮内血片了解体内原虫发育状态的简便观察方法，为我们对脑型疟昏迷的发生同恶性疟原虫无性体生活周期的关系，及其在临床上的指导意义进行新的探索创造了有利条件。

本文的病例来源及基本情况详见《277例脑型疟疾临床分析》一文。有关实验室方法与《皮内血片应用于脑型疟疾诊断的研究》一文相同。

在1978—1980年收治的脑型疟中有40例入院时同时作末梢、皮内血和骨髓涂片检查，以便对照和分析患者昏迷开始时原虫的发育时期。由于环状体（$R_1$、$R_2$、$R_3$）在末梢血片、皮内血片和骨髓片中的检查结果相同，而大滋养体（T）、早期裂殖体（Se）和成熟裂殖体（S）的密度则皮内血片等于或大于骨髓片，更大于末梢血片，比较能反映体内无性体原虫的

* 协作单位：崖县、东方、昌江、陵水、乐东县人民医院

69

1980年完成的《脑型疟疾昏迷发生同原虫发育关系的研究》。

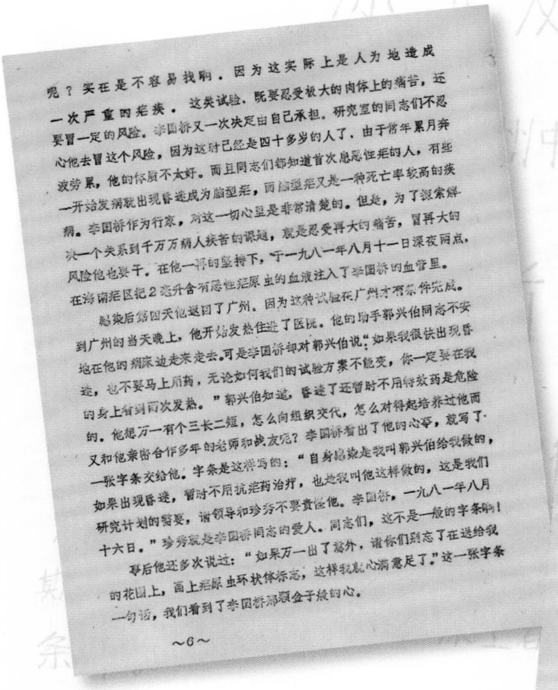

呢？实在是不容易找啊．因为这实际上是人为地造成
一次严重的疟疾．这类试验，既要忍受极大的肉体上的痛苦，还
要冒一定的风险。李国桥又一次决定由自己承担。研究室的同志们不忍
心他去冒这个风险，因为这时已经是四十多岁的人了．由于常年累月奔
波劳累，他的体质不太好。而且同志们都知道首次患恶性疟的人，有些
一开始发病就出现昏迷成为脑型疟，而脑型疟又是一种死亡率较高的疾
病。李国桥作为行家，对这一切心里是非常清楚的。但是，为了探索解
决一个关系到千万万病人疾苦的课题，就是忍受再大的痛苦，冒再大的
风险他也要干。在他一再的坚持下，于一九八一年八月十一日深夜两点，
在海南疟区把2毫升含有恶性疟原虫的血液注入了李国桥的血管里。
感染后第四天他返回了广州。因为这种试验在广州才有条件完成。
到广州的当天晚上，他开始发热住进了医院。他的助手郭兴伯同志不安
地在他的病床边走来走去。可是李国桥却对郭兴伯说：“如果我很快出现昏
迷，也不要马上用药，无论如何我们的试验方案不能变，你一定要在我
的身上看到两次发热。”郭兴伯知道，昏迷了还暂时不用特效药是危险
的。他想万一有个三长二短，怎么向组织交代，怎么对得起培养过他而
又和他亲密合作多年的老师和战友呢？李国桥看出了他的心事，就写了
一张字条交给他。字条是这样写的：“自身感染是我叫郭兴伯给我做的，
如果出现昏迷，暂时不用抗疟药治疗，也是我叫他这样做的，这是我们
研究计划的需要，请领导和珍秀不要责怪他。李国桥，一九八一年八月
十六日。”珍秀就是李国桥同志的爱人。同志们，这不是一般的字条啊！
事后他还多次说过：“如果万一出了意外，请你们别忘了在送给我
的花圈上，画上疟原虫环状体标志，这样我就心满意足了。”这一张字条
一句话，我们看到了李国桥那颗金子般的心。

～6～

李国桥先进事迹中关于这次感染恶性疟原虫的记载。

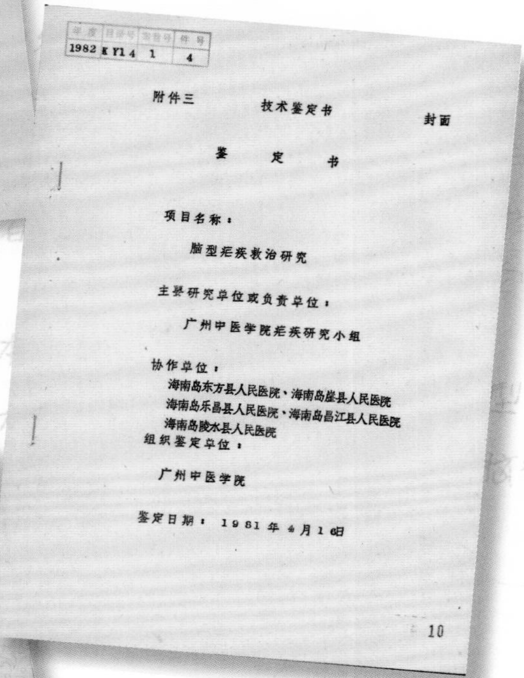

| 年度 | 目录号 | 案卷号 | 件号 |
|---|---|---|---|
| 1982 | KY14 | 1 | 4 |

附件三　　技术鉴定书　　封面

鉴　定　书

项目名称：

脑型疟疾救治研究

主要研究单位或负责单位：

广州中医学院疟疾研究小组

协作单位：

海南岛东方县人民医院、海南岛崖县人民医院
海南岛乐昌县人民医院、海南岛昌江县人民医院
海南岛陵水县人民医院

组织鉴定单位：

广州中医学院

鉴定日期：1981年4月16日

10

《脑型疟疾救治研究》申报广东省科技成果的鉴定书。

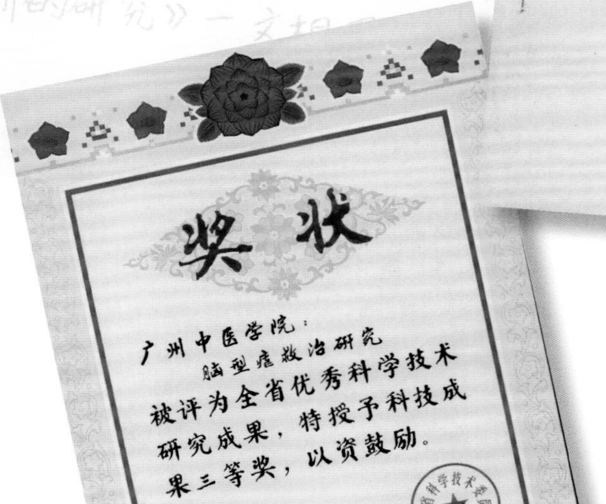

奖状

广州中医学院：
脑型疟救治研究
被评为全省优秀科学技术研究成果，特授予科技成果三等奖，以资鼓励。

广东省科学技术委员会
一九八二年十一月

《脑型疟救治研究》获得1982年广东省科技成果三等奖。

time for subsidence of fever was 20.7 hours. The average time for recovery from coma in cerebral malaria was 29.8 hours. Qinghaosu was shown to eliminate parasites much more rapidly than quinine (95% eliminated in 24 hours versus 32 hours). The lack of side effects of qinghaosu is in marked contrast to quinine-based drugs, which cause serious side effects.

Although onset of action is more rapid with qinghaosu than with other drugs, the rate of recrudescence is high (ranging from 40%-50% in various studies). This is probably because it is rapidly eliminated from the body. Thus its best use may be in conjunction with other drugs, such as Fansidar and Mefloquine.

The three drugs act on different stages of the parasite's development cycle. The three stages are:

1. Transmission of the disease. The parasite moves to the liver for four or five days.

2. The period in which the parasite "explodes" into the bloodstream in the form of tens of thousands of merozoites, and then undergoes a number of asexual changes.

3. The final, sexual stage in which the disease is virulent and can be transmitted to others through the bloodstream via the mosquito's bite.

Fansidar works in the initial tissue stages when the parasite is in the liver, and in the second stage in the

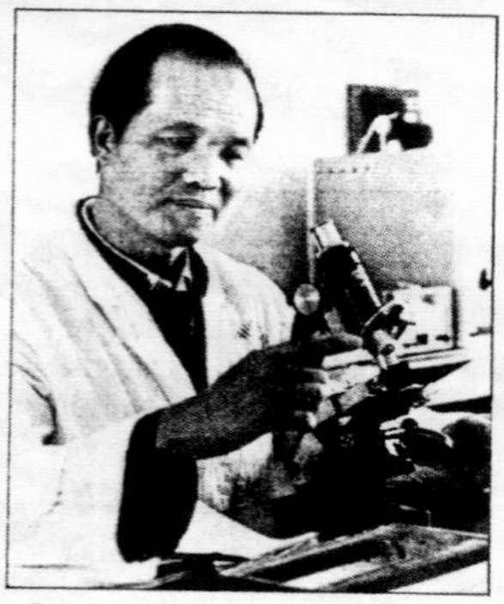

*Dr Li Guoqiao has spent 20 years fighting malaria.*

bloodstream, as well as providing the only effective attack on the gametocytes in the final stages of the infection. Mefloquine works during the second stage only. Both drugs remain effective in the body for a longer period than qinghaosu.

To date, the process of synthesizing qinghaosu has proved prohibitively expensive. However, less expensive water soluble derivatives of the natural extract are being developed. Researchers predict that the drug, now widely used in southern China, will be approved by the US FDA for commercial use in the US in about six years.

In the meantime, the US is distributing qinghao seeds to, and encouraging their cultivation and testing in, other countries. It has been successfully cultivated in India and East Africa. Li Guoqiao continues his battle with the disease which has so long been a scourge of the tropical world. His current experiments centre on possible uses of qinghaosu as a prophylactic against malaria.

But leading American experts are quick to praise its advantages over other antimalarials. According to Colonel David Davidson, a parasitologist and director of experimental therapeutics at the Walter Reed Institute in Washington, the Chinese get a more rapid clinical response with qinghaosu. Patients will recover from a coma within two or three hours instead of a couple of days. "That's very exciting," he says.

The rapid response is particularly important for severe or complicated cases, like cerebral malaria. Hoffmann-La Roche, which is lending technical support to the qinghaosu research programme, hopes that the commercial development of the drug will provide a valuable addition to malaria therapy. It was, after all, a combined effort between Hoffmann-La Roche, the WHO and the Walter Reed Institute which produced Mefloquine, the latest antimalarial in the long line.

**FEH**

*Dr Li Guoqiao gives medical treatment to local people while carrying out anti-malaria research in a Li village on Hainan Island.*

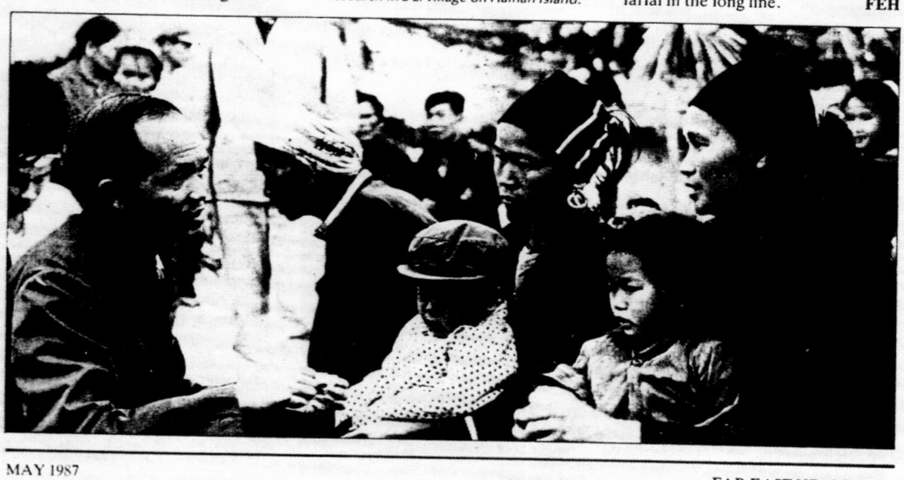

MAY 1987

FAR EAST HEALTH 21

1987 年 5 月，《远东医疗》报道了李国桥的事迹，文中指出，李国桥为对抗疟疾已经付出 20 年。而到今天，李国桥已在对抗疟疾的战场上坚守了 52 年。

3

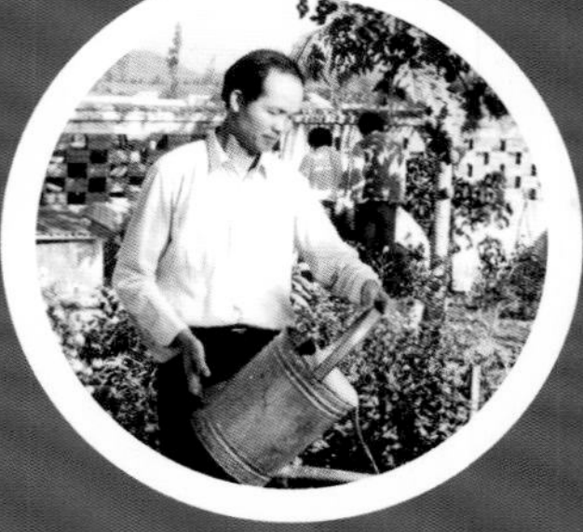

第3章

# 后「523」时代

青蒿素及其衍生物抗疟药的临床研究
制定青蒿素标准疗程
团队构建
让世界认识青蒿素
总结历史

# 青蒿素及其衍生物抗疟药的临床研究

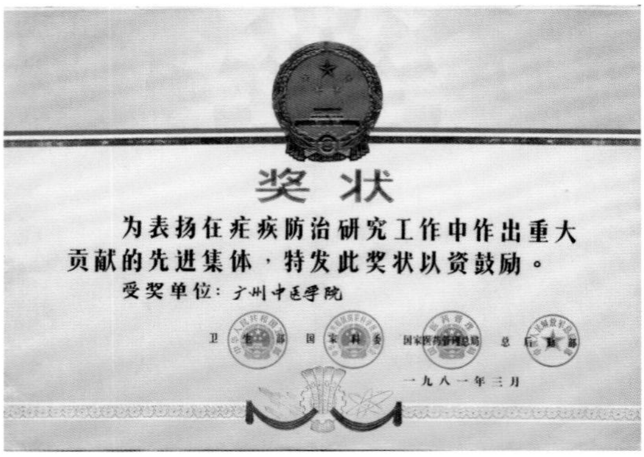
奖状
为表扬在疟疾防治研究工作中作出重大贡献的先进集体，特发此奖状以资鼓励。
受奖单位：广州中医学院
卫生部
国家科委
国家医药管理总局
总后勤部
一九八一年三月

广州中医学院是 110 家获奖单位之一

1980年8月27日，卫生部、国家科委、国家医药管理总局、中国人民解放军总后勤部联名向国务院、中央军委呈送《建议撤销全国疟疾防治研究领导小组的请示报告》。经国务院批准，从1981年开始，这项科研任务继续作为国家医药卫生科研重点项目被纳入有关部、委、省、市、区和部队的经常性科研计划之内①。1981年3月，各地区疟疾防治研究领导小组、办公室负责同志工作座谈会在北京召开，对“523”工作进行总结，卫生部、国家科委、国家医药管理总局、中国人民解放军总后勤部联合向为“523”任务做出重要贡献的110个单位颁发了奖状，至此，“523”任务完成历史使命。

1982年3月20日，卫生部和国家医药管理总局决定联合成立中国青蒿素及其衍生物研究开发指导委员会，在筹划建设青蒿素的生产基地，组织产品的开发、生产、质量管理，促进国际交流，推进与世界卫生组织和国外制药企业的合作，引进先进技术和新药管理制度等方面担负起统一领导和协调内外关系的职责②。在中国青蒿素及其衍生物研究开发指导委员会的协调下，李国桥团队承担了青蒿素栓及青蒿素三个衍生物双氢青蒿素、蒿甲醚、青蒿琥酯的临床研究，1988年，中国青蒿素及其衍生物研究开发指导委员会撤销。

李国桥口述　中国青蒿素及其衍生物研究开发指导委员会，简称青蒿素指导委员会。“523”时代周克鼎是具体负责人，青蒿素指导委员会时代，负责人还是周克鼎。青蒿素指导委员会是卫生部和国家医药管理总局联合组建的，周克鼎是军事医学科学院的人，但是由于他干得好，工作非常认真，对人很亲切，所以大家不舍得放他走，还是由他担任秘书长。1981年，世界卫生组织化疗科学工作

① 张剑方．迟到的报告——中国 523 项目 50 周年纪念版．成都：四川人民出版社，2018：90.
② 张剑方．迟到的报告——中国 523 项目 50 周年纪念版．成都：四川人民出版社，2018：90-91.

组来北京开了会，我们寄希望于世界卫生组织来支持青蒿素的研究，但是后来并没有实现，这样才激发了我们自力更生的热情，青蒿素指导委员会想方设法通过做通中央各个部的工作，争取到200万元经费，分到各个研究单位，用于青蒿素的研究。当时我们拿到2万元，不错了，用这2万元，我们建起海南岛东方疟疾研究基地。上海的蒿甲醚、桂林的青蒿琥酯、北京的双氢青蒿素，都是由青蒿素指导委员会来安排给我们学校进行临床协作的。我们就是热心肠，青蒿素类的临床我们来管，各个单位做出来的制剂都到我这里来进行临床试验，这个已经是自然形成的规律，这种合作可以说根本没有考虑到谁第一谁第二的问题，当时就是有这么一种无私奉献、忘我工作的氛围。（2018年7月25日）

## 青蒿素栓

20世纪80年代初，李国桥在当时国内制药工业水平尚无法获得国际标准化的青蒿素注射剂的情况下，根据鼻饲和肛门灌注给药均可救治重症疟疾的经验，建议开展青蒿素栓剂研究。1982年，中国中医研究院中药研究所的刘静明、李泽琳和沈联慈联合担任课题负责人，研制青蒿素栓。由李国桥团队负责临床试验[①]。

李国桥口述　世界卫生组织与我们合作的主要障碍是，他们认为我们的注射剂都不及格，他们要我们提供原料，由国外厂家生产青蒿素注射剂，我们大家都不同意。当时我就想出了一个办法：昏迷病人、危重病人都是不能口服药物的，用栓剂不可以吗？栓剂不可能像静脉注射剂那样要求严格。临床前的工作由中药研究所承担，他们拿出栓剂来，我们就马上做临床试验。效果肯定是没问题的，青蒿素以前，“523”项目的药物，我们已经采用过肛门给药或鼻饲给药，心中有数。中药研究所希望临床多一点病例数，也组织了一个组到海南去搞临床，但是整个临床研究是由我们负责的，方案由我们制定。（2018年7月25日）

① 李国桥，李英，李泽琳，等．青蒿素类抗疟药．北京：科学出版社，2015：10.

此时，刚刚毕业的符林春参加了李国桥团队，并有幸在青蒿素栓临床研究中担任主力，经受了锻炼，从而逐渐成长为新一代疟疾专家。

团队成员小传

符林春，1957年生，海南儋州市人。1982年毕业于广州中医药大学并留校工作，是李国桥团队青蒿素及其衍生物临床研究、脑型疟救治研究的主要参与者。后任广州中医药大学热带医学研究所副所长，1999年起任所长，是继李国桥、郭兴伯之后，热带医学研究所的第三任管理者。2017年，国家卫生和计划生育委员会成立国家重症疟疾救治专家组，符林春任组长。

符林春口述　我1977年考入大学，是学校在“文化大革命”后招收的首批学生。1982年毕业，安排我留校时，学校征求我的意见，要不要到李国桥团队去。当时我听说过“523”，也知道青蒿素的研究影响很大，虽然了解得不很清楚。所以学校征求我意见时我就同意了。留校后，一开始我没有见到李国桥教授，是郭兴伯老师去接我到疟疾研究室，当时团队主要在海南开展工作，但我还在广州工作，首先被安排到学校第一附属医院急诊室，当时疟疾研究室隶属第一附属医院。我刚留校时，既没有中医的处方权，也没有西医的处方权。因为我们是改革开放后的首届毕业生，老师们都期盼着这一批学生毕业以后能接好他们的班，急诊室的工作又比较紧张，所以特批了一个中西医处方权给我。1983年3月，我就结束了中西医急诊的锻炼，开始青蒿素的研究，最早接受的任务，就是开展青蒿素栓的Ⅰ期临床试验。

当时我们并没有从事新药研究的经验，对一个新药的临床研究要经过哪些阶段的规定和认识不是很清晰。青蒿素栓的研究，应该是我国药政管理制度不断完善的过程中，严格按照临床研究规范进行新药研究的首次尝试。当时我们记录实验数据的表格都是英文的，因为国内没有先例，我们团队参考了国外其他新药临床研究的方案，所以当时青蒿素栓的实验数据，比如临床表现、血液生化、尿常规测定等资料，都是用英文记录的。Ⅰ期临床试验是在广州进行的，当时不像现在这样规范，Ⅰ期临床试验都没有在医院做，而是在学校招待所里开展的，这也是因为Ⅰ期临床试验主要是开展健康人试验，观察健康人对药物的最大耐受量。青蒿素栓可能是国内首次比较正规进行健康人药物耐受性试验的。

Ⅰ期临床试验结束后就去海南现场继续开展Ⅱ期、Ⅲ期临床试验，主要在海南岛东方县开展，三亚市、昌江县也设有试验点。我先跟着郭兴伯老师学习做临床研究，两三个月后，我又分配出去，单独开辟一个点，到更偏远的深山里去，那里疟疾病人比较多，我去那里找病人和治疗病人，以找为主，找到病人后送回到基地。1983年底，我基本上掌握了药物临床试验的操作规范，可以独立开展工作了。当时主要的挑战是对重症疟疾的抢救，好在我经历过急诊的锻炼，在抢救方面有一定的基础，碰到重症病例的抢救基本都能够应付，在东方县应用青蒿素栓剂进行治疗，不管是普通恶性疟病人还是重症恶性疟病人均可治愈。

青蒿素栓的Ⅰ期、Ⅱ期、Ⅲ期临床研究结果证明，青蒿素栓比原有的疟疾抢救药物，如二盐酸奎宁效果好，一是青蒿素栓杀灭疟原虫的速度比原有的老药快，二是它没有明显的副作用，三是它与氯喹等药物没有交叉抗性。我们就按照这样的情况整理材料，以速效、低毒、和氯喹没有交叉抗性进行新药申报。在青蒿素栓审评会上，由我做临床研究部分的答辩。青蒿素栓顺利通过了新药审评，成为我国新药审批制度完善以来，第一个获得批准的新药，而且是一类新药。（2019年4月13日）

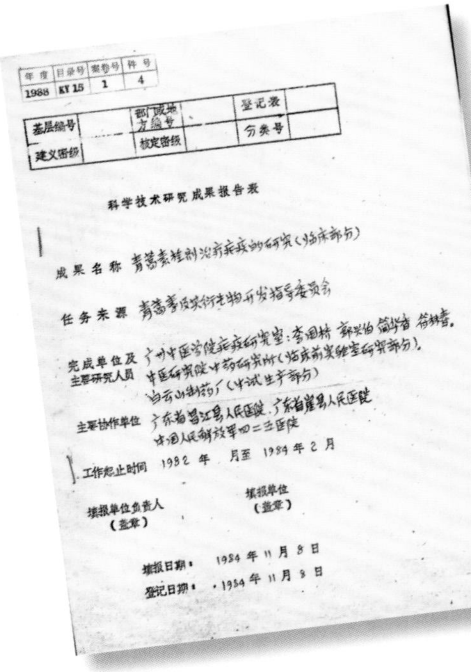

| 年度 | 目录号 | 案卷号 | 件号 |
|---|---|---|---|
| 1988 | KY15 | 1 | 4 |

| | | | | | |
|---|---|---|---|---|---|
| 基层编号 | | 部门或地方编号 | | 登记号 | |
| 建议密级 | | 核定密级 | | 分类号 | |

科学技术研究成果报告表

成果名称 青蒿素栓剂治疗疟疾的研究（临床部分）

任务来源 青蒿素及其衍生物开发指导委员会

完成单位及主要研究人员 广州中医学院疟疾研究室：李国桥 郭兴伯 简华香 符林春。中医研究院中药研究所（临床前实验室研究部分），白云山制药厂（中试生产部分）

主要协作单位 广东省昌江县人民医院、广东省崖县人民医院 中国人民解放军四二三医院

工作起止时间 1982 年 月至 1984 年 2 月

填报单位负责人（盖章） 填报单位（盖章）

填报日期：1984 年 11 月 8 日

登记日期：1984 年 11 月 8 日

《青蒿素栓剂治疗疟疾的研究（临床部分）》成果报告书。

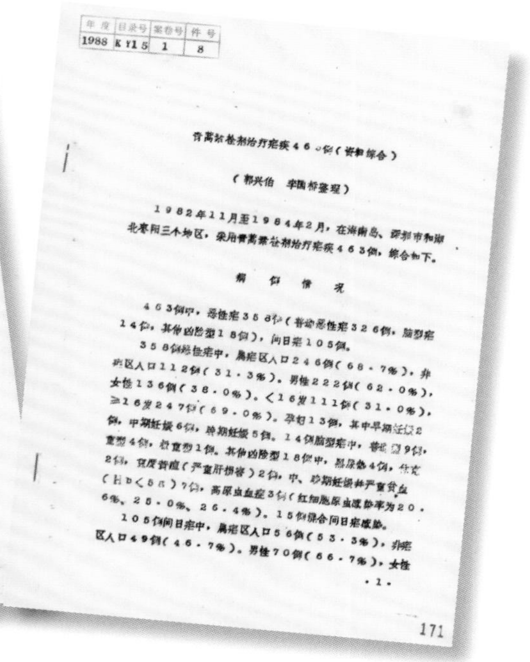

| 年度 | 目录号 | 案卷号 | 件号 |
|---|---|---|---|
| 1988 | KY15 | 1 | 8 |

青蒿素栓剂治疗疟疾460例（资料综合）

（郭兴伯 李国桥整理）

1982年11月至1984年2月，在海南岛、邵阳市和湖北枣阳三个地区，采用青蒿素栓剂治疗疟疾463例，综合如下。

病例情况

463例中，恶性疟358例（普通恶性疟326例，脑型疟14例，其他凶险型18例），间日疟105例。

358例恶性疟中，疟区人口246例（68.7%），非疟区人口112例（31.3%）。男性222例（62.0%），女性136例（38.0%）。<16岁111例（31.0%），≥16岁247例（69.0%）。孕妇13例，其中早期妊娠2例，中期妊娠6例，晚期妊娠5例。14例脑型疟中，昏迷型9例，重型4例，极重型1例。其他凶险型18例中，黑尿热4例，休克2例，重度黄疸（严重肝损害）2例，中、晚期妊娠并严重贫血（Hb<5g）7例，高原虫血症3例（红细胞原虫感染率为20.6%、25.0%、26.4%）。15例混合间日疟感染。

105例间日疟中，疟区人口56例（53.3%），非疟区人口49例（46.7%）。男性70例（66.7%），女性

·1·

171

《青蒿素栓剂治疗疟疾460例》。

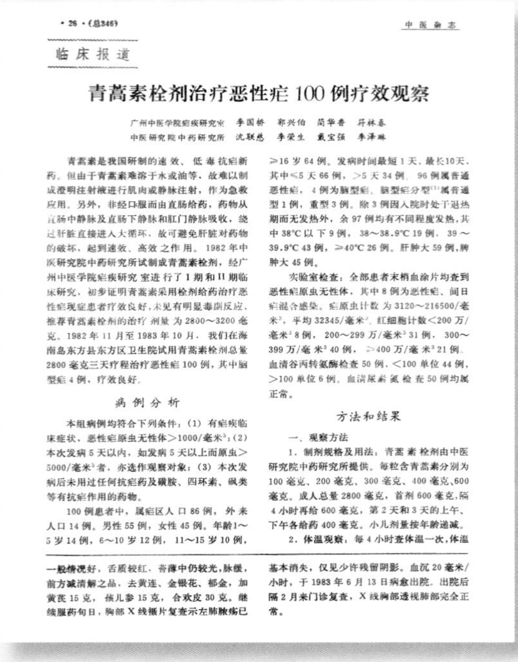

· 26 ·（总346）　　　　中 医 杂 志

临 床 报 道

## 青蒿素栓剂治疗恶性疟 100 例疗效观察

广州中医学院疟疾研究室　李国桥　郭兴伯　简华香　符林春
中医研究院中药研究所　沈联慈　李荣生　戴宝强　李泽琳

青蒿素是我国研制的速效、低毒抗疟新药。但由于青蒿素难溶于水或油等，故难以制成澄明注射液进行肌肉或静脉注射，作为急救应用。另外，非经口服而由直肠给药，药物从直肠中静脉及直肠下静脉和肛门静脉吸收，绕过肝脏直接进人大循环，故可避免肝脏对药物的破坏，起到速效、高效之作用。1982 年中医研究院中药研究所试制成青蒿素栓剂，经广州中医学院疟疾研究室进行了 I 期和 II 期临床研究，初步证明青蒿素采用栓剂给药治疗恶性疟现症患者疗效良好，未见有明显毒副反应，推荐青蒿素栓剂的治疗剂量为 2800～3200 毫克。1982 年 11 月至 1983 年 10 月，我们在海南岛东方县东方区卫生院试用青蒿素栓剂总量 2800 毫克三天疗程治疗恶性疟 100 例，其中脑型疟 4 例，疗效良好。

### 病 例 分 析

本组病例均符合下列条件：（1）有疟疾临床症状，恶性疟原虫无性体＞1000/毫米³；（2）本次发病 5 天以内，如发病 5 天以上而原虫＞5000/毫米³者，亦选作观察对象；（3）本次发病后未用过任何抗疟药及磺胺、四环素、砜类等有抗疟作用的药物。

100 例患者中，属疟区人口 86 例，外来人口 14 例。男性 55 例，女性 45 例。年龄 1～5 岁 14 例，6～10 岁 12 例，11～15 岁 10 例，≥16 岁 64 例。发病时间最短 1 天，最长 10 天，其中≤5 天 66 例，＞5 天 34 例。96 例属普通恶性疟，4 例为脑型疟。脑型疟分型[1]属普通型 1 例，重型 3 例。除 3 例因入院时处于退热期而无发热外，余 97 例均有不同程度发热，其中 38℃以下 9 例，38～38.9℃ 19 例，39～39.9℃ 43 例，≥40℃ 26 例。肝肿大 59 例，脾肿大 45 例。

实验室检查：全部患者末梢血涂片均查到恶性疟原虫无性体，其中 8 例为恶性疟、间日疟混合感染。疟原虫计数为 3120～216500/毫米³，平均 32345/毫米³。红细胞计数＜200 万/毫米³ 8 例，200～299 万/毫米³ 31 例，300～399 万/毫米³ 40 例，≥400 万/毫米³ 21 例。血清谷丙转氨酶检查 50 例，＜100 单位 44 例，＞100 单位 6 例。血清尿素氮检查 50 例均属正常。

### 方法和结果

一、观察方法

1. 制剂规格及用法：青蒿素栓剂由中医研究院中药研究所提供。每粒含青蒿素分别为 100 毫克、200 毫克、300 毫克、400 毫克、600 毫克。成人总量 2800 毫克，首剂 600 毫克，隔 4 小时再给 600 毫克，第 2 天和 3 天的上午、下午各给药 400 毫克。小儿剂量按年龄递减。

2. 体温观察：每 4 小时查体温一次，体温

一般情况好，舌质较红，苔薄中仍较光，脉缓，前方减清解之品，去黄连、金银花、郁金，加黄芪 15 克，孩儿参 15 克，合欢皮 30 克。继续服药旬日，胸部 X 线摄片复查示左肺脓疡已基本消失，仅见少许残留阴影。血沉 20 毫米/小时，于 1983 年 6 月 13 日病愈出院。出院后隔 2 月来门诊复查，X 线胸部透视肺部完全正常。

《青蒿素栓剂治疗恶性疟 100 例疗效观察》刊载于《中医杂志》1984 年第 5 期。

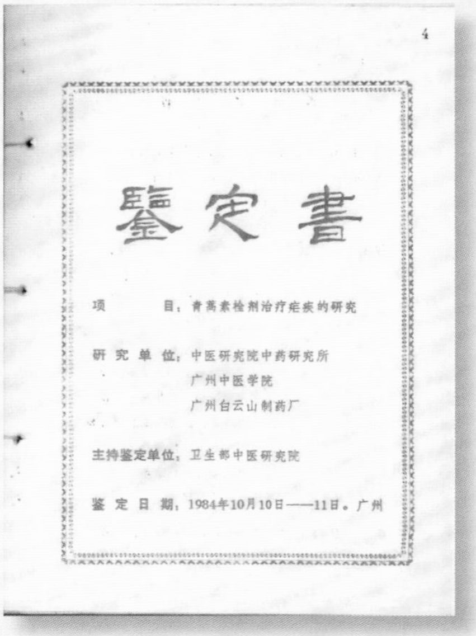

4

鑒定書

项　　目：青蒿素栓剂治疗疟疾的研究

研究单位：中医研究院中药研究所
广州中医学院
广州白云山制药厂

主持鉴定单位：卫生部中医研究院

鉴定日期：1984年10月10日——11日。广州

1984 年 10 月 10—11 日，“青蒿素栓剂治疗疟疾的研究”成果鉴定会在广州召开，青蒿素栓通过成果鉴定。

1986 年 4 月，在杭州召开的全国疟疾专题委员会药物临床专题组第四次会议，专门讨论了抗疟药研发问题。2 排左 2 为符林春，3 排左 6 为李国桥。

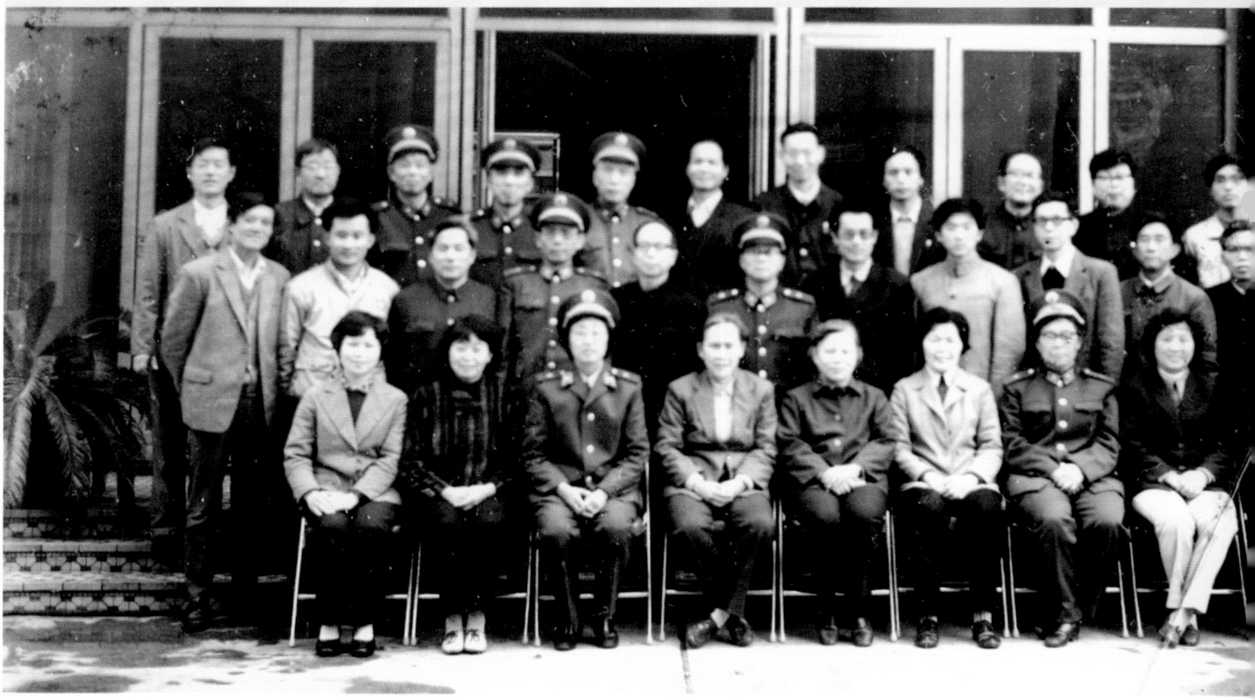

青蒿素栓临床研究课题组按1985年7月开始实施的《新药审批办法》申报青蒿素栓时得知，必须同时上报原料药青蒿素的有关资料，课题组按申报要求，采用了当年"523"任务时中药研究所和其他单位协作或以协作组名义公开发表的研究资料，申报青蒿素原料药。1986年10月3日，中药研究所获得青蒿素栓新药证书，并独家获得青蒿素新药证书。此结果背离了1979年6家单位集体获得青蒿素国家发明证书的事实[①]。青蒿素及青蒿素栓是中国颁布《新药审批办法》后首个通过新药审批的药物。

李国桥口述　青蒿素栓申报新药时，栓剂只是一个剂型，总得要有青蒿素作为原料，所以卫生部、药监局就说：同时要批青蒿素作为原料才行。当时中药研究所独家申报青蒿素新药，什么原因我不知道，为了私利？也不能够这么说，当时大家都是无私奉献的，这是当时的指导思想。但一些研究材料是大家共同搞的，不是中药研究所自己搞的，他们把它拿来申报青蒿素，光写他们单位。栓剂写了他们和我们两个单位，但是青蒿素原料药申报时光写他们单位，这不符合历史，1979年国家发明奖是颁给6个单位的。（2018年7月25日）

符林春口述　青蒿素栓获得新药审批后，打算进行产品开发，我们和中国中医研究院中药研究所曾经到敬修堂等药企考察过。后来跟白山云制药厂合作，由他们进行生产。但是当时国内恶性疟已经很少了，栓剂是肛门给药，作为抢救用药有优势，但是在常规治疗方面就没有口服方便了。所以在国内重症疟疾发病率降低的情况下，白山云制药厂实际上也没有正式生产这个药，只是为我们的临床研究提供了试验样品。但是青蒿素栓后来在越南生产了，美国的Keith Arnold 觉得栓剂很好，值得在疟区推广，所以他就带着样品到越南去做临床观察，发现效果很好。当时大家也没有什么专利的概念，就这样青蒿素栓在越南生产了，还是能够造福于疟区人民，现在一直还在用。（2019年4月13日）

① 李国桥，李英，李泽琳，等．青蒿素类抗疟药．北京：科学出版社，2015：11.

## 青蒿素衍生物

1975年年底，全国“523”办公室组织有关专家讨论，寻找比青蒿素疗效更高、疟原虫复燃率更低、制剂更稳定、使用更方便的抗疟药，专家们一致认为，可通过对青蒿素的结构进步修饰，提高其溶解度和生物利用度，从而提高疗效。“523”项目开始组织青蒿素衍生物的研究[①]。

青蒿琥酯是还原青蒿素的琥珀酸单酯，由桂林制药厂刘旭等合成。初代号为804，其钠盐804–Na可溶于水，适用于制备静脉注射液。1980年11月，广西壮族自治区科学技术委员会、医药管理局和卫生厅在桂林召开804鉴定会，通过鉴定，804被定名为青蒿酯，804–Na又称青蒿酯钠（1987年后改称青蒿琥酯）。1981年，在北京召开的世界卫生组织疟疾化疗科学工作组会议上，中方报告了青蒿酯静脉注射和蒿甲醚油剂肌内注射救治脑型疟的良好疗效，世界卫生组织指出：为解决治疗危重患者的急需，可优先开发青蒿酯静脉注射剂。1985—1986年，广州中医学院主持在海南岛和云南西双版纳地区，按国际标准对青蒿酯静脉注射剂重新进行临床试验。共治疗疟疾500例，其中恶性疟443例，疗效良好。

符林春口述　我国新药审评制度实施以来，批准的第一个新药是青蒿素栓，第二个新药是青蒿琥酯静脉注射剂，也是一类新药。开展青蒿琥酯临床研究，也是根据世界卫生组织提供的临床试验方案进行的，所以一开始就显得我们比较规范。同时因为青蒿琥酯静脉注射剂在抢救重症疟疾中的作用比较突出，所以对它的研究更受关注，当时国家新药审评中心的相关领导来到广州，和我们共同探讨临床试验方案的制订。特别是Ⅰ期临床研究阶段，我记得上海、北京的专家都来了，广东电视台还来现场拍摄。做青蒿琥酯Ⅰ期临床研究的时候，已经可以在第一附属医院一内科的示教室进行了。当时由我具体给志愿者静脉给药、抽血等，本来我还以为我对这些操作都很娴熟，肯定没问题了，但是电视台的灯一照，感光度就不一样了，血管我都看不清楚了，当然操作还是没问题，只是不免会觉得有点紧张。之所以引起这样的关注，一方面是因为青蒿琥酯的重要性，另一方面也许由于当时我国没有开展新药临床研究的先例，大家都觉得很新奇，新药研究要这样做吗？要进行健康人试验，还要做药代动力学研究吗？

① 张剑方．迟到的报告——中国523项目50周年纪念版．成都：四川人民出版社，2018：69.

在青蒿琥酯Ⅰ期临床试验中，我们从国外引进了一些耗材，我们这时才知道有一种三向管，可以留置在静脉中，这样就不用反复地穿刺了，以前我们都没有见过。世界卫生组织也提供了负压管，这样抽血就不用注射器了，需要多少毫升血就可以吸多少毫升。当时我们对这些耗材都觉得很新奇。

青蒿琥酯在我们做临床试验时，叫青蒿酯。静脉注射液叫青蒿酯钠，以前叫804-Na，加入了钠盐青蒿酯就能溶于水，就可以进行静脉注射了。新药评审时，专家们建议，青蒿酯是还原青蒿素的琥珀酸单酯，命名要体现这个因素，所以才正式定名为青蒿琥酯。

注射用青蒿琥酯为什么要另外配一支碳酸氢钠，使用时临时加入到青蒿琥酯中呢？主要是因为青蒿琥酯钠盐比较容易受潮，影响保存，所以就把钠拿出来，只保留青蒿琥酯，注射时用碳酸氢钠去溶解，溶解后排掉气体再加入注射用水，青蒿琥酯钠注射剂就演变为双针。提供给我们进行临床试验样品的青蒿琥酯原是每支100毫克，现在注射用青蒿琥酯规格是每支60毫克，也是根据我们的研究探索出来的剂量。我们在临床研究过程中发现，每千克体重1.2毫克、首次加倍的剂量比较合适。当时海南疟区的人体重比较轻，比如海南岛的少数民族地区，按平均体重50公斤左右计算，青蒿琥酯的用量就是60毫克了，所以产品规格从100毫克变为60毫克。我们把探索出来的疗程和剂量。推荐给世界卫生组织，全世界都在应用，都觉得很好。后来，桂林第二制药厂、上海医药工业研究院，还有我们学校，共3家单位获得青蒿琥酯的新药证书。

在青蒿素类药物的开发方面，我们学校都是临床研究的主持者和组织者。临床试验需要多中心开展，主要在当时我国恶性疟流行区的海南、云南开展，由我们负责制订临床试验方案、人员培训、临床试验单位的筛选等工作。（2019年4月13日）

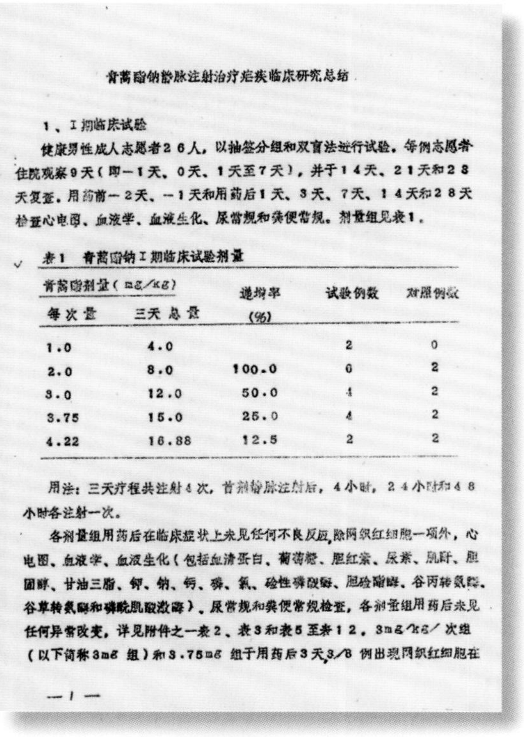
青蒿酯钠静脉注射治疗疟疾临床研究总结

1、Ⅰ期临床试验

健康男性成人志愿者26人，以抽签分组和双盲法进行试验。每例志愿者住院观察9天（即－1天、0天、1天至7天），并于14天、21天和28天复查。用药前－2天、－1天和用药后1天、3天、7天、14天和28天检查心电图、血液学、血液生化、尿常规和粪便常规。剂量组见表1。

表1 青蒿酯钠Ⅰ期临床试验剂量

| 青蒿酯剂量（mg/kg） | | 递增率 | 试验例数 | 对照例数 |
|---|---|---|---|---|
| 每次量 | 三天总量 | (%) | | |
| 1.0 | 4.0 | | 2 | 0 |
| 2.0 | 8.0 | 100.0 | 6 | 2 |
| 3.0 | 12.0 | 50.0 | 4 | 2 |
| 3.75 | 15.0 | 25.0 | 4 | 2 |
| 4.22 | 16.88 | 12.5 | 2 | 2 |

用法：三天疗程共注射4次，首剂静脉注射后，4小时，24小时和48小时各注射一次。

各剂量组用药后在临床症状上未见任何不良反应，除网织红细胞一项外，心电图、血液学、血液生化（包括血清蛋白、葡萄糖、胆红素、尿素、肌酐、胆固醇、甘油三脂、钾、钠、钙、磷、氯、碱性磷酸酶、胆硷酯酶、谷丙转氨酶、谷草转氨酶和磷酸肌酸激酶）、尿常规和粪便常规检查，各剂量组用药后未见任何异常改变，详见附件之一表2、表3和表5至表12。3mg/kg/次组（以下简称3mg组）和3.75mg组于用药后3天，3/8例出现网织红细胞在

—1—

青蒿琥酯治疗疟疾的临床资料。

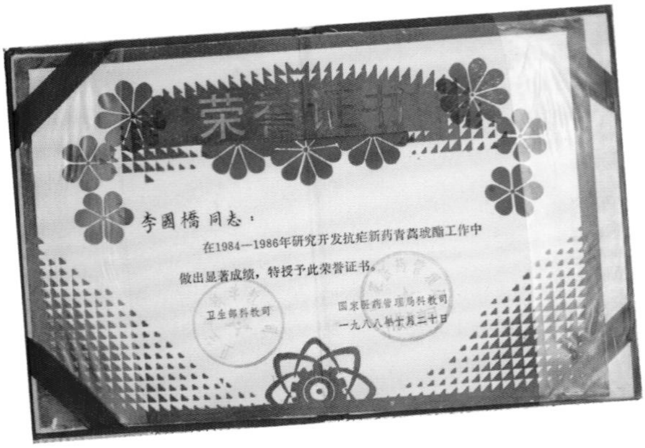


1988 年，李国桥因在开发青蒿琥酯工作中做出显著成绩，被卫生部、国家医药管理局联合授予荣誉证书。

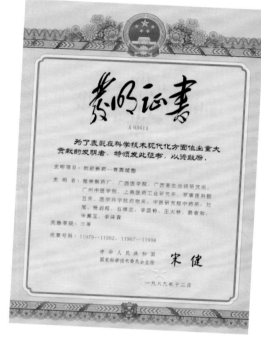


1989 年，青蒿琥酯获得国家技术发明奖三等奖。

李国桥作为青蒿琥酯的第四发明人获得发明证书。

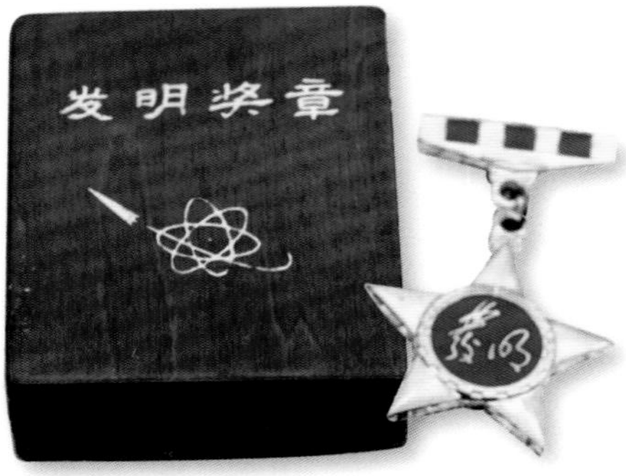

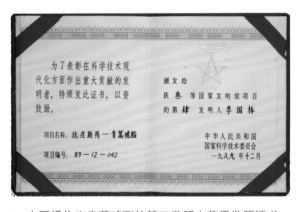


李国桥获得的国家发明奖章。

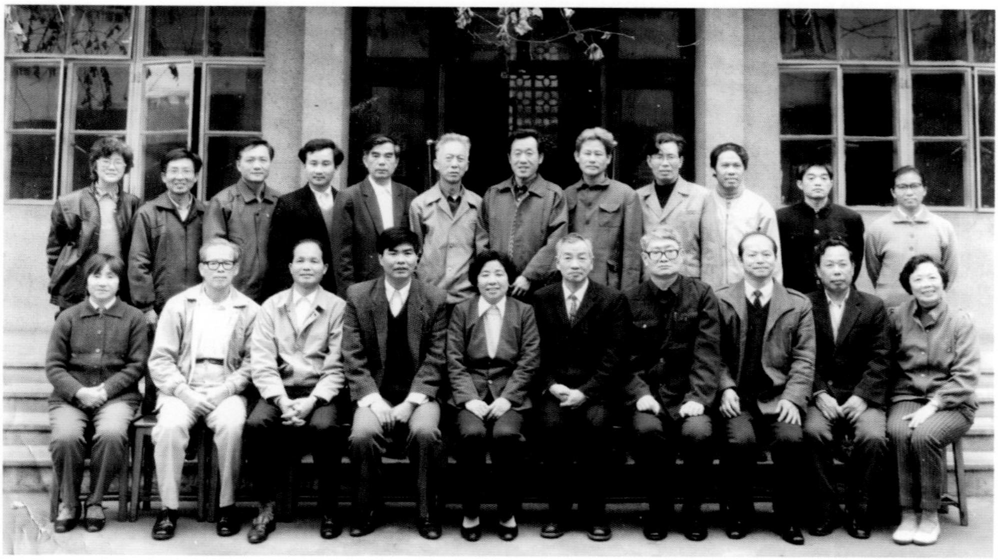

1991年2月8日，在南宁召开了注射用青蒿琥酯肌注审评会，前排左3为李国桥，左8为青蒿琥酯第一发明人刘旭；后排左4为符林春。

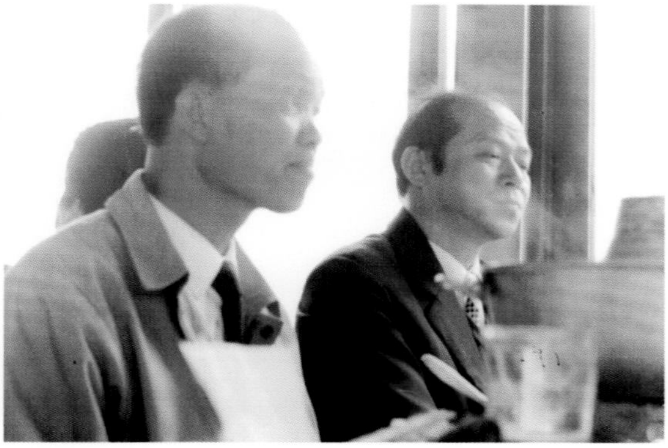

左起：李国桥、刘旭，在注射用青蒿琥酯肌注审评会上。

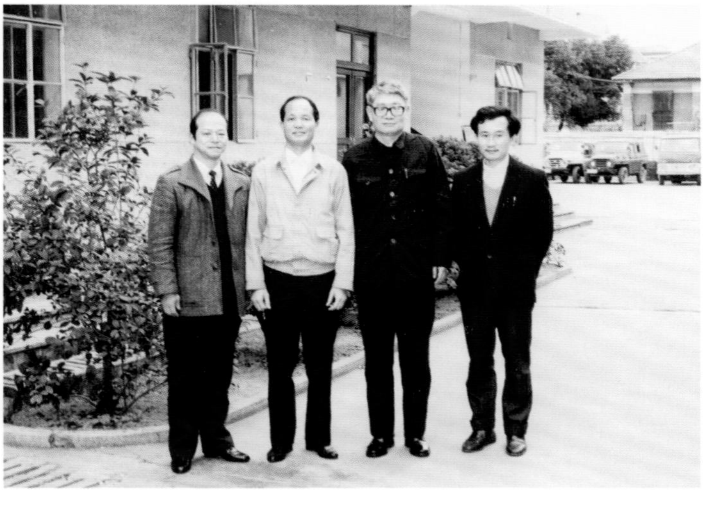

注射用青蒿琥酯肌注审评会会后合影，左起：刘旭、李国桥、桂林制药厂领导、符林春。

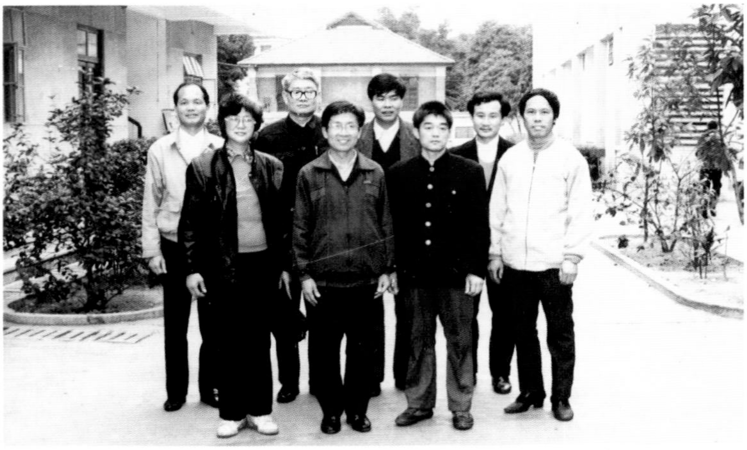

李国桥、符林春与桂林制药厂青蒿琥酯研究团队成员合影。后排左1为李国桥，左4为符林春。

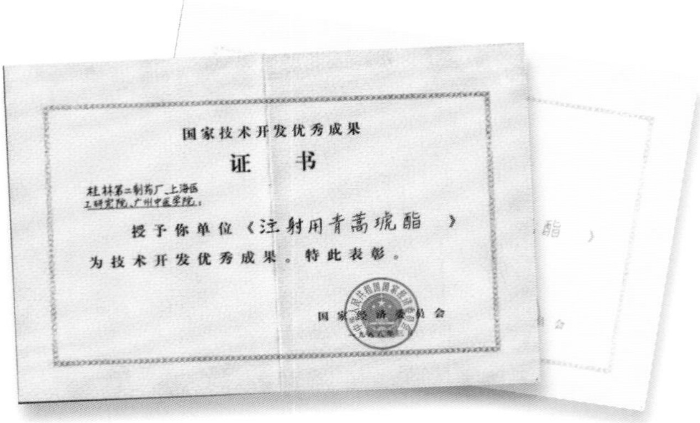

国家技术开发优秀成果

证　书

桂林第二制药厂、上海医工研究院、广州中医学院：

授予你单位《注射用青蒿琥酯》为技术开发优秀成果。特此表彰。

国家经济委员会

李国桥团队参与研发的注射用青蒿琥酯被国家经济委员会授予技术开发优秀成果奖。

由于青蒿琥酯较早就有了静脉注射剂，特别适宜在抢救脑型疟病人时使用，所以李国桥对青蒿琥酯的感情很深，多次自发地向疟疾高发国家推广。

蒿甲醚经青蒿素还原、甲基化得到，由中国科学院上海药物研究所发明。1978年7—9月，由李国桥团队承担的临床试验证明，蒿甲醚油注射剂疗效很好[①]。1978—1980年，蒿甲醚进行了扩大规模的临床试验，在海南、云南、广西、河南、湖北等地，按照统一的临床试用方案，共治疗疟疾1088例，其中恶性疟829例，各地取得的临床结果基本一致，临床试验证明，蒿甲醚具有高效、速效、毒性低等优点，临床复发率为7%，远远低于青蒿素。1981年1月，在上海举行了蒿甲醚鉴定会。1985年，根据新颁布的《新药审批办法》要求，青蒿素指导委员会组织有关单位开展了蒿甲醚三致（致癌、致畸、致突变）试验；由李国桥

① 李国桥，李英，李泽琳，等．青蒿素类抗疟药．北京：科学出版社，2015：12.

团队按照GCP（药物临床试验质量管理规范）要求进行蒿甲醚油注射剂Ⅰ期、Ⅱ期、Ⅲ期临床试验[①]。在Ⅱ期、Ⅲ期临床试验中，共治疗恶性疟308例，全部临床治愈，28天复燃率为6.7%[②]。1996年，蒿甲醚获国家发明三等奖。

符林春口述 我们按照临床试验规范完成青蒿素栓和注射用青蒿琥酯研究后，蒿甲醚也要进行临床试验。蒿甲醚是油剂注射液，青蒿素类药物吸收很快，静脉注射血浆半衰期很短，大约30分钟。而蒿甲醚油剂注射液吸收比较缓慢，大约需要7个小时才能够达到峰值，半衰期在13个小时左右。因为半衰期长，3天疗程就可以达到80%~90%的临床治愈率，复燃率比较低，而青蒿素栓、青蒿琥酯静脉注射剂3天疗程的复燃率比较高，大概都是在50%左右。

一开始蒿甲醚的规格和青蒿琥酯一样，是100毫克一支。我们在我校的第一附属医院的示教室进行Ⅰ期临床试验时马上发现了问题，100毫克用3天，有的志愿者出现发热的反应，体温可以到38度多，随着剂量的增加发热反应的人数也在增加，所以我们就把规格降到80毫克，把3天的疗程变成5天的疗程，这里有一个慢慢探索和认识的过程。蒿甲醚就按这样的方案完成了Ⅰ期临床试验。Ⅱ期和Ⅲ期临床试验都是按照成人每天80毫克、首剂加倍的5天疗法进行治疗的。所以我们团队在青蒿素及其衍生物的研究中作出了颇具价值的贡献，首先我们是临床研究的组织和主持单位，其次我们对药物的剂量、疗程通过慢慢探索进行调整、确定，后来的治疗方案都是采用我们制定的。（2019年4月13日）

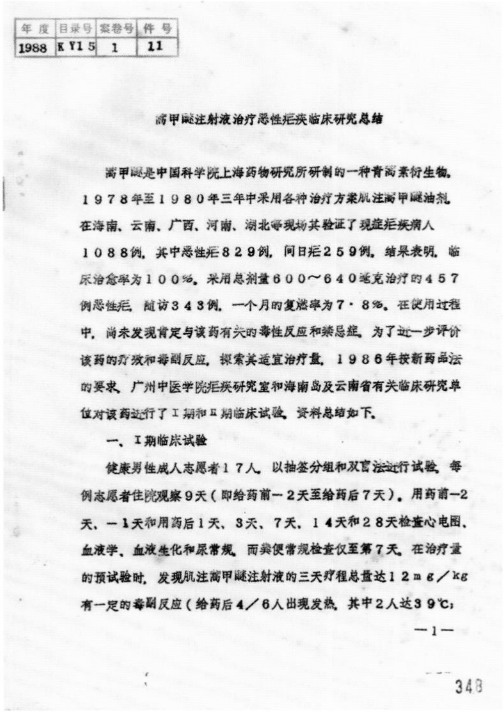

| 年度 | 目录号 | 案卷号 | 件号 |
|---|---|---|---|
| 1988 | KY15 | 1 | 11 |

蒿甲醚注射液治疗恶性疟疾临床研究总结

蒿甲醚是中国科学院上海药物研究所研制的一种青蒿素衍生物。1978年至1980年三年中采用各种治疗方案肌注蒿甲醚油剂在海南、云南、广西、河南、湖北等现场共验证了现症疟疾病人1088例，其中恶性疟829例，间日疟259例。结果表明，临床治愈率为100%。采用总剂量600～640毫克治疗的457例恶性疟，随访343例，一个月的复燃率为7·8%。在使用过程中，尚未发现肯定与该药有关的毒性反应和禁忌症。为了进一步评价该药的疗效和毒副反应，探索其适宜治疗量，1986年按新药品法的要求，广州中医学院疟疾研究室和海南岛及云南省有关临床研究单位对该药进行了Ⅰ期和Ⅱ期临床试验，资料总结如下。

一、Ⅰ期临床试验

健康男性成人志愿者17人，以抽签分组和双盲法进行试验，每例志愿者住院观察9天（即给药前一2天至给药后7天），用药前一2天、一1天和用药后1天、3天、7天、14天和28天检查心电图、血液学、血液生化和尿常规，而粪便常规检查仅至第7天。在治疗量的预试验时，发现肌注蒿甲醚注射液的三天疗程总量达12mg／kg有一定的毒副反应（给药后4／6人出现发热，其中2人达39℃；

—1—

348

蒿甲醚治疗疟疾的临床资料。

① 张剑方．迟到的报告——中国523项目50周年纪念版．成都：四川人民出版社，2018：69–74.
② 李国桥，李英，李泽琳，等．青蒿素类抗疟药．北京：科学出版社，2015：267.

双氢青蒿素最初名为还原青蒿素。1973年，中医研究院中药研究所倪慕云用硼氢化钾获得青蒿素的还原产物，测定了它的熔点和红外光谱。1974年上海有机所吴照华用硼氢化锌还原青蒿素得到还原产物，确证了其分子式。1975年上海有机所吴毓林用硼氢化钠和青蒿素反应，得到同一化合物[①]。由于还原青蒿素在溶解度、稳定性等方面存在问题，所以早期没有组织开发。但双氢青蒿素的抗疟效价比青蒿素高，又是蒿甲醚和青蒿琥酯在人体内的有效代谢产物，所以重要性比较突出。1985年中医研究院中药研究所屠呦呦等以“恶性疟抗氯喹株的治疗——还原青蒿素抗疟药的研究”立项，开展双氢青蒿素的研究。李国桥团队负责临床试验，在海南岛抗氯喹、哌喹恶性疟流行地区的6家医院进行，均获速效、低副反应结果。1992年7月双氢青蒿素和双氢青蒿素片获得新药证书。

符林春口述　蒿甲醚和青蒿琥酯的合成都是以还原青蒿素为中间体的，在体内发挥抗疟作用的活性成分是双氢青蒿素，双氢青蒿素较青蒿素抗疟效价提高很多，但双氢青蒿素不太稳定，而且既不溶于水，也不溶于脂，所以在双氢青蒿素基础上进行了一些改造，比如说加入琥珀酸单酯，就可以溶于碱性的溶液，然后就可以溶于水。在双氢青蒿素的基础上甲基化，变成蒿甲醚，就可以溶于油。

屠呦呦老师拿到双氢青蒿素的课题后，主动联系我们，希望合作研究。因为此前我们已经跟很多单位合作开展研究，但是几乎都没有获得什么经费，后来又因为药物没有真正投产，因此也没有收益。当时我们正在三亚建设热带医学研究所，为了探索科技体制改革的新路子，我们决定研究所采取企业化模式进行运营，因此研究所的发展急需资金，于是我们就跟中医研究院商量：做双氢青蒿素的临床研究，我们想要钱。中医研究院就拨给我们一笔经费，双方约定好，我们就不要成果了。

当时李国桥教授跟郭兴伯教授的工作重点是在三亚建研究所，建研究所需要找地方、建房、招人、找资金，工作量非常大，虽然争取到了政府一些经费资助和学校第一、二附属医院的支持，但资金缺口仍比较大，我们还需要通过办企业、办医院的方式来支持研究所的发展，所以李国桥教授跟郭兴伯教授的主要精力都投在建所上。双氢青蒿素就由我具体负责临床研究，还是以东方县为主。Ⅰ期临床试验中医研究院没有交给我们做，因为要交由我们做，还需要增加经费，

① 李国桥，李英，李泽琳，等.青蒿素类抗疟药.北京：科学出版社，2015：15.

他们也没有那么多钱，因此中医研究院自己完成了Ⅰ期临床试验。我们作为临床研究的主持单位和组织者，负责临床方案的制订，临床参加单位的筛选、组织和人员培训，药物剂量和疗程探索等系列工作，全面负责开展多中心临床试验。新药申报时，我去北京跟屠呦呦老师讨论材料总结的问题，临床试验部分的答辩由我负责。后来成果我们没署名，是因为我们拿了钱，等于是有偿提供技术服务，这就是我们在以后用青蒿素及其衍生物的临床研究报奖时，基本上只提青蒿素栓、蒿甲醚、青蒿琥酯，比较少提双氢青蒿素的缘故。双氢青蒿素以前叫还原青蒿素，新药审评会上，根据专家们的意见改为双氢青蒿素。（2019年4月13日）

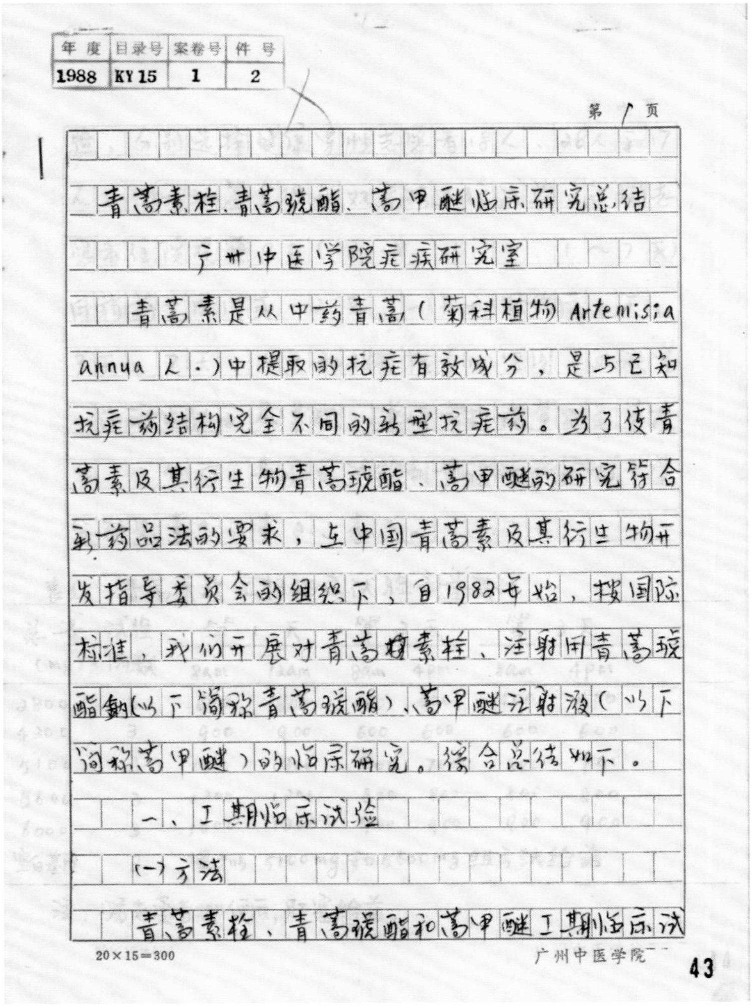

| 年度 | 目录号 | 案卷号 | 件号 |
| --- | --- | --- | --- |
| 1988 | KY 15 | 1 | 2 |

第 1 页

青蒿素栓、青蒿琥酯、蒿甲醚临床研究总结

广州中医学院疟疾研究室

青蒿素是从中药青蒿（菊科植物 Artemisia annua L.）中提取的抗疟有效成分，是与已知抗疟药结构完全不同的新型抗疟药。为了使青蒿素及其衍生物青蒿琥酯、蒿甲醚的研究符合新药品法的要求，在中国青蒿素及其衍生物开发指导委员会的组织下，自1982年始，按国际标准，我们开展对青蒿素栓、注射用青蒿琥酯钠（以下简称青蒿琥酯）、蒿甲醚注射液（以下简称蒿甲醚）的临床研究。综合总结如下。

一、Ⅰ期临床试验

（一）方法

青蒿素栓、青蒿琥酯和蒿甲醚Ⅰ期临床试

20×15=300 广州中医学院

43

《青蒿素栓、青蒿琥酯、蒿甲醚临床研究总结》。

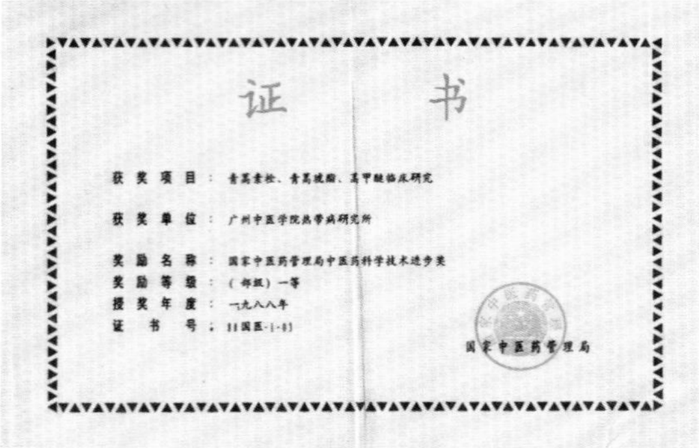
证 书

获 奖 项 目 ： 青蒿素栓、青蒿琥酯、蒿甲醚临床研究

获 奖 单 位 ： 广州中医学院热带病研究所

奖 励 名 称 ： 国家中医药管理局中医药科学技术进步奖
奖 励 等 级 ： （部级）一等
授 奖 年 度 ： 一九八八年
证 书 号 ： 11国医-1-01

国家中医药管理局

⊂ 1988 年，《青蒿素栓、青蒿琥酯、蒿甲醚临床研究》获得国家中医药管理局科技进步一等奖。

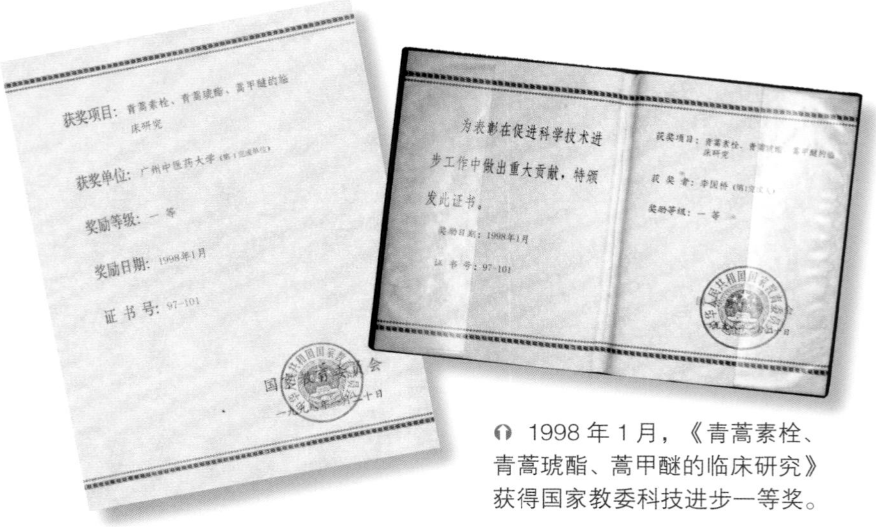
获奖项目：青蒿素栓、青蒿琥酯、蒿甲醚的临床研究

获奖单位：广州中医药大学

奖励等级：一 等

奖励日期：1998年1月

证 书 号：97-101

为表彰在促进科学技术进步工作中做出重大贡献，特颁发此证书。

奖励日期：1998年1月

证 书 号：97-101

获奖项目：青蒿素栓、青蒿琥酯、蒿甲醚的临床研究

获 奖 者：李国桥

奖励等级：一 等

⋒ 1998 年 1 月，《青蒿素栓、青蒿琥酯、蒿甲醚的临床研究》获得国家教委科技进步一等奖。

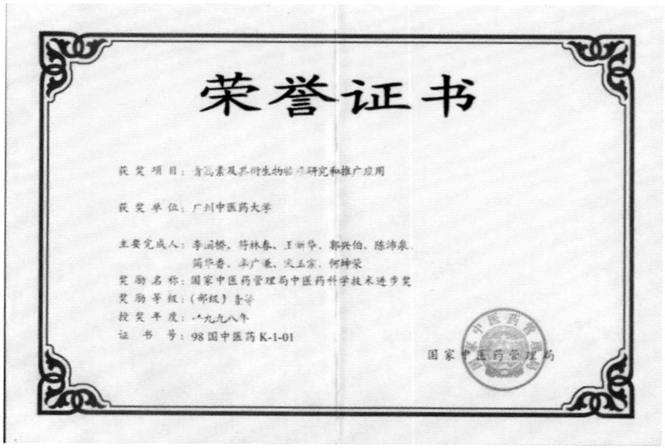
荣誉证书

获 奖 项 目：青蒿素及其衍生物临床研究和推广应用

获 奖 单 位：广州中医药大学

主要完成人：李国桥、符林春、王新华、郭兴伯、陈沛泉、简华香、李广谦、宋玉宗、何坤荣
奖 励 名 称：国家中医药管理局中医药科学技术进步奖
奖 励 等 级：（部级）壹等
授 奖 年 度：一九九八年
证 书 号：98国中医药K-1-01

国家中医药管理局

⋒ 1998 年，李国桥总结了团队开展青蒿素及其衍生物临床研究及推广应用工作的相关资料，《青蒿素及其衍生物抗疟的临床研究和推广应用》获得国家中医药管理局科技进步一等奖。

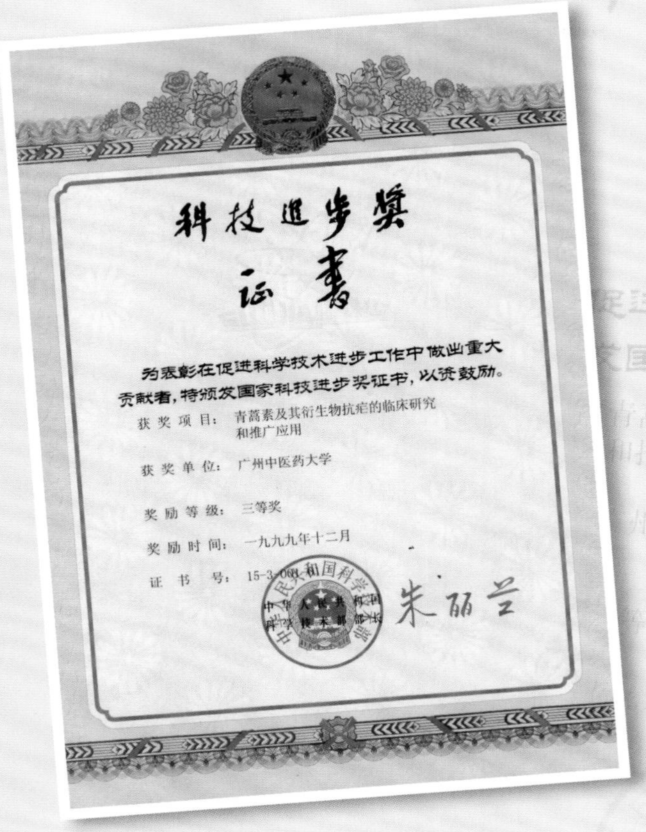
科技進步獎
証書
为表彰在促进科学技术进步工作中做出重大贡献者，特颁发国家科技进步奖证书，以资鼓励。
获奖项目：青蒿素及其衍生物抗疟的临床研究和推广应用
获奖单位：广州中医药大学
奖励等级：三等奖
奖励时间：一九九九年十二月
证书号：15-3-001
中华人民共和国科学技术部部长
朱丽兰

1999年12月，《青蒿素及其衍生物抗疟的临床研究和推广应用》获得国家科技进步三等奖。

## 制定青蒿素标准疗程

从李国桥团队最早验证青蒿素疗效时，就下了速效、高效、低毒，但长效存在问题的结论，而青蒿素治疗不彻底、复燃率高的问题，在很长一段时间内都没有得到解决。李国桥团队在长期进行恶性疟研究的基础上，意识到这个问题可以通过改变剂量或疗程得到解决。20世纪80年代，他们开始进行相关探索。

符林春口述　青蒿素类药物原来的疗程都是3天，依据是什么呢？主要是以前的抗疟药基本上都是3天疗程，比如氯喹、哌喹。所以青蒿素类药物，也定为3天疗程，作为临床推荐方案。我们在开展临床研究的初期，也采用3天疗程，栓剂是3天，青蒿琥酯也是3天，蒿甲醚是因为3天疗程出现副作用，就减少了每天的剂量，将疗程延长至5天。这就是为什么早期我们对青蒿素栓、青蒿琥酯得出治疗疟疾复燃率高的结论。

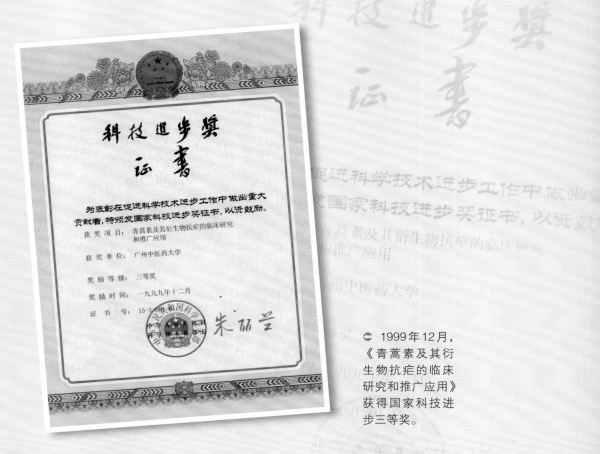

为提高疗效，降低复燃率，我们首先是不断地探索青蒿琥酯的适宜剂量，按每千克体重1毫克、2毫克、4毫克、5毫克的设计方案进行临床探索，看看到底用多大的剂量才是最适宜的，结果我们发现即使是最低剂量的1毫克组中，疟原虫也已经得到比较好的控制了，剂量最大的5毫克组基本上也不能明显增加其杀灭疟原虫的速度，因为青蒿素类药杀灭疟原虫的速度已经非常快了，应该说青蒿素类药进入血液后两个小时，疟原虫就开始崩解死亡。1毫克也是两个小时，5毫克也是两个小时，所以我们最后确定了青蒿琥酯的常规剂量为1.2毫克，首剂量加倍。那么青蒿琥酯血浆半衰期那么短，一天用多少次合适呢？我们也做了一天打三四次的研究，复燃率可以从50%降低到30%~40%，但这没意义，达不到高治愈率，高治愈率要求90%无复燃。

当时我们已经隐隐约约感觉到：青蒿琥酯的疗效应该是跟疗程有关，而不是跟剂量有关。李国桥教授说：我们做5天疗程来看看。我说：还是做7天吧。当时我们还有研究任务，首先要完成青蒿琥酯的临床研究任务，有充裕的病例我们才考虑做其他方面的研究。春节快到了，我们预定的任务已基本完成了，大家都在准备打包回广州了，我提出找一些病例，做青蒿琥酯治疗7天的临床观察，得到李国桥教授的支持，我也跟大家谈了我的一些观点，希望得到团队更多人的支持。春节前开始做，完成7天疗程，要观察28天的复燃率，那就到了春节刚结束的时候。我回广州过了除夕，新年里我就背着背包一个人回到现场追踪病人，不能等过完年，过完年病人就外出了，很可能找不到人了。我去东方黎寨，观察我们在春节前应用7天疗程的病人28天的复燃率，结果让我很惊讶，36例病人，只有2例出现疟原虫阳性，况且该2例病人还不能排除重新感染的可能性，因为他们在这28天观察期间曾在山上过夜干活，这就有重新感染的可能，其余病人则全部临床治愈。

这次观察的结果说明，青蒿素除了速效、低毒以外，可能还是一个高效的治疗药物，之前没有表现出高效，可能是我们没有真正探索出它的适宜疗程。第一次试验，我们的病例数还是不够的，之后我们专门开展了这方面的研究，申报了课题。特别是在双氢青蒿素的临床研究过程中，我们专门进行了3天、5天、7天的疗效比较观察，临床试验在海南的昌江、东方、乐东，云南的西双版纳、思茅地区进行了多中心的研究，结果发现，3天疗程基本上是50%左右的复燃率，5天疗程的治愈率就达到80%了，7天疗程则达到95%以上的治愈率了。双氢青蒿素项目答辩的时候，我提出7天可以达到95%以上的治愈率，著名的药理学家丁光生教授说：你不要坚持说95%，要留有余地，90%就不错了，就是高效的标准了。

关于7天疗程，第一篇公开报道的文献是我们在海南东方首次采用青蒿琥酯7天疗程进行的疗效观察。到1994年，我们积累的3天、5天、7天不同疗程病例已达到数百例，我们整理成文章，发表在英国皇家医学会《热带医学和卫生学学报》上，首次在国际上报道了青蒿素单药7天疗程，可以将疟疾的治愈率达到95%以上。1996年，李国桥教授参加世界卫生组织在菲律宾马尼拉举办的疟疾防治会议，报告了青蒿素7天疗程方案可降低疟原虫复燃率。世界卫生组织经过论证，采纳7天疗程为青蒿素类单药治疗疟疾的标准疗程，并向全球推荐。一些国际疟疾权威专家，之前知道我们进行通过改变疗程提高治愈率的研究，看到这个结果也很兴奋：你们预期的结果达到了，改写了青蒿素复燃率高的结论。也有一些外国专家怀疑我们的结果，比如英国牛津大学的专家，他们反复验证我们的方案，结果都得到同样的结果，说明我们的材料非常真实客观，可重复性强。不同研究机构在非洲、东南亚不同国家的研究均得到跟我们基本一致的结果，也使得国际同行认可我们的临床研究水平，这有助于确立我们在该领域的学术地位。（2018年4月13日）

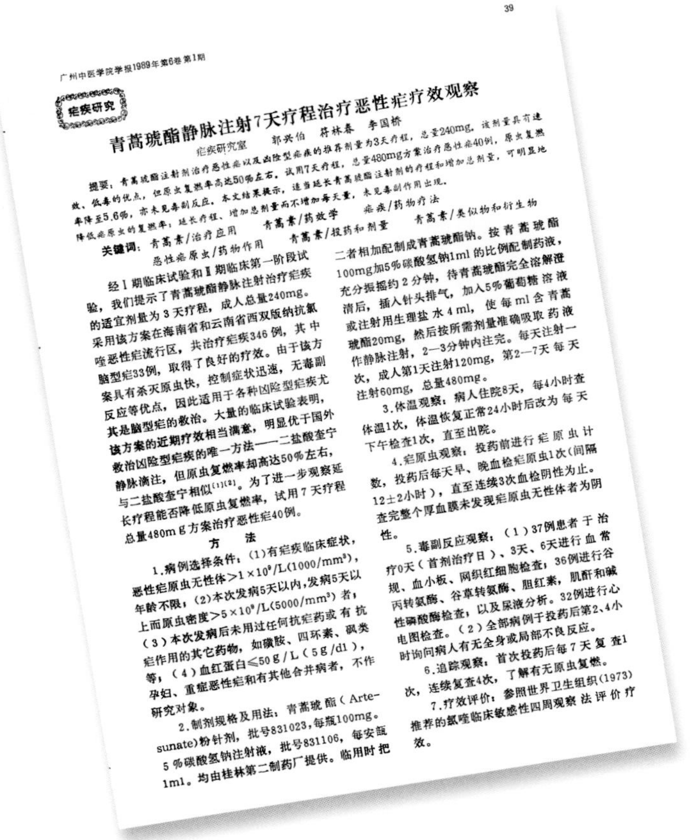

39

广州中医学院学报1989年第6卷第1期

疟疾研究

青蒿琥酯静脉注射7天疗程治疗恶性疟疗效观察

疟疾研究室　郭兴伯　符林春　李国桥

提要：青蒿琥酯注射剂治疗恶性疟以及凶险型疟疾的推荐剂量为3天疗程，总量240mg。该剂量具有速效、低毒的优点，但原虫复燃率高达50%左右。试用7天疗程，总量480mg方案治疗恶性疟40例，原虫复燃率降至5.6%，亦未见毒副反应。本文结果提示，适当延长青蒿琥酯注射剂的疗程和增加总剂量，可明显地降低疟原虫的复燃率；延长疗程、增加总剂量而不增加每天量，未见毒副作用出现。

关键词：青蒿素/治疗应用　青蒿素/药效学　疟疾/药物疗法　恶性疟原虫/药物作用　青蒿素/投药和剂量　青蒿素/类似物和衍生物

经Ⅰ期临床试验和Ⅱ期临床第一阶段试验，我们提示了青蒿琥酯静脉注射治疗疟疾的适宜剂量为3天疗程，成人总量240mg。采用该方案在海南省和云南省西双版纳抗氯喹恶性疟流行区，共治疗疟疾346例，其中脑型疟33例，取得了良好的疗效。由于该方案具有杀灭原虫快，控制症状迅速，无毒副反应等优点，因此适用于各种凶险型疟疾尤其是脑型疟的救治。大量的临床试验表明，该方案的近期疗效相当满意，明显优于国外救治凶险型疟疾的唯一方法——二盐酸奎宁静脉滴注，但原虫复燃率却高达50%左右，与二盐酸奎宁相似[1][2]。为了进一步观察延长疗程能否降低原虫复燃率，试用7天疗程总量480mg方案治疗恶性疟40例。

方　法

1.病例选择条件：(1)有疟疾临床症状，恶性疟原虫无性体>$1\times10^9$/L(1000/$mm^3$)，年龄不限；(2)本次发病5天以内，发病5天以上而原虫密度>$5\times10^9$/L(5000/$mm^3$)者；（3）本次发病后未用过任何抗疟药或有抗疟作用的其它药物，如磺胺、四环素、砜类等；（4）血红蛋白≤50g/L（5g/dl），孕妇、重症恶性疟和有其他合并病者，不作研究对象。

2.制剂规格及用法：青蒿琥酯（Artesunate)粉针剂，批号831023，每瓶100mg。5%碳酸氢钠注射液，批号831106，每安瓿1ml。均由桂林第二制药厂提供。临用时把二者相加配制成青蒿琥酯钠。按青蒿琥酯100mg加5%碳酸氢钠1ml的比例配制药液，充分振摇约2分钟，待青蒿琥酯完全溶解澄清后，插入针头排气，加入5%葡萄糖溶液或注射用生理盐水4ml，使每ml含青蒿琥酯20mg，然后按所需剂量准确吸取药液作静脉注射，2—3分钟内注完。每天注射一次，成人第1天注射120mg，第2—7天每天注射60mg，总量480mg。

3.体温观察：病人住院8天，每4小时查体温1次，体温恢复正常24小时后改为每天下午检查1次，直至出院。

4.疟原虫观察：投药前进行疟原虫计数，投药后每天早、晚血检疟原虫1次（间隔12±2小时），直至连续3次血检阴性为止。查完整个厚血膜未发现疟原虫无性体者为阴性。

5.毒副反应观察：（1）37例患者于治疗0天（首剂治疗日）、3天、6天进行血常规、血小板、网织红细胞检查；36例进行谷丙转氨酶、谷草转氨酶、胆红素，肌酐和碱性磷酸酶检查，以及尿液分析。32例进行心电图检查。（2）全部病例于投药后第2、4小时询问病人有无全身或局部不良反应。

6.追踪观察：首次投药后每7天复查1次，连续复查4次，了解有无原虫复燃。

7.疗效评价：参照世界卫生组织(1973)推荐的氯喹临床敏感性四周观察法评价疗效。

7天疗程方案的首篇文献《青蒿琥酯静脉注射7天疗程治疗恶性疟疗效观察》，发表于《广州中医学院学报》1989年第1期。

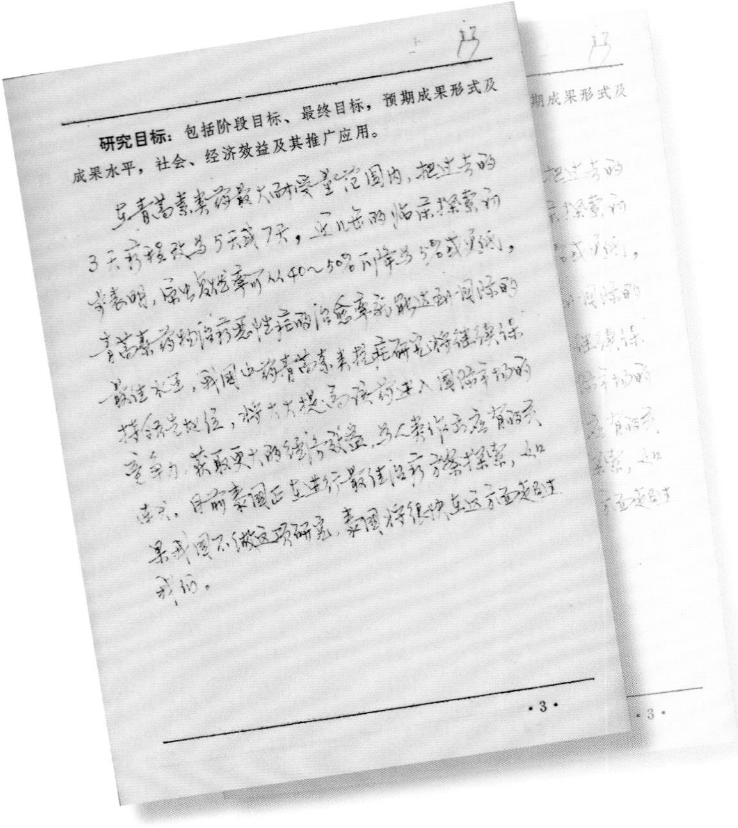

**研究目标**：包括阶段目标、最终目标，预期成果形式及成果水平，社会、经济效益及其推广应用。

在青蒿素类药最大耐受量范围内，把过去的3天疗程改为5天或7天，近几年的临床探索初步表明，原虫复燃率可从40～50%下降至5%或更低，青蒿素药物治疗恶性疟的治愈率就能达到国际的最佳水平，我国中药青蒿素类抗疟研究将继续保持领先地位，将大大提高该药进入国际市场的竞争力，获取更大的经济效益，为人类作出应有的贡献。目前泰国正在进行最佳治疗方案探索，如果我国不做这项研究，泰国将很快在这方面超过我们。

·3·

1989 年，李国桥向国家中医药管理局申报课题《青蒿素类药治疗恶性疟降低复燃率的临床研究》。

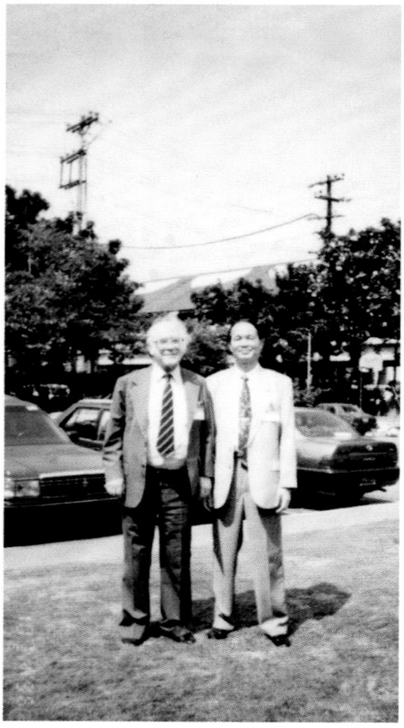

马尼拉会议期间，李国桥与 Prof. W. H. Wernsdorfer 合影。

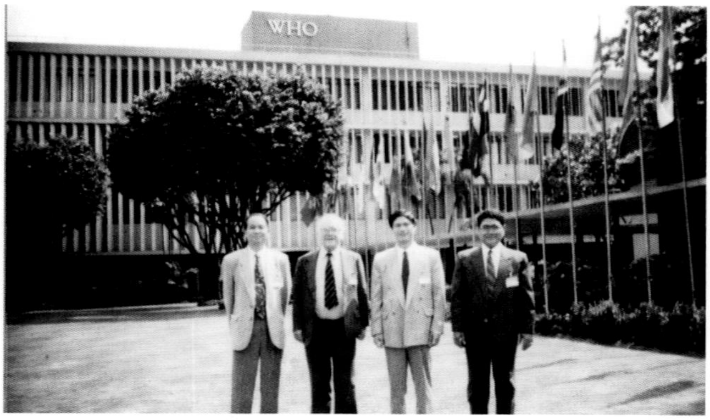


1996 年，李国桥作为世界卫生组织西太平洋地区疟疾临时顾问，参加世界卫生组织在菲律宾马尼拉举办的疟疾防治会议期间，在世界卫生组织西太平洋地区总部。左 1 至左 3 依次为：李国桥、世界卫生组织热带病研究与培训特别规划署（WHO/TDR）顾问 Prof. W. H. Wernsdorfer、中国疾病预防控制中心寄生虫病预防控制所副所长汤林华。在这次会议上，李国桥报告了青蒿素 7 天疗程方案可降低疟原虫复燃率，世界卫生组织经过论证，采纳 7 天疗程为青蒿素类单药治疗疟疾的标准疗程，并向全球推荐。

# 团队构建

## 东方疟疾临床研究基地

1978年，为配合青蒿素及其衍生物抗疟新药临床研究的需要，李国桥开始在海南东方县筹建疟疾临床研究基地（简称“东方基地”）。利用有限的科研经费，发扬自力更生、艰苦奋斗的精神，他建成了初具规模的研究基地和一支能承担国家标准研究的临床药理研究队伍。在东方基地筹建过程中，“523”项目的老战友郭兴伯正式加入了李国桥团队。

郭兴伯口述　建东方基地时，什么都是靠自己，种菜、种花、种水果，白天还要看病人，我们那时不管中午还是晚上，大家日夜都在干，连水池都是自己做的。那里很偏僻，什么都没有，年轻人工作这么辛苦，又远离家乡，总是要搞一个相对好一点的环境给他们，所以我和老李就考虑力所能及地搞好一点，有打羽毛球的地方，有打乒乓球的地方，有水池，周围环境也美化一下，有个花园，还是搞得很好的。（2018年8月28日）

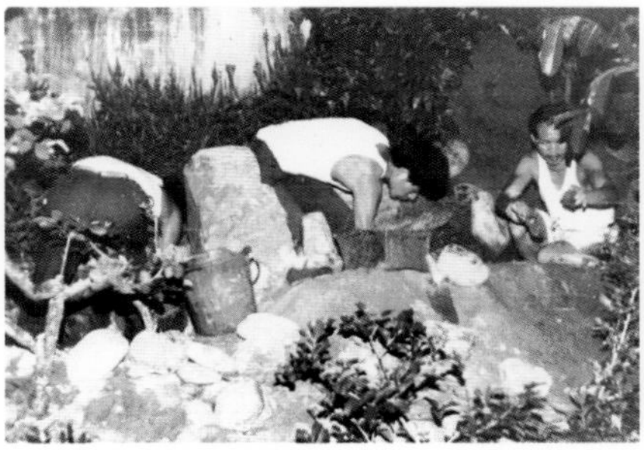
右 1 为李国桥

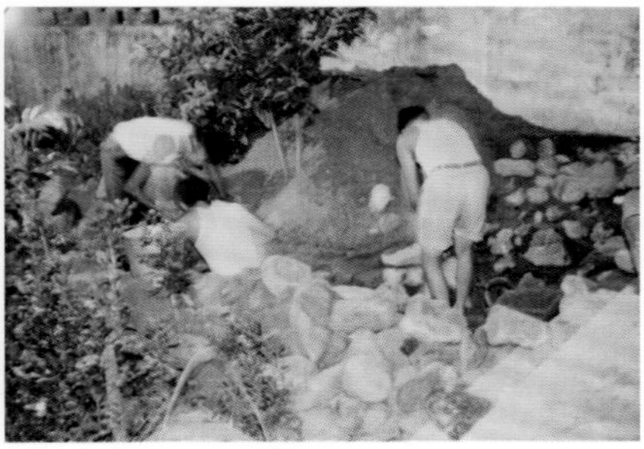
右 1 为李国桥

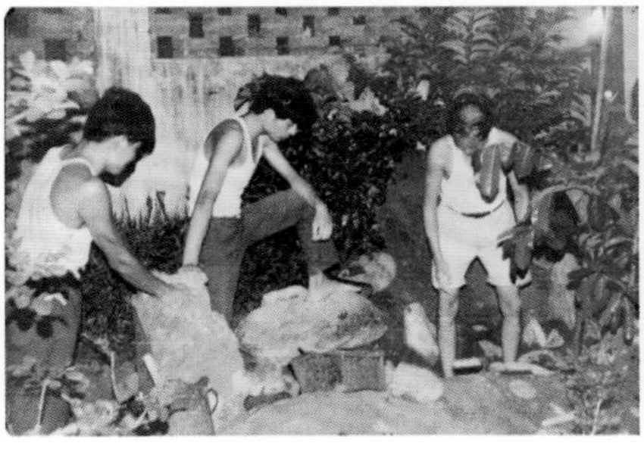
右 1 为李国桥

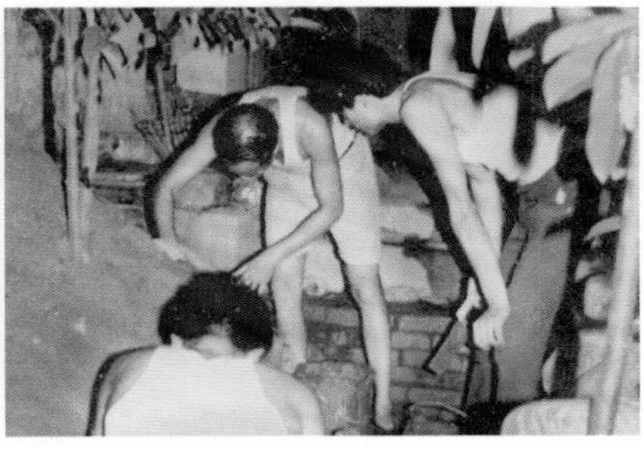
中为李国桥

1980年在海南东方县，李国桥团队自己动手，为疟疾临床研究基地添砖加瓦。

在科研经费比较充裕的条件下，我们坚持自力更生，艰苦奋斗，在海南东方县山区建成我国第一个疟疾临床研究基地，包括病房、配套的实验室、科研人员宿舍和外宾居室共500多平方米，没用国家一分钱的基建投资。一是靠两年任务一年完成，相对地大大节省开支，腾出较多的科研费用用于基地建设。二是靠科研合同纯收入3万多元，不提成分给个人，全部用于建基地以及对外科研合同2.3万美元，不提成分给个人，全部用于购置进口试剂和设备，并无偿支援附院检验科1千多美元试剂。现场工作中，每人每天工作9~12小时的情况下，仍然几乎每天挤出1.5小时，参加建基地的劳动，连续两年多。基地的建成，为我国抗疟新药临床研究赶上国际先进水平提供了当时国内最佳的研究场所。必须说明，我在主持研究室完成上述任务过程中，研究室副主任、课题副主持人郭兴伯主治医生全力合作，忘我劳动，发挥了相当重要的骨干作用。研究室全体人员的严、细、准的科研作风和忘我工作精神是完成上述任务不可缺少的基石。（《高等学校教师职务任职资格申报表》，1985年。见李国桥人事档案，现藏于广州中医药大学人事处档案科）

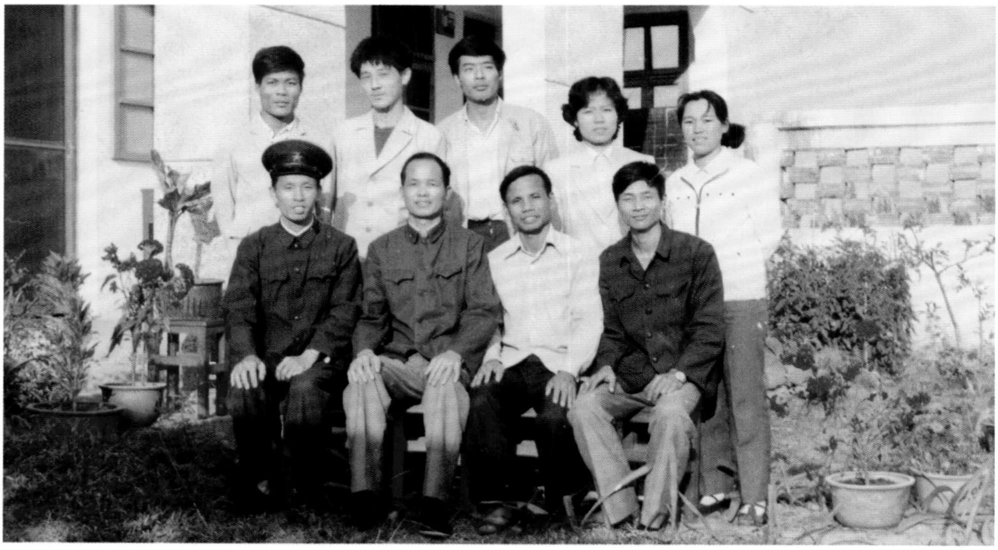

1980 年，东方基地初步建成，主要成员合影留念，成员中有来自广州中医学院的 7 个人、来自部队的 1 个人，沿袭“523”项目的老传统，还是部队的人做组长。前排左起队长杨荣林、李国桥、郭兴伯，后排左起：朱德友、刘光平、郑文俊、简华香[1]。

① 简华香，1957 年生。1979 年加入李国桥团队，主要在化验室工作，负责疟疾研究的临床、生化检验及疟原虫镜检等工作。

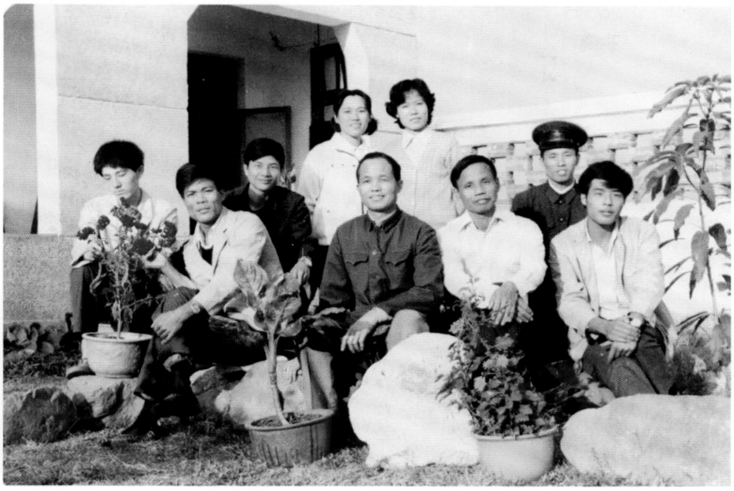

1980 年，东方基地全体成员合影。

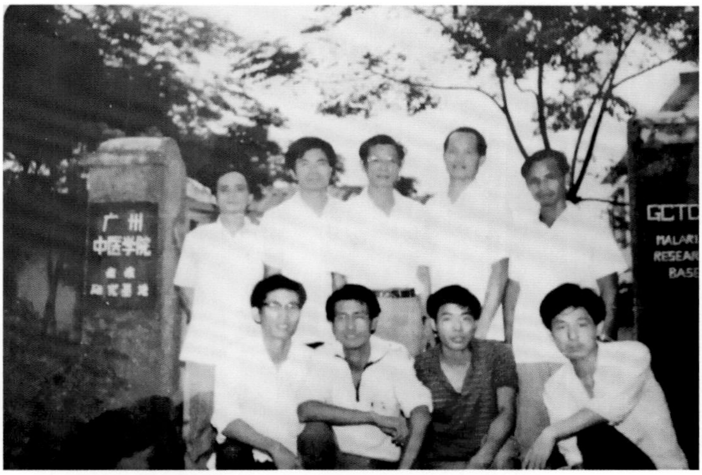


1980 年，广州中医学院办公室派员来东方基地检查工作。

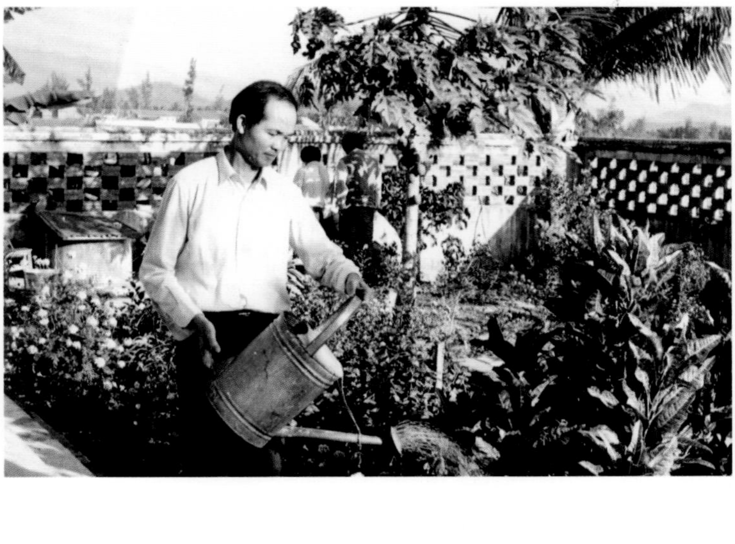

李国桥在东方基地的小花园灌溉花木。

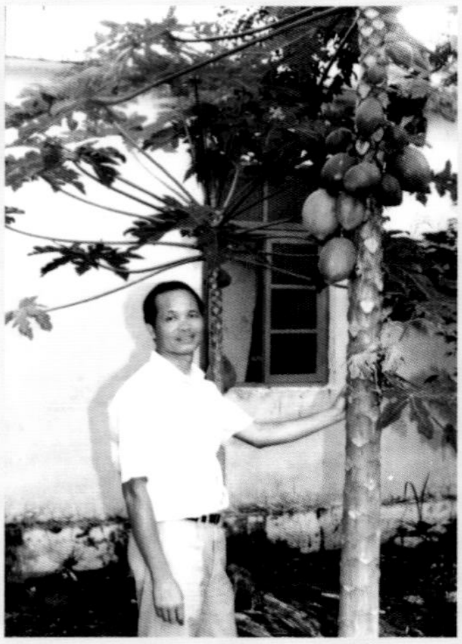
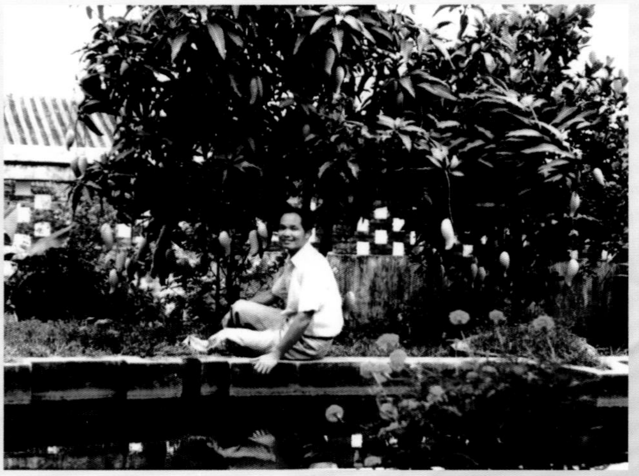

李国桥亲手植下的芒果、木瓜，1982 年已经收获累累果实。

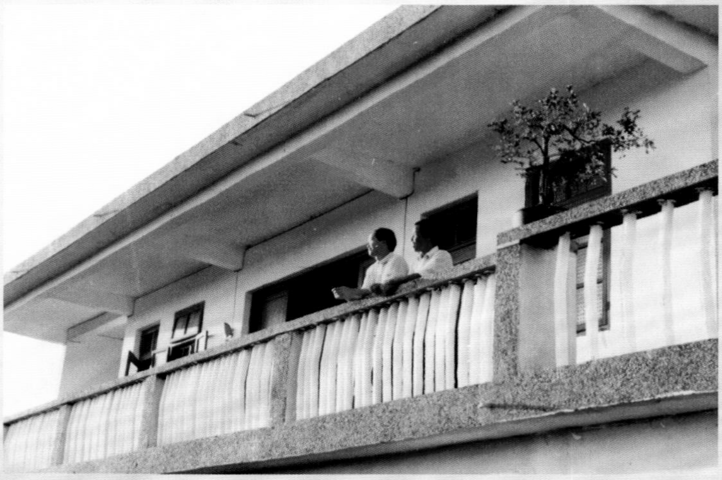

左起：李国桥、郭兴伯，两位建设者在东方基地医院的二楼上眺望着夕阳，探讨团队的发展方向。

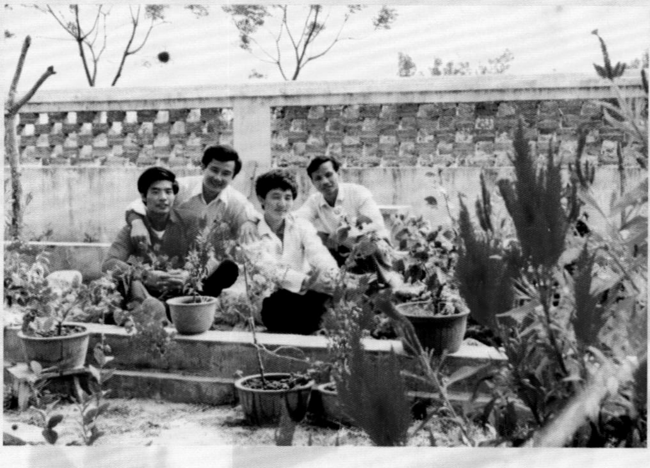

李国桥团队成员在亲手建成的美丽花园中。

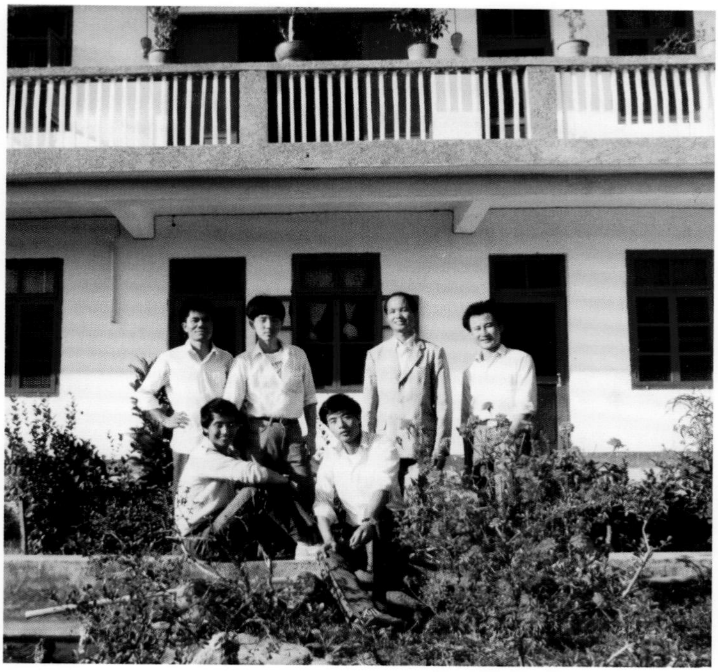

1983 年，李国桥团队在东方基地实验室前。后排左 3 为李国桥，左 4 为符林春。

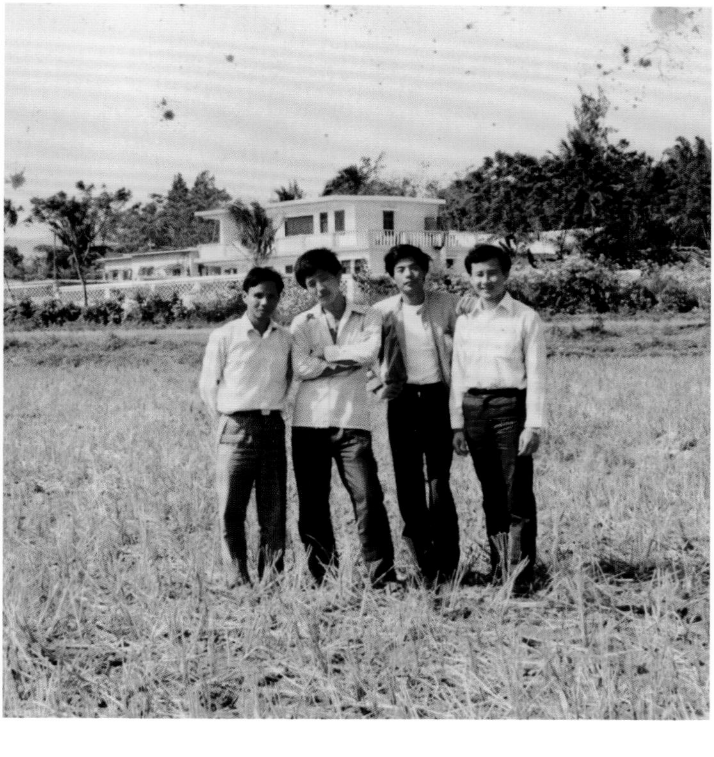

1983 年，研究人员在东方基地外合影。在这片荒地上，广州中医学院海南东方疟疾临床研究基地从无到有，而周边仍是漠漠田野。左起：郭兴伯、刘光平、郑文俊、符林春。

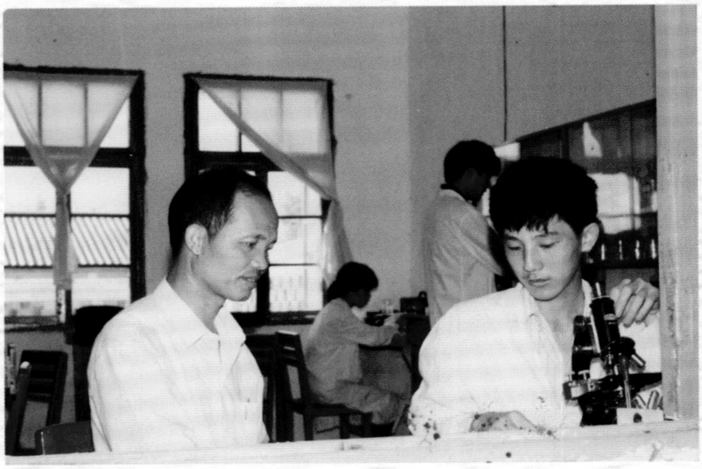

左起：李国桥、刘光平

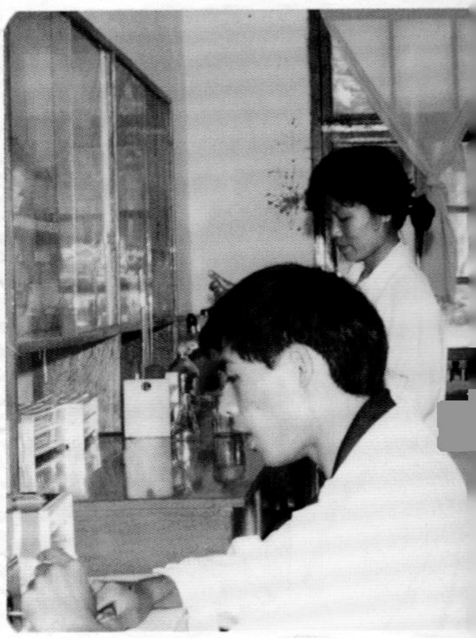

左起：郑文俊、简华香

符林春口述　原来大家都认为青蒿素类药物对恶性疟配子体没有作用，这几乎已成定论，也没人去怀疑它。而我们后来开展青蒿素类药物对恶性疟配子体影响的研究，是基于大量实验研究的发现，是偶然中的必然。我们在研究中，需要进行蚊子对疟疾的感染和传播作用的研究，因此需要寻找配子体的样本，这个工作由陈沛泉老师负责。我们的技术员是刘光平，他虽然只是高中毕业，但做事很认真，天天在实验室看血片，那个工作量非常大，每天都是十几个小时的工作，晚上一直到凌晨3点才睡，我们需要每4个小时采一次血，3点有一个采血时间点。护士都说：我们好像没见过刘光平睡觉，天天晚上实验室的灯都在亮着。他看了很多血片，有一天他告诉我们：你们要找带配子体的病人吗？那最好不要用青蒿素治疗，用磷酸氯喹、哌喹常规治疗的就有很多的配子体了。我们觉得很奇怪，为什么用磷酸氯喹、哌喹治疗就有很多配子体，用青蒿素就很难找到配子体？那就观察吧。后来以陈沛泉老师为主，大家进行了大量的观察，发现确实用了青蒿素以后配子体非常少，那就提示青蒿素可能对恶性疟配子体有抑杀作用，我们又发现了青蒿素的一个新的作用。以前的药物，除了伯氨喹以外，对恶性疟配子体都没有作用，包括磷酸氯喹、哌喹、奎宁，大量配子体的存在就构成了传染源。青蒿素不一样，起码能降低配子体的密度，对控制疟疾传播具有重要的意义。（2019年4月13日）

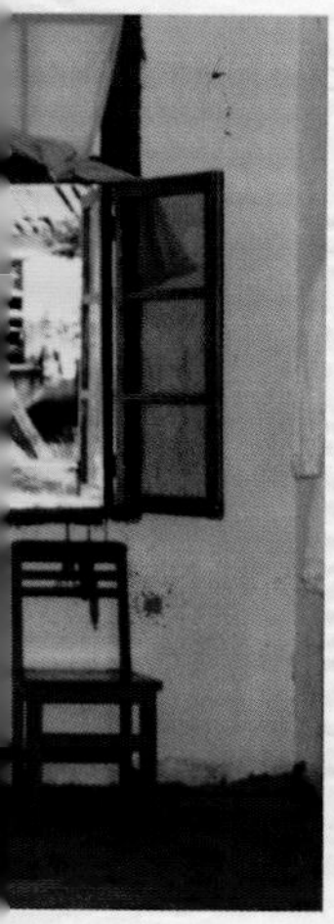

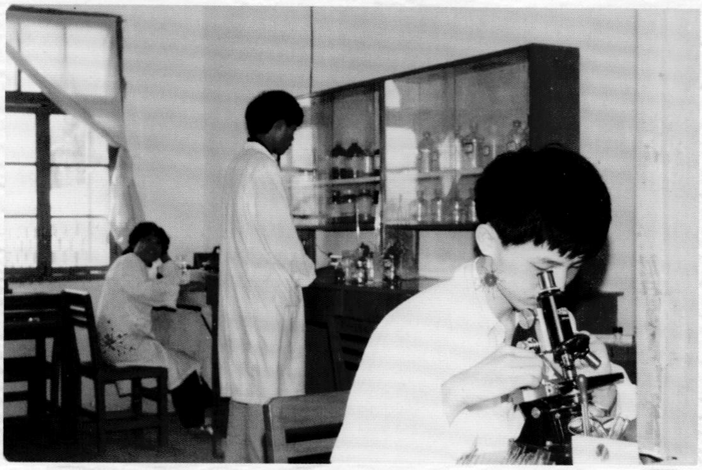

刘光平

李国桥团队成员在东方基地实验室紧张地工作。

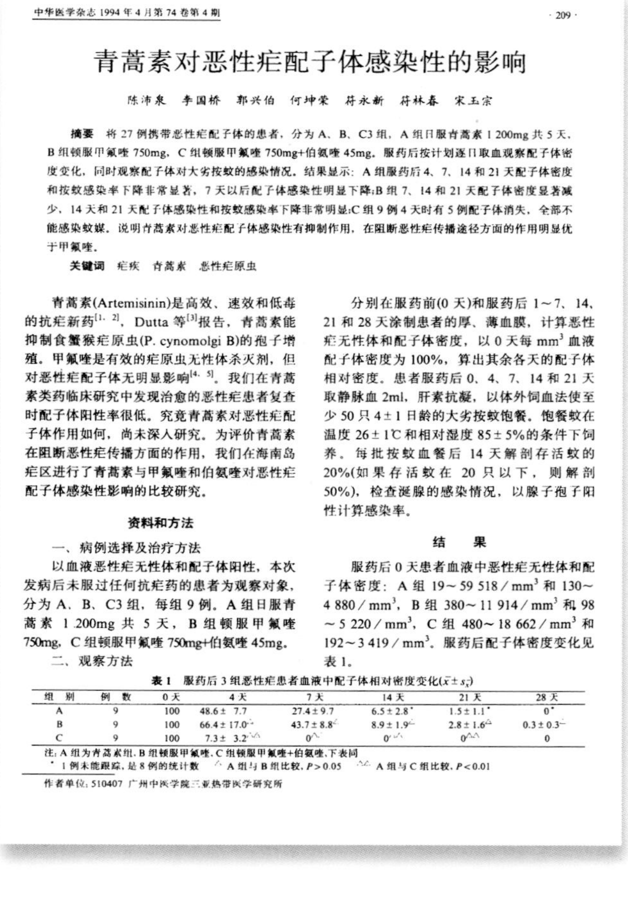

中华医学杂志 1994 年 4 月第 74 卷第 4 期 · 209 ·

# 青蒿素对恶性疟配子体感染性的影响

陈沛泉 李国桥 郭兴伯 何坤荣 符永新 符林春 宋玉宗

**摘要** 将 27 例携带恶性疟配子体的患者，分为 A、B、C3 组，A 组日服青蒿素 1 200mg 共 5 天，B 组顿服甲氟喹 750mg，C 组顿服甲氟喹 750mg+伯氨喹 45mg。服药后按计划逐日取血观察配子体密度变化，同时观察配子体对大劣按蚊的感染情况。结果显示：A 组服药后 4、7、14 和 21 天配子体密度和按蚊感染率下降非常显著，7 天以后配子体感染性明显下降；B 组 7、14 和 21 天配子体密度显著减少，14 天和 21 天配子体感染性和按蚊感染率下降非常明显；C 组 9 例 4 天时有 5 例配子体消失，全部不能感染蚊媒。说明青蒿素对恶性疟配子体感染性有抑制作用，在阻断恶性疟传播途径方面的作用明显优于甲氟喹。

**关键词** 疟疾 青蒿素 恶性疟原虫

青蒿素(Artemisinin)是高效、速效和低毒的抗疟新药[1, 2]，Dutta 等[3]报告，青蒿素能抑制食蟹猴疟原虫(P. cynomolgi B)的孢子增殖。甲氟喹是有效的疟原虫无性体杀灭剂，但对恶性疟配子体无明显影响[4, 5]。我们在青蒿素类药临床研究中发现治愈的恶性疟患者复查时配子体阳性率很低。究竟青蒿素对恶性疟配子体作用如何，尚未深入研究。为评价青蒿素在阻断恶性疟传播方面的作用，我们在海南岛疟区进行了青蒿素与甲氟喹和伯氨喹对恶性疟配子体感染性影响的比较研究。

**资料和方法**

一、病例选择及治疗方法

以血液恶性疟无性体和配子体阳性，本次发病后未服过任何抗疟药的患者为观察对象，分为 A、B、C3 组，每组 9 例。A 组日服青蒿素 1 200mg 共 5 天，B 组顿服甲氟喹 750mg，C 组顿服甲氟喹 750mg+伯氨喹 45mg。

二、观察方法

分别在服药前(0 天)和服药后 1～7、14、21 和 28 天涂制患者的厚、薄血膜，计算恶性疟无性体和配子体密度，以 0 天每 $mm^3$ 血液配子体密度为 100%，算出其余各天的配子体相对密度。患者服药后 0、4、7、14 和 21 天取静脉血 2ml，肝素抗凝，以体外饲血法使至少 50 只 4±1 日龄的大劣按蚊饱餐。饱餐蚊在温度 26±1℃和相对湿度 85±5%的条件下饲养。每批按蚊血餐后 14 天解剖存活蚊的 20%(如果存活蚊在 20 只以下，则解剖 50%)，检查涎腺的感染情况，以腺子孢子阳性计算感染率。

**结　果**

服药后 0 天患者血液中恶性疟无性体和配子体密度：A 组 19～59 518／$mm^3$ 和 130～4 880／$mm^3$，B 组 380～11 914／$mm^3$ 和 98～5 220／$mm^3$，C 组 480～18 662／$mm^3$ 和 192～3 419／$mm^3$。服药后配子体密度变化见表 1。

**表 1** 服药后 3 组恶性疟患者血液中配子体相对密度变化($\bar{x} \pm s_{\bar{x}}$)

| 组别 | 例数 | 0 天 | 4 天 | 7 天 | 14 天 | 21 天 | 28 天 |
|---|---|---|---|---|---|---|---|
| A | 9 | 100 | 48.6± 7.7 | 27.4±9.7 | 6.5±2.8* | 1.5±1.1* | 0* |
| B | 9 | 100 | 66.4±17.0△ | 43.7±8.8△ | 8.9±1.9△ | 2.8±1.6△ | 0.3±0.3△ |
| C | 9 | 100 | 7.3± 3.2△△ | 0△△ | 0△△ | 0△△ | 0 |

注：A 组为青蒿素组，B 组顿服甲氟喹，C 组顿服甲氟喹+伯氨喹，下表同
* 1 例未能跟踪，是 8 例的统计数 △ A 组与 B 组比较，$P>0.05$ △△ A 组与 C 组比较，$P<0.01$

作者单位：510407 广州中医学院三亚热带医学研究所

青蒿素对恶性疟原虫配子体影响的研究曾获得瑞士罗氏基金会的资助，研究主要由陈沛泉承担，1990 年以后发表了多篇论文。

团队成员小传

陈沛泉，1949年生，广东罗定人。毕业于华南师范学院生物系，1980年起进入广州中医学院从事寄生虫学的教学工作。1985年后进入李国桥团队，从事疟原虫培养、抗疟药体外敏感性测定及蚊媒工作。20世纪90年代初开始涉足生物技术，把体内、体外试验联系起来，对药物阻断疟疾传播的实验研究方面有较深入的见解，是青蒿素对恶性疟原虫配子体影响的主要研究者，证实了青蒿素对恶性疟原虫配子体的抑杀作用。

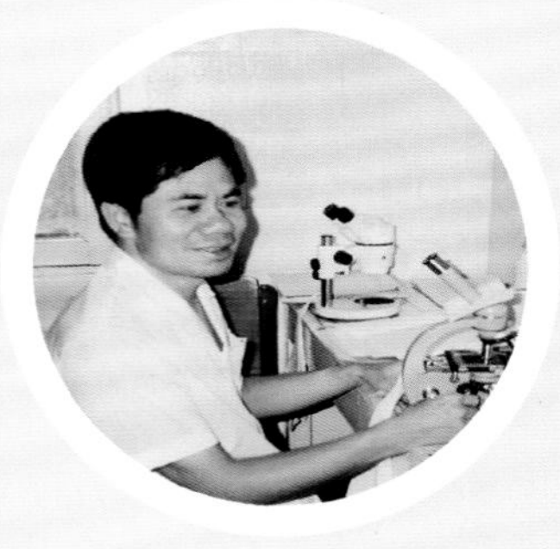

陈沛泉在蚊媒实验室。

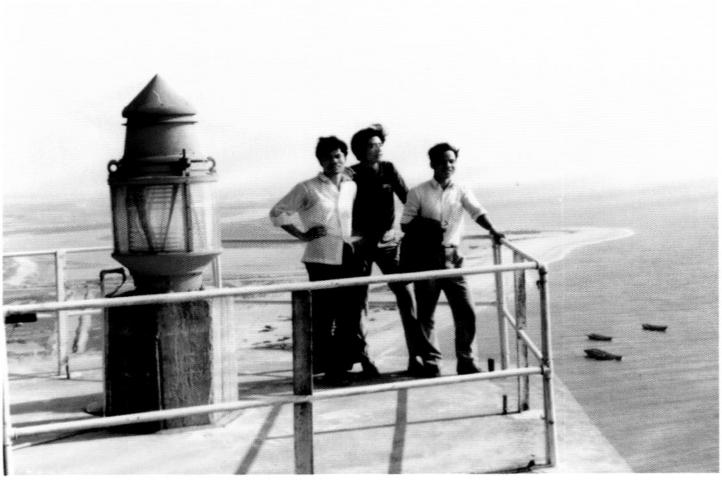

1981年，陈沛泉、郑文俊、郭兴伯（左起）在东方县八所港。

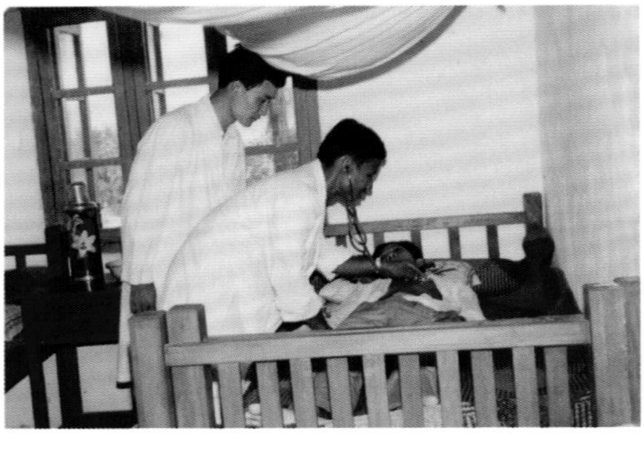

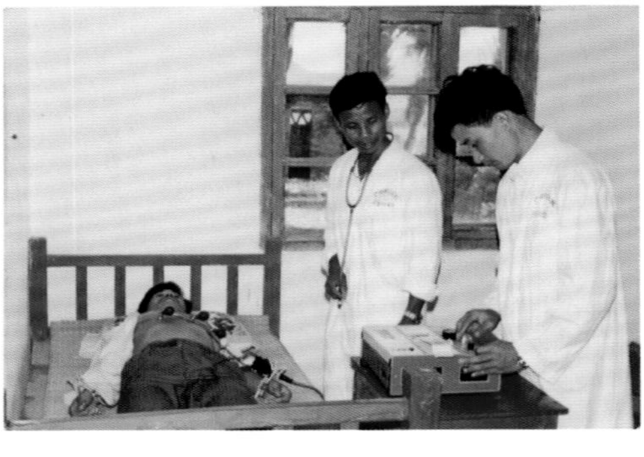

1983年，郭兴伯、符林春在东方基地查房。

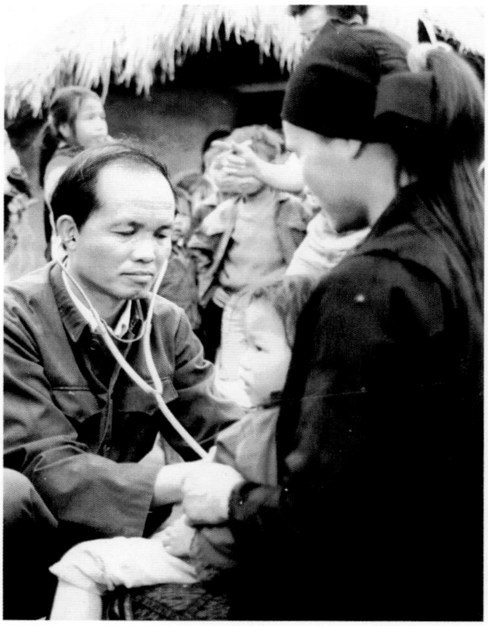

1984—1985年，李国桥在东方县下乡医疗。从东方基地，到后来的三亚热带医学研究所和粤海医院，他一直坚持免费为疟疾病人治疗，免费为疟疾病人提供食宿。他定期到深山黎寨开展疟疾预防，不畏艰辛，深入到每家每户宣传疟疾防治知识，并发放疟疾预防药物，在当地受到群众好评。

1986年5月，李国桥在东方基地。

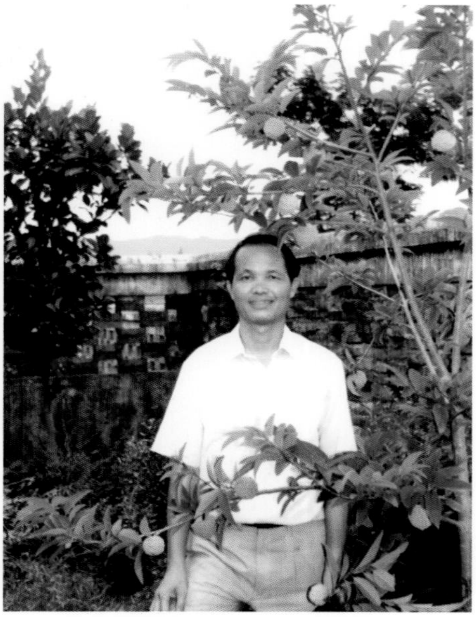

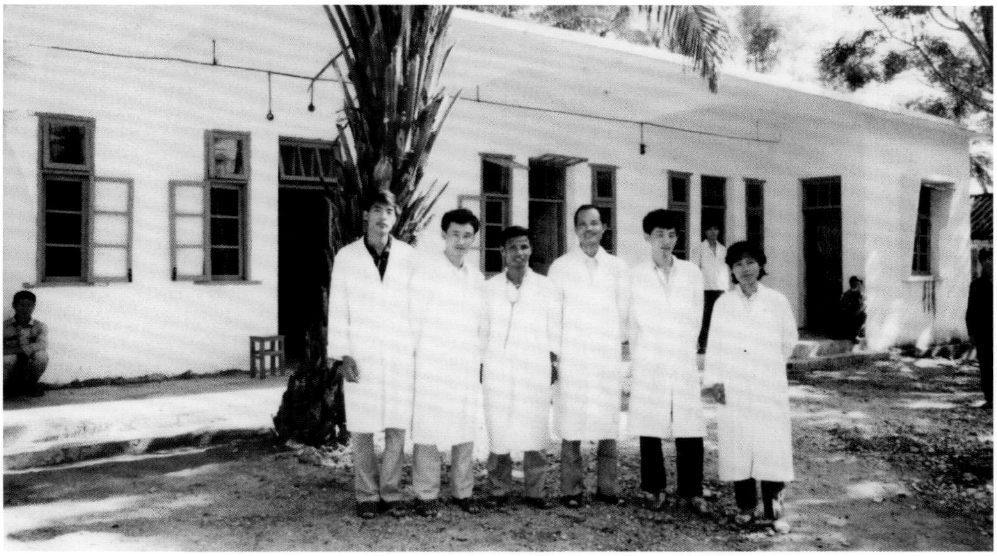

1986年，东方基地的工作人员在自建的病房前合影，左4为李国桥。

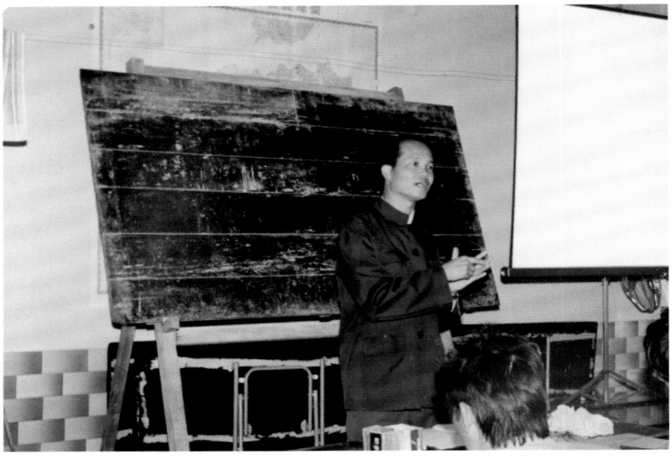

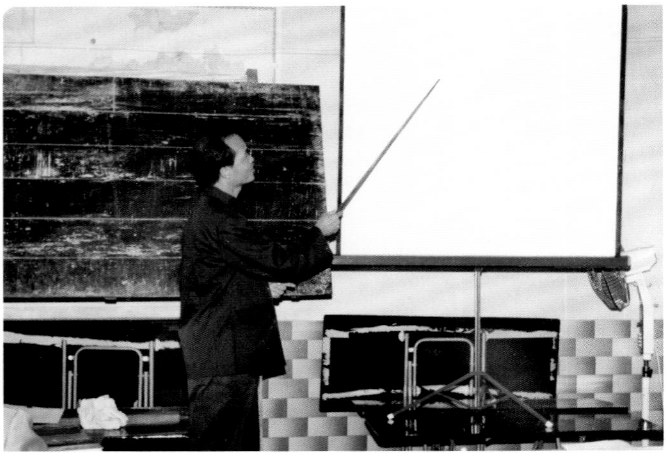

1985年12月，李国桥在海南抗疟典型示范区毛阳做青蒿素的讲座，参加学习的都是海南的抗疟骨干。

符林春口述　我第一次到东方县的时候，基地初步建起来了，没有完全建好，但是可以住人了。我们去以后还得参加一些基建，如种花、铺草坪、挖排水沟、修水池等环境整治工作。每天都要参加体力劳动，经费紧张，请不起人，所有的工作都是我们自己亲力亲为，包括搬砖、搬石头。因为刚建好的基地还需要不断地调整、变动，我去的时候厨房还没有，我们自己建了一个茅草房当厨房。

当时劳动强度非常大，工作又非常忙，我既要管

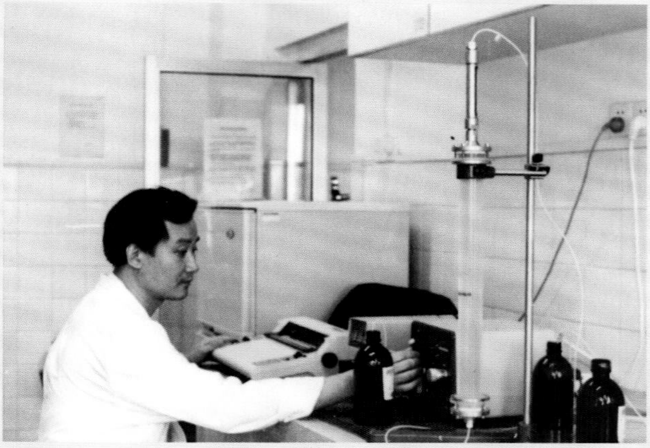

1989年，符林春在东方基地。

临床治疗，还负责做心电图，还要下到寨子找病人和追踪病人。下了班回来还要参加体力劳动，谁有空谁买菜煮饭。一天的工作下来，晚上还要看心电图，整理材料，半夜还要起床，凌晨3点要起来涂片，因为要观察每4个小时药物对疟原虫的控制情况。

做青蒿琥酯临床研究时，给病人进行静脉注射给药都要自己亲自执行，因为剂量是按千克体重计算出来的，每个人的体重不一样，用药量也不一样，定好药量，溶解药物，定量抽到针管里，这些都不能搞错，必须亲自做，最多叫护士跟着，每给完一个病人的药就帮忙在病人名单上打钩。所以我们得到的资料都是非常真实客观的，经得起他人的重复，经得起全世界的专家重复，绝对没有问题。我也练就了比较高水平的静脉注射技能，没电灯拿个手电筒照一下就可以打到静脉里去了，当时眼睛很好，一个人去打针，只能把手电筒放到病床上，因为病人这时候发烧，很累，很难受。

我们人手就这么多，研究任务又那么重，青蒿素栓、青蒿琥酯注射剂、蒿甲醚油注射剂、蒿甲醚胶囊和片剂、青蒿琥酯片剂、双氢青蒿素等这些新药的临床研究都是由我们主持和组织的。每天除了工作就是工作，吃顿饭也是匆匆忙忙的。李国桥教授早上起来，有空就给大家煮早餐，一边煮早餐，一边做他的研究。我的早餐基本上是没有和大家一起吃的，早上6点多我就要赶到病房，一般吃早餐都是9点以后。给药治疗、临床观察、办出院和住院手续、交代病人随访事项等都要我们自己做，甚至给病人铺床，有时还要给病人做饭，自己没时间，经常下午1点、2点才吃午饭，保证病人先吃。要跟病人聊天，安慰他们，因为青蒿素杀灭疟原虫的速度很快，可能用药以后第2天就退烧了，但是我们必须观察病人到7~8天，要检查各种指标，总要想办法留住病人，不能让他走，走了就没有材料了，所以我们要跟病人交朋友。因此每天都很紧张，时时都在工作，总觉得时间不够用。工作也非常艰苦，下着雨，还要去黎村苗寨里踩点，找病人，或者回访，病人不来，我们就得下去。学校给了一辆报废车，经常坏在路上。后来买了一辆摩托车，就开着摩托车上山下乡，我不会骑，就坐在后座上。

到1987年，我们开始筹建三亚热带医学研究所，李国桥教授和郭兴伯教授大部分时间都在三亚，这样一来，东方基地的人更少，临床医生就变为一两个人了。后来招了护士、技术员，多的时候五六个人，少的时候两三个人。我有一次感冒，3个月都没有好，为什么？劳动强度太大了，抵抗力很低。不可能请假，就是在那里休息一下都不行，我休息就要关门了，每天还要工作十几个小时。每次同事们回到基地，都说：你又感冒了。我说：还是那次感冒。

我感觉到要做这件事情，就得全心投入。每次去东方县，基本上大半年都不能回广州，家里面有什么事情我不知道，那时也没有手机，医院里有一个电话，但家里面没有电话，所以跟家里面联系得比较少。有一次接到家里的电报，小孩生病住院了，要我回家。当时正在刮台风，我冒着台风坐车到海口坐船回广州，路上树都被吹倒了，车窗要全部打开，让台风穿过去，不然台风会把车吹翻了。（2019年4月13日）

## 热带医学研究所

1986年秋，李国桥开始筹建广州中医学院三亚热带医学研究所，在建设之初，即确立了经济独立、自主招聘人才、走科医工贸相结合道路的发展方向。由广州中医学院给予50名编制的基本工资，建所经费全部自筹。三亚市政府在大东海榆林岭划拨72亩荒地山坡作为建所基地。

李国桥口述　我们的机构名称，对外最初是广州中医学院“523”小组，对内则是广州中医学院疟疾研究室。1986年，根据国家的教育形势，学校决定成立几个研究所，正式下了文件，我们的研究室就可以发展为研究所。我考虑到要找一个比较好的地方建所，就到海南的南部找来找去，觉得三亚最理想，因此最初是叫三亚热带医学研究所[①]。启动资金30万元，包括科研节余12万元，卫生部拨款6万元，广东省拨款12万元。我们不仅靠奉献创业精神建三亚热带医学研究所，还于1987—1992年先后借贷240多万元：广东省中医院吕玉波院长借给我几十万元，还申请了银行贷款。我在那几年集中获得了一些荣誉，如全国劳动模范、五一劳动奖章、广东省优秀共产党员等，各方面都在报道，我的事迹甚至都上了小学课本。我凭什么拿到三亚的72亩土地，又能向银行贷款？就是利用自己的名声在外，所以能获得各方面的支持。我到三亚去找地，因为跟当地的关系好，三亚国土局局长带我跑，找了十几二十个地方，最后来到大东海，南边面向大海，我说行，就定了那里。当地就给了我72亩地，而且不用钱，但是要赔偿一些土地上的建筑物拆迁款。我当时提出医疗、科研、工贸要结合起来。为了找钱，我在三亚首先办医院，办医院的目的是要办研究所，“以医养研”，我们在校内的机构名称是三亚热带医学研究所，但是对当地打出来叫粤海医院。和东方基地一样，我们又选择了艰苦创业的道路，资金不足，所长、副所长、书记、副书记带头劳动，带动了80名来自全国各地的志愿者，经过3年多的努力，克服了重重困难，终于建起三亚热带医学研究所和粤海医院，1989年7月投入使用。靠粤海医院赚钱，办医院养研究所，以医养研，以后到越南建研究基地，到柬埔寨建研究基地，都是靠粤海医院的收益。粤海医院在郭兴伯管理的时候经营得很好，给我们提供了大量的研究经费。（2018年7月30日）

郭兴伯口述　我们在三亚建所时，刚好李国桥当选全国劳动模范，海南也经常请他做报告，当地领导对我们的工作是很支持的。原广州市委书记许世杰是海南建省后的第一任省委书记，建省时是筹备组组长，他两次去三亚都亲自到粤海医院看我和李国桥，他问我们：“你们两个说说，我们三亚市委的领导有没有经常来看看你们？哪个看、哪个不看，你们不用怕，告诉我。”我们讲和当地周边有一些矛盾，他就和我们讲：“新任的三亚市委书记（刘名启）明天就来报到，我让他明天先来你们这里报到，然后再到市委报到。”领导这么支持，什么矛盾都解决了。我们和他一点关系都没有，他能够对知识分子这么尊重，让我们很感

① 后来因团队扩展研究方向，广州实验条件更好，研究所主体逐步回迁广州，改称广州中医药大学热带医学研究所。

动。我们走自负盈亏、自主招聘人才的道路，在《健康报》上登招聘广告，全国各地2000多人报名，我们招收了20~30个人，靠粤海医院医疗创收每年两三百万元，用来支持研究所运营，去越南建基地、搞研究。研究所就在三亚市，位置很好，三亚旅游业发展起来后，研究所所处的地方更是黄金地带了。（2018年8月28日）

（李国桥）在为热带医学研究所筹建工作中，以自己的模范行为带动研究所的同志，在研究所筹建过程中，为了选好办所地点，他跑遍了三亚市的每个角落，为了筹集资金和求得有关部门的支持，他找到了中央、广东省、海南和三亚市有关领导和同志；总之一年多来，他为研究所的筹建而东奔西跑，目前已筹集了经费，研究所正破土兴建，部分建筑已投入使用，为我国热带病防治研究打上中西医结合的烙印和力求赶上国际先进水平做出了贡献。在科研工作方面他带领全所人员，发挥疟疾临床研究优势，努力发掘潜力，依靠科研高效率、高质量赢得信誉，把科研工作搞活。从去年以来，研究所以民间科学技术合作形式，同瑞士罗氏公司驻香港的罗氏远东医学研究基金会等单位签订了《法西密对恶性疟配子体感染性影响的研究》等9项科研课题。目前，已完成了5个课题，其余4个也将于今年底基本完成，获得了近12万元人民币和近3万美元的科研经费，所得经费全部用于研究所的建设，研究所的人员没拿应得的提成。李国桥同志就是这样一位立足于群众、着眼于贡献的优秀共产党员，他为改变我国的热带病防治研究落后状况，为贫穷地区群众防治疟疾做出了贡献。（《广东省高等学校优秀党员登记表》，1988年。见李国桥人事档案，现藏于广州中医药大学人事处档案科）

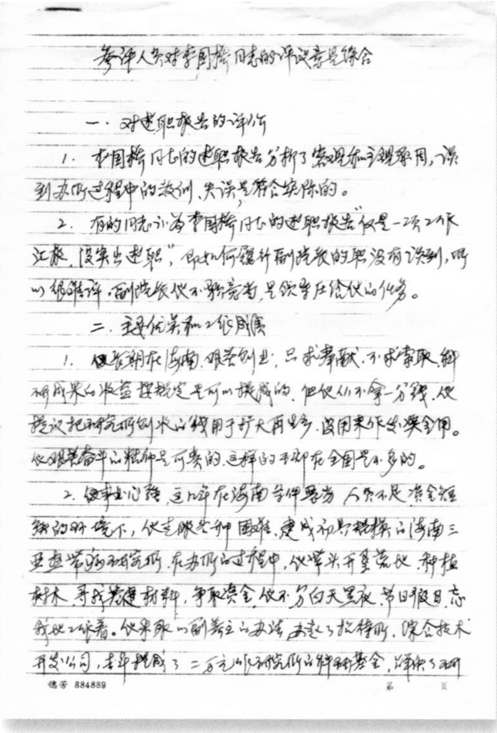
参评人员对李国桥同志的评议意见综合

一、对述职报告的评价

1. 李国桥同志的述职报告分析了[illegible]，谈到办所过程中的教训、失误是符合实际的。

2. 有的同志认为李国桥同志的述职报告"仅是一项工作汇报，没突出述职"，即如何履行副院长的职没有谈到，所以很难评。副院长[illegible]，是领导压给他的任务。

二、主要优点和工作成绩

1. 他长期在海南，艰苦创业，只求奉献，不求索取。科研成果的收益按规定是可以提成的，但他们不拿一分钱。他提议把研究所创收的钱用于扩大再生产，没用来作奖金用。他艰苦奋斗的精神是可贵的，这样的干部在全国是不多的。

2. 他事业心强，这几年在海南条件艰苦，人员不足，资金短缺的环境下，他克服各种困难，建成初具规模的海南三亚热带病研究所。在办所的过程中，他带头开垦荒地，种植树木，寻找建材料，争取资金，他不分白天黑夜，节日假日忘我地工作着。他采取以副养主的办法，办起了招待所，综合技术开发公司，去年提成了二万元作研究所的科研基金，解决了研

德芳 884889 第 页

1989 年 4 月，广州中医学院对李国桥的考评中重点指出了他在建设三亚热带医学研究所中的付出和成绩。

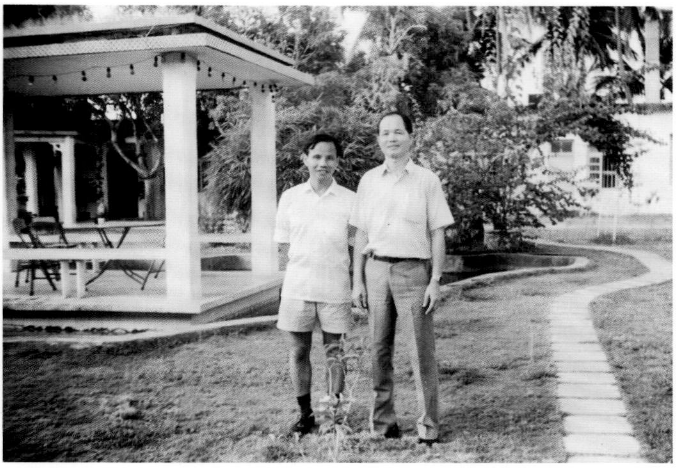

1987 年，李国桥和郭兴伯在三亚建设热带医学研究所的同时，租借部队的旧营房兴建滨海招待所，提出“以所养所”——以滨海招待所创收支持三亚热带医学研究所建设和科研。

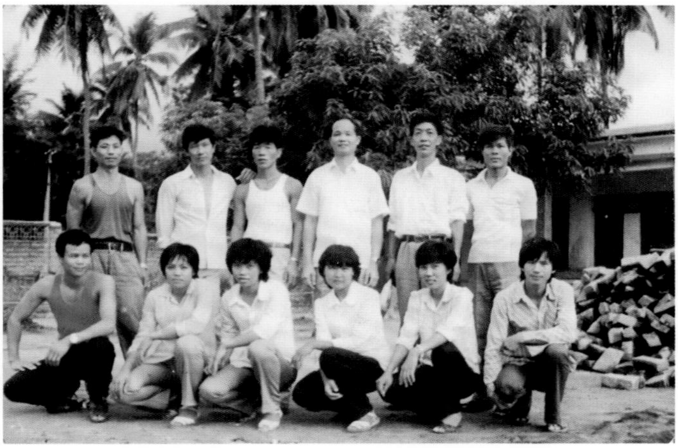

1987 年，三亚热带医学研究所筹建期间，和建设东方基地时一样，所有工作人员都参加劳动。全体人员每天上山开荒，平整土地，平均每人每天义务劳动 1.5 小时。

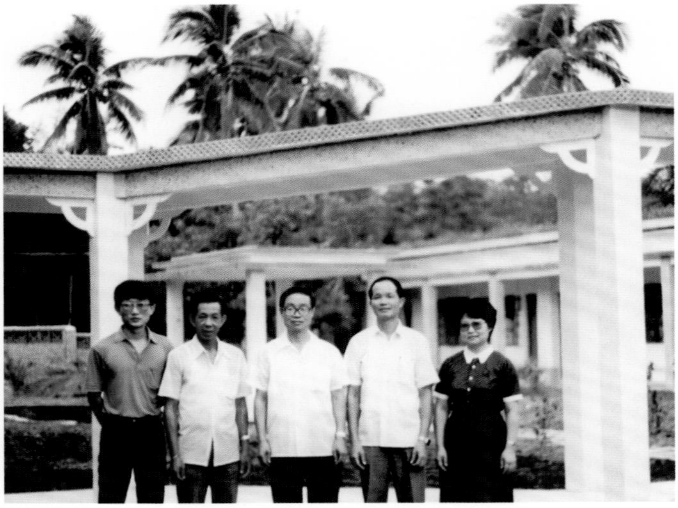

约 1987 年，上级领导到滨海招待所了解研究所的建设情况，左 2 为郑万彬，长期在海南从事防疫工作，此时加入李国桥团队，是当时建设招待所和研究所的主要骨干。左 4 为李国桥。

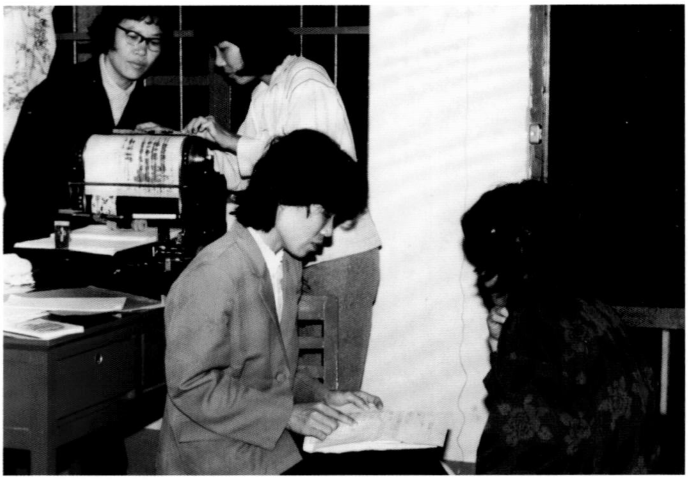

为了实现“以所养所”的目标，李国桥团队的工作人员主动承担起培训招待所服务人员的工作。左 1 为李珍秀，左 2 为林丹娜，左 3 为简华香。

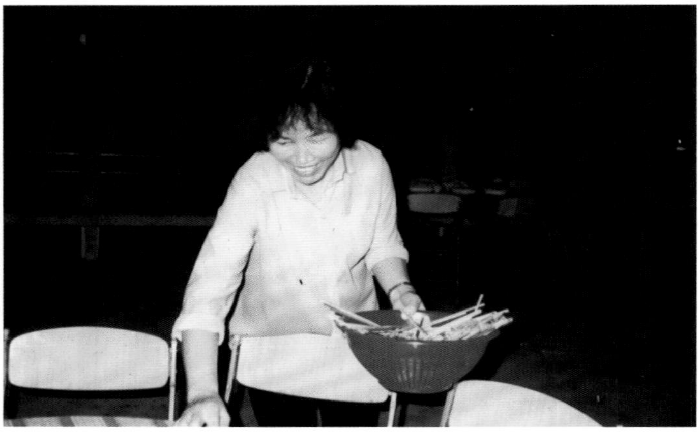

李珍秀为新招聘的服务人员进行卫生和宴席服务的示范培训。

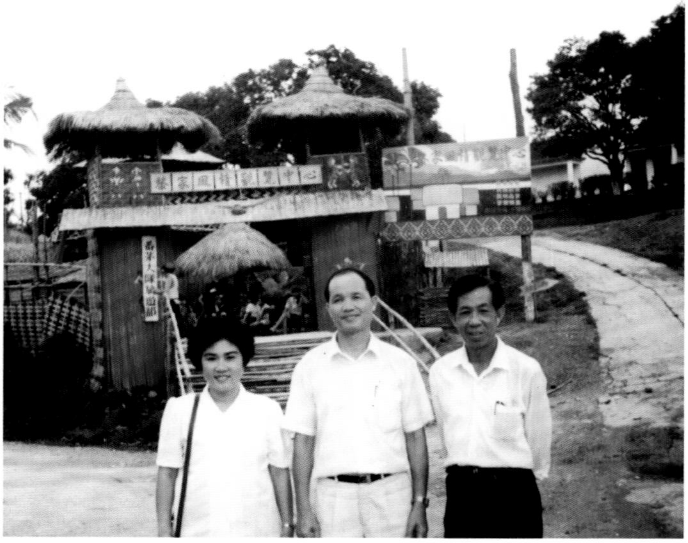

广州中医学院党委副书记黄小玲（左 1）到三亚了解热带医学研究所建设情况，下乡参观黎寨。左 2 为李国桥，左 3 为郑万彬。

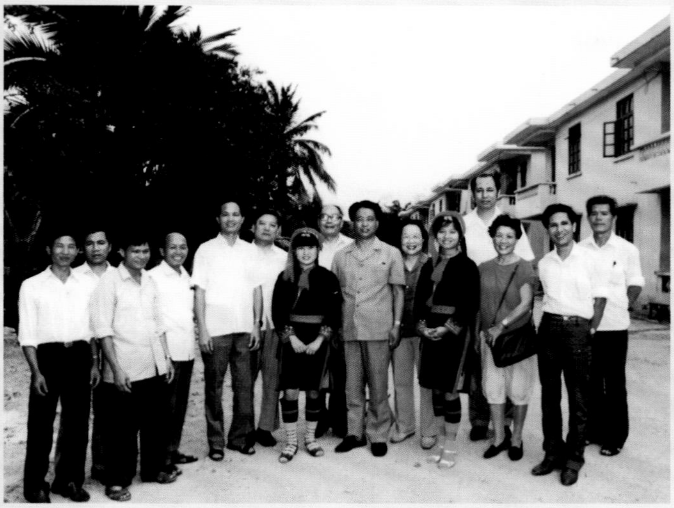

卫生部和青蒿素指导委员会派员考察三亚热带医学研究所建设工作。左5为李国桥，左6为周克鼎，左8为军事医学科学院周廷冲（中国科学院院士），左9为卫生部科教司司长许文博，左10为军事医学科学院黄翠芬（中国工程院院士），左12为王秀峰。

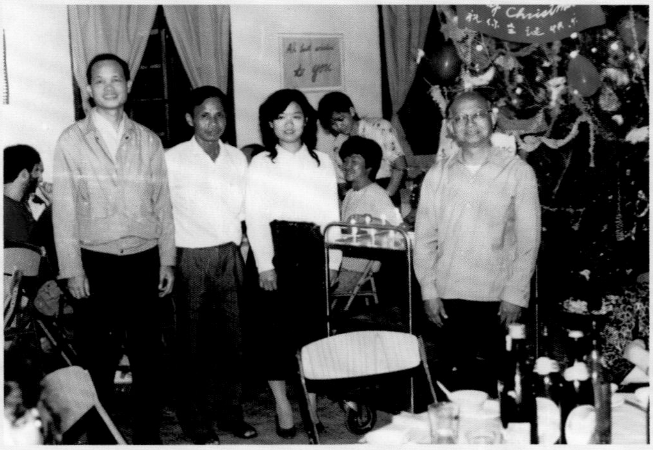

李国桥（左1）、郭兴伯（左2）在三亚热带医学研究所接待杨复（左4）。杨复原为广州中医学院图书馆主任，曾与李国桥共同创办海南六·二六大学，为海南培养高水平的基层医务人员。

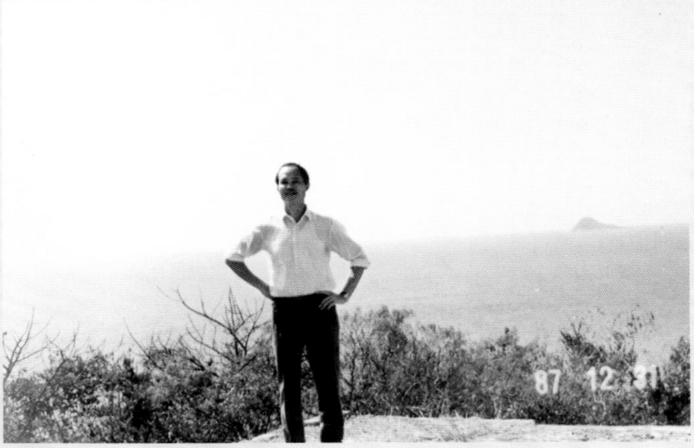


1987年李国桥在三亚，海日初升，意气风发。

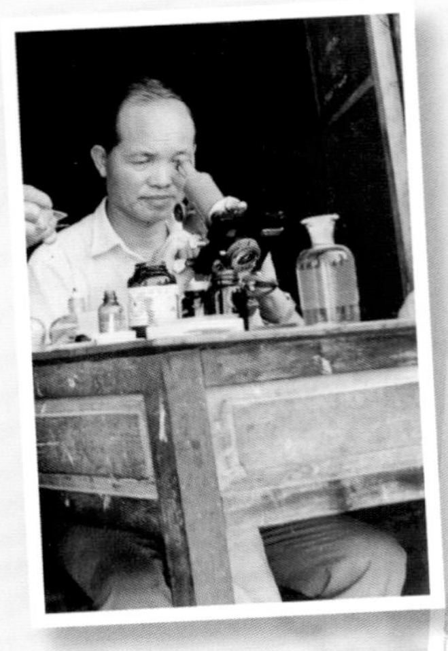

1988 年夏，李国桥在三亚下乡寻找疟疾病源。

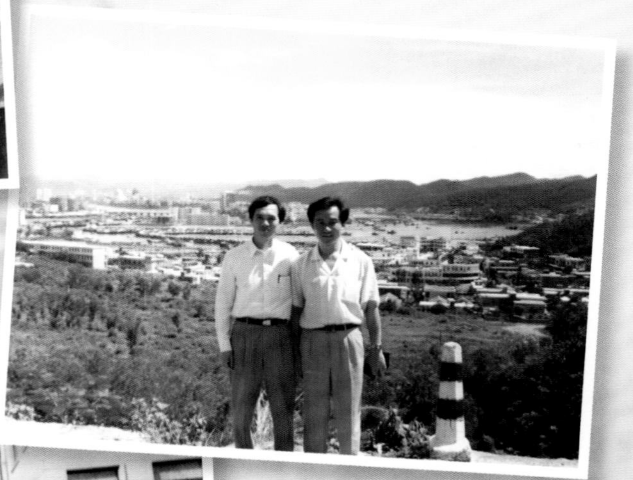

左起：王文龙、符林春。1988 年在三亚。

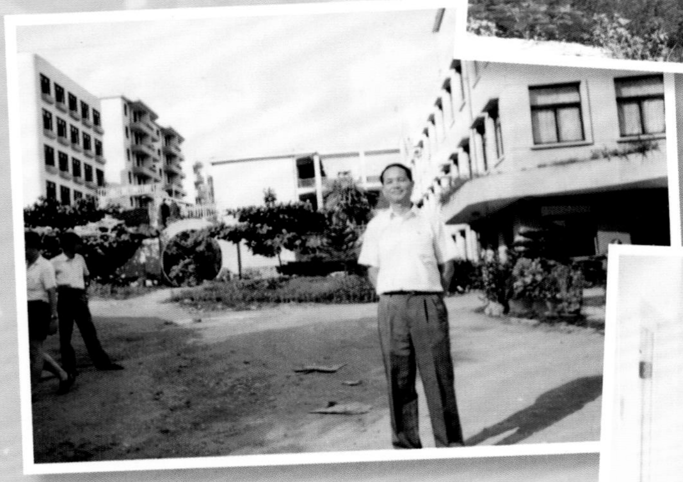

1990 年，三亚热带医学研究所（粤海医院）建成，建筑面积 3300 平方米，病区 2 个，病床 80 张。李国桥在粤海医院留影，左边是病房，右边是门诊部，中间是花园的雏形。

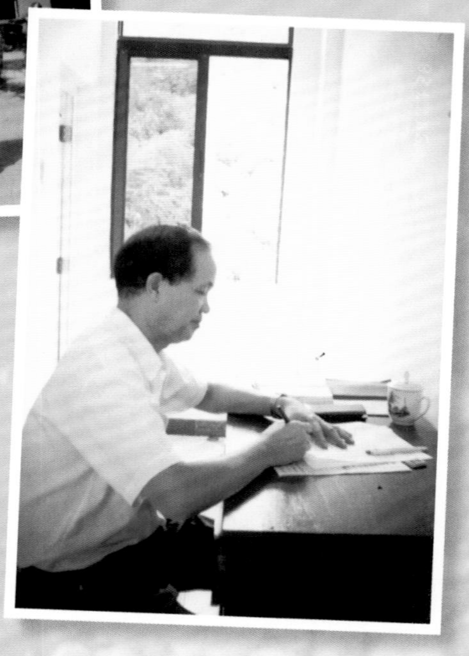

在三亚热带医学研究所，李国桥第一次有了一间专用的、比较漂亮的办公室。

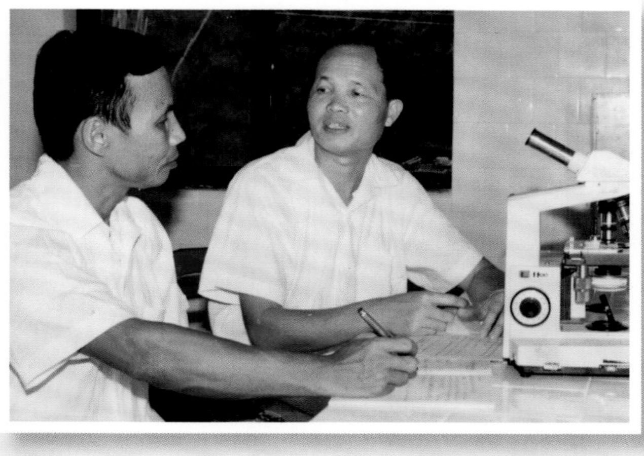

李国桥与郭兴伯在三亚热带医学研究所探讨工作。

1990 年 2 月，三亚热带医学研究所准备开业，学校领导带队检查工作，左起：李国桥、广州中医学院党委书记杨建宇、广东省中医院党委书记史德林、广州中医学院第一附属医院院长陈宏珪。

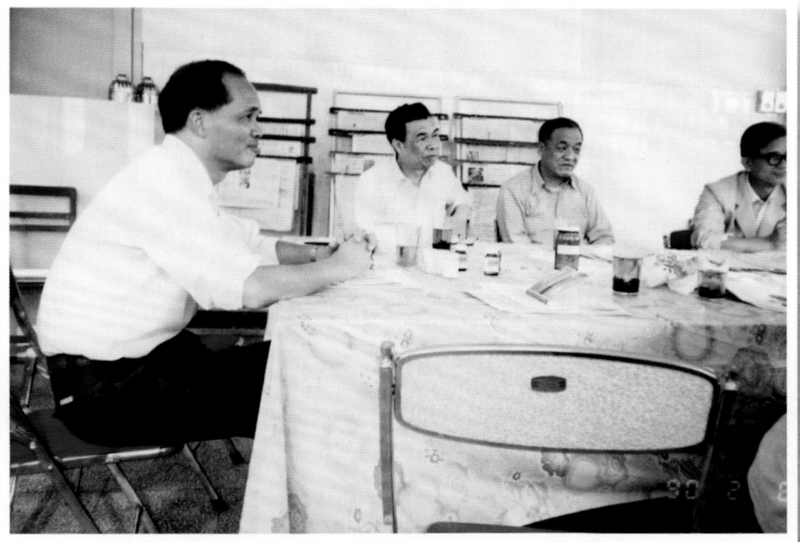

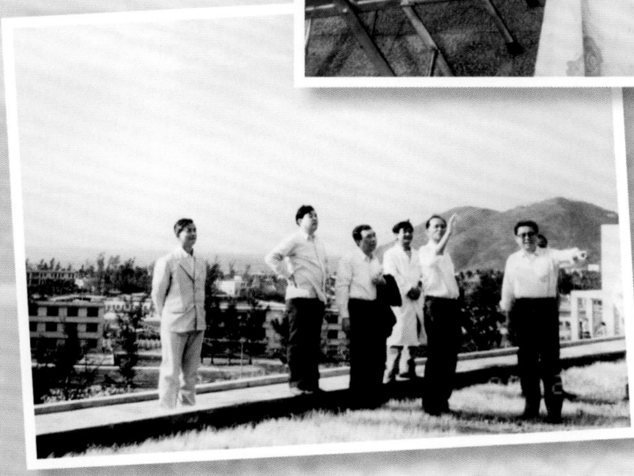

左 1 为广州中医学院副院长丘和明，左 2 为广州中医学院第一附属医院党委书记刘震东，左 3 为杨建宇，左 5 为李国桥，左 6 为广州中医学院院长李任先。

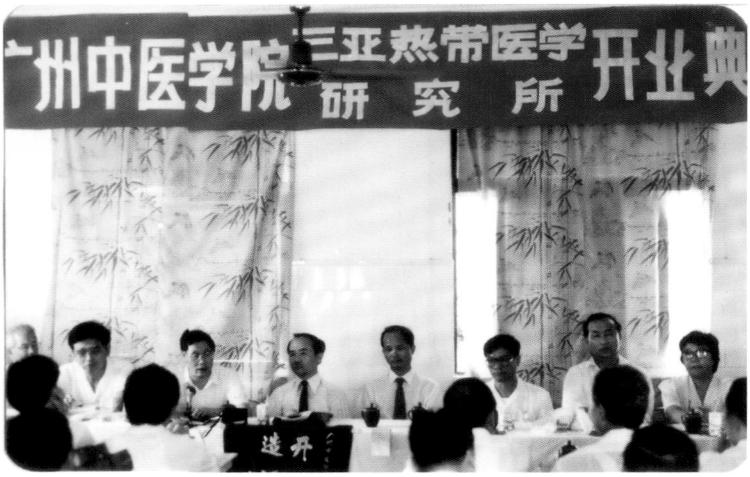


1990 年 8 月 9 日，广州中医学院三亚热带医学研究所举行正式的开业典礼，右 4 为李国桥。

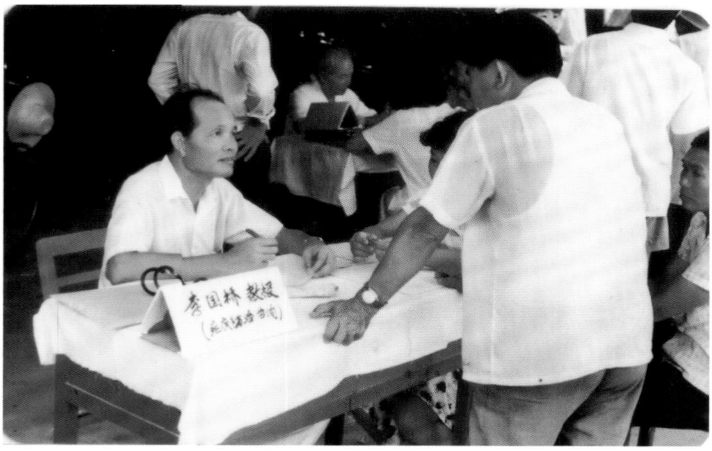


为庆祝三亚热带医学研究所开业，李国桥邀请广州中医学院的名医来到三亚为当地群众义诊。

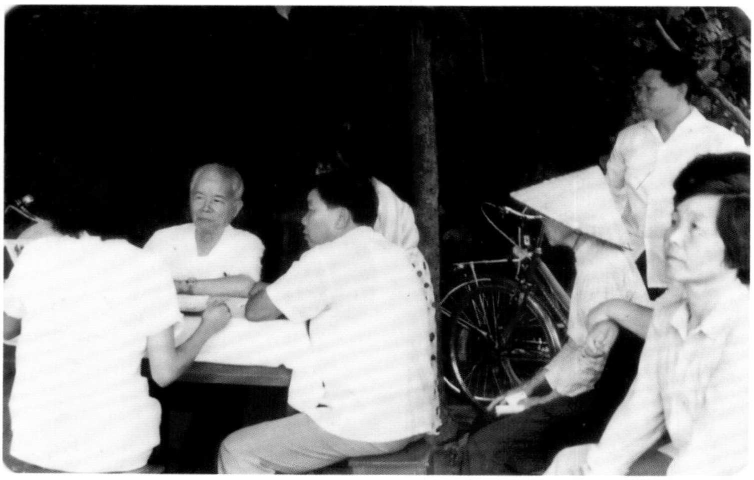

全国名老中医邓铁涛亲自参加了义诊。

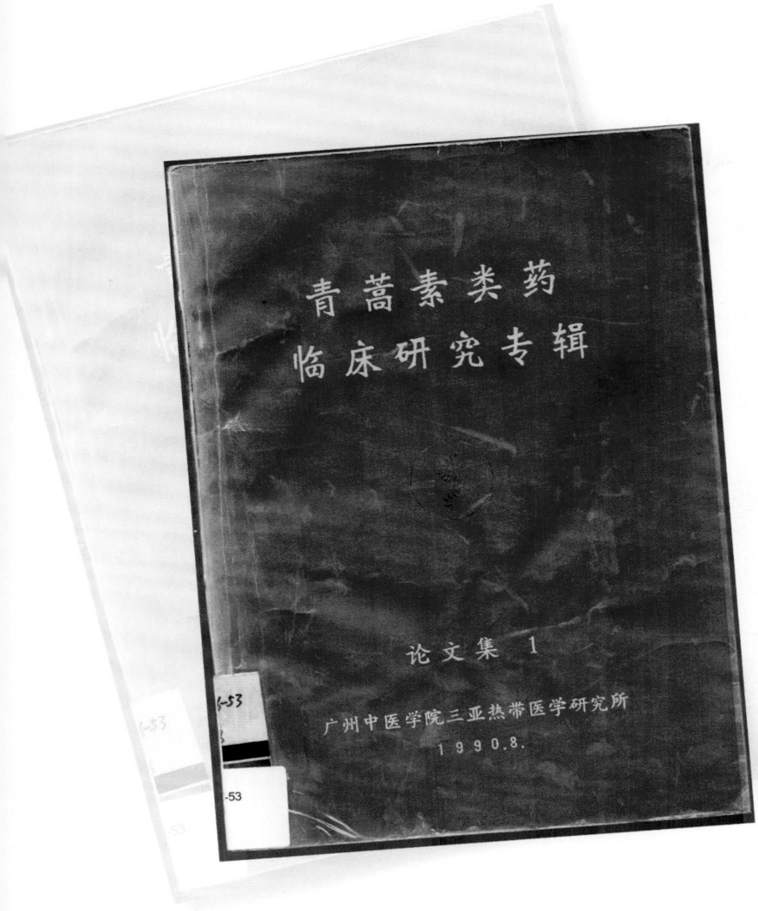


⊂ 李国桥将团队多年来关于青蒿素类药临床研究的主要论文汇编为《青蒿素类药临床研究专辑》，作为研究所的第一辑论文集。论文集由罗氏亚洲医学研究基金会资助出版了英文版。

三亚热带医学研究所的工作引起卫生部的注意。1991年，卫生部部长陈敏章、副部长何界生，国家中医药管理局副局长褚国本等前来考察。陈敏章为三亚热带医学研究所题词："发扬艰苦创业，依靠自力更生，科技进步，为国争光。"

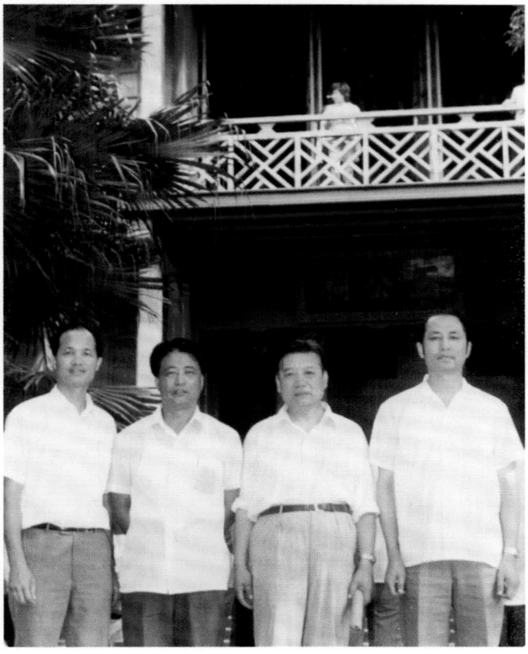

⊃ 1992年5月，卫生部科教司派员来考察。左起：李国桥、卫生部科教司司长许文博、周克鼎、卫生部科教司王秀峰。

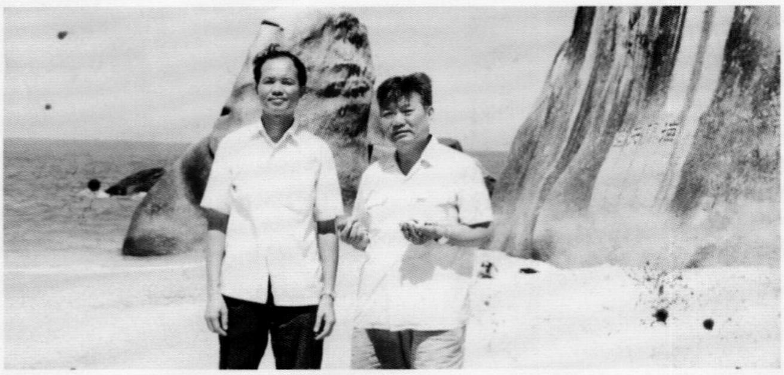

李国桥和周克鼎在海南重聚。

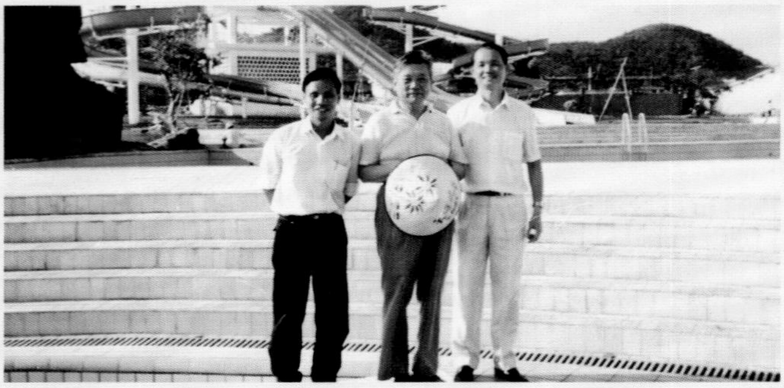

左起：郭兴伯、周克鼎、李国桥。

施凛荣为原全国“523”办公室助理，李国桥的老战友，通过这次考察，施凛荣看到李国桥仍在坚持大家共同的事业，看到三亚热带医学研究所发展的勃勃生机，深受感动，产生了来广州中医学院工作的意向。1995年他退休后来到广州中医学院协助李国桥，共同为青蒿素的研究开发、消灭疟疾而奋斗。

团队成员小传

施凛荣，1938年生，广东潮州人。1956年初入伍，9月进入军事医学科学院任练习生、技术员。1966年参加“523”项目，1967年底调全国“523”办公室。1978年回军事医学科学院工作，曾任军事科学院院务部副部长。退休后受李国桥邀请，担任广州中医药大学热带医学研究所副所长、研究员及青蒿研究中心顾问等职。

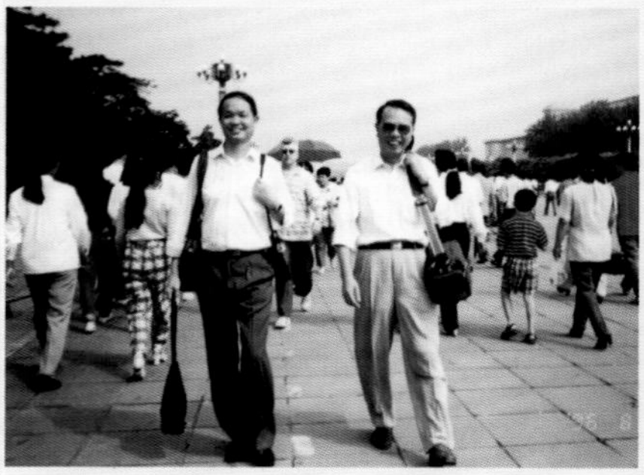

1996年8月，李国桥和施凛荣在北京。

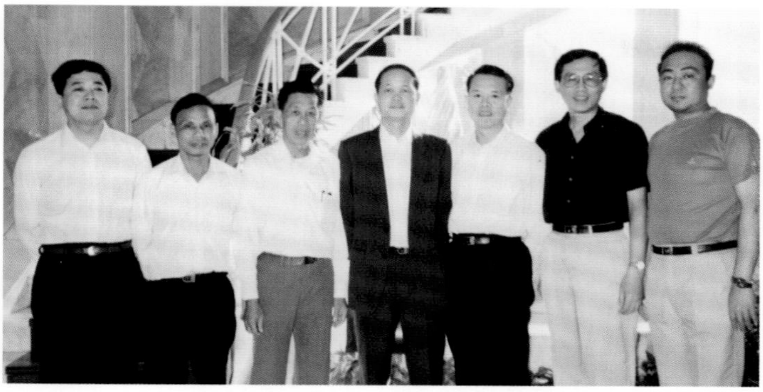

1993 年 2 月，军事医学科学院来三亚热带医学研究所考察。左 2 为郭兴伯，左 3 为郑万彬，左 4 为李国桥，左 5 为施凛荣。

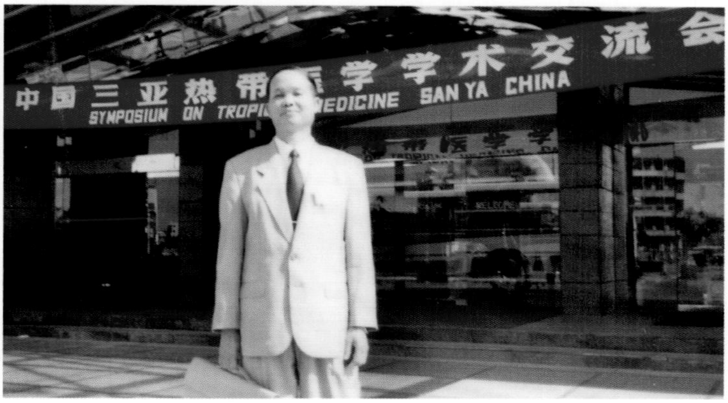


1995 年 12 月，三亚热带医学研究所成立五周年之际，举办了中国三亚热带医学学术交流会，国内外 40 多名学者与会。图为李国桥。

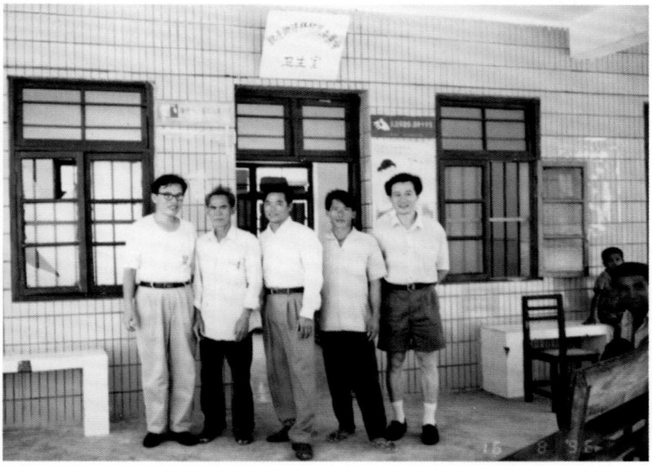

1996 年，李国桥团队在三亚雅亮乡洋林村卫生站，设立疟疾临床观察点。左起：李广谦、当地卫生院领导、王文龙、钱本顺、符林春。

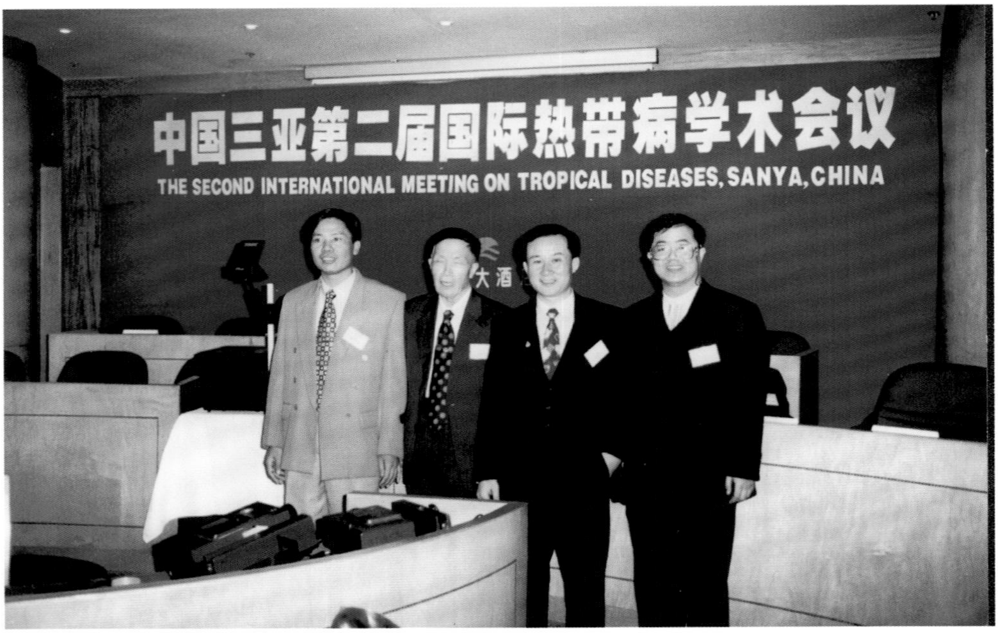


1999 年 12 月举办的中国三亚第二届国际热带病学术会议，由广州中医药大学热带医学研究所与中华医学会热带病与寄生虫学学会联合主办。会议期间合影，左起：王新华、第二军医大学寄生虫学教授陈林、符林春。

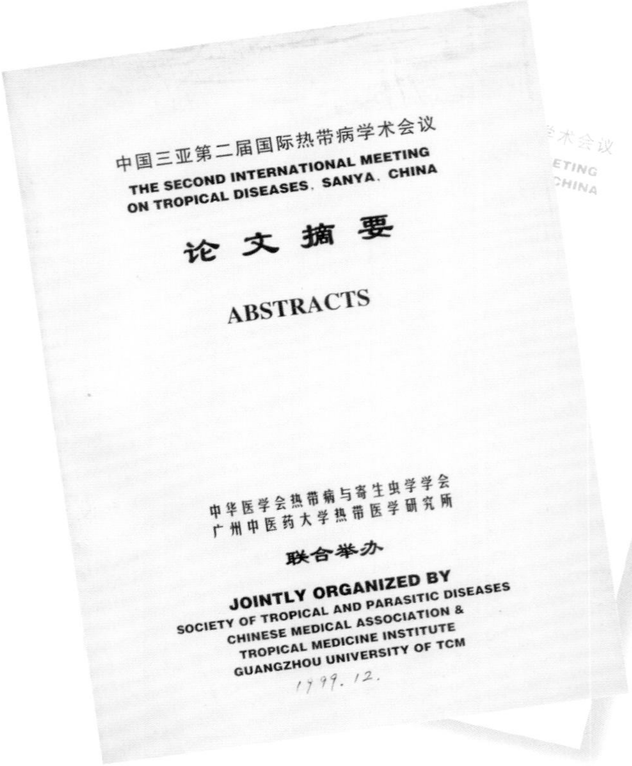

中国三亚第二届国际热带病学术会议
THE SECOND INTERNATIONAL MEETING ON TROPICAL DISEASES, SANYA, CHINA

论文摘要

ABSTRACTS

中华医学会热带病与寄生虫学学会
广州中医药大学热带医学研究所
联合举办

JOINTLY ORGANIZED BY
SOCIETY OF TROPICAL AND PARASITIC DISEASES
CHINESE MEDICAL ASSOCIATION &
TROPICAL MEDICINE INSTITUTE
GUANGZHOU UNIVERSITY OF TCM
1999.12.

中国三亚第二届国际热带病学术会议论文摘要。

李国桥邀请了施凛荣等一些“523”项目的老战友和其他有名望的教授来到他的团队，帮助他开辟新的研究方向。

李国桥口述　军事医学科学院的焦岫卿，也是在“523”任务中有很突出贡献的，我觉得他敢于提出不同意见，而且有建设性，他一退休我就马上把他拉过来。还有上海第二军医大学的陈林，昆明军区的朱宇同和张美义。我们的病毒研究室，后来发展出艾滋病等研究方向，朱宇同教授的病毒研究提供了很好的基础。他的爱人是张美义，昆明军区的药物局主任，她一退休，我就把她请过来，当时热带医学研究所也有一个药物研究室，这一摊就是靠她建起来的。施凛荣主要是帮助我搞团队管理，他比较擅长这方面的工作。中国医学科学院的卢耀增搞艾滋病研究，他和他的夫人吴小娴也是一退休就被我请过来的，他们帮助我们把艾滋病研究搞起来了。（2018年7月30日）

在李国桥的规划和团队成员的支持下，1990年代初，热带医学研究所建成了疟疾防治、原虫蚊媒、临床药理、病毒、肝炎、中药制剂等研究室。1991—1995年，李国桥团队主要在越南进行脑型疟与青蒿素复方的研究。1995年以后，李国桥团队在越南的主要研究工作基本完成，开始重新规划发展方向，因广州的研究条件更好，热带医学研究所主体逐渐回迁广州。陆续又有一些新生力量加入李国桥团队，如王文龙、王新华、宋玉宗、陈沛泉、谈博、李广谦、李海波、宋健平、黄荣岗、黄德裕等，他们给团队带来生机与活力。

团队成员小传

王新华，1960年生，广东南海人。1990年在广州中医学院取得医学博士学位，1992年加入广州中医学院热带医学研究所，是青蒿素临床研究和推广应用团队的核心成员，在青蒿素的国际推广、复方研发方面做了大量工作。1996年起任副所长，是团队的领导与骨干之一，在规划团队发展方向等方面起到了关键作用。后曾任广州中医药大学副校长。2012年起担任广州医科大学党委常委、党委副书记、校长。

王新华口述 我博士在读的时候，李国桥教授就希望我加入他的团队，一直动员我，因为我是全国第一届中医学的博士，1987级，1990年毕业，当时全校才6个博士，在学校比较受重视。另外，可以说在这6个博士当中我的英文最好，因为我一直都对学习外语比较感兴趣，而且从硕士开始就参加学校的对外教育工作，得到很多锻炼的机会。这时李国桥教授正要开展国际青蒿素的临床研究和应用推广，李教授本人的英文，阅读是没有问题的，但是听力、口语方面，可能还不能适应对外交流的要求，所以非常需要一个又懂专业、外语水平又比较高的助手。而且我的专业是温病学，疟疾是传染病，也属于中医的温病学范畴，所以李国桥教授很希望我能加入他的团队。我博士毕业之前，李国桥教授已经把他的一些文章拿给我翻译了，1990年三亚热带医学研究所建所时出的《青蒿素类药临床研究专辑》英文版，主要是我翻译的，所以在我还没有加入他的团队的时候，就已经对他的整个研究工作很熟悉了。毕业后，我先去外事处工作了一段时间，1992年，李国桥教授要扩大在越南的研究工作，更加需要我，我也觉得还是应该接受一下挑战，所以我加入了李国桥教授的团队。开始是借调，1993年就正式调到热带医学研究所。当时外事处也想留我，温病教研室也希望我回去。我为什么选择热带医学研究所呢？一个原因是它的研究国际领先，另一个原因是这里有我的用武之地，最能发挥我的专长，还有就是当时的热带医学研究所是非常有凝聚力的。

1995年以后，我们在越南的工作已经做到一定程度了，因为我们团队的方案，因为青蒿素，因为越南重视预防的综合措施，所以它的重症疟疾已经很少了，死亡率大大降低，如果再在越南搞脑型疟的研究，起步病例的来源已经不够充足了，所以整个队伍就必须撤回来。我们又在其他东南亚国家，如柬埔寨、印度尼西亚、缅甸等国，开展临床研究和青蒿素的推广应用，后来又拓展到非洲。在其他国家的临床研究与推广，跟越南的模式不一样了。在越南完全是我们这个团队常驻在那里工作，而在其他国家，除了柬埔寨后来搞快速灭源灭疟，有一段时间我们团队住在那里以外，更多的时候是我们依靠当地的力量，去进行临床研究和学术推广，我们不需要常驻国外了。热带医学研究所总部原来在三亚，后来海南建省后，医院业务发展也好、研究方向也好，必须有一些调整，所以热带医学研究所的总部就回到广州来，经过研究，确定了两大方向，第一就是疟疾研究必须继续做下去，第二就是将中医药治疗有优势的病毒性疾病的研究确定为热带医学研究所的重点方向，这一个大方向下又可以分成流感、乙肝、艾滋病三个分支。卢耀增教授是负责艾滋病研究的，朱宇同教授既是流感的老专家，又是乙肝的带头人。所以实际上两个大方向是疟疾和抗病毒，再细分的话是四个小方向。年轻人中，符林春负责艾滋病，我负责乙肝，张奉学负责流感。药学在张美义教授的带动下也跟上来了。这是一个新的布局，除了疟疾这个方向，增加了抗病毒的三个方向，国内外的研究工作同时推进。（2018年12月24日）

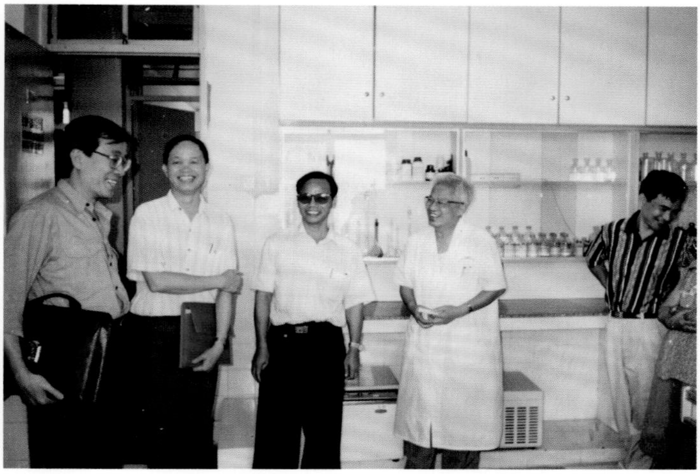

1998 年 8 月，军事医学科学院研究人员来考察热带医学研究所病毒实验室。左起：军事医学科学院研究人员、李国桥、郭兴伯、卢耀增、张奉学。

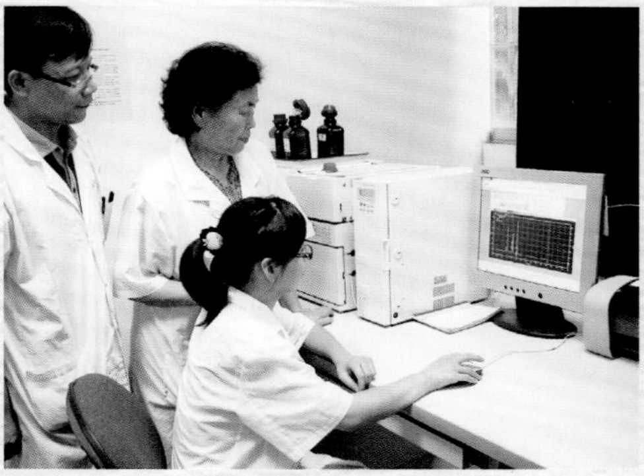

张美义在培养研究生。

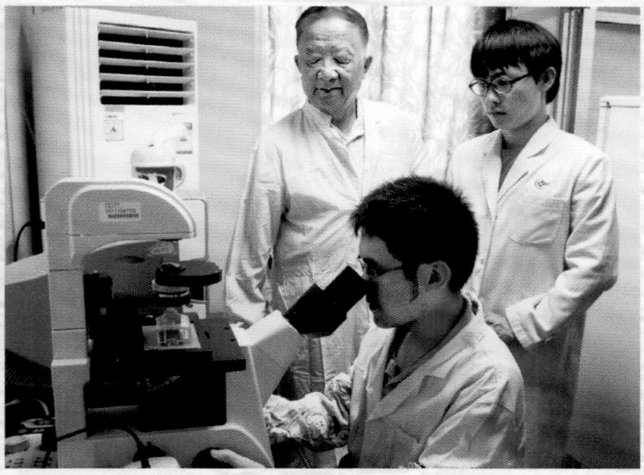

朱宇同在培养研究生。

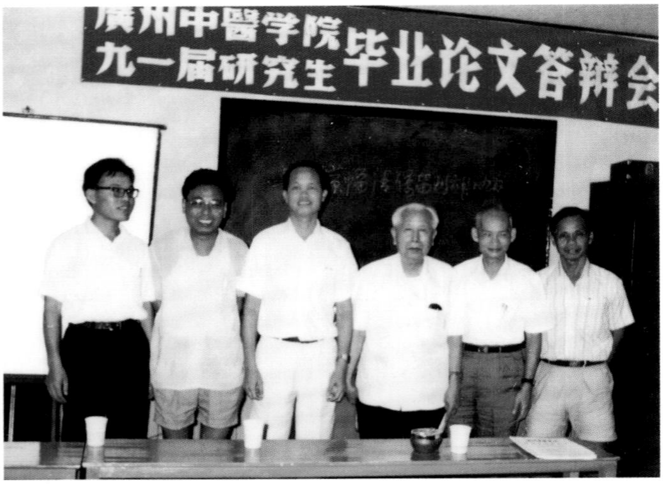


1994年，李国桥培养的研究生李广谦在进行毕业答辩。左1至左4依次为：李广谦、彭胜权、李国桥、刘仕昌，右1为郭兴伯。毕业后，李广谦加入了李国桥团队，后来出国发展。

为了年轻人的前途，为了团队的可持续发展，1990年以后李国桥很少在学术文章上署名第一作者，而是给团队的其他人更多的机会。

李国桥口述　从20世纪90年代以后，所有文章原则上都不排我为第一作者。因为团队的工作是很多人在做。比如配子体的研究，虽然课题是我的，设计也是我的，但是实验是陈沛泉来执行。看大量的显微镜、几十个病人的骨髓涂片、配子体的比较、检验方面大量的工作等是简华香来做，这些实际干工作的人都不能够排第一，什么都是我排第一，这怎么行？为什么今天能够那么容易消灭疟疾？就是因为陈沛泉他们做了配子体的研究工作。恶性疟配子体是最难解决的问题，病人吃你的药，完全好了，真的没有病了，但是配子体在他的身上，可以传播两个月。通过20世纪90年代中期到2000年初的研究，弄清楚了配子体的问题，其实用伯氨喹8毫克，24小时后就可以阻断传播，而且不溶血。过去伯氨喹谁都不敢用，就是因为会引起G6PD缺乏者溶血，现在我们把它的剂量降低到过去的1/5，甚至1/6，过去用的是45毫克，现在才用8毫克，所以就不溶血，这是陈沛泉他们的重要贡献。不同时期，团队的骨干人员很多。脑型疟救治时郭兴伯、符林春、王文龙是主力，不管是在国内还是后来到国外去，都是他们几个为主。王文龙是三亚市医院的医生，我觉得他工作不错，东方基地建成后他就参加了我们的工作，后来我把他正式调入三亚热带医学研究所，他临床搞得比较好，后来重症病人抢救主要靠他。王新华英语特别好，在国外开展工作主要靠他。宋玉宗是在越南开展复方研究的主力，他与越南疟区的人一起，真正做到了三同（同吃、同住、同工作）。他习惯了艰苦的研究条件，现在还在越南开展工作。潘隆华，原来也是团队的成员，后来成为新南方青蒿药业股份有限公司的总经理。谈博从柬埔寨工作时期（1998年后）开始参与团队的工作，科摩罗的快速灭源灭疟工作刚启动时，谈博是组长，第一任负责人，起的作用非常关键，不过2008年之后就没有再去科摩罗了，因为他原来是学校基础部的，后来又回到基础部工作。邓长生，2007年的时候他还是研究生，就参与了科摩罗的工作，2012、2013年，科摩罗昂儒昂岛、大科摩罗岛开始实施灭源灭疟，邓长生全程负责。（2018年7月30日）

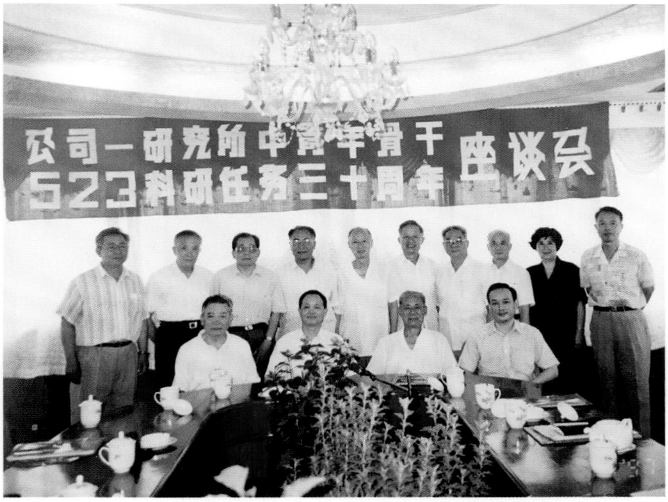


热带医学研究所致力于探索科技体制改革的新模式。为便于对外与企业合作，实现产学研更好地结合，热带医学研究所筹集发展资金成立了健桥公司，公司与研究所实际上是一套人马两块牌子。1997 年，举办了公司 - 研究所中青年骨干“523”科研任务三十周年座谈会。前排左起：周克鼎、李国桥、张剑方、钱潮。后排左 1 至左 5 依次为：焦岫卿、陈林、傅良书、王焕生、卫剑云，右 1 为施凛荣。

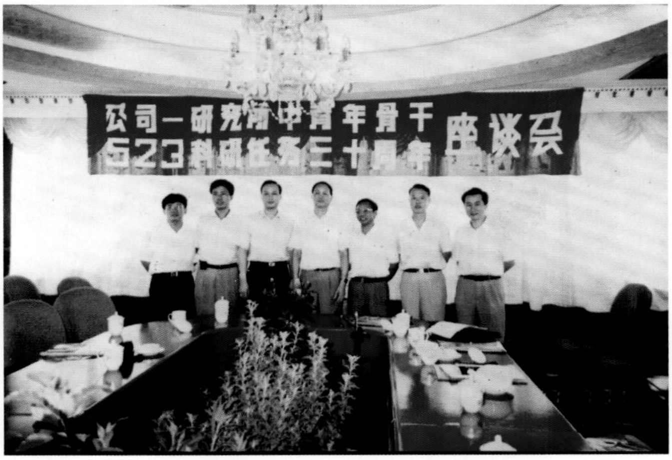


左起：华伦荣、王新华、钱潮、李国桥、郭兴伯、施凛荣、符林春。

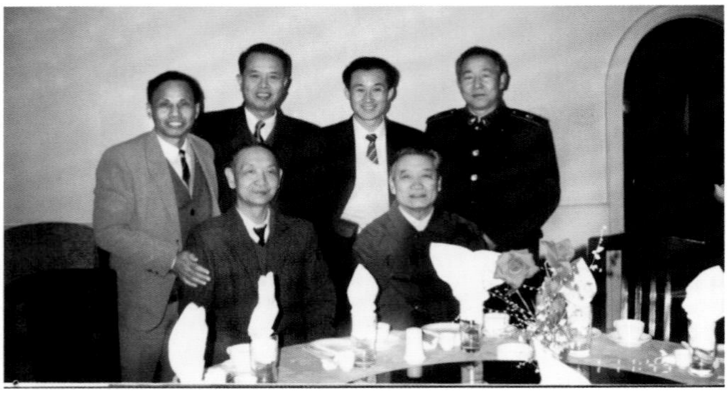

2001年，李国桥团队成员在北京，与军事医学科学院讨论抗疟药临床试验问题。前排左起：周义清、周克鼎，后排左起：郭兴伯、施凛荣、符林春、焦岫卿。

2006年，为了发挥广州中医药大学在疟疾与青蒿素研究方面的优势，李国桥组建了青蒿研究中心。2010年，学校改变了将青蒿研究中心挂靠热带医学研究所的管理体制，将青蒿研究中心与热带医学研究所脱离，独立运作。2015年，在学校的体制改革过程中，青蒿研究中心被撤销。这时，正将中西医结合医院和颐和养老院经营得有声有色的郭兴伯给予了李国桥极大的支持和帮助。李国桥、郭兴伯联名写报告给学校的领导，在他们的争取下，学校成立了青蒿研究室，继续推进国际抗疟事业。

郭兴伯口述　李国桥今年85岁了，因为对科研的执着，他还在坚持这个事业。他现在是很艰苦的，青蒿研究中心解散，我记得他当时很难过，我说：“不怕，老李，不管怎么样，我和你一起。”当年在海南三亚的时候，研究所发展得不错了，我说：“老李，我和你合作很久了，我希望在你发展得比较好的时候离开你这里，但是到了你以后困难的时候，我会来帮你。”我当时就和他说过这样的话，结果真的是这样。我退休以后，发展了一些产业，办了老人院，有1000个床位，搞得还不错。但是青蒿研究中心解散了，我说：“老李，你不用担心，你的研究一定要继续坚持，我支持你。”后来我和他联名写信给学校，要求把团队归到热带医学研究所，工资由我们自己支付，最后学校还是同意了。现在团队一个学校编制的人都没有，我们两个老头带着，继续搞青蒿素，我们现在的研究可以说还是走在世界前列的，盖茨基金很支持我们，对我们研究的方法、理论各方面都是肯定的。过去，一个地区彻底消灭疟疾要几十年，我们现在可以用半年的时间就消灭疟疾了，这是因为一方面我们研发了很好的药，对疟疾很敏感，另一方面我们有更先进的检查方法，所以可以用很短的时间、很少的经费解决疟疾问题。（2018年8月28日）

广州中医药大学热带医学研究所文件

中医热研[2015]8号

**关于我所成立青蒿研究室的报告**

学校领导：

根据学校对广州中医药大学青蒿研究中心解散后的处理意见以及原青蒿中心人员的请求，我所经领导集体研究，拟原则同意研究所成立青蒿研究室。研究室人员组成为原青蒿研究中心的部分人员，研究室日常管理由研究所负责，而人员劳务关系和经济责任由广州中医药大学热带医学研究所中西医结合医院负责（详见附件）。

专此报告。

广州中医药大学热带医学研究所

二〇一五年十二月十日

组建青蒿研究室的请示。

附件：

关于青蒿研究室隶属热带医学研究所的协议

甲方：广州中医药大学热带医学研究所

乙方：广州中医药大学热带医学研究所中西医结合医院

为了保持原青蒿中心的科研优势和我校青蒿抗疟团队的重大研究方向，我们组成青蒿研究室，由冯丽玲同志和詹利之同志负责，成员有杨家庆、曾庆慕、罗晓莉、周耀芳、胡四化等同志（附名单），还有病毒专家朱宇同、药学专家张美义和疟疾、临床专家郭兴伯、李国桥等教授仍然和我们一起工作。主要研究方向为：1、把快速灭源灭疟创新技术推向非洲、全球，和研制新一代青蒿素复方抗疟药；2、青蒿良种培育；3、中医药抗病毒和抗癌研究。本着互利双赢的原则，经双方公平、友好协商，签订本协议。

1.青蒿研究室行政上隶属热带医学研究所，冯丽玲副研究员（2010 年由我校评定）为研究室副主任，詹利之为室主任助理。本室人员均可参加热研所工会活动；经广东省人事厅同意，可按照学校有关规定申报专业技术职称资格评审，参加学校组织的相关继续教育培训、进修；

2. 党组织关系隶属热带医学研究所。原有 5 名中共党员(冯丽玲、詹利之、杨家庆、曾庆慕、罗晓莉)参加热研所党支部生活，隶属热带医学研究所党支部领导；

3. 若申报各级科研课题、成果奖励、发表文章，研究开发的技术、成果、产品，广州中医药大学（热带医学研究所）为第一研发单

-2-

请示报告的附件。青蒿研究室大部分工作人员不占用广州中医药大学编制，劳务关系由广州中医药大学热带医学研究所中西医结合医院（民营）管理。青蒿研究室通过协议的方式，挂靠广州中医药大学热带医学研究所，冯丽玲任副主任。

团队成员小传

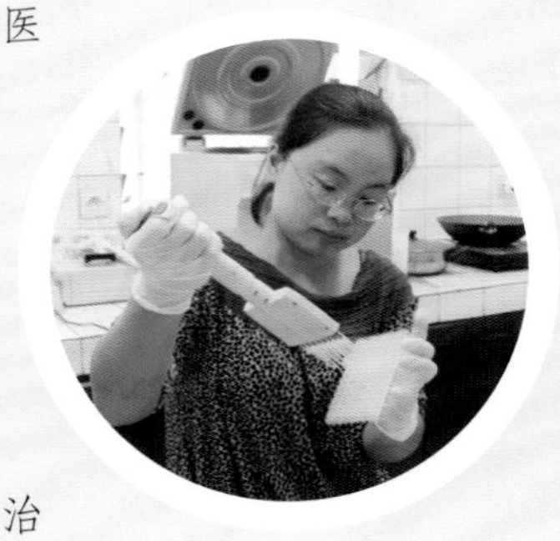

冯丽玲，女，生于1976年。2007年毕业于广州中医药大学中医临床基础专业，获医学硕士学位。2007年开始探索PCR查源技术。于2008年9月随李国桥团队赴科摩罗莫埃利岛开展援科摩罗快速灭源灭疟项目。于2013年10月，带领PCR小组在莫埃利岛对两年内仍有个别疟疾病人的11个村进行PCR全民筛查，发现200个阳性者，经Artequick加强剂量+伯氨喹8毫克治疗后的第10天，100%转阴性。该岛自2014年以后，均无当地感染疟疾病例，这表明PCR查源灭源解决了全球近百年来抗疟史上低带虫率、低发病率长期持续或反弹的难题。从2015年始，冯丽玲成为快速灭源灭疟团队的队长。

2005年起，李国桥尝试创造青蒿种植—提取青蒿素—复方青蒿素成品生产的产业链，通过公司+研究所+农户的模式，发动广东丰顺、清远等贫困山区农户种植青蒿上万亩。目前团队的青蒿种植产业发展良好，已通过种质筛选研发出高含量青蒿素的优质种源，青蒿种植基地扩大到湖南省。

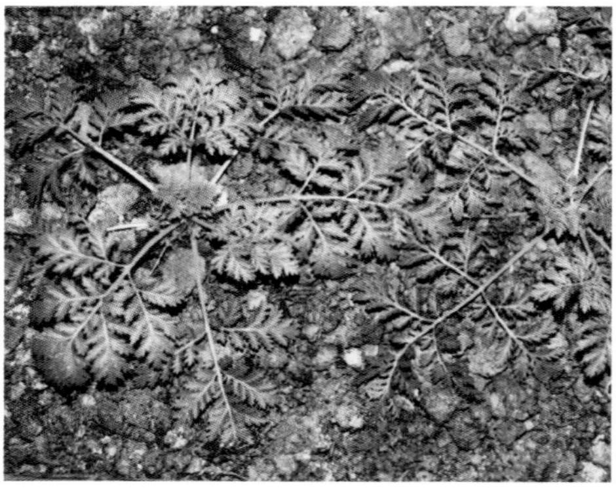

↑↓ 逐渐长大的青蒿幼苗。

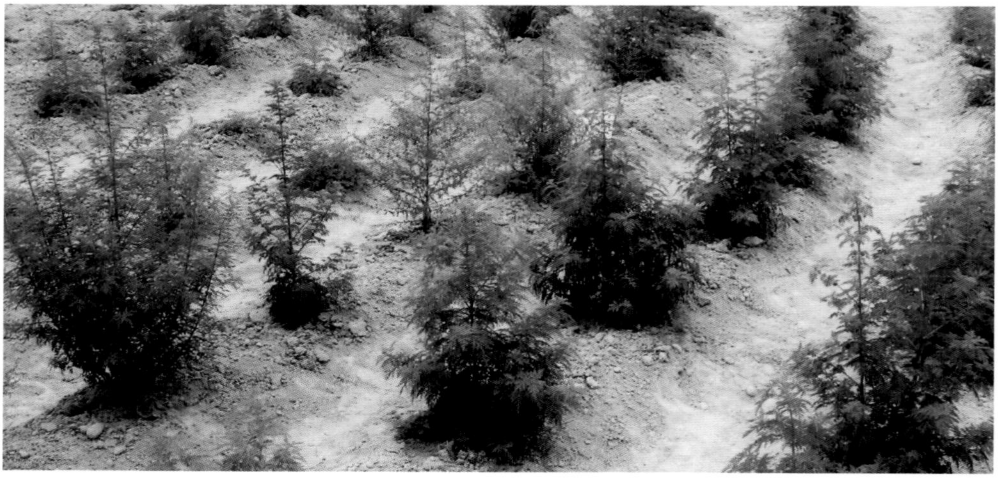

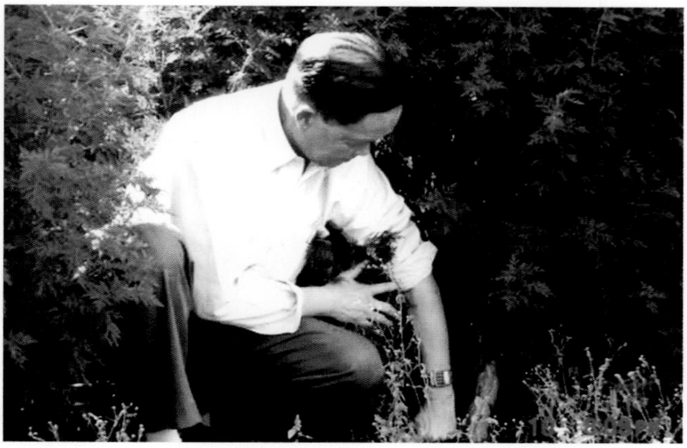

2008年，李国桥在青蒿种植基地观察青蒿生长情况，青蒿脚茎已粗如前臂。

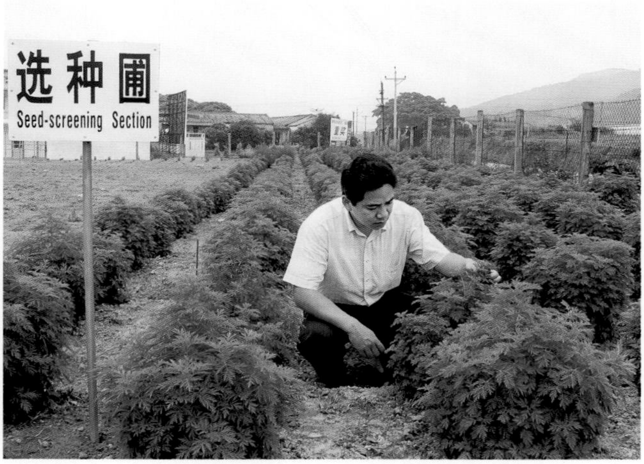


李国桥团队青蒿种植项目负责人胡四化在选种圃进行良种培育。

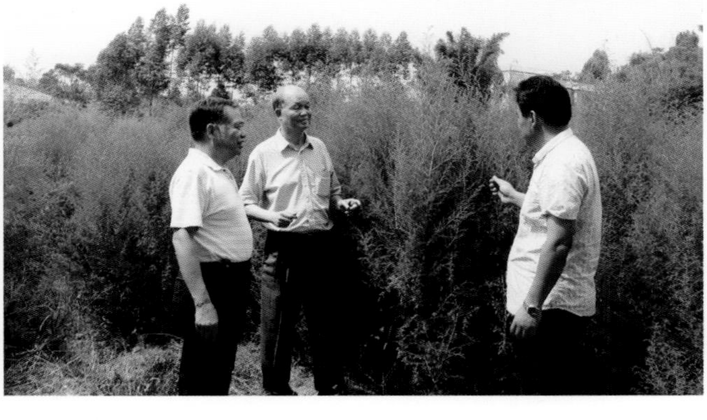

2013年，左起：黄荣岗、李国桥、胡四化在清远青蒿种植基地。

# 让世界认识青蒿素

## 青蒿素第一次走出国门

1976年1月23日至7月23日，应柬埔寨要求，中国派出疟疾防治考察团，赴柬埔寨协助开展疟疾的防治，李国桥任考察团副团长。在柬埔寨的临床试用再次证明青蒿素在抗药性疟疾严重的东南亚地区，用于救治脑型疟和抗药性恶性疟疾效果非常好[①]。

李国桥口述　1976年，柬埔寨由于战争的关系，人口流动，全国各地疟疾暴发流行，希望中国派人去支援，我们组织了一个13人的赴柬埔寨疟疾防治考察团，其中有两个法语翻译，军事医学科学院周义清当团长，我当副团长。因为那边疟疾暴发，1976年1月，还没有过春节我们就走了，我记得是在唐山大地震（1976年7月28日）之前才回来的。我们有两个王牌：一个是7351（咯萘啶），当时证明它比氯喹好，效果跟氯喹一样，但是安全性比氯喹好，对心脏的毒性没有那么大；另一个也是更重要的是青蒿素。此外还有哌喹，柬埔寨的病人进了医院就出不了院，因为氯喹抗性严重，1976年的哌喹已经很成熟，所以我们就把这些药带了过去，带了一车的药。

到柬埔寨以后，在每一个城市或者大的县城医院停留10来天，最多20天就离开。当时那里真正的病房不多，都是用竹棚搭起来的临时病房，而且竹棚里不是一张张的床，而是一个大通铺，大家都睡在上面，因为病人太多了。每到一个地方，能口服的病人马上改用哌喹。几天后大批病人陆续出院，对当地医务人员培训后，我们又到另一个县城，共到过约10个县市。因为我抢救重症病人的经验比较成熟，所以我和另外两个医生专管重症病房。用7351治疗的约有20例，那时有了青蒿素油剂注射剂，用油剂肌注救治脑型疟14例，全部治愈。这说明我们“523”项目的新药研究的确是过硬的，连口服哌喹也是过硬的，我们每到一个地方，本来几百个病人住得满满的，但是两三天后，大批病人就出院了。

我们带去的更多的是奎宁，当地说疟疾对奎宁有抗性，用奎宁治疗是无效的，连老医生都认为奎宁不行，我们也带了广州生产的奎宁制剂，用上之后发现

① 张剑方 . 迟到的报告——中国 523 项目 50 周年纪念版 . 成都：四川人民出版社，2018：41.

没有问题，抢救危重患者100%有效，个个都能治好，没有一个不行。原来是用药方法的问题，当然他们的奎宁是自己配制的，可能不够标准，更重要的是他们用药的办法不对，他们以为每个人每天用1.5克，24小时就是3个8小时，他们说，每8小时用0.5克不就对了吗？我说这样不对，我们用1.5克是8个小时用完的，0小时0.5克，第一瓶水4个小时用完了，第二瓶水又是0.5克，第三瓶水又是0.5克，头尾才8个小时，1天的量就这样进去了，效果很好。8小时用1次，药物的浓度很快就下降了、排泄了，所以效果就不好。于是我们就教他们放心用奎宁静脉滴注救治重症病人。当时我们能够大量支援的也就是奎宁，不可能是青蒿素，因为那时候青蒿素的疗效刚刚证实不久，而奎宁是传统的药，是我们能够支持的。（2018年4月7日）

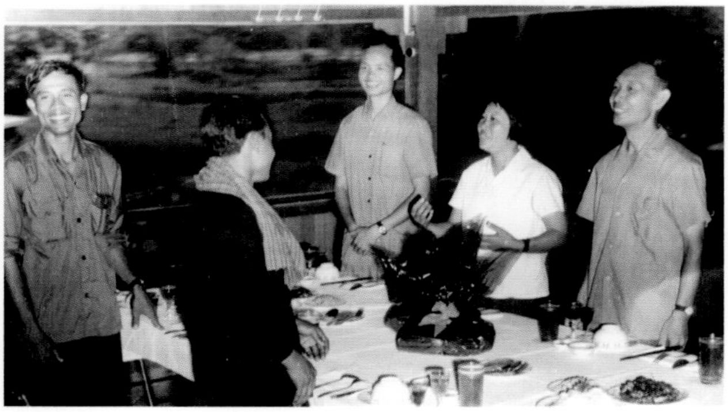

中国疟疾防治考察团即将结束在柬埔寨的工作，柬埔寨商业委员会主席（左1）设宴招待考察团，向全体同志赠送柬埔寨特色服饰水布。左3为李国桥，左4为考察团翻译邓淑碧，左5为周义清。

1976年，中国疟疾防治考察团在吴哥窟留影。前排左起：瞿逢伊、姜云珍、邓淑碧、王国俊、赵宝全，后排左起：李国桥、黄承业、王元昌、周义清、焦岫卿、施凛荣、胡善联、李祖资。

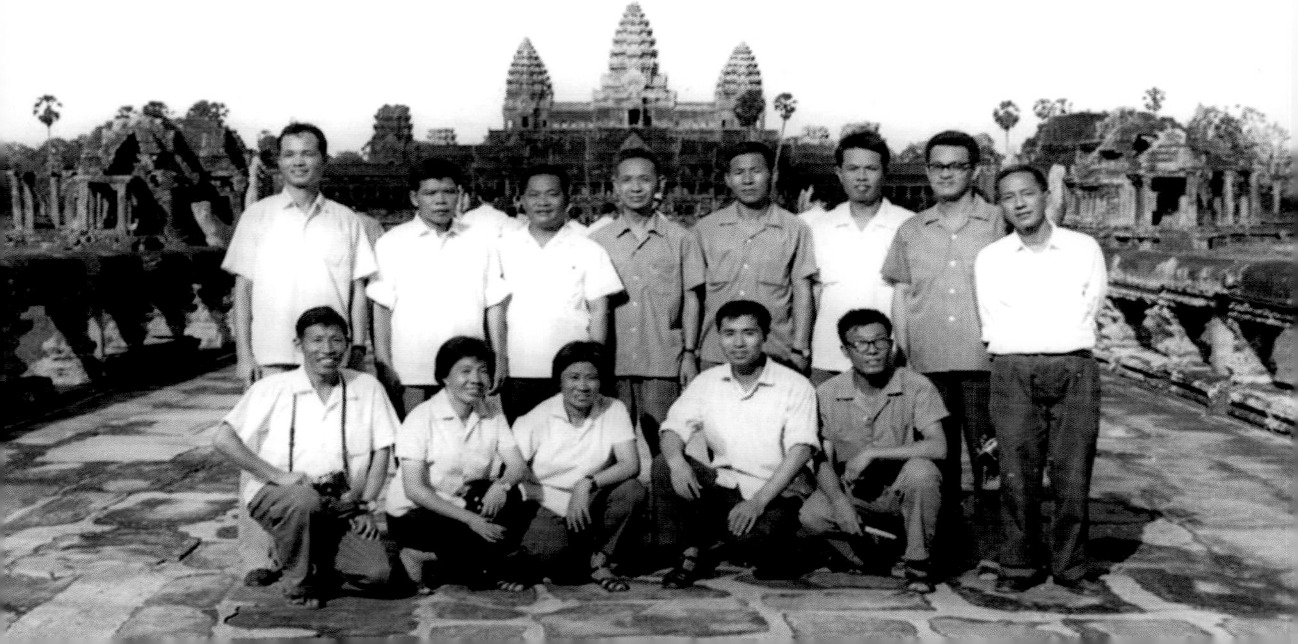

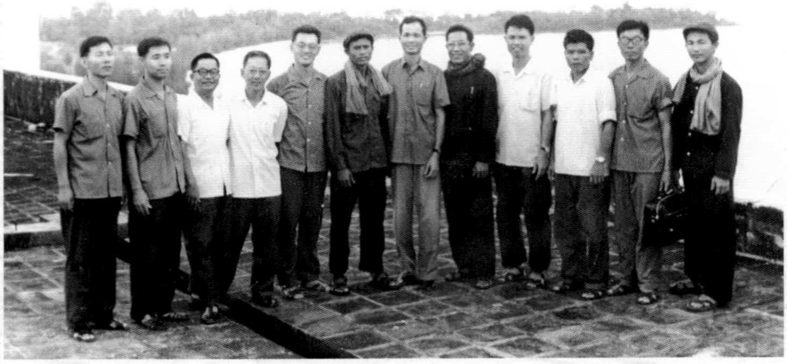

中国疟疾防治考察团在西哈努克港留影，左 7 为李国桥。

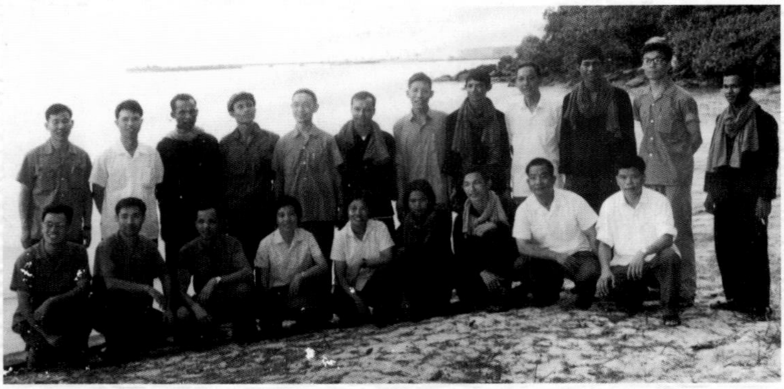

中国疟疾防治考察团与柬埔寨的疟疾专家在西哈努克港合影留念，前排左 3 为李国桥，颈间围有水布的为柬方人员。

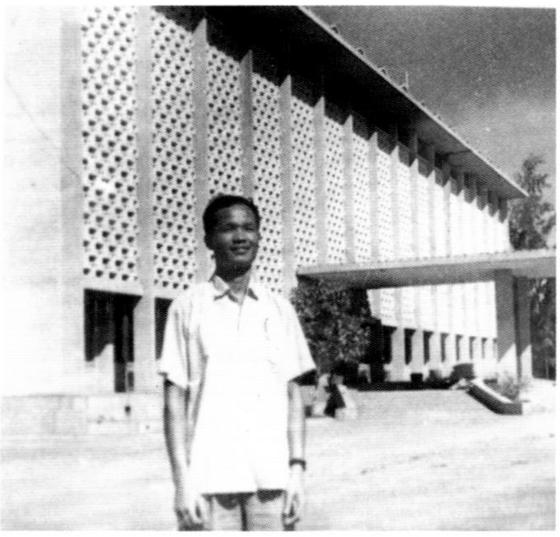

李国桥在中国驻柬埔寨大使馆。

（李国桥）为发展中柬两党两国人民的友谊多做工作，半年来，受到一次较深刻的国际主义教育和自力更生、艰苦奋斗的革命精神的教育，向柬军民学习，向援外人员学习，吸取了丰富政治营养。为了使柬军民少受和不受疟疾危害，对搞好考察工作积极提建议，在协助柬开展防治工作和培训工作中，能认真负责，努力做好工作。团结同志，遵守外事纪律。……工作认真负责，不怕脏不怕累，全力以赴，教学工作能结合实际，总结经验，改进方法，得到学员好评。热心为病员服务，在临床治疗、教学工作等方面做出了显著成绩。（《援外人员在国外期间鉴定表》，1976年。见李国桥人事档案，现藏于广州中医药大学人事处档案科。）

## 青蒿素的第一个国际会议

1980年12月5日，世界卫生组织总干事马勒博士致函中国卫生部长钱信忠，称鉴于多种抗药性恶性疟原虫株的蔓延已对当今世界构成严重威胁，世界卫生组织疟疾化疗科学工作组（SWG-Chemal）迫切希望在中国召开一次抗疟药青蒿素及其衍生物的研讨评价会议，得到中方同意。经过近1年的准备，1981年6—10日，联合国计划开发署、世界卫生组织疟疾化疗科学工作组第4次会议在北京举行，主题是“青蒿素及其衍生物学术讨论会”[①]。

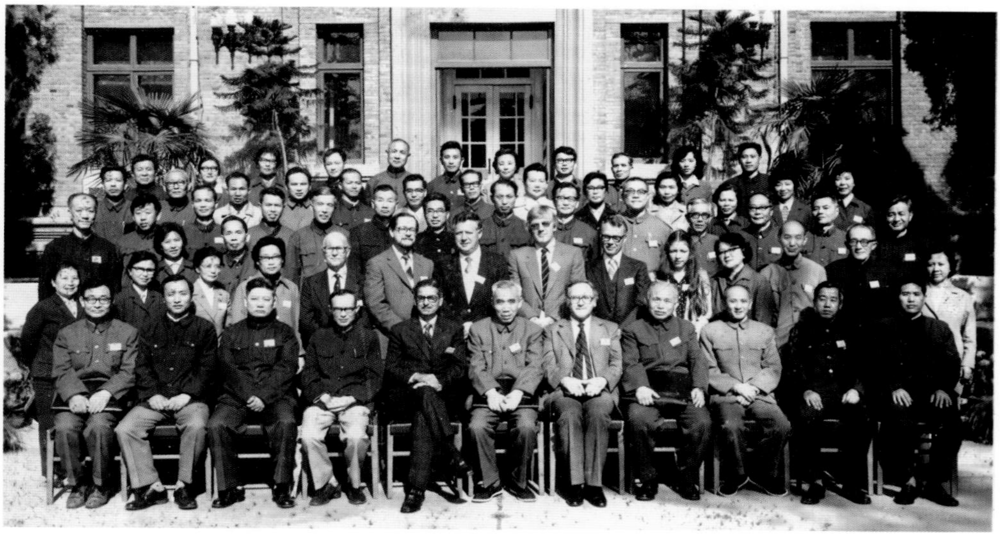

世界卫生组织疟疾化疗科学工作组第4次会议与会人员合影，3排左3为李国桥。

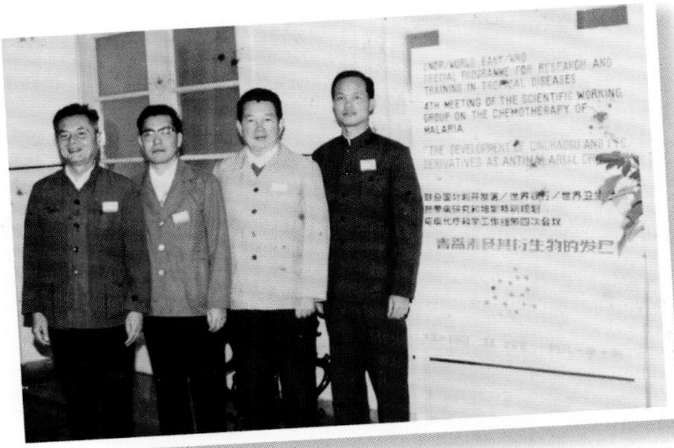


李国桥与部分与会代表合影，左起：上海药物所嵇汝运、顾浩明，云南医学院王同寅，李国桥。

① 张剑方．迟到的报告——中国523项目50周年纪念版．成都：四川人民出版社，2018：86.

李国桥口述　当时通过某些信息渠道，世界卫生组织知道了有青蒿素这么回事，希望能够了解清楚，而我们国内也希望能够得到世界卫生组织的支持，以便更好地扩大进行后续研究和开发，所以就在北京开了这个会议。

会议的准备工作做得很充分，做了差不多1年的时间。当时光是准备这次会议，在不到1年的时间内我三番五次地往北京跑，当时我又是刚刚学英语[①]，在第一军医大学学，因为老是这么两头跑，缺课很多。在这次会议上主要是跟世界卫生组织来的人做报告，内容从青蒿素的化学结构一直到最后的临床研究，分了七八个专题，我负责脑型疟专题，非重症疟疾的临床报告由云南的王同寅负责，我们花了很多时间来准备报告，但是最后的结果也只是做了报告而已。（2018年7月25日）

会议通过了《青蒿素及其衍生物发展规划》，制定了世界卫生组织疟疾化疗科学工作组与中国合作研究的初步计划。而李国桥之所以说“也只是做了报告而已”，是因为会议提出“优先开发青蒿琥酯静脉注射液，以解重症疟疾患者救治的急需”。但药品必须经由WHO认定符合GMP（良好生产规范）要求的药厂制备，符合GLP（良好实验研究规范）和GCP（良好临床研究规范）要求的研究机构和医院重新进行药理、毒性、临床研究。由于当时国内没有药厂符合GMP要求，因此WHO不同意中国生产的青蒿琥酯直接用于国外临床试验，要求中方提供青蒿琥酯原料，由美国制成制剂以供进一步研究。中方则坚持独立自主立场，不同意原料外流。经过几年的反复商谈，没有实质性进展，最终合作被搁置。

李国桥认为，1981年，世界卫生组织疟疾化疗科学工作组第4次会议在北京的召开，所起到的实质性作用并不多，而作用之一便是资助了中国7个人去国外进修。1984年11月，李国桥获世界卫生组织资助，赴泰国Mahidol大学热带医学院热带病医院进修，次年2月结束。期间李国桥到牛津大学驻泰国的热带病疟疾研究基地交流学习两周。在泰国期间，李国桥为同行做了《青蒿素及其衍生物治疗恶性疟和脑型疟》《脑型疟皮内血片研究与应用》等学术报告。

① 李国桥在就读广东中医药专科学校时，并没有机会学习英语。但后来他的工作要求他不断提高自己的英语水平。我们在李国桥的人事档案中可以看到不同时期他的英语水平：1980年，借助字典可初步阅读英文专业书。1985年，在英语口语等方面有所提高，但离工作要求尚远。1989年，能用英语进行基本对话，宣读论文，专业交流。现在我们看到李国桥能直接用英语跟非洲朋友探讨青蒿素的问题，虽然语法、发音不见得准确，但反而比翻译的表达更为清晰、准确、生动。

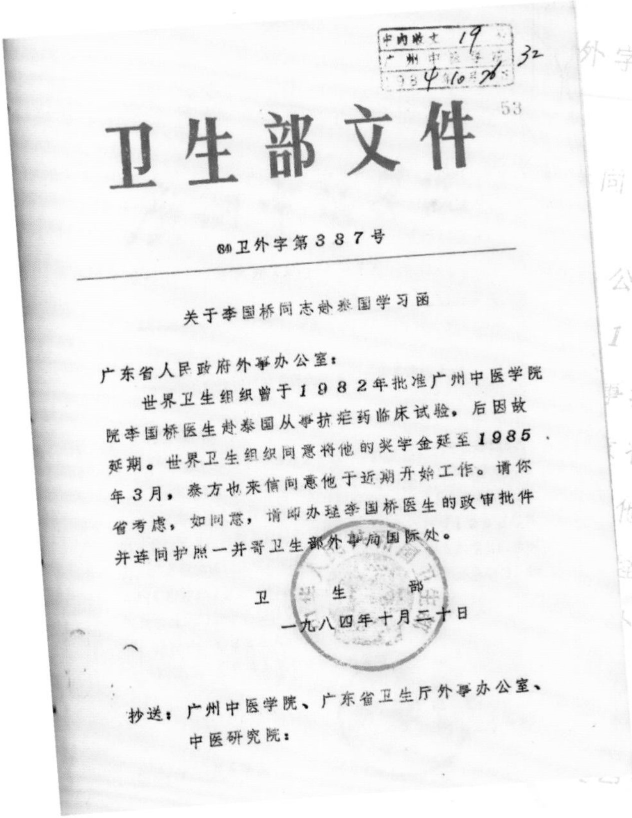
53

# 卫生部文件

(84)卫外字第387号

关于李国桥同志赴泰国学习函

广东省人民政府外事办公室：

世界卫生组织曾于1982年批准广州中医学院李国桥医生赴泰国从事抗疟药临床试验，后因故延期。世界卫生组织同意将他的奖学金延至1985年3月，泰方也来信同意他于近期开始工作。请你省考虑，如同意，请即办理李国桥医生的政审批件并连同护照一并寄卫生部外事局国际处。

卫生部

一九八四年十月二十日

抄送：广州中医学院、广东省卫生厅外事办公室、中医研究院。

卫生部关于李国桥赴泰国进修的批示。

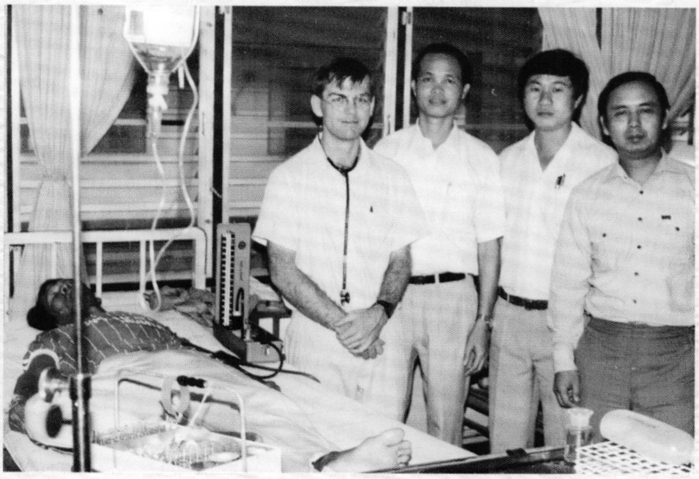

李国桥在泰国进修的形式是直接下病房参与临床，当时泰国 Mahidol 大学热带医学院热带病医院是世界性的热带病权威研究机构，很多国家都会派人到这所医院进修。左起：英国医生、李国桥、泰国医生、缅甸医生。

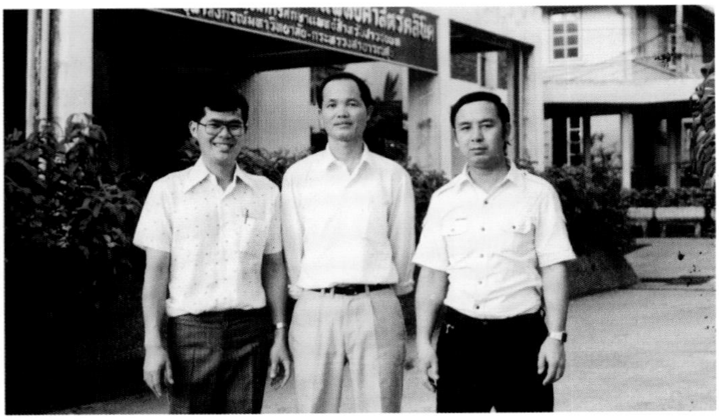

左起：泰国医生 Sornchai Looareesuwan、李国桥、缅甸医生。

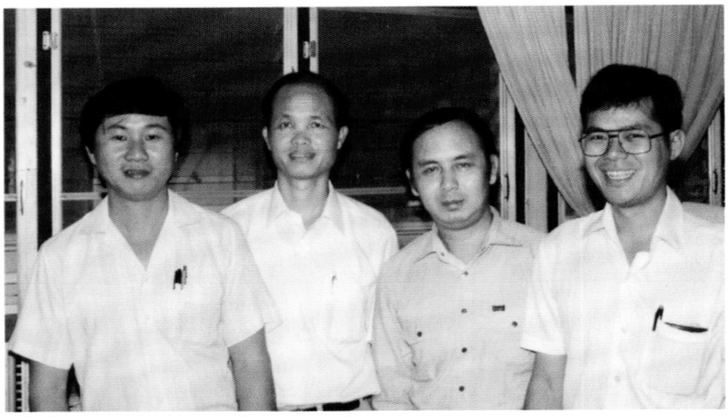

1984年12月，中、泰、缅疟疾专家在柬泰边境英国牛津大学研究现场。左起：泰国医生、李国桥、缅甸医生、Sornchai。

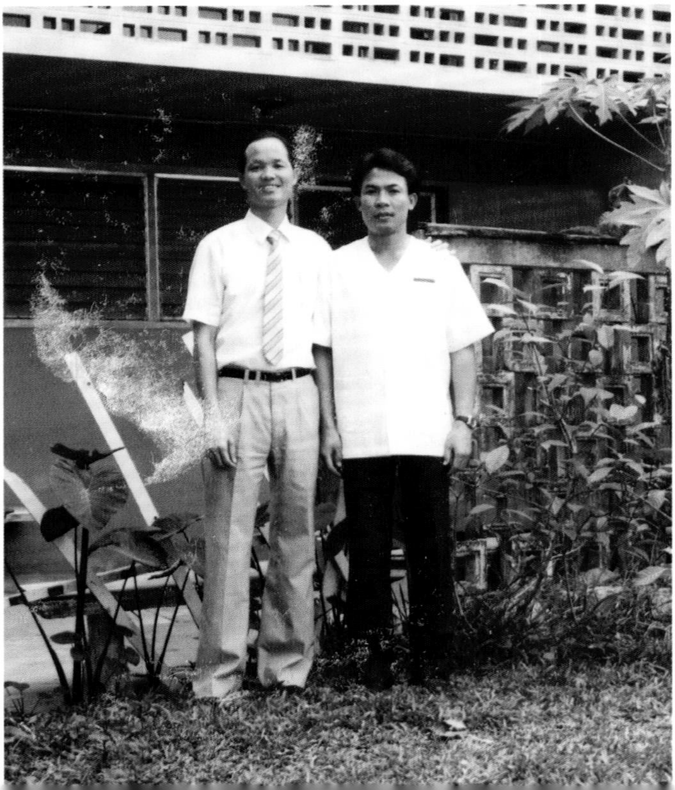

1985年1月，李国桥在泰国进修期间与室友在住处门前合影。泰国Mahidol大学热带病医院院长Danai Bunnag有华人血统，对中国非常友好，当时国内的经济条件不如泰国，Danai Bunnag为减轻李国桥的经济负担，安排他住进医院的宿舍，室友是医院的男护士。

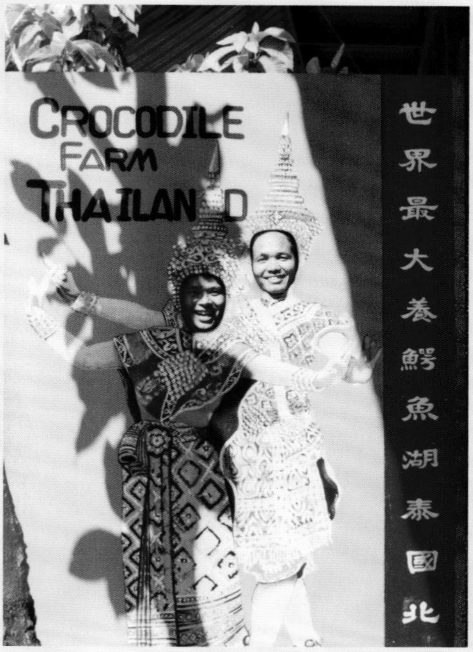


在泰国进修期间，李国桥和泰国医生 Sornchai 结下了深厚的友谊，当时 Sornchai 还是 Mahidol 大学热带病医学院的青年骨干医生，后来他成为世界卫生组织全球疟疾项目（GMP, Global Malaria Programme）主席。

李国桥（中）在泰国接待从国内来交流的同事。

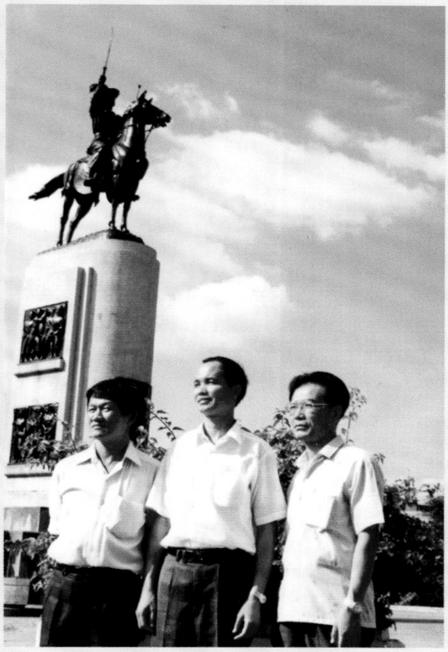

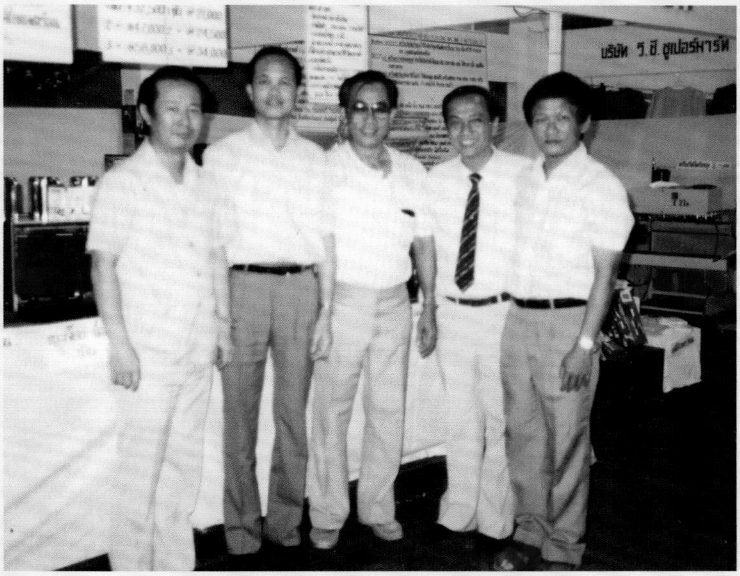

1984 年 11 月 22 日，李国桥在泰国曼谷参观一个产品展销会。左 2 为李国桥，左 1 为泰国中医药学术交流会秘书长翁宗周。

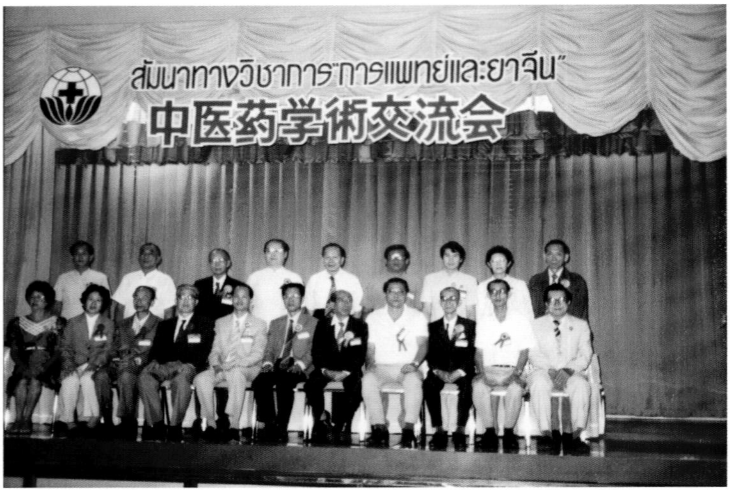


受泰国中医药学术交流会秘书长翁宗周的邀请，1984 年 12 月 2 日，李国桥参加了在泰国曼谷那莱大酒店举行的中医药学术交流会。前排左 5 为李国桥。

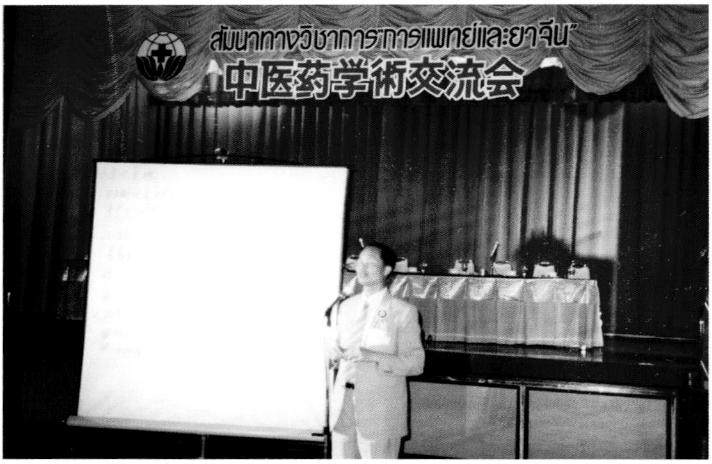


李国桥做的学术报告有《青蒿素栓剂治疗恶性疟 100 例疗效观察》《青蒿琥酯静脉注射救治脑型疟》等。

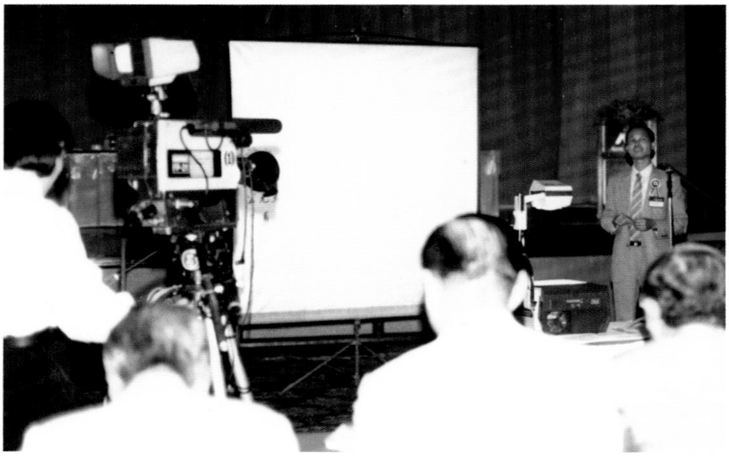

泰国某电视台对李国桥的报告进行了录制。

李国桥出发前，世界卫生组织疟疾化疗科学工作组担心李国桥会将青蒿琥酯带往泰国做临床试验。1983年1月，在世界卫生组织第71届执行委员会会议上，世界卫生组织疟疾化疗科学工作组秘书特里格约见王连生，反映由疟疾化疗科学工作组资助培训的李国桥将到曼谷Mahidol医科大学热带医学院热带病医院进修，可能会带足量的青蒿琥酯在泰国进行临床试验，这将有损中国和疟疾化疗科学工作组利益，世界卫生组织是不赞同的，为此提请卫生部科技局副局长周敏君注意，不要让李国桥这样做，并要求书面保证[①]。而据李国桥回忆，上级并没有对他提出这样的要求，而且当时国家的态度也是积极支持青蒿琥酯的海外推广的。此次前往泰国，他带了青蒿琥酯，在泰国进行了临床试验。

青蒿素的特点是十分突出的，为了推广应用，20世纪80年代中期，我请李教授带一些青蒿素样品到泰国，想让我的同事见识这种极具价值的疟疾治疗药。但是，泰国疟疾治疗专家不能应用尚未被WHO认可的药物，故未能如愿。在本著作（《迟到的报告：五二三项目与青蒿素研发纪实》）中，人们将能从中阅读到大量有关WHO及其运作方式的内容，很多是应肯定的，但也有些值得商榷，尤其是其中忽略了对中国足够的信任，忽视了李国桥等中国科学家早期研究工作所作的贡献，而转为认同后来的西方研究者所取得的成就[②]。

李国桥口述 官方层面的沟通我不清楚，但是我肯定是把青蒿琥酯带到泰国去了，而且泰国的临床试验也做了。我们采用的治疗方案是3天疗程，首剂量120毫克，第2、3天60毫克，一共用240毫克，效果很好，但是复燃率比较高，我也跟进修所在医院的院长说明了这种情况。他觉得青蒿素没有副作用，在试用的时候，改为3天双剂量，首剂240毫克，第2、3天120毫克，总剂量达到480毫克，但是复燃率一样高，他服了，因为我已将剂量探索得很好了。他又试了10多例，而且也发表了用青蒿琥酯进行临床研究的文章。Keith Arnold在《迟到的报告》后记中所说的“泰国疟疾治疗专家不能应用尚未被WHO认可的药物”，不是很准确。当然，各人有各人的想法，泰国的专家不像Keith Arnold在越南那样认真地

① 张剑方．迟到的报告——中国523项目50周年纪念版．成都：四川人民出版社，2018：223．
② Keith Arnold．一位外国学者的感言//张剑方．迟到的报告——五二三项目与青蒿素研发纪实．广州：羊城晚报出版社，2006：185．

搞，但并没有拒绝我们。我带青蒿琥酯的主要目的就是想推广，想帮桂林制药厂打开局面。我带过去后，牛津大学在他们的研究现场也用了，做了和奎宁的对照试验。世界卫生组织因为GMP的问题不承认我们，但是这些研究机构并不完全受他们的限制。（2019年5月12日）

## 第一篇在国际知名刊物上发表的文章

1978年，瑞士罗氏（Roche）远东研究基金会主任Keith Arnold邀请中山大学教授江静波和李国桥协助进行抗疟药甲氟喹与其他药物对照的临床研究，听了李国桥对新抗疟药青蒿素的介绍，并检查了他出示的病例血片和疟原虫清除时间后，Keith Arnold对青蒿素的高效深感兴趣，立刻决定以西方认可的方案再证实青蒿素的效力，与李国桥完成了甲氟喹和青蒿素的随机对照临床研究。研究论文于1982年发表在《柳叶刀》杂志上，这是在国际知名刊物上发表的第一篇有关青蒿素的文献，也是新中国成立后在西方医学刊物上发表的第一篇文章。

李国桥口述　Keith Arnold首先联系的是中山大学生物学系江静波[①]教授，因为江静波有一个学生江润祥[②]在香港中文大学做老师，他介绍Keith Arnold到广州找江静波。江静波也参加过“523”项目，搞中草药的筛选和疟原虫研究，我和他没有具体的合作，但是他们有很好的电子显微镜，我们学校没有，我要照疟原虫照片就只能到他那里去，通过“523”工作跟他认识，后来就特别熟悉，有时候天天跑到他那里照疟原虫照片，他也很欣赏我们对疟原虫的认识。Keith Arnold 当时想要做甲氟喹的临床试验，于是找到江静波，江静波就说，我是搞原虫的，要搞疟疾的临床，还是要找李国桥才行。合作是这么开始的，当时资助力度还是不错，给1万块人民币，给1台比较高级的显微镜，显微镜就给江静波教授了，1万块钱我们拿来解决了很多问题。Keith Arnold研究的是美国的抗疟药甲氟喹，想做甲氟喹与其他药物的对照研究，刚好我们的青蒿素已经鉴定了，我就

① 江静波（1919—2002），福建永定人。生物学家，寄生虫学专家。1948 年于岭南大学寄生虫学专业取得硕士学位，长期执教于中山大学。

② 江润祥，毕业于中山大学生物学系，后主要从事中药研究，曾创办香港中文大学中医学院。

向他介绍了青蒿素。他当时还不相信有那么好的药，所以就立刻决定用青蒿素同甲氟喹做随机比较试验，结果一对比，青蒿素各方面效果都比甲氟喹好得多。完成后我们就写了一篇文章，发表时，江静波是第一作者，因为这是他拿回来的任务，他又是老前辈，我是第二作者。论文由Keith Arnold翻译成英文，在《柳叶刀》杂志上发表，这可以说是中国的青蒿素在国外期刊上的，特别是在临床方面的第一篇文章。（2018年7月30日）

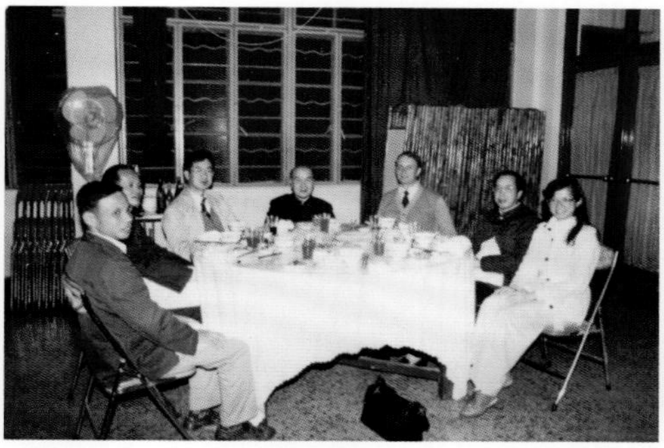

1979 年，Keith Arnold 第一次来中国，与李国桥在中山大学会面，左起：郭兴伯、李国桥、江润祥、江静波、Keith Arnold，右 1 为 Keith Arnold 夫人麦丽贤。

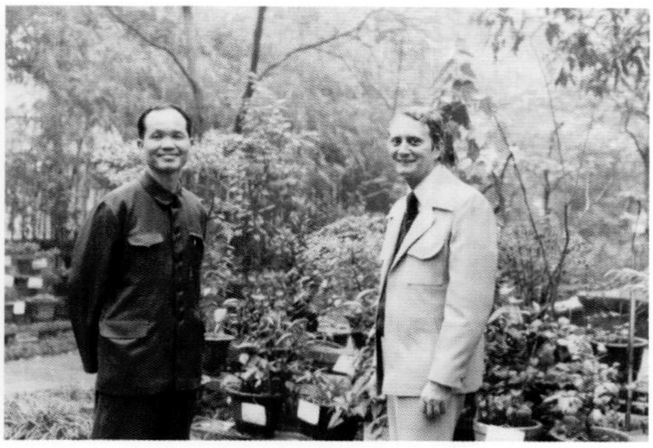

1979 年，李国桥和 Keith Arnold 在广州中医学院药圃。

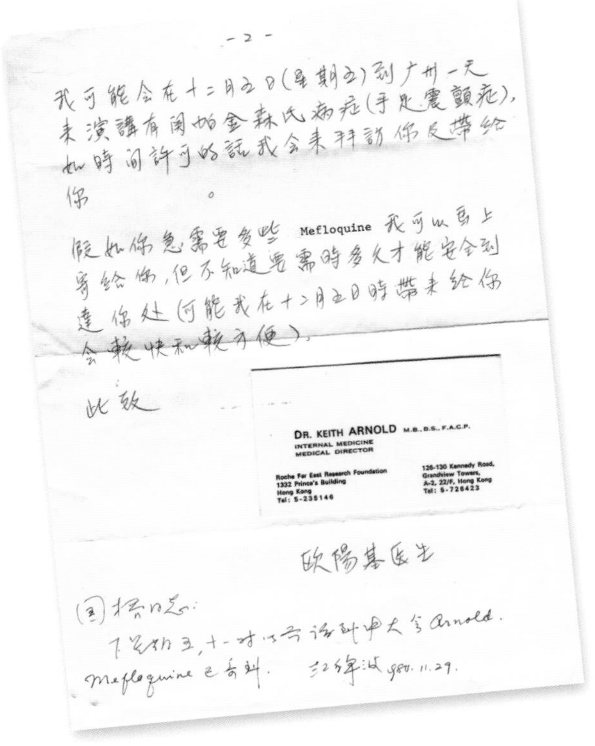

-2-

我可能会在十二月五日（星期五）到广州一天来演講有関帕金森氏病症（手足震顫症），如時间許可的話我会来拜訪你及帶給你。

假如你急需要多些 Mefloquine 我可以马上寄给你，但不知道要需時多久才能安全到達你处（可能我在十二月五日時帶来给你会較快和較方便）。

此致

DR. KEITH ARNOLD M.B., B.S., F.A.C.P.
INTERNAL MEDICINE
MEDICAL DIRECTOR

Roche Far East Research Foundation
1332 Prince's Building
Hong Kong
Tel: 5-235146

126-130 Kennedy Road,
Grandview Towers,
A-2, 22/F, Hong Kong
Tel: 5-726423

欧陽基医生

国桥同志：
下星期五，十一时许可否到中大会Arnold.
Mefloquine已寄到。 江静波 980.11.29.

1980 年 Keith Arnold 写给江静波的信，江静波于 11 月 29 日转给李国桥，通知他在 Keith Arnold 来中国时去中山大学与之会面，并告知实验所需甲氟喹已寄到。

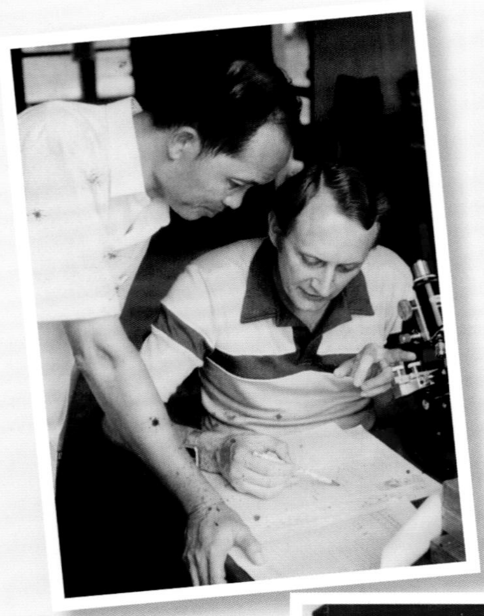

1980 年，Keith Arnold 来到东方基地。李国桥说，当时我们刚刚建起东方基地，他在我们那里待了十来天，当时已经完成好多病例了，他一个病例一个病例地看，看病历，还要很认真地看每个病人每 4 小时血片、体温数据等原始资料，看青蒿素是不是那么厉害，他想不到我们的青蒿素比甲氟喹好得多，因此要详细看我们的疟原虫数据，因为临床不光是看疗效好不好，还要看疟原虫数据是不是过硬。

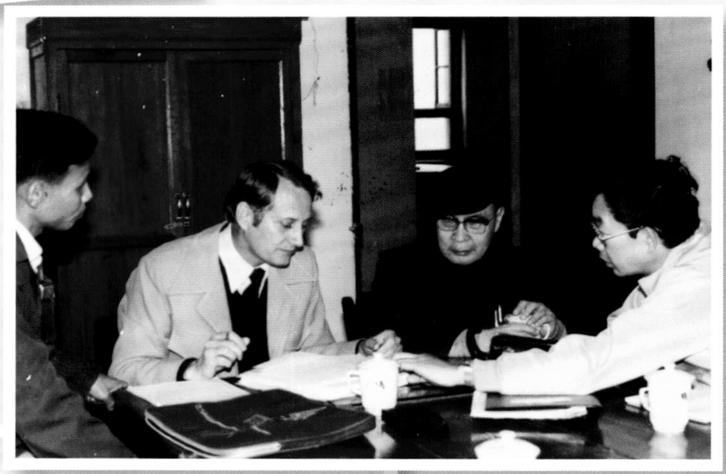

左起：郭兴伯、Keith Arnold、江静波、江润祥正在讨论修改论文。

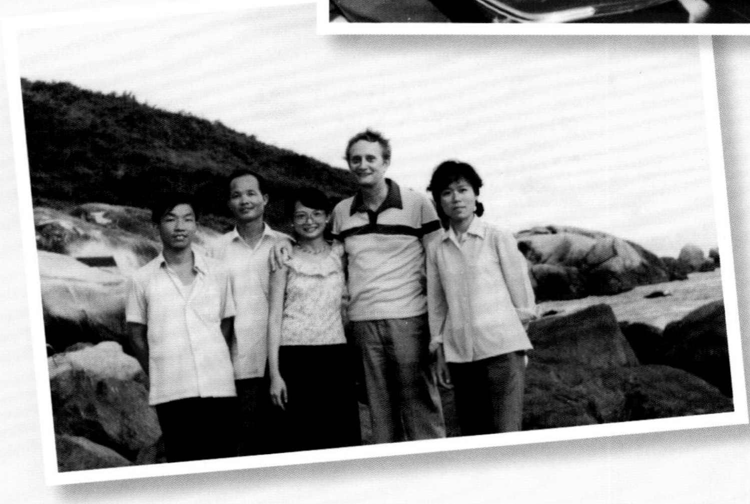

李国桥陪同 Keith Arnold 夫妇游览海南。左 2 起：李国桥、Keith Arnold 夫妇、简华香。

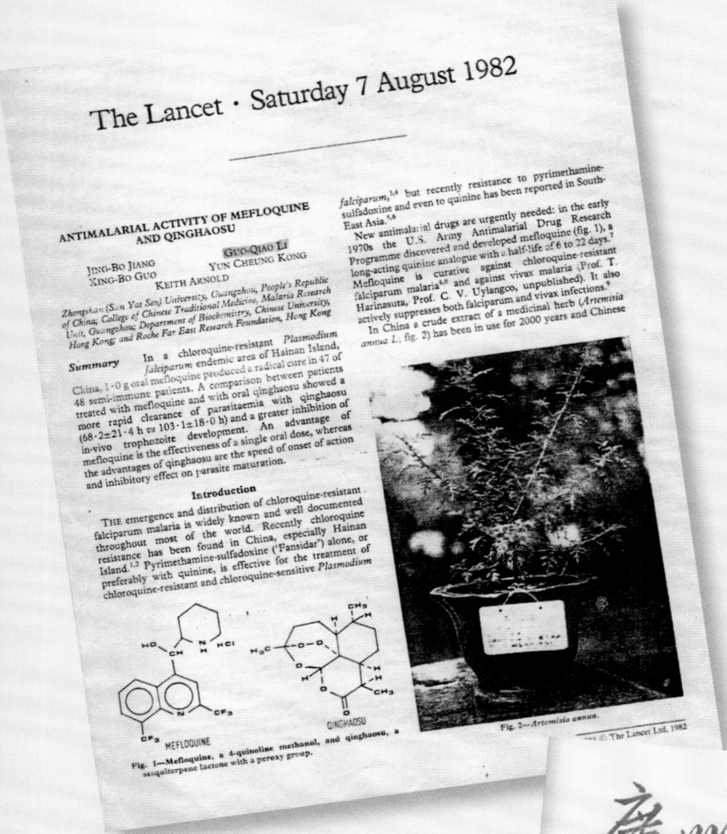
The Lancet · Saturday 7 August 1982

ANTIMALARIAL ACTIVITY OF MEFLOQUINE AND QINGHAOSU

JING-BO JIANG　GUO-QIAO LI
XING-BO GUO　YUN CHEUNG KONG
KEITH ARNOLD

*Zhongshan (Sun Yat Sen) University, Guangzhou, People's Republic of China; College of Chinese Traditional Medicine, Malaria Research Unit, Guangzhou; Department of Biochemistry, Chinese University, Hong Kong; and Roche Far East Research Foundation, Hong Kong*

***Summary*** In a chloroquine-resistant *Plasmodium falciparum* endemic area of Hainan Island, China, 1·0 g oral mefloquine produced a radical cure in 47 of 48 semi-immune patients. A comparison between patients treated with mefloquine and with oral qinghaosu showed a more rapid clearance of parasitaemia with qinghaosu (68·2±21·4 h *vs* 103·1±18·0 h) and a greater inhibition of in-vivo trophozoite development. An advantage of mefloquine is the effectiveness of a single oral dose, whereas the advantages of qinghaosu are the speed of onset of action and inhibitory effect on parasite maturation.

**Introduction**

THE emergence and distribution of chloroquine-resistant falciparum malaria is widely known and well documented throughout most of the world. Recently chloroquine resistance has been found in China, especially Hainan Island.[1,2] Pyrimethamine-sulfadoxine ('Fansidar') alone, or preferably with quinine, is effective for the treatment of chloroquine-resistant and chloroquine-sensitive *Plasmodium falciparum*,[3,4] but recently resistance to pyrimethamine-sulfadoxine and even to quinine has been reported in South-East Asia.[5,6]

New antimalarial drugs are urgently needed: in the early 1970s the U.S. Army Antimalarial Drug Research Programme discovered and developed mefloquine (fig. 1), a long-acting quinine analogue with a half-life of 6 to 22 days.[7] Mefloquine is curative against chloroquine-resistant falciparum malaria[4,8] and against vivax malaria (Prof. T. Harinasuta, Prof. C. V. Uylangco, unpublished). It also actively suppresses both falciparum and vivax infections.[9]

In China a crude extract of a medicinal herb (*Artemisia annua L*; fig. 2) has been in use for 2000 years and Chinese



Fig. 1—Mefloquine, a 4-quinoline methanol, and qinghaosu, a sesquiterpene lactone with a peroxy group.

Fig. 2—*Artemisia annua.*

© The Lancet Ltd, 1982

《甲氟喹与青蒿素的抗疟作用》，1982 年 8 月 7 日发表于《柳叶刀》，为该期第一篇文章。杂志编辑还要求在文中附上青蒿的彩色照片。文中所配青蒿图植在花盆中，是李国桥在广州中医学院药圃拍摄的。该文在 10 年内被 18 个国家和地区引用共 75 次，其中英、美等科技发达国家引用 41 次。

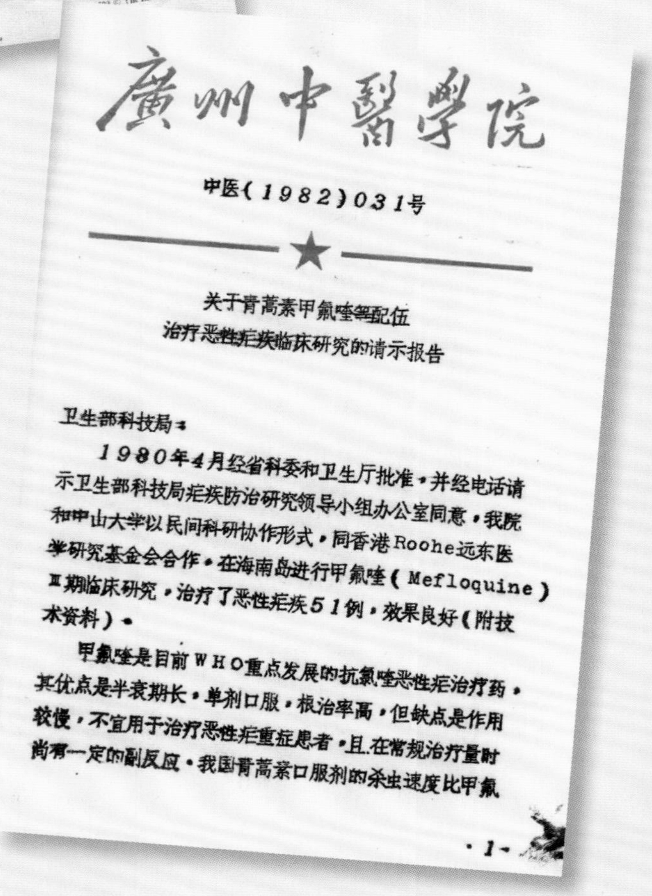
廣州中醫學院

中医(1982)031号

关于青蒿素甲氟喹配伍治疗恶性疟疾临床研究的请示报告

卫生部科技局：

1980年4月经省科委和卫生厅批准，并经电话请示卫生部科技局疟疾防治研究领导小组办公室同意，我院和中山大学以民间科研协作形式，同香港Roohe远东医学研究基金会合作，在海南岛进行甲氟喹（Mefloquine）Ⅱ期临床研究，治疗了恶性疟疾51例，效果良好（附技术资料）。

甲氟喹是目前WHO重点发展的抗氯喹恶性疟治疗药，其优点是半衰期长，单剂口服，根治率高，但缺点是作用较慢，不宜用于治疗恶性疟重症患者，且在常规治疗量时尚有一定的副反应，我国青蒿素口服剂的杀虫速度比甲氟

·1·

在甲氟喹临床研究的基础上，1982 年，李国桥提出开展青蒿素、甲氟喹配伍治疗恶性疟疾的方案。提出这个方案的原因之一是，与青蒿素配伍最起码可以解决甲氟喹因慢效而不宜用于重症患者的问题，且这将导致甲氟喹生产者对青蒿素原料药的需求，为青蒿素口服剂进入国际市场提供可能性。研究仍与罗氏远东医学研究基金会合作进行，且对方不要求提供青蒿素的技术资料。后来 Keith Arnold 在这一组方基础上研制了青蒿素－甲氟喹复方药，在东南亚一些国家应用。

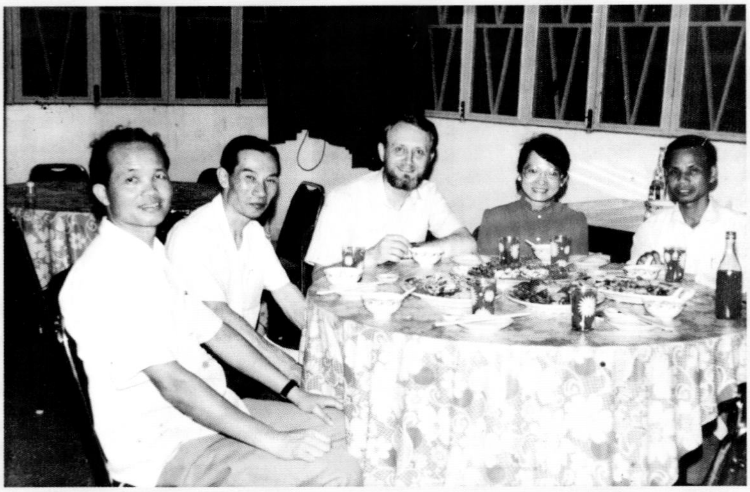

1983 年，Keith Arnold 夫妇来访，广州中医学院副院长欧明代表学院接待。左起：李国桥、欧明、Keith Arnold 夫妇、郭兴伯。

1983年，Keith Arnold在广州中医学院礼堂为学生做报告。

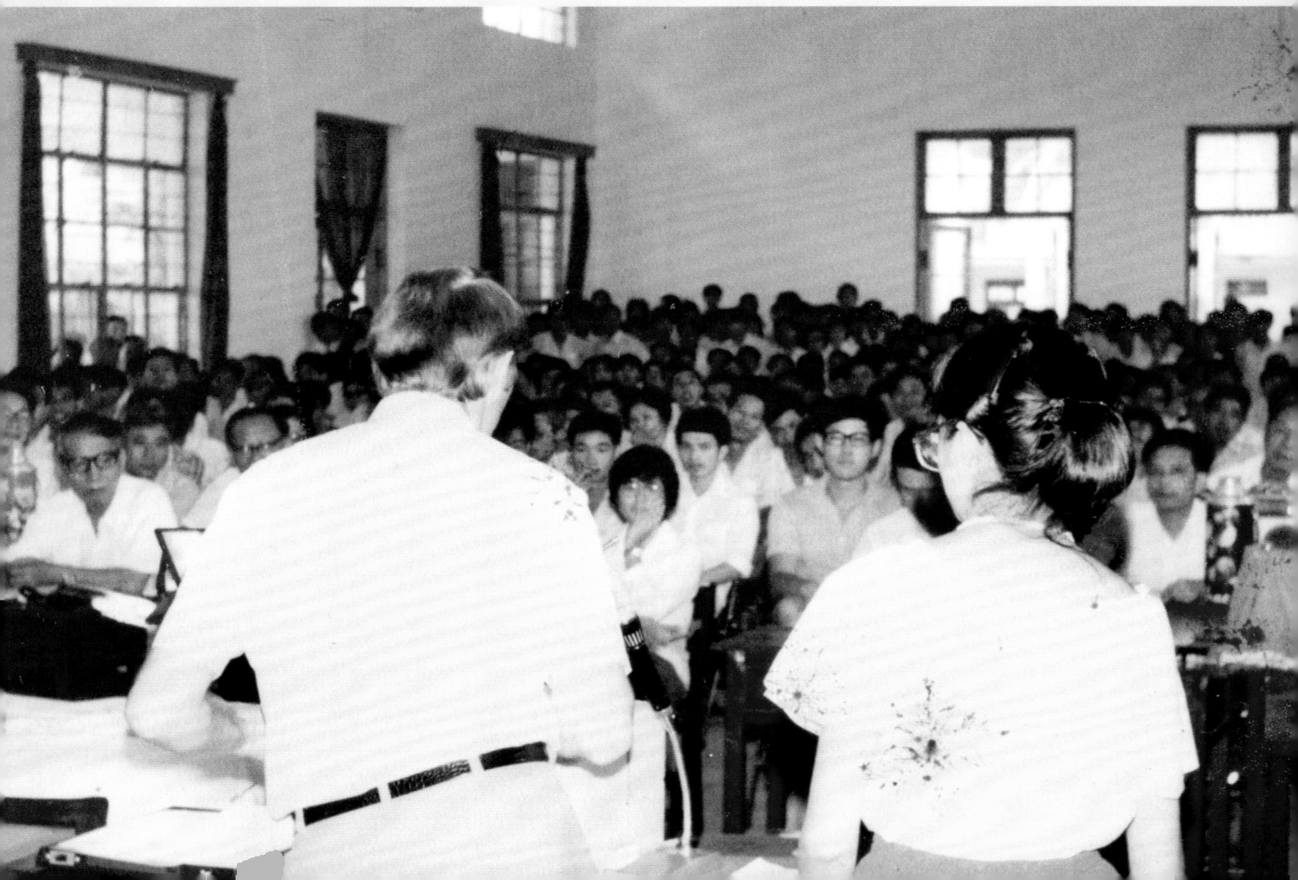

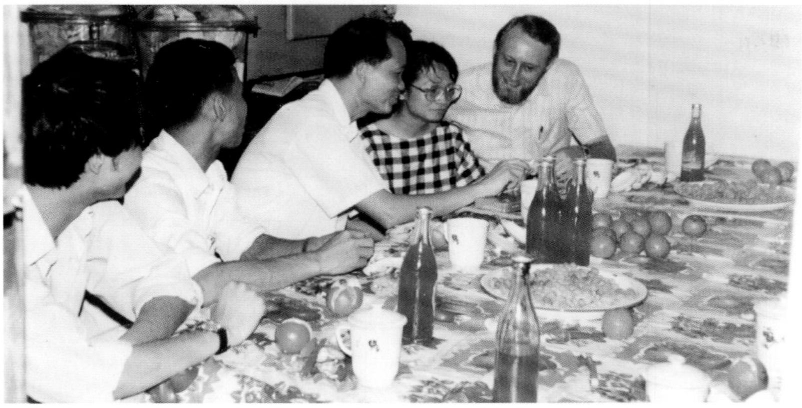

1983 年，Keith Arnold 来访，在东方基地的实验室讨论继续合作研究。

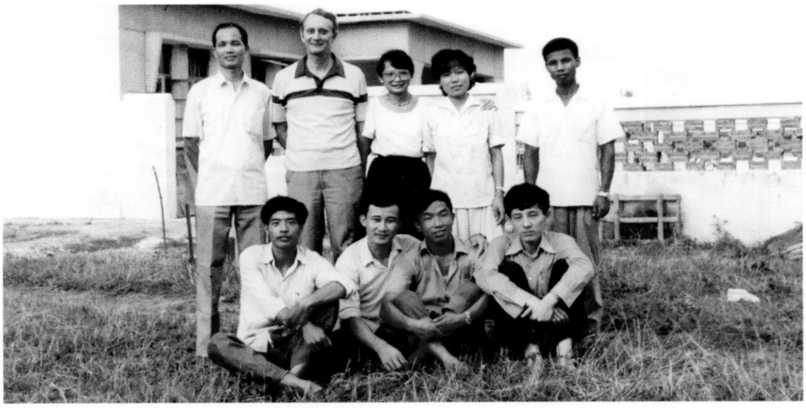

1984 年，Keith Arnold 到访东方基地。前排左起：郑文俊、符林春、广州中医学院司机、刘光平，后排左起：李国桥、Keith Arnold 夫妇、简华香、郭兴伯。

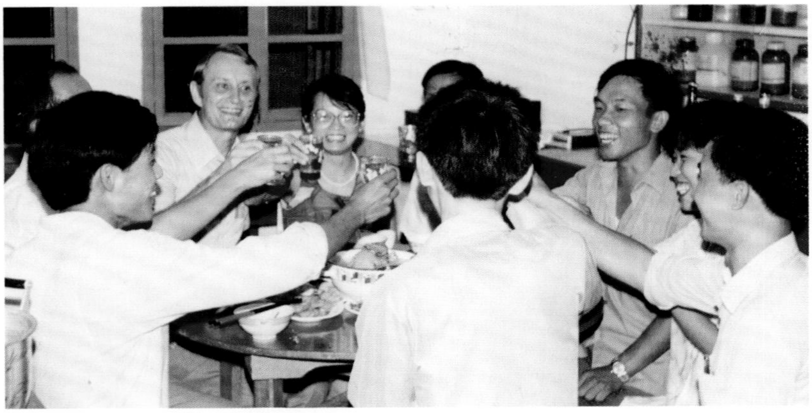

1984 年 11 月，李国桥团队热情款待 Keith Arnold 夫妇再次到访东方基地。

团队成员小传

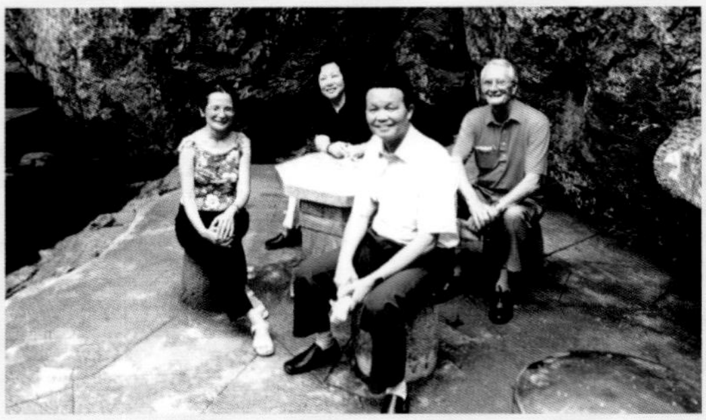

2004年6月，李国桥夫妇与Keith Arnold夫妇在西樵山。左起：Keith Arnold夫人麦丽贤，李国桥夫人李珍秀、李国桥、Keith Arnold。

Keith Arnold，英国人，到美国从事医学研究期间被征召入伍，成为华尔特·里德（Walter Reed）陆军医学研究院疟疾研究部的成员，于1969年被派遣到越南，任务是研究影响战斗力的医学问题。一年后离开越南，返回华尔特·里德陆军医学研究院做抗疟疾药物研究计划的临床药理学专家。此时中国也正在援越开展“523”项目。20世纪70年代以后，Keith Arnold为瑞士罗氏（Roche）远东研究基金会工作，负责甲氟喹等药物的临床试验，因希望进行甲氟喹与一个对照药的对比观察，与江静波和李国桥取得联系，由李国桥和郭兴伯完成了临床试验，双方合作发表了文章。Keith Arnold对李国桥的工作高度评价，双方建立了友谊，并有多次合作。目前，Keith Arnold也参与了李国桥团队的快速灭源灭疟（FEMSE）事业，被李国桥视为国际FEMSE队的队长。

李国桥口述　通过这次合作，Keith Arnold知道了我们的研究很细致，很过硬，所以从此就结下了很好的友谊。以后有好几项国际科研项目资助都是他帮助联系的，让我们承担，此外每逢有重要的国际会议，他都资助我们去，每四年一次的国际热带医学与疟疾大会，他都支持我，他说：“你去的费用我全部包了。”所以等于他把我们带到国际上。开始我的英文也不行，我1981年通过进修，刚刚能够勉勉强强在大会上做十几分钟发言，1984年，第一次去加拿大开会，Keith Arnold坐在第一排，他说：“你讲，我给你点幻灯片。”因为我怕念错英文，只顾背我的报告，我讲到哪里，他给我点幻灯片，就是这样来帮我的。现在反过来了，主要是我们资助他，因为他已经退休十几年了，而我们的团队在国际上还很活跃，经常有各种项目。现在我们到哪个国家去，我们什么待遇，同样他就什么待遇，过去他从经费方面支持我，现在我请他来参加我们的工作，飞机票、生活补贴，我照样发给他。我让他做我们FEMSE国际队的队长，他的表达能力、各方面关系非常好，所以他是队长。他是第一位给我们带来帮助的国外学者，现在是我们团队最坚定的朋友。（2018年7月30日）

李国桥、郭兴伯、符林春曾撰写文章，总结Keith Arnold对广州中医药大学青蒿抗疟团队和中国青蒿素的贡献。

1979—1981年，Keith Arnold医生（时任瑞士罗氏制药公司驻远东医药研究基金会主任）资助我团队开展“青蒿素与甲氟喹（西方的最新抗疟药）的抗疟作用比较研究”课题，并到我们设在海南岛东方县的疟疾研究基地进行现场考察。课题完成后，他根据李国桥的中文论文稿，写成英文《甲氟喹与青蒿素的抗疟作用》，于1982年8月头版发表于英国《柳叶刀》杂志，这是中国青蒿素的文章首次在西方著名医学杂志上发表（他是第5作者）。该文在全球被引用100多次。经过与我们进行深入的学术交流，他十分认同我们的研究方法和结果。他根据我们的研究方法归纳表达的早期疟原虫无性体的纤细环状体、小环、大环等英文名称已全球通用。

此后，Keith Arnold又资助我团队分别开展青蒿素同甲氟喹、周效磺胺-乙胺嘧啶联合用药治疗恶性疟的研究，论文英文稿由他执笔完成，于1984年12月发表在英国《柳叶刀》杂志上，成为全球用青蒿素与合成抗疟药配伍用于临床的第1篇文章（他是第2作者）。

1984年，Keith Arnold建议并由其基金会资助我团队参加在加拿大召开的第11届国际热带医学与疟疾大会，以及1988年在荷兰召开的第12届国际热带医学与疟疾大会、1989年在德国召开的国际第4届临床药理学大会、1992年在泰国召开的第13届国际热带医学与疟疾大会等多次国际学术会议，让我们的研究成果得以在国际学术界进行交流。

由于得到Keith Arnold在资金和学术上的热心支持，我团队得以较早走向世界，加上我团队的自身努力，我们的研究成果逐步获得国际同行的认可。早在1980年，经Keith Arnold引荐，我们与英国牛津大学驻曼谷热带病研究基地负责人进行了深入的学术交流，双方由此建立了学术沟通渠道。1994年Keith Arnold又资助我团队主要成员参加在牛津大学召开的国际青蒿素抗疟专题学术会议。会后公开发表了该会议论文集的专刊，该专刊把我团队的论文作为首篇编排。

1990年，Keith Arnold建议并资助我团队开展青蒿素对恶性疟原虫配子体作用的研究。于是，1990—1995年我们在海南和越南（我校疟疾研究基地）开展该项研究，并于1993年首次公开发表了证明青蒿素对恶性疟原虫配子体杀灭作用的学术论文，纠正了过去认为青蒿素对恶性疟原虫配子体无效的错误认识。

Keith Arnold是把中国青蒿素带到世界舞台的第一人。在英国《柳叶刀》杂志上发表的两篇文章，他既是建议者、资助者又是合作者。1986年，他把我们刚研究成功的青蒿素栓剂，带到越南胡志明市热带病医院（也是1991年他安排的英国牛津大学的脑型疟研究基地），与该院抗疟研究负责人（Dr. Hien T.T）合作开展对成人和儿童患者的临床试验。以后，他与越南的Dr. Hien T.T.和泰国热带病医院负责人Dr. Looareesnwan. S等，在1990—1997年连续发表青蒿素栓、青蒿琥酯、蒿甲醚治疗恶性疟疾和重症疟疾研究的学术论文共10篇，可见他是第一个卓有成效地把中国青蒿素介绍到国外的外国学者，也是对我团队青蒿抗疟研究作出重要贡献的一位外国专家。

Keith Arnold一直关注和支持我校青蒿抗疟团队的学术发展。2011年3月，李国桥应邀参加在伦敦举行的单剂伯氨喹控制疟疾流行的研讨会，并在会上介绍经验，因其脑梗死复发住院而无法赴会，凭着对李国桥学术成就的熟悉，Keith Arnold主动前往伦敦参会代替李教授作报告。2012年12月，李教授应邀前往日本，在第6届热带病和急性传染病长崎研讨会和第11届长崎-新加坡医学研讨会上作“青蒿素复方快速灭源除疟”的专题报告，但李教授因病住院未能前往，Keith Arnold又一次代表李教授前往讲学并获广泛好评。

2011年以来，Keith Arnold一直在宣传和推动我团队的青蒿素复方快速灭源灭疟研究，FEMSE一词（Fast Elimination of Malaria by Source Eradication）就是由他修改确定的。2013—2015年，为了帮助我团队完成快速灭源除疟的国际合作科研项目，他代表李国桥教授奔走于柬埔寨、越南、赤道几内亚和马达加斯加。

为了向国际学术界介绍中国的青蒿素研究经历，2013年Keith Arnold和夫人麦丽贤医生义务翻译了张剑方主编的《迟到的报告——五二三项目与青蒿素研发纪实》，并资助该书的英文版在美国出版。

2015年，李国桥、李泽琳、李英、曾美怡等30多人共同编写的《青蒿素类抗疟药》由科学出版社出版后，Keith Arnold和麦丽贤医生主动承担起全书482页的译英工作（无偿），该书英文版已于2018年出版。

2016年至今，我团队与Keith Arnold和麦丽贤医生，以及瑞士的Daniel Waldvogel先生（资助抗疟的慈善家），由于FEMSE信念的志同道合，共同组成国际FEMSE团队，Kelth Arnold被推选为队长。这个国际团队正在奔走于肯尼亚和尼日利亚等国，为非洲快速清除疟疾而出谋划策。

致谢：李教授和Keith Arnold医生的密切合作，并由此取得的大量研究成果少不了麦丽贤医生宝贵的参与和帮助，38年来，她一直是他们之间必不可少的桥梁、联系人和书面通信、电话讨论的翻译者。

## 在国际会议上报告青蒿素

1983年，Keith Arnold来到广州和李国桥会面，这时，他已经知道四年一届的国际热带医学与疟疾大会将会在加拿大举行，他把这个消息告诉了李国桥，让李国桥准备文章，出席这次大会，经费由他负责，同时他还邀请了中山大学江静波参加会议。1984年9月，李国桥、江静波与Keith Arnold一起前往加拿大参会，途经美国的西雅图、旧金山。在这次会议上，李国桥带去了4篇论文，包括《青蒿素、甲氟喹、周效磺胺-乙胺嘧啶配伍治疗恶性疟及其随机化比较研究》《青蒿素及其衍生物治疗脑型疟的临床研究》《脑型疟患者皮内血、末稍血和骨髓涂片原虫密度比较》《青蒿素栓剂治疗恶性疟100例疗效观察》，反映了中国对疟疾全面而先进的研究成果，其中3篇论文在大会上宣读，1篇论文作为壁报张贴。

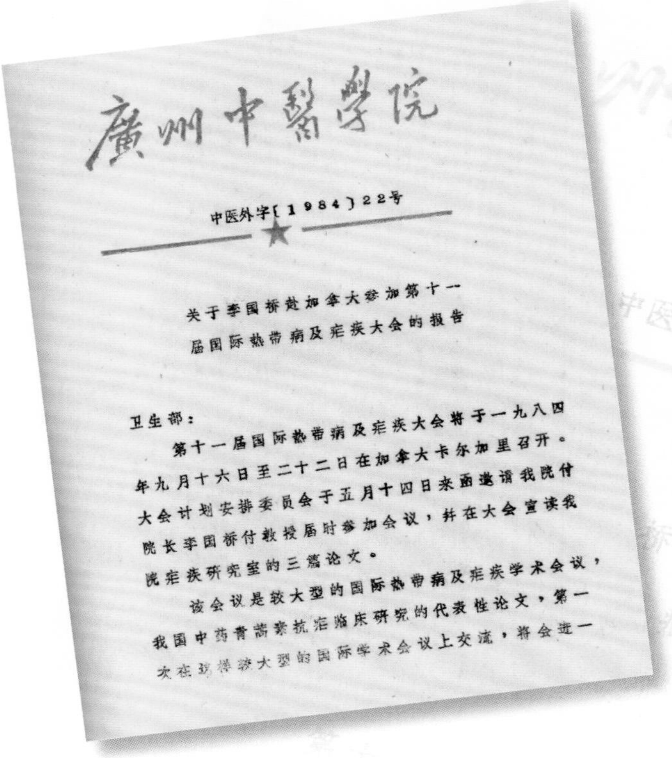
广州中醫學院

中医外字〔1984〕22号

关于李国桥赴加拿大参加第十一届国际热带病及疟疾大会的报告

卫生部：

第十一届国际热带病及疟疾大会将于一九八四年九月十六日至二十二日在加拿大卡尔加里召开。大会计划安排委员会于五月十四日来函邀请我院付院长李国桥付教授届时参加会议，并在大会宣读我院疟疾研究室的三篇论文。

该会议是较大型的国际热带病及疟疾学术会议，我国中药青蒿素抗疟临床研究的代表性论文，第一次在这样大型的国际学术会议上交流，将会进一

李国桥赴加拿大参加第11届国际热带医学与疟疾大会的请示。

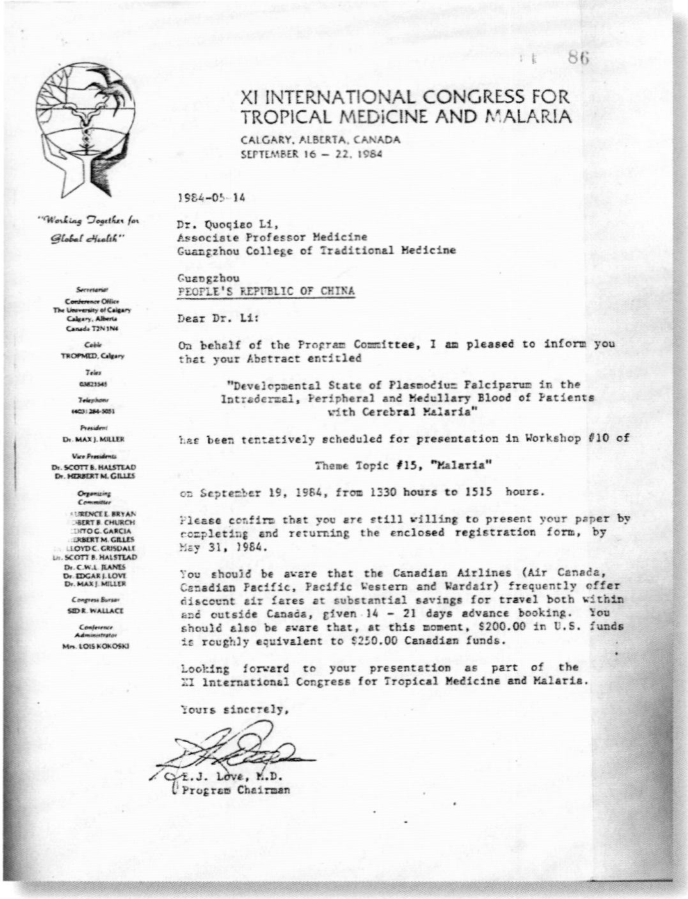

XI INTERNATIONAL CONGRESS FOR
TROPICAL MEDICINE AND MALARIA
CALGARY, ALBERTA, CANADA
SEPTEMBER 16 – 22, 1984

"Working Together for Global Health"

Secretariat
Conference Office
The University of Calgary
Calgary, Alberta
Canada T2N 1N4

Cable
TROPMED, Calgary

Telex
03823545

Telephone
(403) 284-5051

President
Dr. MAX J. MILLER

Vice Presidents
Dr. SCOTT B. HALSTEAD
Dr. HERBERT M. GILLES

Organizing Committee
URENCE L. BRYAN
BERT B. CHURCH
DITO G. GARCIA
ERBERT M. GILLES
LLOYD C. GRISDALE
Dr. SCOTT B. HALSTEAD
Dr. C.W.L. JEANES
Dr. EDGAR J. LOVE
Dr. MAX J. MILLER

Congress Bursar
SID R. WALLACE

Conference Administrator
Mrs. LOIS KOKOSKI

1984-05-14

Dr. Quoqiao Li,
Associate Professor Medicine
Guangzhou College of Traditional Medicine

Guangzhou
PEOPLE'S REPUBLIC OF CHINA

Dear Dr. Li:

On behalf of the Program Committee, I am pleased to inform you that your Abstract entitled

"Developmental State of Plasmodium Falciparum in the Intradermal, Peripheral and Medullary Blood of Patients with Cerebral Malaria"

has been tentatively scheduled for presentation in Workshop #10 of

Theme Topic #15, "Malaria"

on September 19, 1984, from 1330 hours to 1515 hours.

Please confirm that you are still willing to present your paper by completing and returning the enclosed registration form, by May 31, 1984.

You should be aware that the Canadian Airlines (Air Canada, Canadian Pacific, Pacific Western and Wardair) frequently offer discount air fares at substantial savings for travel both within and outside Canada, given 14 – 21 days advance booking. You should also be aware that, at this moment, $200.00 in U.S. funds is roughly equivalent to $250.00 Canadian funds.

Looking forward to your presentation as part of the XI International Congress for Tropical Medicine and Malaria.

Yours sincerely,

E.J. Love, M.D.
Program Chairman

第 11 届国际热带医学与疟疾大会安排委员会致李国桥的邀请函。

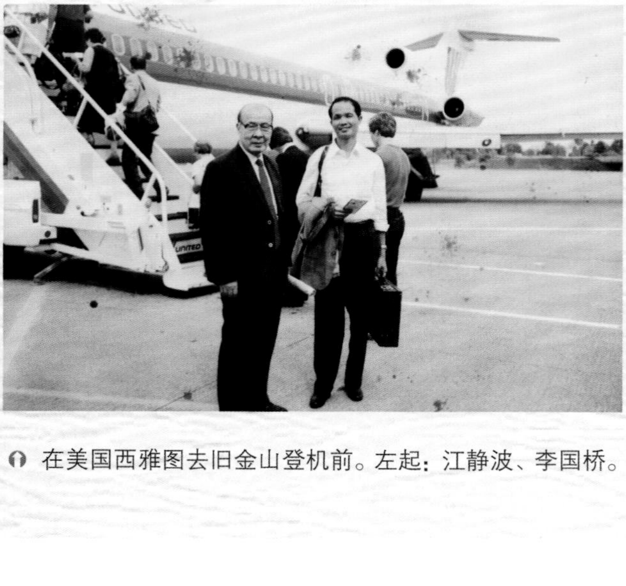

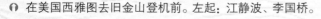

在美国西雅图去旧金山登机前。左起：江静波、李国桥。

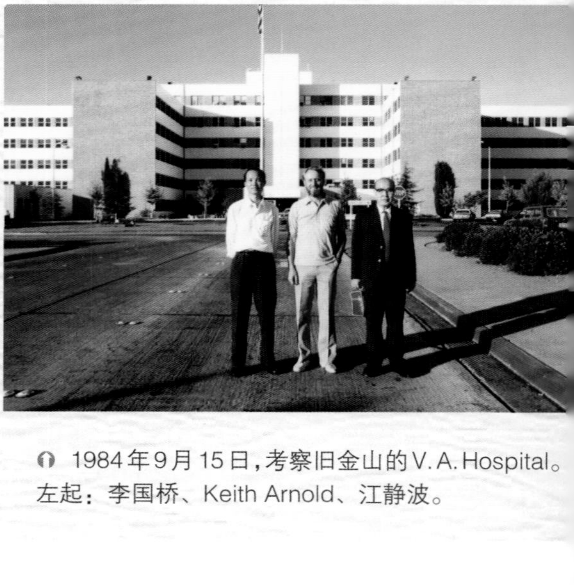

1984 年 9 月 15 日，考察旧金山的 V. A. Hospital。左起：李国桥、Keith Arnold、江静波。

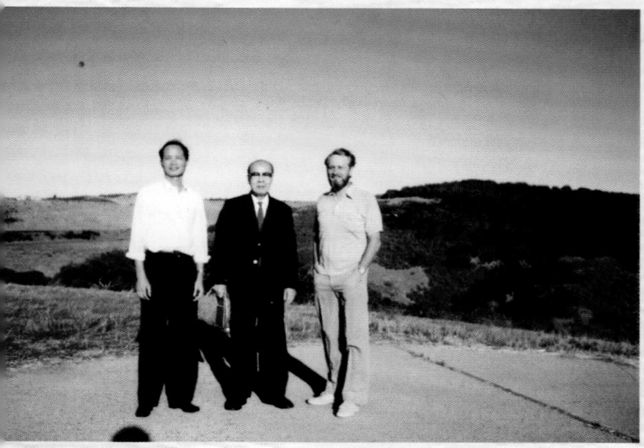

在旧金山高速公路的风景瞭望点。左起：李国桥、江静波、Keith Arnold。

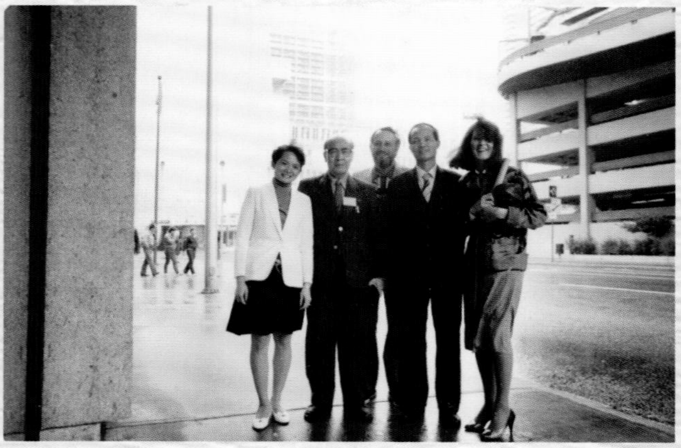

1984年9月22日，在会议举办地加拿大卡尔加里市，左1至左4依次为：麦丽贤、江静波、Keith Arnold、李国桥。

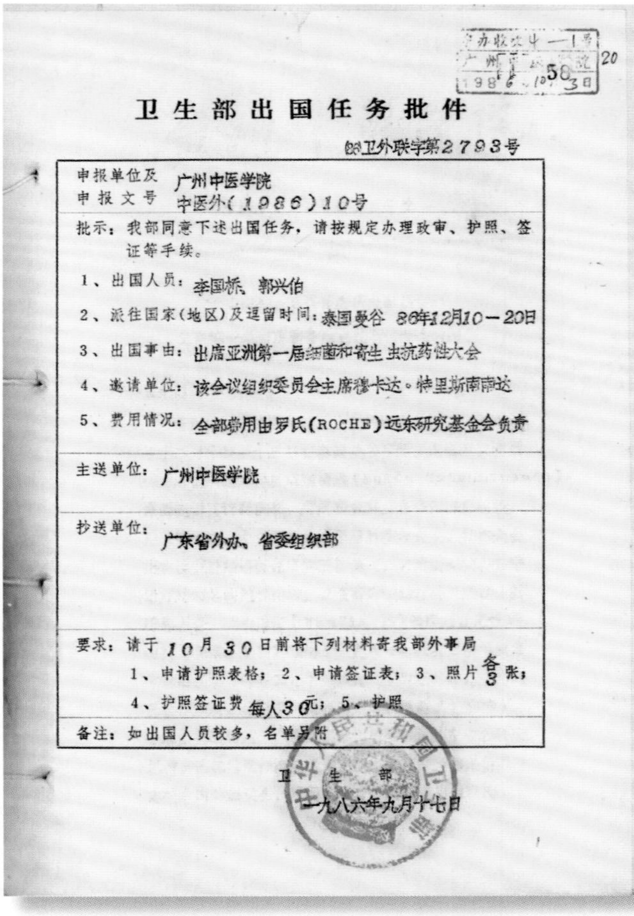

卫生部出国任务批件

(86)卫外联字第2793号

申报单位及申报文号：广州中医学院 中医外(1986)10号

批示：我部同意下述出国任务，请按规定办理政审、护照、签证等手续。

1、出国人员：李国桥、郭兴伯

2、派往国家(地区)及逗留时间：泰国曼谷 86年12月10－20日

3、出国事由：出席亚洲第一届细菌和寄生虫抗药性大会

4、邀请单位：该会议组织委员会主席穆卡达·特里斯南雷达

5、费用情况：全部费用由罗氏(ROCHE)远东研究基金会负责

主送单位：广州中医学院

抄送单位：广东省外办、省委组织部

要求：请于10月30日前将下列材料寄我部外事局

1、申请护照表格；2、申请签证表；3、照片各3张；

4、护照签证费每人30元；5、护照

备注：如出国人员较多，名单另附

卫生部

一九八六年九月十七日

1986年12月10—20日，李国桥、郭兴伯赴泰国曼谷出席亚洲第一届细菌与寄生虫抗药性大会。在会上宣读了3篇论文：《青蒿酯钠和奎宁治疗恶性疟的随机比较》《青蒿酯钠治疗脑型疟31例》《法西密治疗儿童恶性疟的剂量探索》。

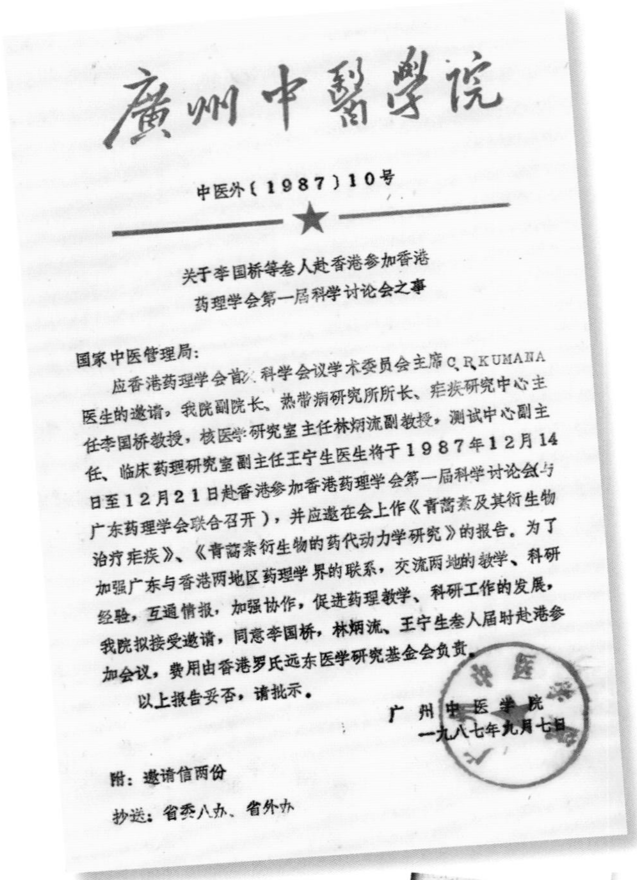

廣州中醫學院

中医外〔1987〕10号

关于李国桥等叁人赴香港参加香港
药理学会第一届科学讨论会之事

国家中医管理局：

应香港药理学会首次科学会议学术委员会主席C.R.KUMANA
医生的邀请，我院副院长、热带病研究所所长、疟疾研究中心主
任李国桥教授，核医学研究室主任林炯流副教授，测试中心副主
任、临床药理研究室副主任王宁生医生将于1987年12月14
日至12月21日赴香港参加香港药理学会第一届科学讨论会（与
广东药理学会联合召开），并应邀在会上作《青蒿素及其衍生物
治疗疟疾》、《青蒿素衍生物的药代动力学研究》的报告。为了
加强广东与香港两地区药理学界的联系，交流两地的教学、科研
经验，互通情报，加强协作，促进药理教学、科研工作的发展，
我院拟接受邀请，同意李国桥，林炯流、王宁生叁人届时赴港参
加会议，费用由香港罗氏远东医学研究基金会负责。

以上报告妥否，请批示。

广州中医学院
一九八七年九月七日

附：邀请信两份

抄送：省委八办、省外办

1987年12月，李国桥接受邀请参加香港药理学会与广东药理学会联合召开的第一届科学讨论会，在会上做了《青蒿素及其衍生物治疗疟疾》《青蒿素衍生物的药代动力学研究》的报告。

1988年9月，李国桥再次获得Keith Arnold的资助，前往荷兰参加第12届国际热带医学与疟疾大会，在大会上宣读了《青蒿琥酯治疗恶性疟与奎宁的随机比较》和《青蒿素及其衍生物治疗脑型疟疾》两篇论文。

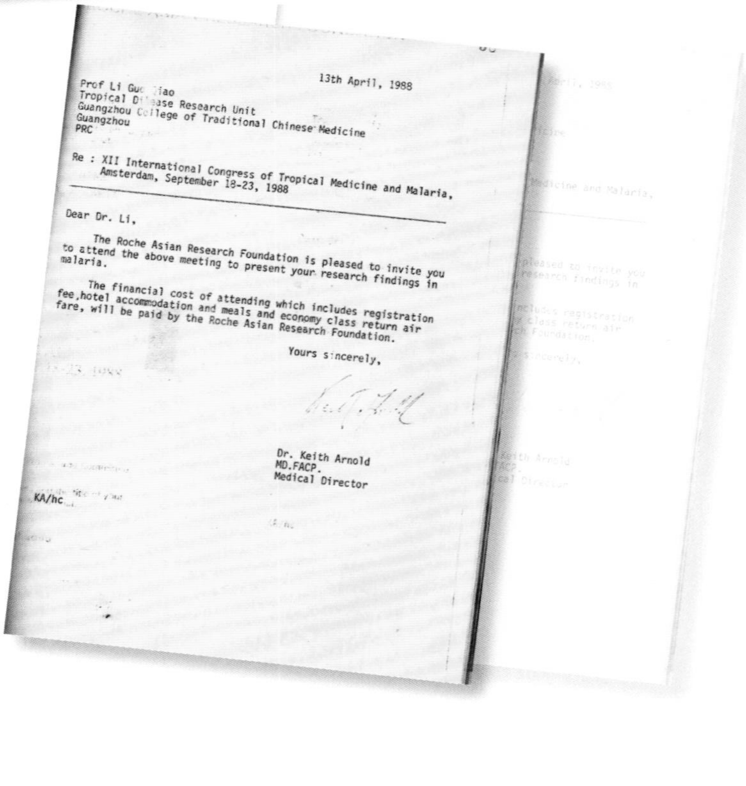

13th April, 1988

Prof Li Guo Qiao
Tropical Disease Research Unit
Guangzhou College of Traditional Chinese Medicine
Guangzhou
PRC

Re : XII International Congress of Tropical Medicine and Malaria,
Amsterdam, September 18-23, 1988

Dear Dr. Li,

The Roche Asian Research Foundation is pleased to invite you to attend the above meeting to present your research findings in malaria.

The financial cost of attending which includes registration fee,hotel accommodation and meals and economy class return air fare, will be paid by the Roche Asian Research Foundation.

Yours sincerely,

Dr. Keith Arnold
MD.FACP.
Medical Director

KA/hc

1988年4月13日，Keith Arnold致李国桥的邀请信。

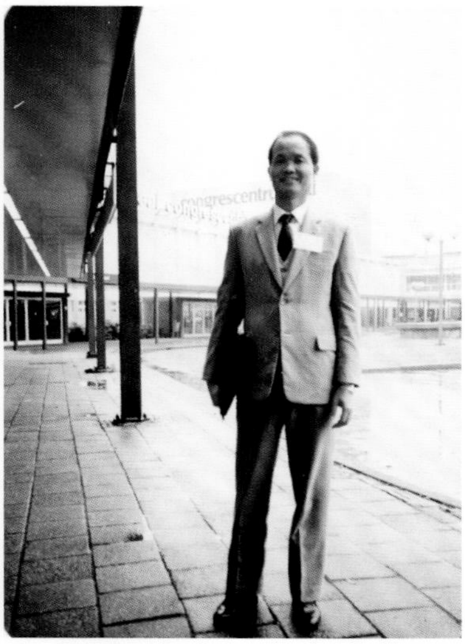

李国桥在第 12 届国际热带医学与疟疾大会会址阿姆斯特丹国际会议中心。

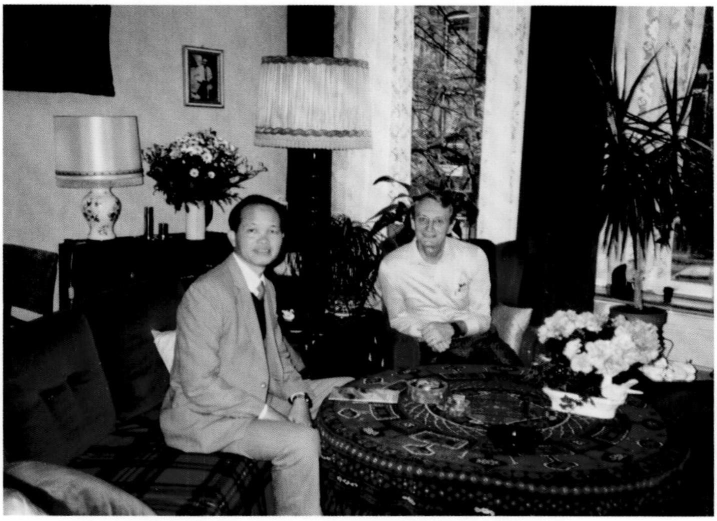

1988 年 9 月 22 日，李国桥与 Keith Arnold 在阿姆斯特丹的旅馆内。

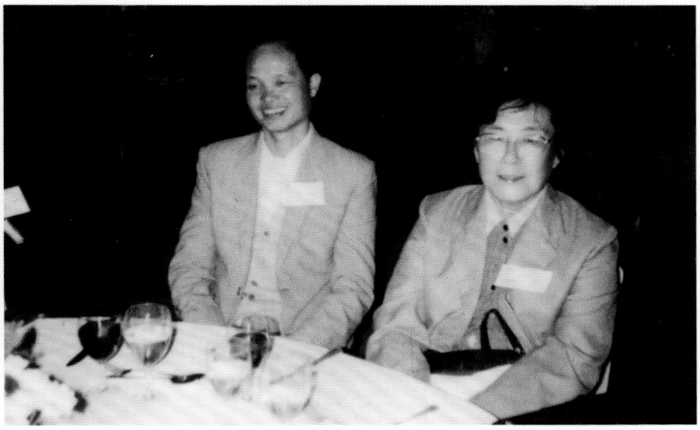

此次参会，Keith Arnold 除承担李国桥的经费，还邀请李国桥在会议结束后前往瑞士考察。李国桥于 1988 年 9 月 22 日到访罗氏基金会瑞士总部，获对方设宴款待。左起：李国桥、军事医学科学院滕翕和。

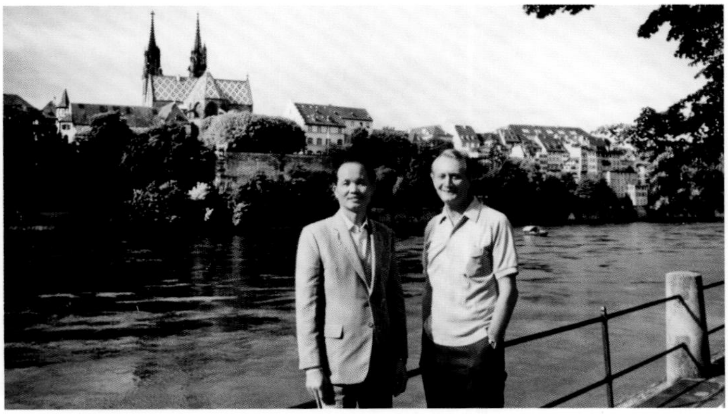

1988 年 9 月 25 日，李国桥与 Keith Arnold 在巴塞尔的莱恩河畔。

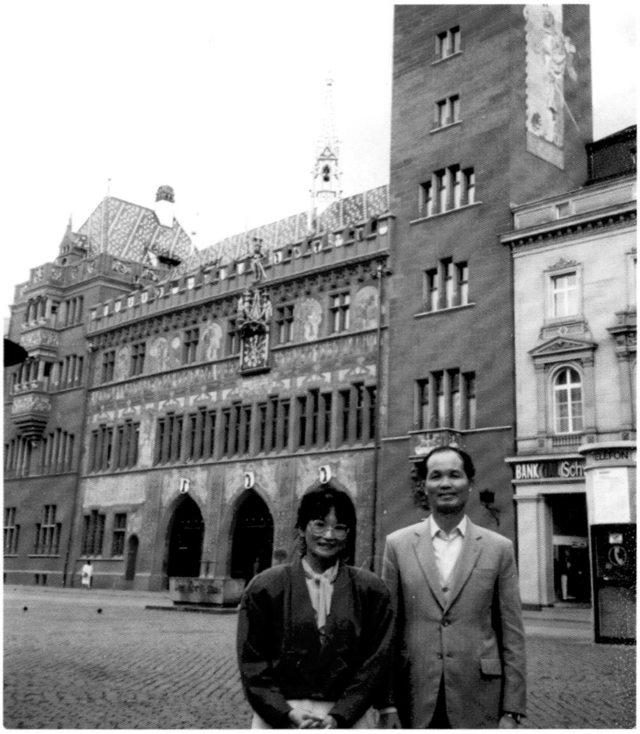

李国桥与麦丽贤在巴塞尔市政厅前。

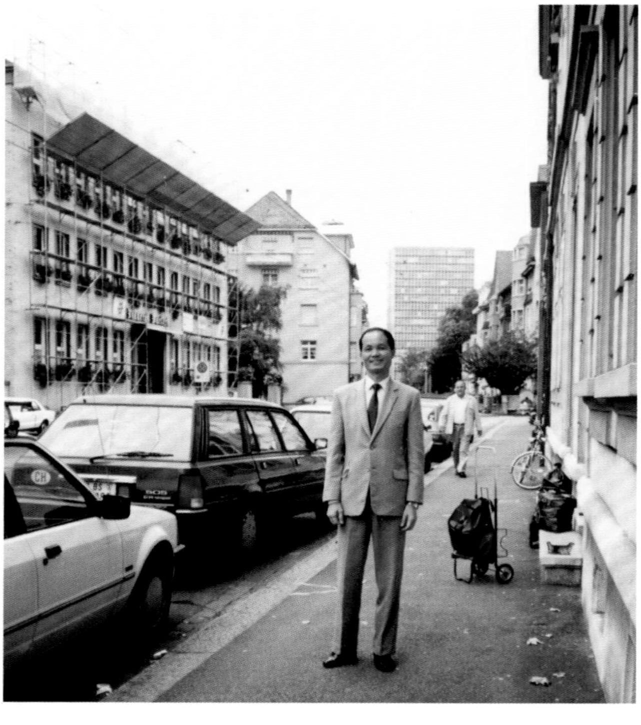

1988 年 9 月 29 日，李国桥考察诺华（Novartis）制药临床中心。这一天是李国桥 52 岁生日。

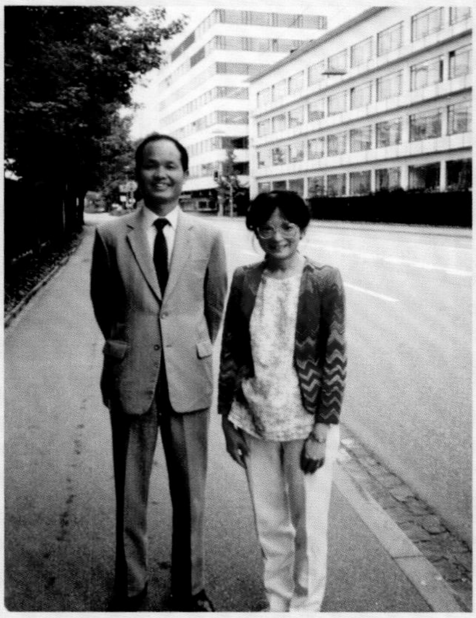

1988年9月29日，李国桥与麦丽贤在罗氏基金会瑞士总部前合影。

广州中医学院

第四届国际临床药理学和治疗学会议
请李国桥作学术报告的邀请书（译文）

李国桥医生：

第四届国际临床药理学和治疗学会议将于1989年7月23-28日在西德海德堡/曼海姆举行。会议由国际药理学会和联邦德国药理毒理学会主办。

我们十分荣幸地代表会议计划委员会和会议主席乔达夏里教授（Chaudhury）邀请您出席这次会议，并请您在“草药作为治疗药剂的潜力”这一专题讨论会上作关于抗疟药方面的报告，如您应允，我们将十分高兴。

会议期间每天上下午将同时举行三场为时二小时的专题讨论会。讨论会首先由主席作5分钟发言，然后由3位学者作报告，每人报告30分钟，讨论5分钟。讨论会结束前安排10分钟作综合讨论。详见附上给您的报告题目和报告者名单。报告者应提交一页学术报告的摘要，这摘要将发表于欧洲临床药理学杂志。不必提交论文。

如果您接受这一邀请，我们将组织负责您的报告，往后，我们将寄给您进一步的消息。

我们可以为您提供下列经费：

1）从您住处到海德堡曼海姆的往返机票和交通费。

1988年8月，李国桥收到第四届国际临床药理学与治疗学会会议计划委员会主席米歇尔·区切尔包姆发来的邀请信。1989年7月，李国桥到德意志联邦共和国参加了这次会议。会后转道泰国马奇诺大学讲学，并与之合作开展青蒿素类药抗疟研究。李国桥去泰国之前，国家中医药管理局要求他注意两个问题：一是在青蒿素类药物领域内进行合作应首先与对方签订一个正式协议以确保我方的利益。在正式签订合作协议前先将初稿报国家中医药管理局审批。二是将青蒿素类药物在泰国注册工作的进展情况及时通报国家中医药管理局科教司，以便国内掌握青蒿素在国际上的情况。

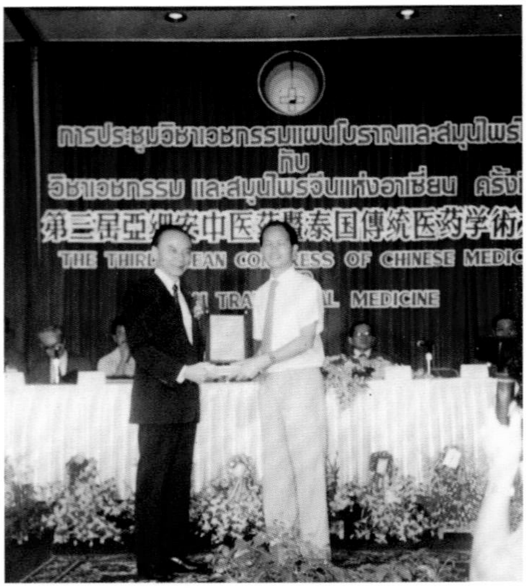

1989 年 9 月，第三届亚细安中医药暨泰国传统医药学术大会邀请李国桥作青蒿素研究与应用的学术报告。在 9 月 3 日的闭幕式上，会议主办方向李国桥赠送礼物。

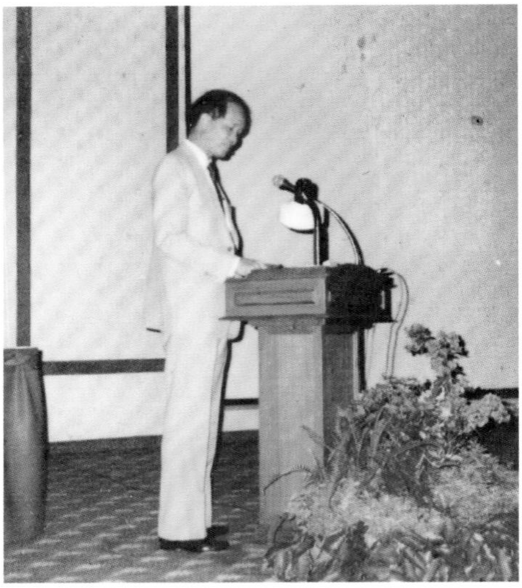

李国桥在第 13 届国际热带医学与疟疾大会上发言，做关于 T 昏迷（Tcoma）与 R 昏迷（Rcoma）的报告。著名疟疾病理学家 Aykawa 在大会总结时指出两种昏迷期理论很有意义，应当深入研究。

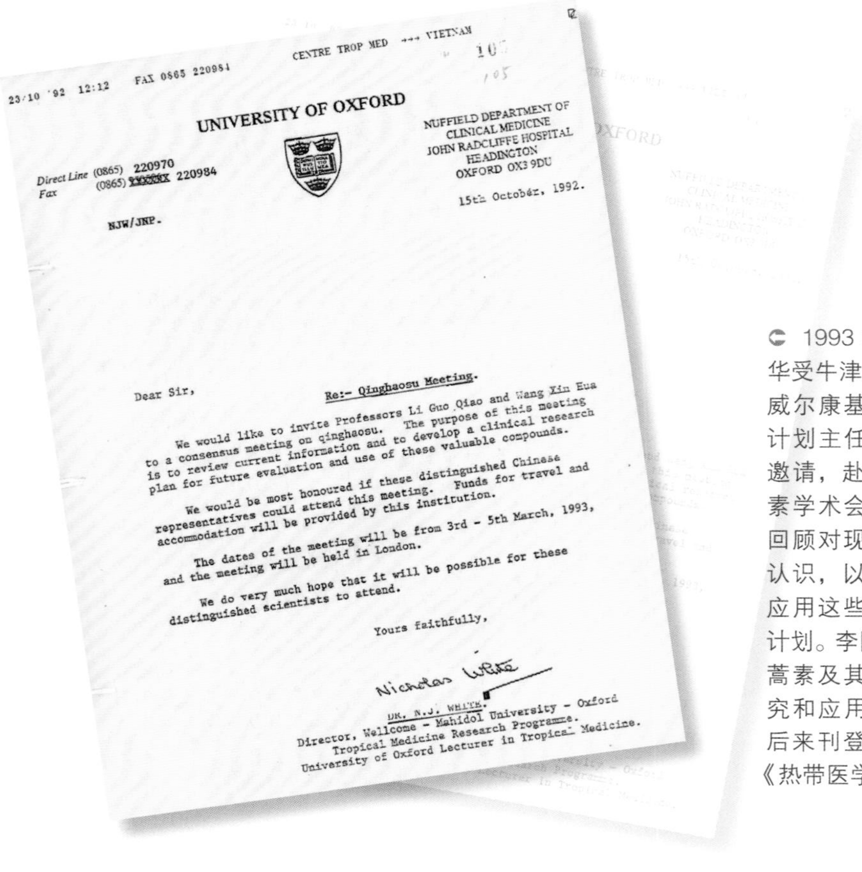

23/10 '92 12:12 FAX 0865 220984 CENTRE TROP MED →→→ VIETNAM 105

UNIVERSITY OF OXFORD

Direct Line (0865) 220970
Fax (0865) XXXXXX 220984

NUFFIELD DEPARTMENT OF
CLINICAL MEDICINE
JOHN RADCLIFFE HOSPITAL
HEADINGTON
OXFORD OX3 9DU

15th October, 1992.

NJW/JNP.

Dear Sir,

Re:- Qinghaosu Meeting.

We would like to invite Professors Li Guo Qiao and Wang Xin Eua to a consensus meeting on qinghaosu. The purpose of this meeting is to review current information and to develop a clinical research plan for future evaluation and use of these valuable compounds.

We would be most honoured if these distinguished Chinese representatives could attend this meeting. Funds for travel and accommodation will be provided by this institution.

The dates of the meeting will be from 3rd - 5th March, 1993, and the meeting will be held in London.

We do very much hope that it will be possible for these distinguished scientists to attend.

Yours faithfully,

Nicholas White

DR. N.J. WHITE.
Director, Wellcome - Mahidol University - Oxford
Tropical Medicine Research Programme.
University of Oxford Lecturer in Tropical Medicine.

1993 年，李国桥、王新华受牛津大学－马奇诺大学－威尔康基金会热带医学研究计划主任 Nicholas J · White 邀请，赴英国伦敦参加青蒿素学术会议。会议的目的是回顾对现有青蒿素类药物的认识，以便为进一步评价和应用这些药物制定临床研究计划。李国桥在会议上做《青蒿素及其衍生物在中国的研究和应用》学术报告，该文后来刊登于英国皇家医学会《热带医学和卫生学学报》上。

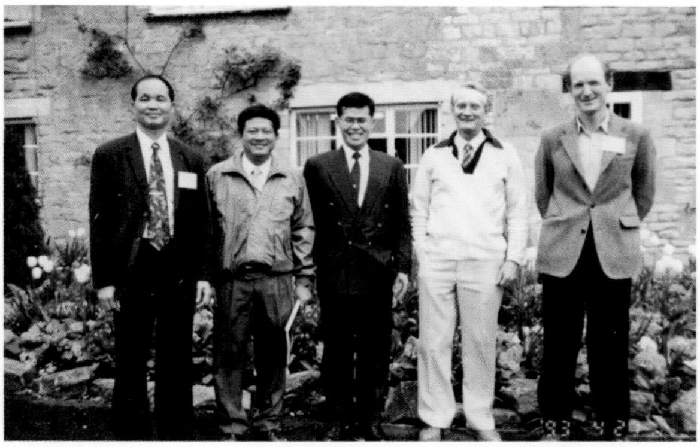

1993 年 4 月 27 日，李国桥在会议酒店和部分与会专家合影。左起：李国桥、越南佐关医院医生 Hien、Sornchai、Keith Arnold、Nicholas J. White。

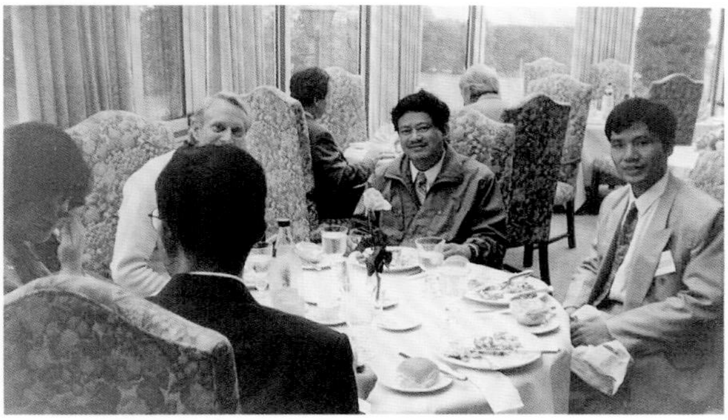

王新华（右 1）在会议午宴上。

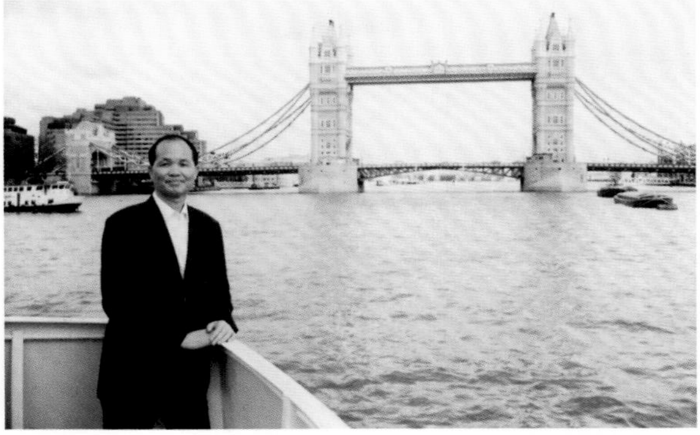

1993 年 4 月 22 日，李国桥在泰晤士河边，背景是塔桥。

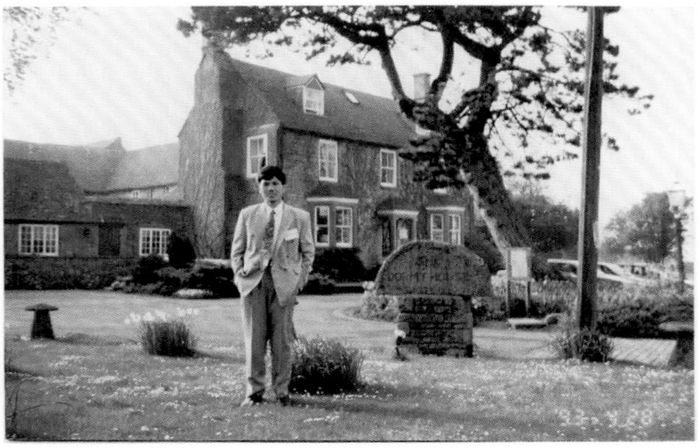

1993 年 4 月 28 日，王新华在会议酒店。

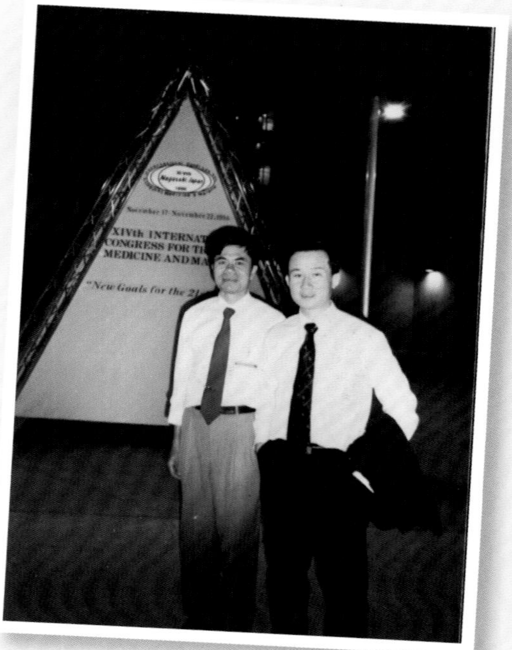

➲ 1996 年 11 月，陈沛泉（左）、符林春在第 14 届国际热带医学与疟疾大会期间合影。

1996年11月17—22日，李国桥团队7人参加在日本长崎举行的第14届国际热带医学与疟疾大会，宣读11篇论文。除香港罗氏亚洲基金会外，国内生产青蒿素的企业桂林制药厂、北京科泰新技术公司也资助了团队赴日费用。

⬇ 2004 年，李国桥与泰国马奇诺大学的 Sornchai、英国牛津大学的 Nicholas J. White 共同发起举办国际青蒿素类药临床评价研讨会，首届会议于 2004 年 8 月在泰国曼谷成功举办。第二届国际青蒿素类药临床评价研讨会由广州中医药大学主办，于 2007 年 1 月 16—17 日在广州市大学城召开。

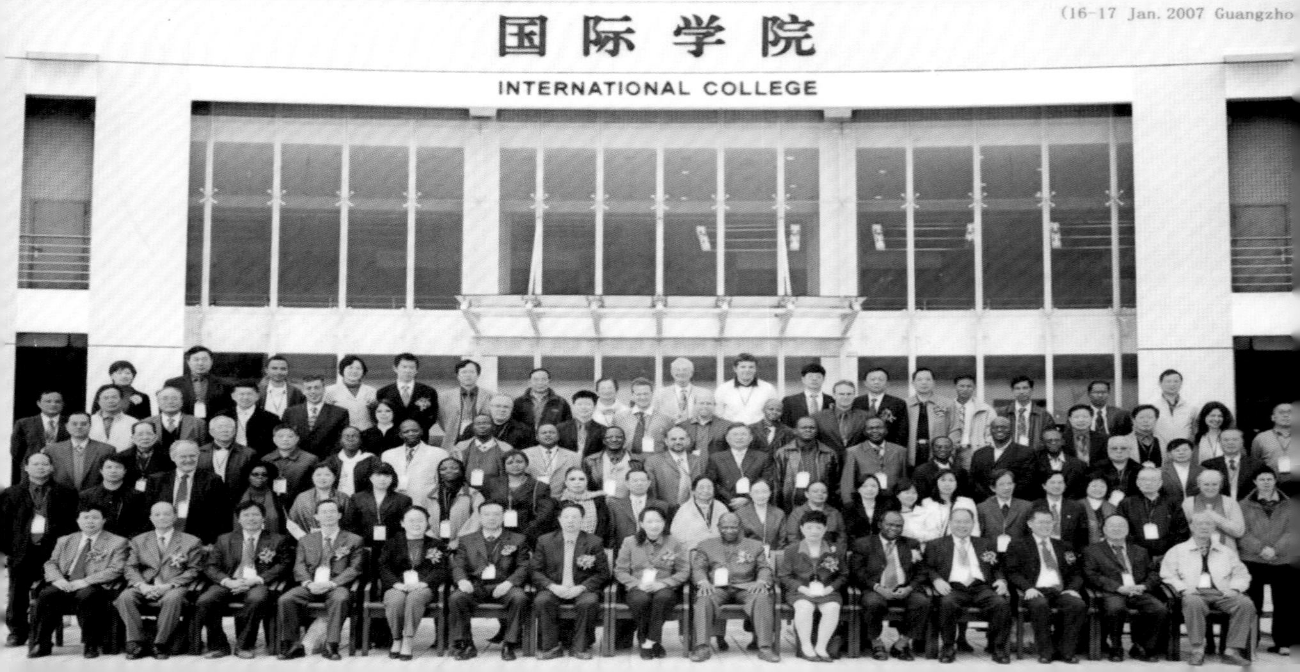
(16-17 Jan. 2007
国际学院
INTERNATIONAL COLLEGE

## 致力青蒿素国际推广

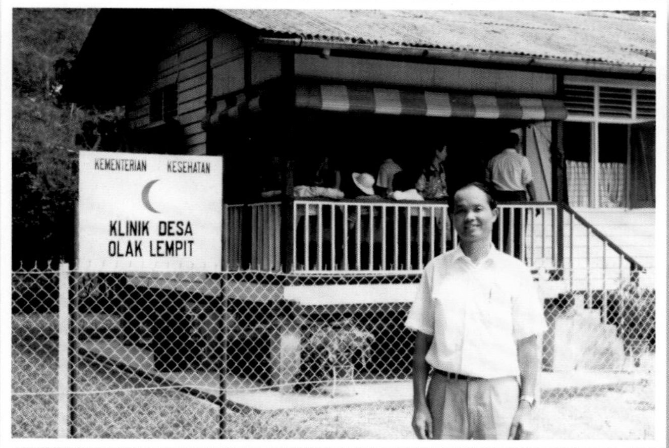


1986 年 7 月，李国桥到马来西亚做青蒿素的学术报告。

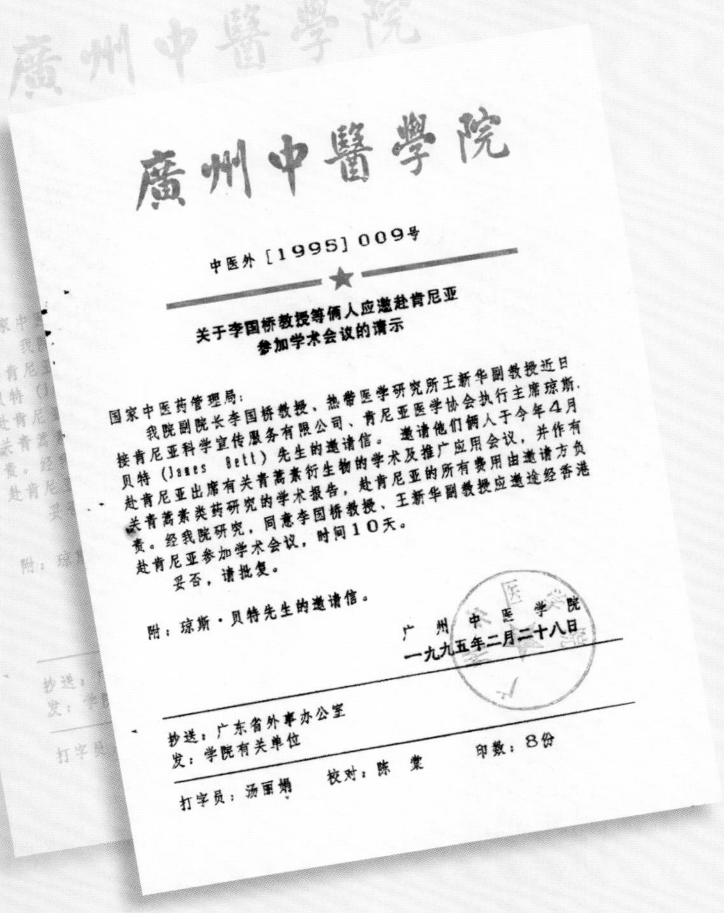

廣州中醫學院

中医外 [1995] 009号

关于李国桥教授等俩人应邀赴肯尼亚参加学术会议的请示

国家中医药管理局：

我院副院长李国桥教授、热带医学研究所王新华副教授近日接肯尼亚科学宣传服务有限公司、肯尼亚医学协会执行主席琼斯．贝特（James Bett）先生的邀请信。邀请他们俩人于今年4月赴肯尼亚出席有关青蒿素衍生物的学术及推广应用会议，并作有关青蒿素类药研究的学术报告，赴肯尼亚的所有费用由邀请方负责。经我院研究，同意李国桥教授、王新华副教授应邀途经香港赴肯尼亚参加学术会议，时间10天。

妥否，请批复。

附：琼斯·贝特先生的邀请信。

广州中医学院
一九九五年二月二十八日

抄送：广东省外事办公室
发：学院有关单位 印数：8份
打字员：汤丽娟 校对：陈棠

1995 年 3—4 月，李国桥、王新华受邀请前往肯尼亚参加学术会议。恰逢北京科泰新技术公司总经理逯春明前往肯尼亚开辟青蒿素市场，邀请李国桥、王新华同行，他们在肯尼亚五个大城市，由各市医药协会组织，利用晚上的时间对全市医生讲解青蒿素类药的临床应用，该五大城市 80% 以上的医生参加了讲座，协助科泰新公司开辟了双氢青蒿素的非洲市场。

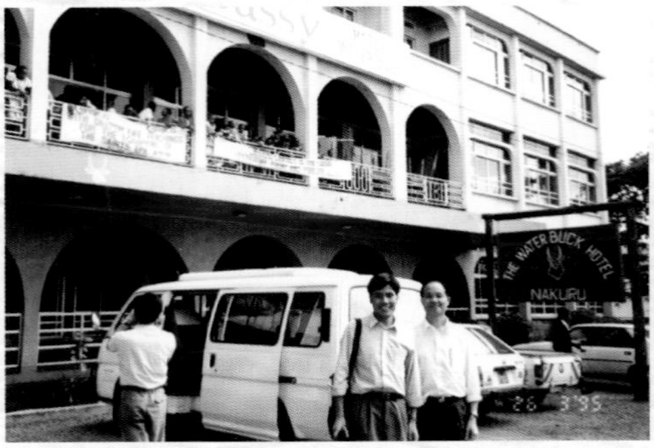
THE WATER BUCK HOTEL
NAKURU
28 3'95

左起：王新华、李国桥。

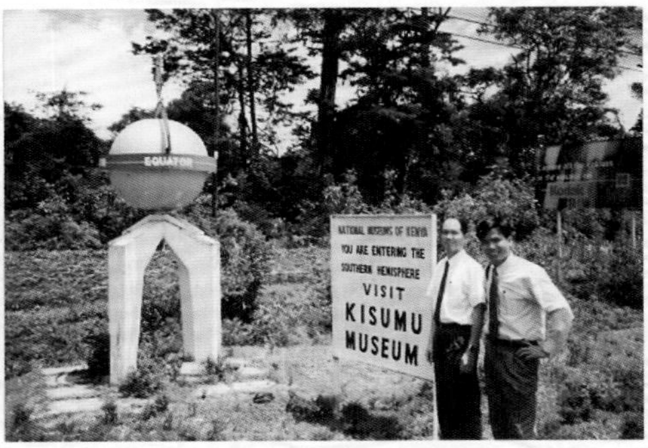
EQUATOR
NATIONAL MUSEUMS OF KENYA
YOU ARE ENTERING THE
SOUTHERN HEMISPHERE
VISIT
KISUMU
MUSEUM

左起：李国桥、王新华。

1995 年，李国桥和王新华在肯尼亚。

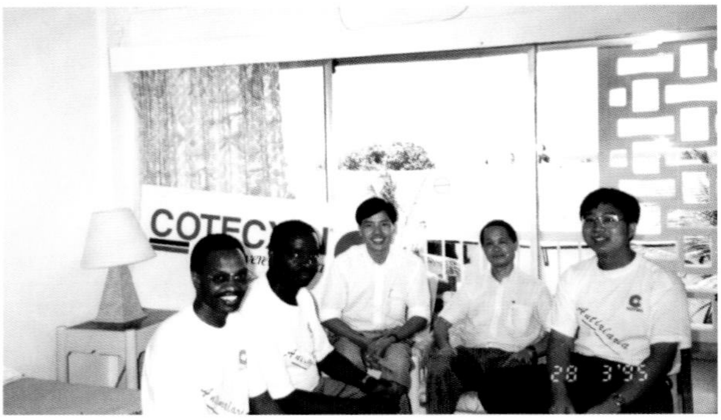
28 3'95

1995 年，（左 4）李国桥、王新华（左 3）在肯尼亚帮助科泰新技术公司推广双氢青蒿素片。

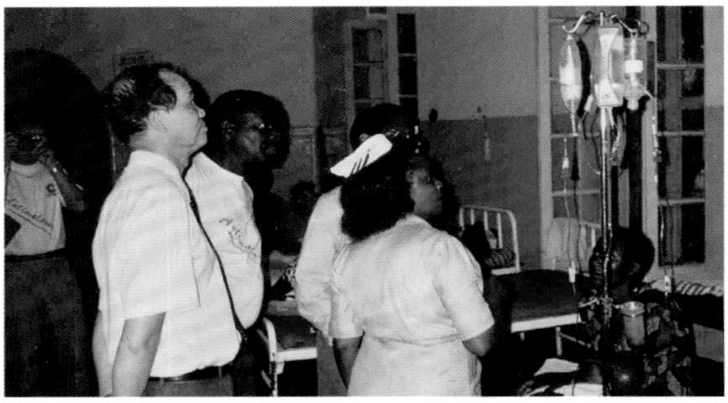

李国桥在肯尼亚疟疾病房。

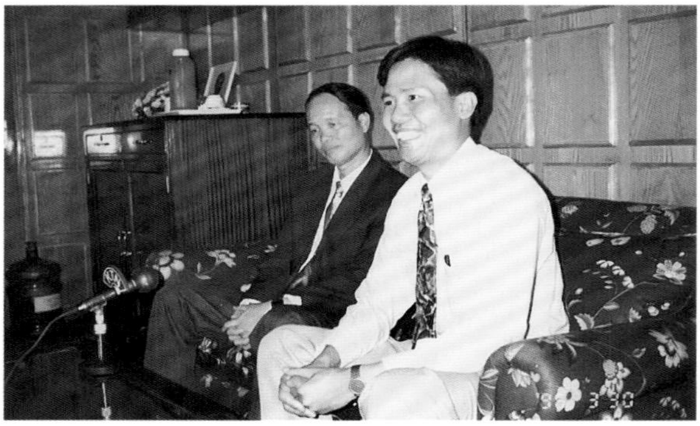

李国桥、王新华接受肯尼亚电视台采访。

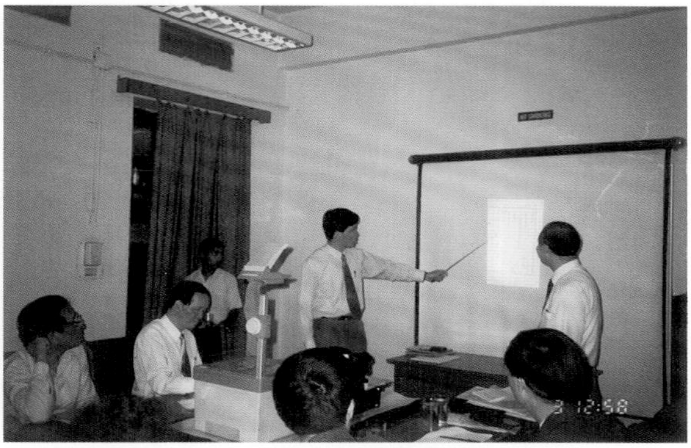


王新华在印度做青蒿素专题演讲，左2为李国桥。

1995年4月，中国科华技术贸易公司组团赴印度新德里办理青蒿琥酯在印度的注册手续，李国桥、王新华参加代表团，在印度各个城市做青蒿素研究的巡回学术报告。在印度卫生部药控总局和疟疾防治计划办公室组织的报告会上，李国桥、王新华介绍了青蒿琥酯治疗疟疾的速效、高效、低毒安全的特点，从容回答了对方的质询，对于说服印度同意青蒿琥酯在印度注册起到了关键作用。同年6月，青蒿琥酯片和注射剂即获印度药控总局批准注册[①]。

李国桥口述　印度是一个疟疾大国，人口也很多，但是青蒿琥酯在印度拿不下注册，在很多国家都能够注册了，但是在印度注册不成，所以上级领导找我们出面。我肯定要拉王新华一起去，因为要讲英语，王新华的英语水平高，我们两个就根据上级的意图，参加了中国的一个代表团到印度去，当然谈判和其他的工作就由代表团其他成员去做，学术工作是靠我和王新华。有一场报告，印度方面的关键人物（行政管理的官员和一些相关的教授、专家）都来了，大概有二三十人听我们做报告。报告是王新华做的，我来回答提问。经过这场报告会，工作马上就做通了，印度方面看到中国的青蒿素那么好，报告会以后青蒿琥酯很快就注册了。（2018年7月25日）

王新华口述　非洲非常友好，因为中国帮助了他们很多国家，学术上，非洲医学界的人虽然也受西方的一些影响，但我们可以去突破。在印度就特别艰难，印度受西方的影响很大，觉得自己很牛，有点排外，对中国的原研药、创新药，真的好像有点不屑一顾，抵触很明显。印度的青蒿素原研药也好，仿制药也好，当时已经生产了，但是我们是原创的。青蒿琥酯是桂林制药厂生产的，刘旭是

① 张剑方．迟到的报告——中国523项目50周年纪念版．成都：四川人民出版社，2018：242.

青蒿琥酯的第一发明人，他也去了印度，我国的央企医药公司科华公司做我们的后盾。当时我们都住在中国驻印度的大使馆，很安全很亲切，需要开会再出去。

推广青蒿素，还不是一般的交流，而是辩论，所以如果没有相关的医学功底，没有对疟疾、青蒿素深刻的认识以及流利的英文和敏锐的听力，还真的辩论不过对方。我们跟印度的药审部门，跟医学科学家开了很多场会，给他们讲青蒿素的优点，解除他们对青蒿素抗性的担忧。

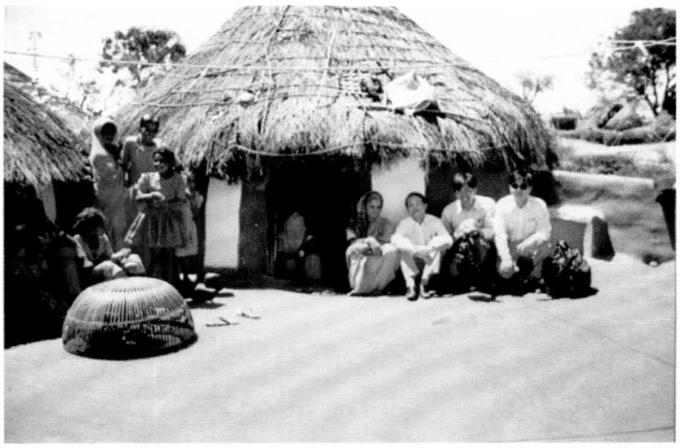

李国桥（左2）、王新华（左3）在印度。

印度也是资本主义制度，整个防控体系、药审体系，都深受西方的影响，而且他们的政府确实不是像中国政府一样强而有力，不是真的用很多心思在为老百姓办事上，所以这也是一个障碍，疟疾是一个防控体系，不光是药，还有一些预防的措施，这方面印度做得不好。所以印度虽然发展很快，GDP增长也很快，科技也不错，医学也比较发达，但是两极分化很严重。我们去印度推广的时候，特别是去到一些沙漠地带，去一些贫困的地区，都不是政府的官员带我们去，而是他们的志愿者，带我们去访贫困户，到一个沙漠地区的一个疟区。他们觉得我们是真的去帮他们，开完会之后，印度群众还领头唱起了国际歌。（2018年12月24日）

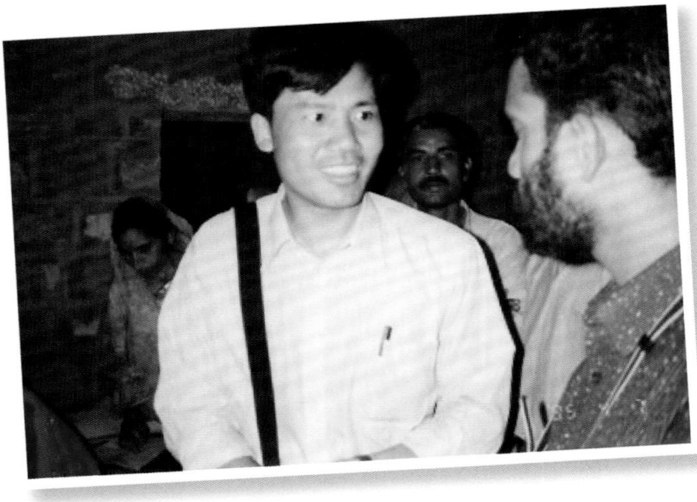

王新华在印度。

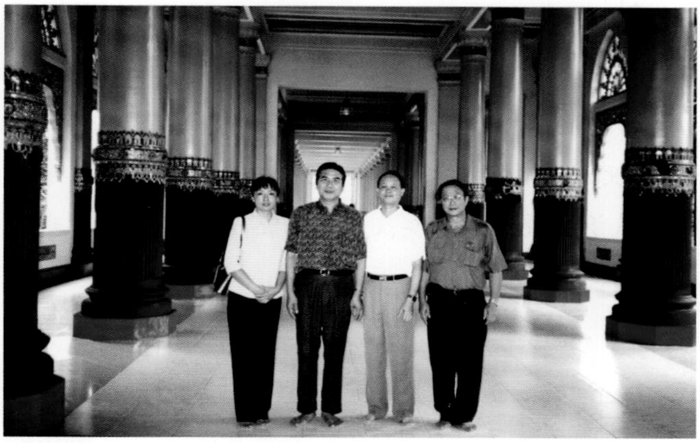

李国桥应邀前往缅甸宣讲青蒿素。

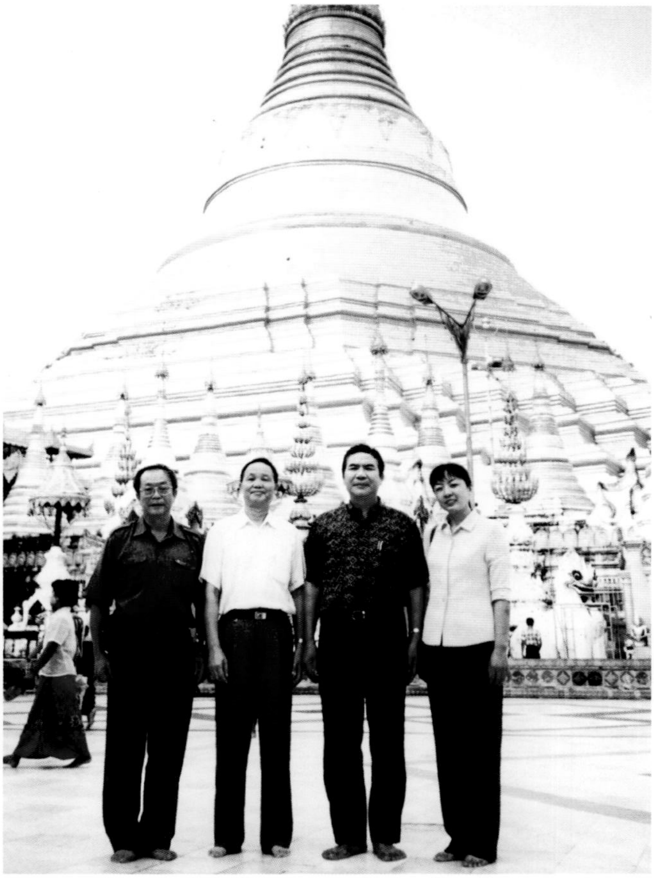

青蒿素宣讲会后，李国桥由缅甸卫生部门官员陪同游览当地风光。

1998年4—7月，应肯尼亚医学协会执行主席琼斯·贝特和科泰新有限公司肯尼亚分公司的邀请，李国桥团队7人赴肯尼亚、卢旺达、坦桑尼亚等国进行疟疾控制合作研究。

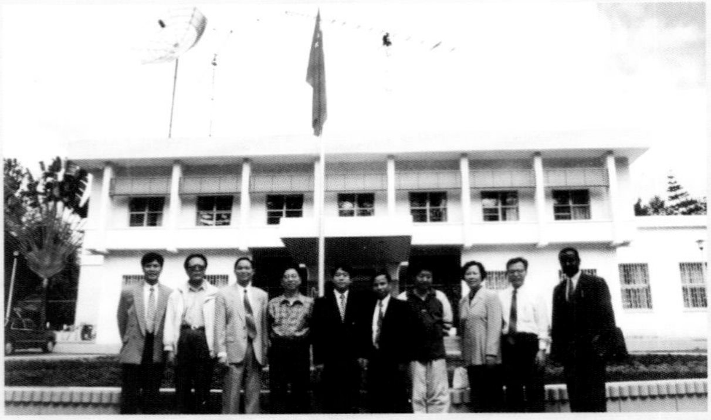

1998 年 5 月 20 日，在中国驻肯尼亚大使馆。左起：王新华、中国驻肯尼亚大使安永玉、李国桥、沈参赞、逯春明、郭兴伯，右 3、右 2 分别为李珍秀、李广谦。

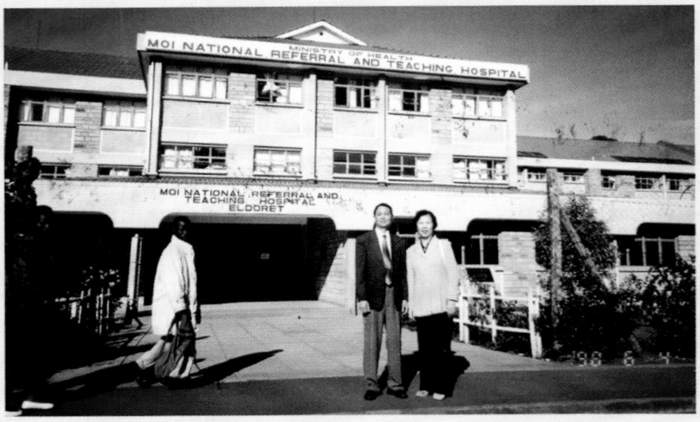


1998 年 6 月，李国桥与夫人李珍秀在肯尼亚埃多 Moi 医院。这是中国援建，以肯尼亚总统丹尼尔·阿拉普·莫伊（Daniel Arap Moi）名字命名的大学教学医院。

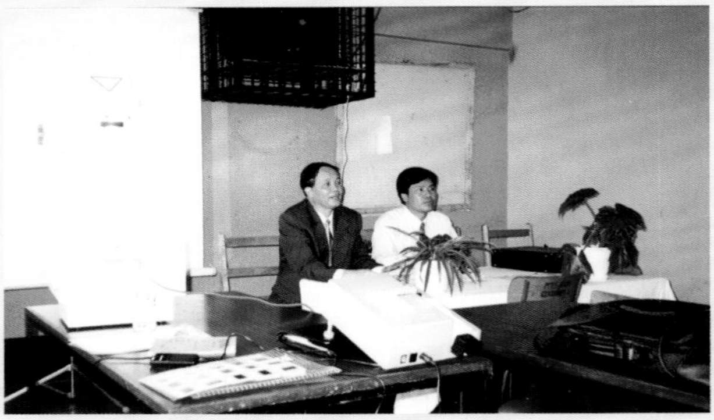

1998 年 6 月，李国桥、王新华在肯尼亚做双氢青蒿素栓的报告。

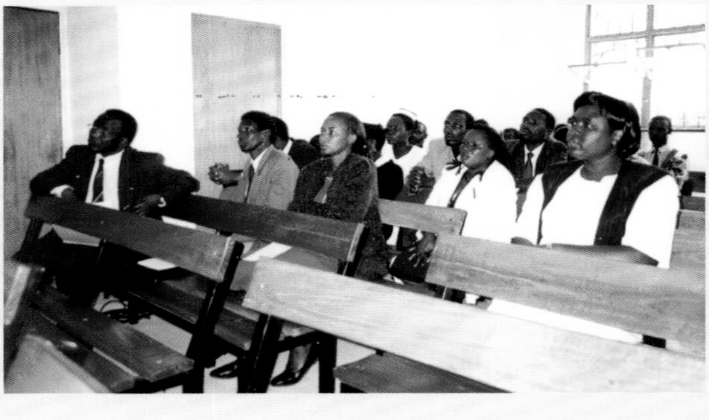

肯尼亚卫生部官员和临床工作者在倾听报告。

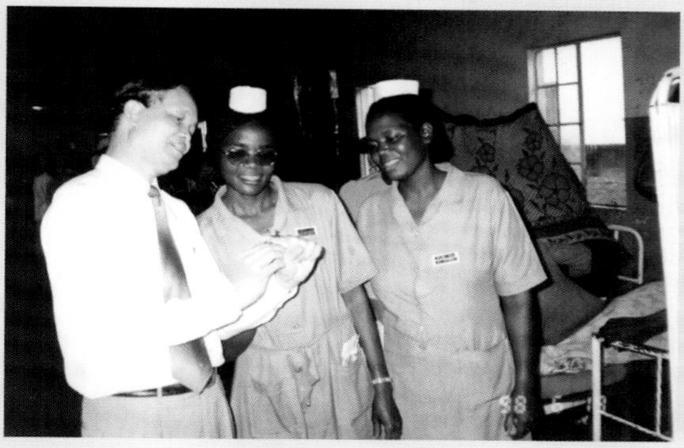

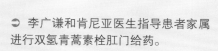

1998年6月，李国桥向肯尼亚护士演示双氢青蒿素栓给药方法。

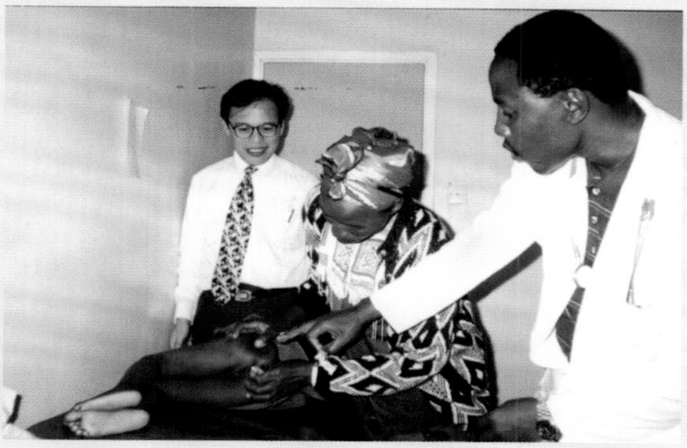

李广谦和肯尼亚医生指导患者家属进行双氢青蒿素栓肛门给药。

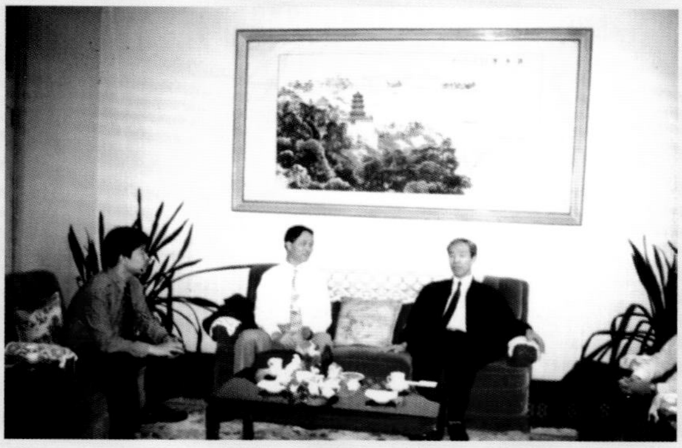

1998年6月9日，李国桥会见中国驻卢旺达大使何金财。左起：逯春明、李国桥、何金财。

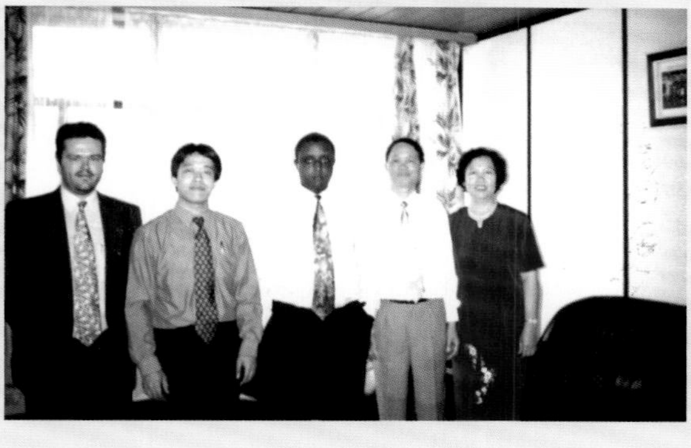

1998年6月9日，李国桥会见卢旺达卫生部部长。左2起依次为逯春明、卢旺达卫生部部长、李国桥、李珍秀。

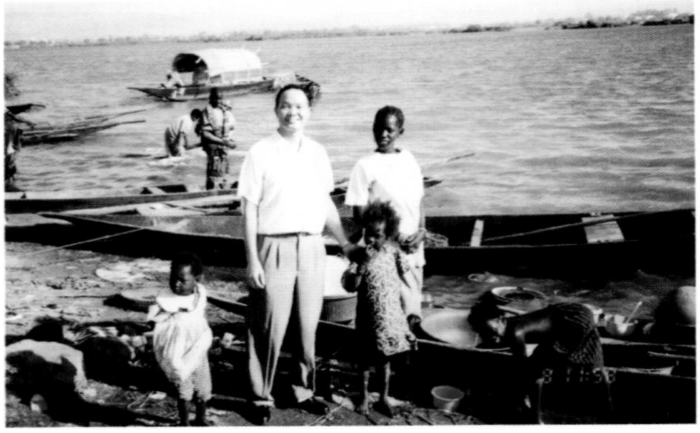

1998年8月，李国桥在马里和当地儿童在一起。

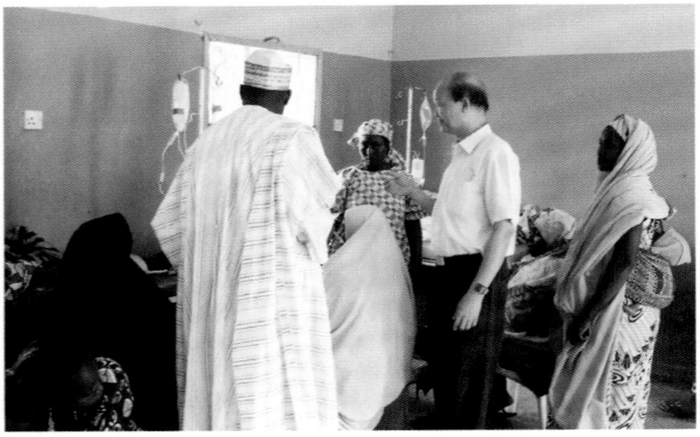

2007年12月，李国桥在尼日利亚 Katsina 州医院儿科病区。

王新华口述　推广青蒿素，关键是学术的交流、碰撞、辩论，要让西方的那些医学家、科学家，还有他们的药监、药审部门认可我们的药，首先要从学术上突破。当时青蒿素这个新药，国外不是很了解。20世纪90年代，中国在国际上的地位也不像今天，非洲或者是印度这些国家都会更接受西方的观点，认为西方是最权威的。中国的科学家出去，他们认为是推销药，开始还不是很认可。

李国桥教授的特点是敢于挑战权威，不信邪，有批判思维，我们在国际学术推广过程中，他那种为国争光、不服输的意识很强。我们的主要战略是什么？一个是一定要把青蒿素这种全新抗疟药的优势和作用特点讲得明明白白，让国外的权威、专家信服。另一个就是推进在当地的一些临床研究，让他们实实在在看到青蒿素快速灭疟的效果。这过程非常艰辛，李国桥教授对我们的要求也比较严格。在国外的时候，他亲自做PPT，经常做到半夜一两点钟，他说改好了，然后我再来翻译，一做做到凌晨两三点，全靠咖啡挺过来。演讲是全部我来，回答问题时，我懂的我就尽量回答，我不懂的就翻译给李教授来回答。基本上外国专家提的问题，没有李教授回答不了的，但我有不少是回答不了的。

学术上的突破，主要抓住两点。一个是青蒿素为什么那么快，比其他所有的抗疟药杀灭疟原虫都要快？要把这个道理讲清楚。我们专门有一个图，显示青蒿素杀灭疟原虫的特点、疟原虫48小时发育周期的特点，我在国际上做学术报告，讲这张图讲了有上百遍，通过这种方式把青蒿素的作用原理讲深讲透。为什么青蒿素和其他药不一样，是因为其他药只作用在疟原虫发育的某一个阶段，特别是48小时的后24小时，疟原虫发育为滋养体、大滋养体容易堵塞血管的时候，这些药有作用，但在杀疟原虫的同时，死亡的疟原虫把血管都堵死了。但是青蒿素在环状体这个阶段，一用药，很快就能杀灭疟原虫，发展不到后面堵塞血管的阶段，这是它最大的优势，青蒿素能降低脑型疟疾、重症疟疾的发病率和死亡率，机理在这里。让外国专家、药审部门明白青蒿素的优势，这是从学术上突破的第一点。

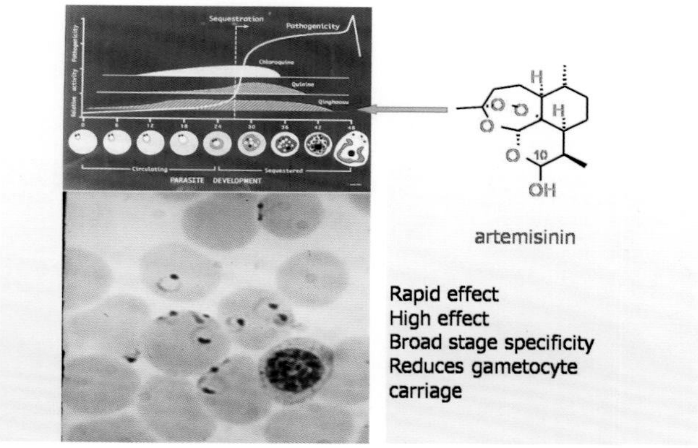


王新华多次在国际会议上报告的显示青蒿素杀灭疟原虫特点的图。

学术上突破的第二点就是青蒿素的抗性问题。一些医生和医药监管部门认为青蒿素暂时先不能广泛地应用，因为按照既往的历史经验，一广泛应用，10年就会产生抗性，氯喹、甲氟喹都是如此。因此对于青蒿素，各派的声音都说不要随便用，不然很快会产生抗性。李教授觉得这个理论有点荒谬，为什么要看着非洲那么多病人一天一天死去，而要把这么好的药保护起来？说起来有点荒谬，其实这里面的问题非常复杂。第一，出于一些医学科学家万一不规范应用产生抗性的担忧，因为有历史可鉴。第二，也有一些医药工业政治的因素，说白了就是竞争的因素，所以各种方面不想让这个药出来。我们碰到的障碍不是一般人可以想象的，所以我们就重点在抗性方面突破。有另外一张图我也是讲了上百遍的，就是青蒿素跟其他的化学药不一样，青蒿素的半衰期很短，进入人体后很快就排泄，跟氯喹、甲氟喹这些哌喹类不一样，青蒿素跟奎宁有点相似，奎宁的抗性问题也不严重。长半衰期的药留在体内时间比较长，血液里面低浓度的药跟疟原虫长期

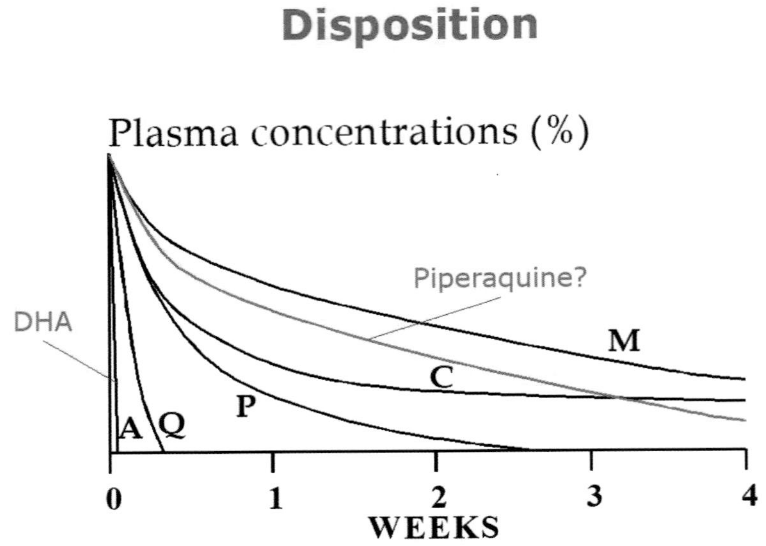


王新华多次在国际会议上报告的显示青蒿素血浆半衰期短不易产生抗性的图。

接触，生物有防御的本能，它不想让药杀死它，就突变，从而产生抗性，所以长半衰期的药比较容易产生抗性。但是青蒿素一个多小时高峰期下来就排掉了，疟原虫没机会跟它长期接触，搞不清它的结构，疟原虫也是很聪明的，长期在一起它就搞清楚了。其实人类跟疟疾斗争的过程，也是斗智斗勇的过程，但是我们都相信人类肯定比寄生虫要聪明。

依靠这两个学术上面的突破，那几年我们取得了很大的成功。这里也有国家层面的支持，青蒿素确实是一种国药，所以大型的国企，如科华公司出面来支持我们的国际推广，使青蒿素成为中国的一张名片。（2018年12月24日）

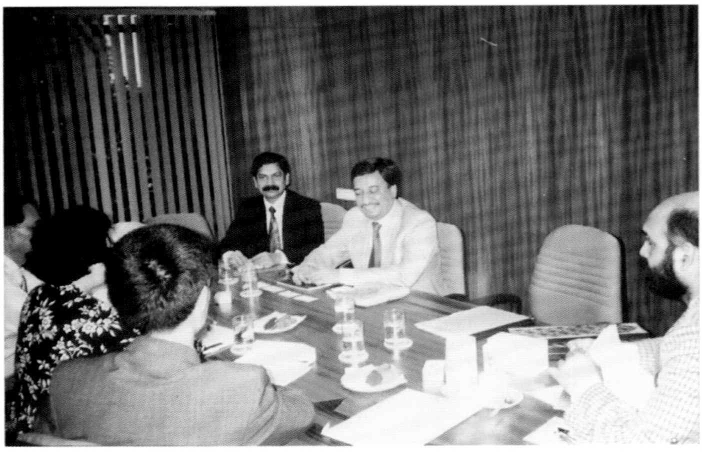

李国桥（背对镜头者左1）、王新华（背对镜头者左3）在中国科华技术贸易公司协调下，前往智利进行青蒿素的推广工作。

## 总结历史

为了总结青蒿素的研发历史，为了纪念“523”工作者无私奉献、团结协作、不畏艰难、不懈奋斗的激情年代，在原全国“523”办公室副主任张剑方主持下，部分“523”项目的管理工作者参与编写了《迟到的报告——五二三项目与青蒿素研发纪实》。

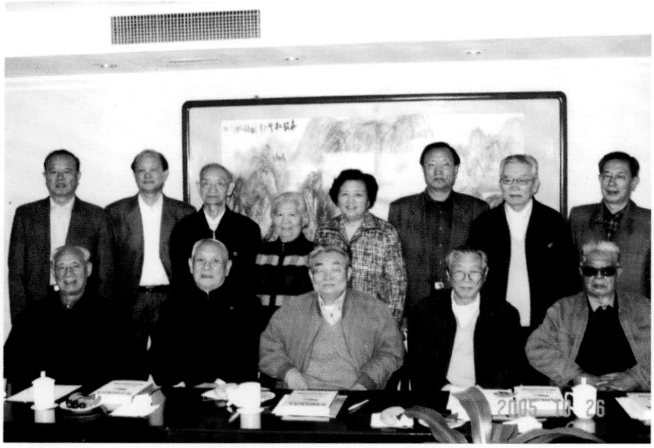


2005 年 10 月，在北京举行“523”项目有关领导部门老同志座谈会，对《迟到的报告——五二三项目与青蒿素研发纪实》书稿进行讨论、修改、审定，李国桥等“523”项目研究人员受邀参加。前排左起：张剑方、宋书元、沈家祥、陈宁庆、张逵，后排左起：施凛荣、李国桥、周义清、杨淑愚、李泽琳、丛众、周克鼎、王存志。

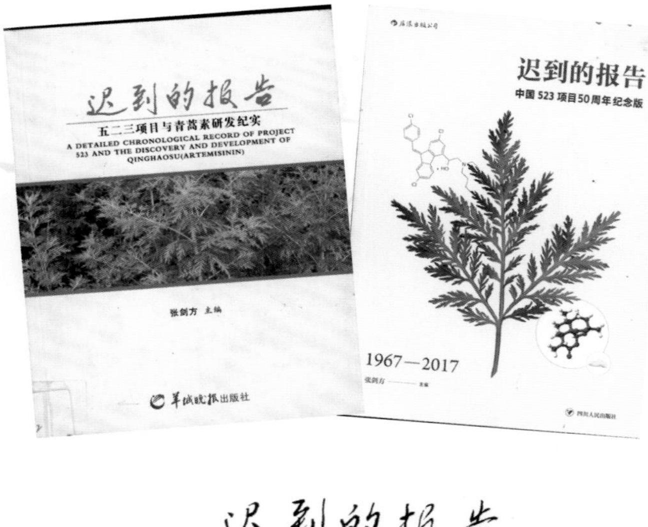


《迟到的报告——五二三项目与青蒿素研发纪实》，2006 年由羊城晚报出版社出版。2018 年，四川人民出版社又出版了《迟到的报告——中国 523 项目50周年纪念版》。

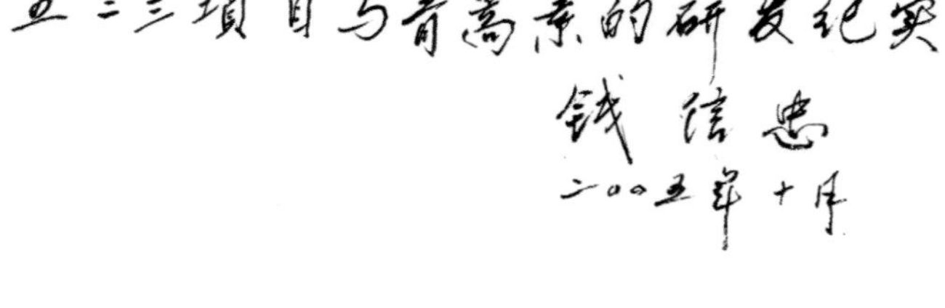

迟到的报告
五二三项目与青蒿素的研发纪实
钱信忠
二〇〇五年十月


前卫生部长钱信忠为《迟到的报告》题写书名。

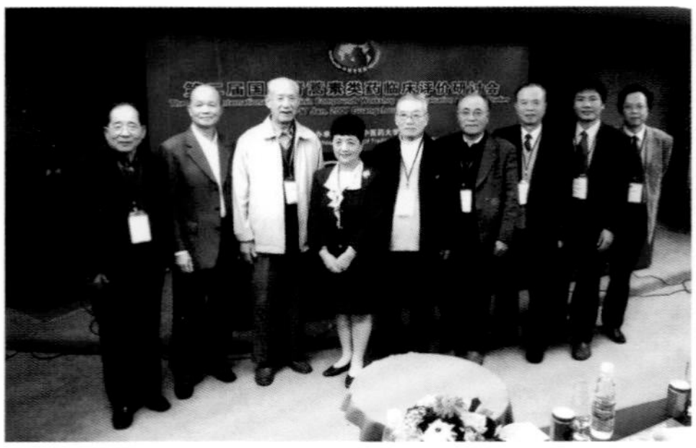

左起：傅良书、李国桥、张剑方、张小瑞、周克鼎、王焕生、施凛荣、王新华、宋健平。

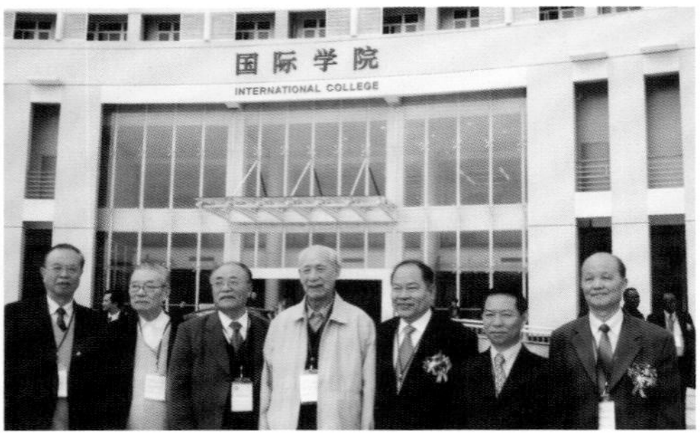


左起：施凛荣、周克鼎、王焕生、张剑方、柬埔寨卫生部长蒙文兴（Mam Bun Heng）、柬埔寨疟疾中心主任童树彻（Duong Socheat）、李国桥。

2007年1月，广州中医药大学举办第二届青蒿素类药临床评价研讨会，李国桥邀请了“523”任务的一些老同志参加。世界卫生组织来参加会议的传统医药司司长张小瑞召集出席会议的“523”同志座谈，说：“没有‘523’项目就没有青蒿素，没有青蒿素就无法挽救世界疟区数百万人的生命，谢谢你们！”

在第二届青蒿素类药临床评价研讨会闭幕式的致辞中，张小瑞说：“李国桥教授的经历深深打动了我。他几十年前就开始从事疟疾的研究，参与发现了青蒿素等治疗疟疾的优秀药物，并坚持不懈地从事该项研究至今。他已经70多岁了，仍然站在抗疟第一线，亲临疟区，深入实践，足迹遍布亚非许多疟疾流行国，真的是非常不容易，让人敬佩。”

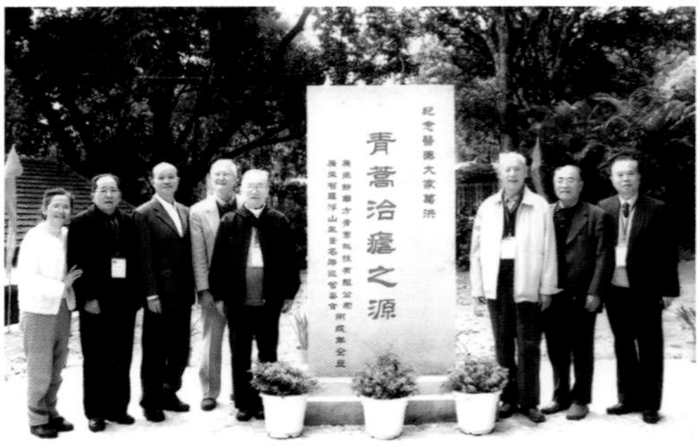


研讨会后，李国桥陪同《迟到的报告》的几位编写者及后记作者 Keith Arnold 夫妇来到在罗浮山葛洪庙旁的“青蒿治疟之源”纪念碑前合影。左起：麦丽贤、傅良书、李国桥、Keith Arnold、周克鼎、张剑方、王焕生、施凛荣。

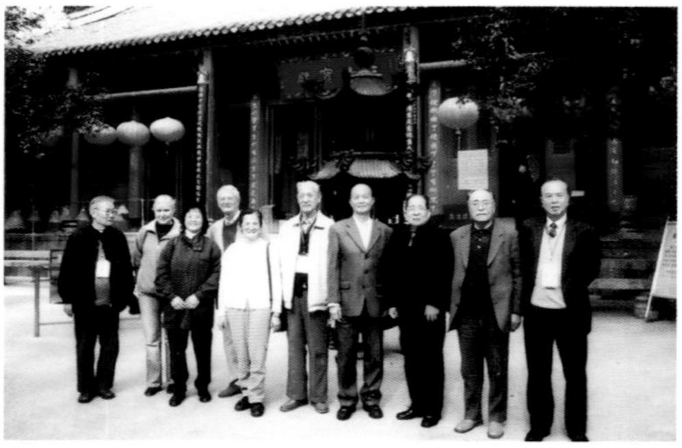

研讨会后旅游合影。左 1 为周克鼎，左 4 起 Keith Arnold、麦丽贤、张剑方、李国桥、傅良书、王焕生、施凛荣。

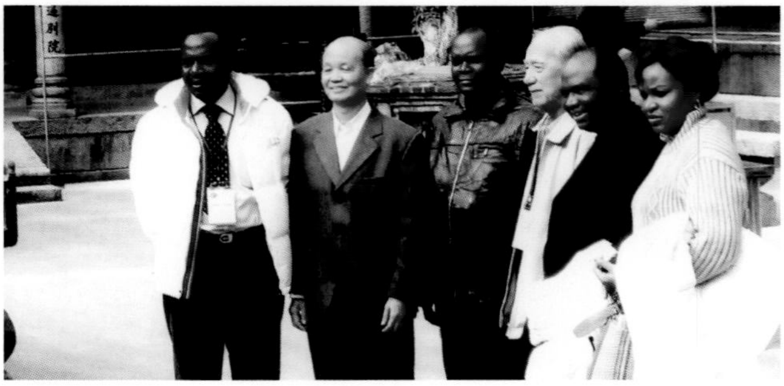

李国桥（左2）、张剑方（左4）与来参会的非洲专家合影。

2011年7月，美国国立卫生研究院院士路易斯·米勒（Louis H. Miller）、独立制片人彼得·格策尔斯（Peter Getzels）向广州中医药大学提出，计划赴广州会见李国桥，考察青蒿素发现历史，广州中医药大学向国家中医药管理局国际合作司提出请示，为其安排了在华行程。首先根据路易斯·米勒的要求，来华后，他首先在广州会见李国桥，由李国桥介绍其团队的发展历程。赴京后，首先依路易斯·米勒要求会见张剑方。之后，由中国中医科学院安排接待和会见有关当事人，再由国家中医药管理局安排晚宴座谈会，计划邀请以下原“523”任务青蒿素研究的主要当事人和知情人参加晚宴座谈：张剑方、施凛荣、罗泽渊、傅良书、陈海峰、叶祖光、屠呦呦、李国桥、中医科学院刘保延院长、协和医科大学王恒教授[①]。路易斯·米勒是屠呦呦获得拉斯克医学奖的推荐者，并多次向诺贝尔奖评委会推荐屠呦呦，对屠呦呦获得诺贝尔奖起到了关键作用。

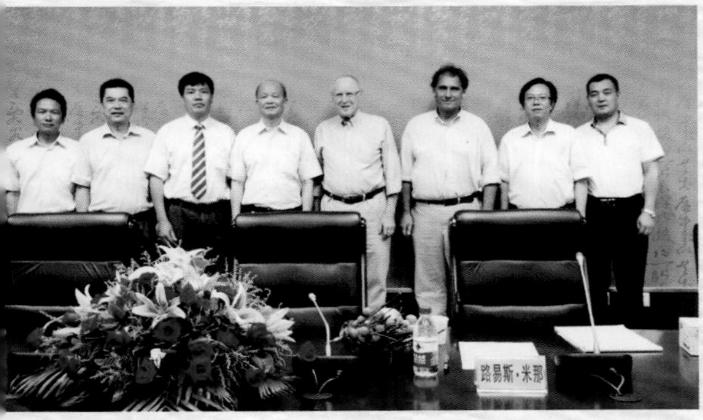

广州中医药大学领导、李国桥团队部分成员与路易斯·米勒、彼得·格策尔斯座谈。左3至左7依次为：王新华、李国桥、路易斯·米勒、彼得·格策尔斯、宋健平。

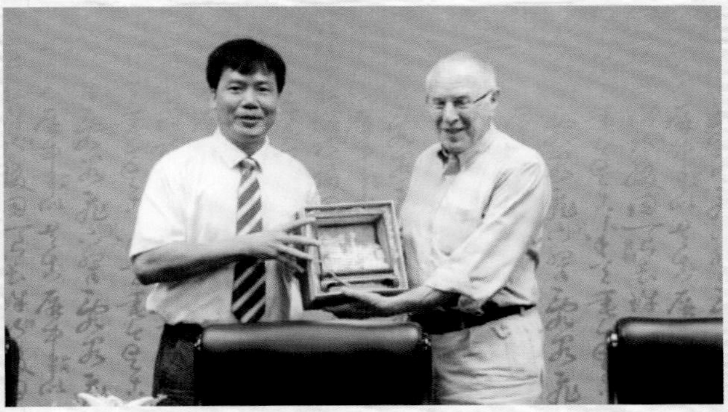

2011年8月，广州中医药大学副校长王新华代表学校向路易斯·米勒赠送纪念品。

① 据2011年8月广州中医药大学向国家中医药管理局国际合作司提交的《关于接待美国客人路易斯·米勒院士日程安排的请示》。

李国桥口述　2011年，美国国立卫生研究院的米勒要过来，他的目的是推荐青蒿素研究人员申报拉斯克奖，但是他对青蒿素的研发历史不是很清楚。原来他想去北京的，但是他希望我国有单位发出邀请，并承担费用，他所联系的北京的相关单位不同意，拒绝了他。后来他就跟我们联系，我就表态：没问题，他来了解清楚青蒿素，这很好。我同意给他写邀请信，并负责他的费用。所以他才先来广州了。在他来广州的半年之前，他曾经给我发了一个申报拉斯克奖的表，表内提出一个问题：如果你获得这个奖的话，你还会推荐哪一个人获得这个奖？我当时就写：如果给我颁拉斯克奖，我要推荐的其他获奖者，第一个是屠呦呦，第二个是罗泽渊。为什么第一个是屠呦呦？因为她首先用乙醚提取物证实了青蒿素的效果，她是首先发现者，科研奖项应该重视首先发现的人。然而没有罗泽渊的黄蒿素，我什么都不是，我临床验证疗效使用的是罗泽渊提取的黄蒿素，所以我推荐的第二个获奖者是罗泽渊。为什么推荐，理由都写清楚了。米勒飞来广州，我怎样让他搞清楚青蒿素？肯定要带他到罗浮山，我请我们团队的谢芳做翻译，陪两位美国客人去了一天罗浮山。来回都坐了好几个小时的车，在车上，他说想推荐两个人，一个是屠呦呦，一个是我。我就给他讲：不行，如果没有罗泽渊的东西，我算什么呢？临床研究是我的专长，但是没有黄蒿素我也做不成。所以我坚持如果要推荐两个人，第二人只能够是罗泽渊，你要推荐3个人才能轮到我。之后他准备去北京，我就提前通知上海、云南等参加过“523”任务的老同志：你们都过去。在北京，老“523”的人都与米勒见面了，就是在这次座谈晚宴上，米勒说：“青蒿素的发明是一个接力棒式的过程，屠呦呦第一个发现了青蒿提取物有效，罗泽渊第一个从菊科的黄花蒿里拿到了抗疟单体青蒿素，李国桥第一个临床验证了青蒿素的疗效。”他的这段话取得了与会者的共识，后来也成为对青蒿素研发史比较权威和公正的评价（2018年7月25日）。

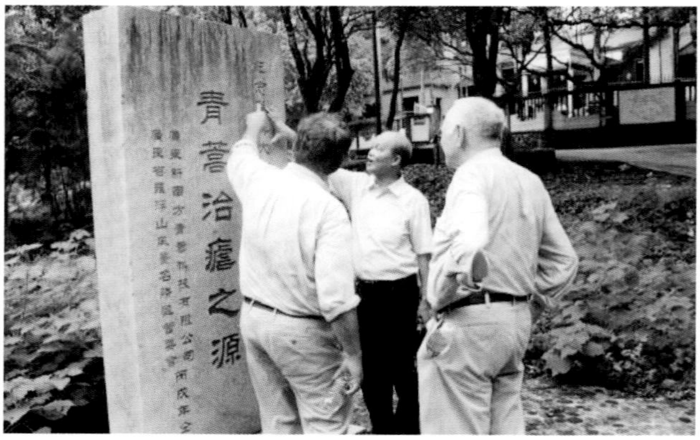


李国桥向路易斯·米勒、彼得·格策尔斯介绍葛洪的事迹。

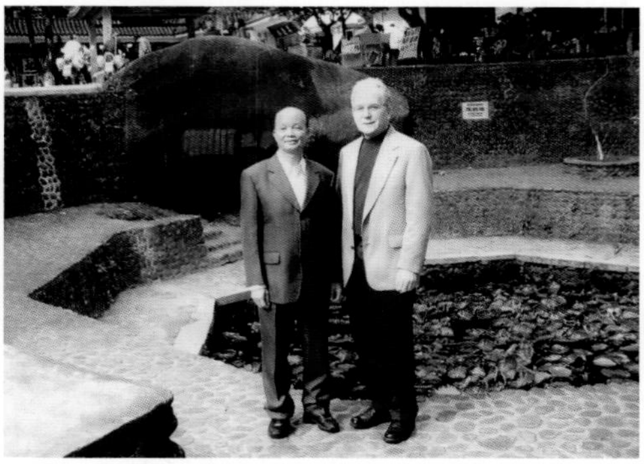

2011年8月，李国桥和好友，美国国立卫生研究院疟疾及蚊媒研究室主任、氯喹抗性基因发现者汤姆·威廉斯在罗浮山洗药池合影。

王新华口述　屠呦呦凭借发现青蒿素获得诺贝尔奖，跟我们这个科研团队的工作有一定关系。我2001年去了NIH（美国国立卫生研究院），就是因为在世纪之交的时候李国桥教授和NIH疟疾及蚊媒研究室主任汤姆·威廉斯（Thomas E.Wellems）有合作。我是第一个被国家卫生经济委派到NIH做访问学者的，一去就等于他们跟我们这个团队形成了合作关系。推荐屠呦呦获诺贝尔奖的是路易斯·米勒，我所在实验室的大老板，还有一个华人科学家苏新专。路易斯·米勒既是美国国立卫生研究院的院士，也是美国科学院的资深院士，很有名，每年都能接到诺贝尔奖的推荐表。我的导师汤姆是路易斯·米勒的学生，没有参与具体工作，但是这个桥梁是他搭起来的。我在NIH两年，午休时有时会在实验室跟路易斯·米勒聊天，他经常对我说，他觉得中国发现青蒿素太伟大了，他感觉应该为中国人说话。

路易斯·米勒专门来到中国，是因为李国桥报了三个人，他要搞清楚，究竟青蒿素发现团队是怎么回事？他先到广州中医药大学，当时我还在当副校长，专门接待他，跟他介绍了情况，后来他们就去了北京，中国中医科学院准备的整个材料就比较全。所有拉斯克奖的推荐材料都是路易斯·米勒和苏新专写的。后来苏新专把整个申报过程告诉我说：你们报了3个人，但只有一个名额，只能是屠呦呦。按照西方的这种文化，他就认可最原始的发现者。

如果没有我们团队的临床研究和学术推广，这个药的社会效益怎么出来？怎么救活数百万人的生命？青蒿素也就不会产生这样大的影响。整个过程我是亲自经历过的，可以作为一个使者。我们李国桥团队跟路易斯·米勒之间的关系也起到了重要的作用，靠我们中国人去推荐没有分量。美国科学家去推荐，实际上也是为我们中国的科学家抱不平。（2018年12月24日）

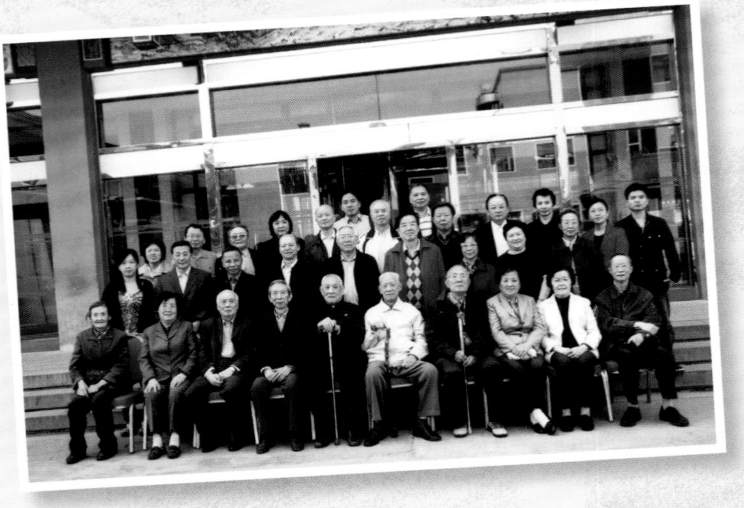

2012年10月13日，为纪念“523”任务四十五周年，参加“523”任务的老同志在北京聚会留影，前排左3陈昌、左5宋书元、左6张剑方、左8李泽琳、左9张秀平、左10余亚纲，二排左4刘旭、左5焦岫卿、左6吴毓林、左7李英、左8罗泽渊、左9钟景星、三排左2叶祖光、左4王京燕、左9宁殿玺、左10黄衡；李国桥团队5人出席：第二排左3郭兴伯，第三排左5李国桥、左6胡四化、左7施凛荣、左8黄荣岗。

2012年10月15—16日，另一场“523”纪念活动，由汕头大学医学院及威尔康基金会主办的“青蒿素发现史，从传统中药青蒿到世界主流抗疟药——纪念中国‘523’项目四十五周年研讨会”在汕头大学举行。前排左起：罗泽渊、施凛荣、刘旭、王焕生、Nicholas J. White、张剑方、李国桥、Keith Arnold、傅良书，前排右2、右1分别为宁殿玺、吴毓林。二排左4郭兴伯、左6广州中医药大学副校长刘小虹、左8麦丽贤、左9李英、左11王新华。后排左2谢芳、左5黄德裕、左9刘天伟。

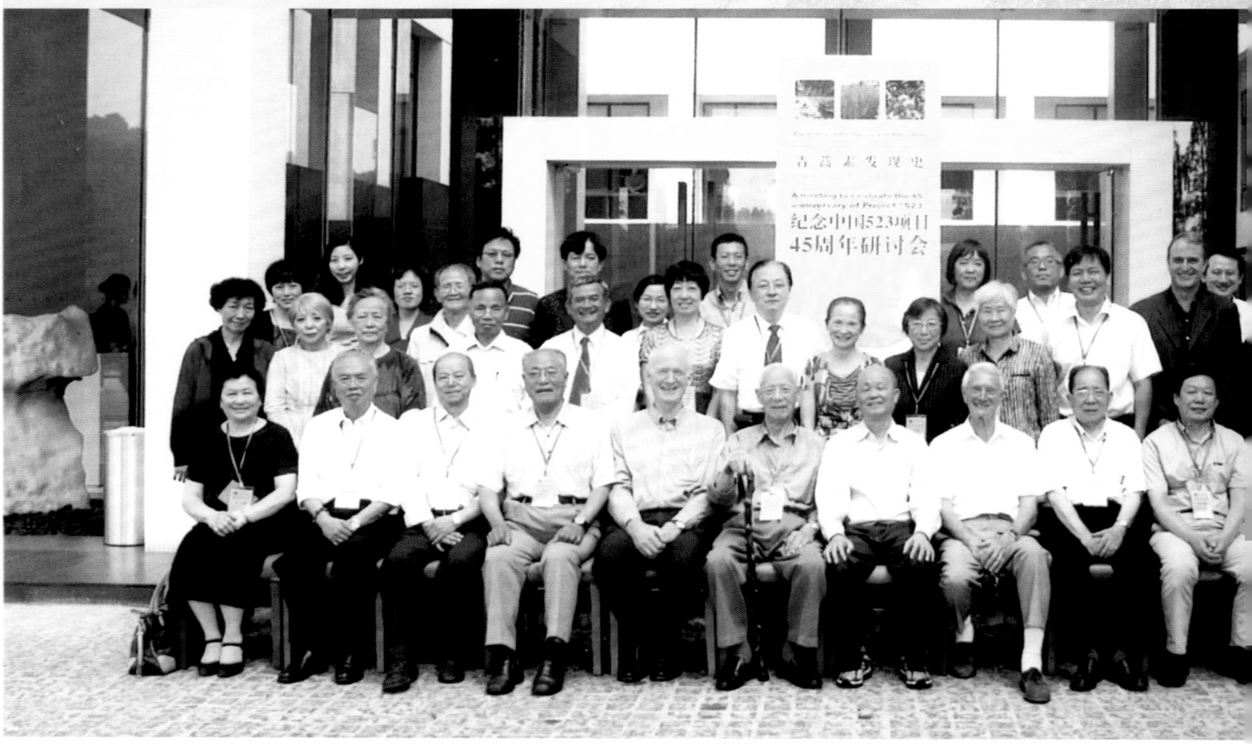

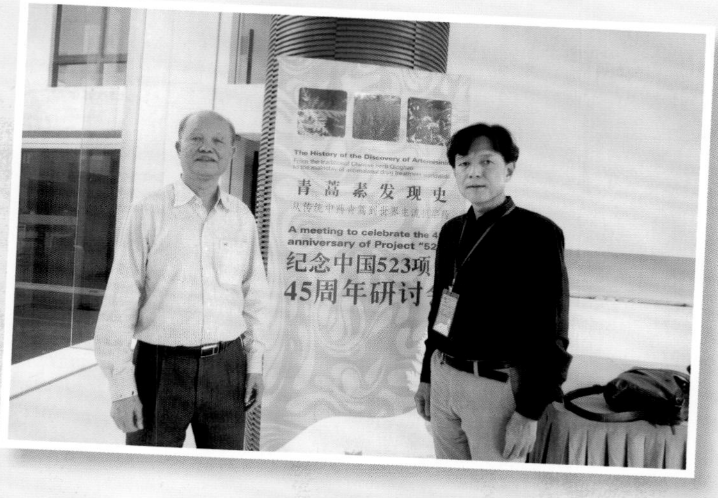


2012年10月16日，在纪念“523”项目四十五周年汕头会议上，李国桥与日本疟疾专家Akira合影。

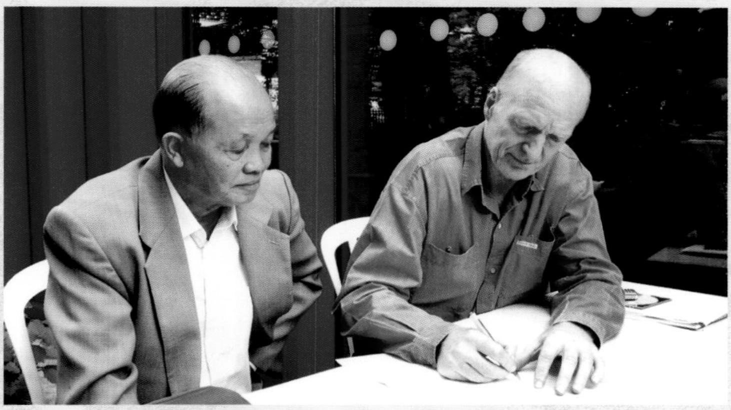

汕头会议期间，李国桥与牛津大学Nicholas J. White交谈，Nicholas J. White与李国桥在抗疟复方研发等领域有过密切的合作，曾任世界卫生组织全球疟疾项目（GMP Global Malaria Programme）主席、世界卫生组织疟疾顾问。Nicholas J. White和牛津大学一些从事科技史研究的专家也在对青蒿素研发史进行研究。此次汕头会议正是在他们的倡议下举行的。

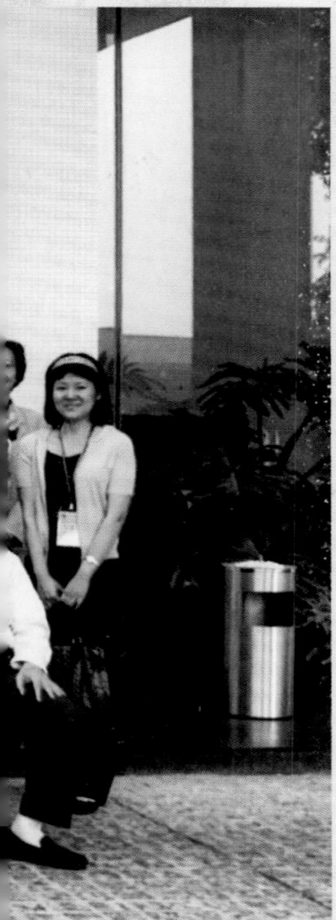

左起：Nicholas J. White、李国桥、Keith Arnold。

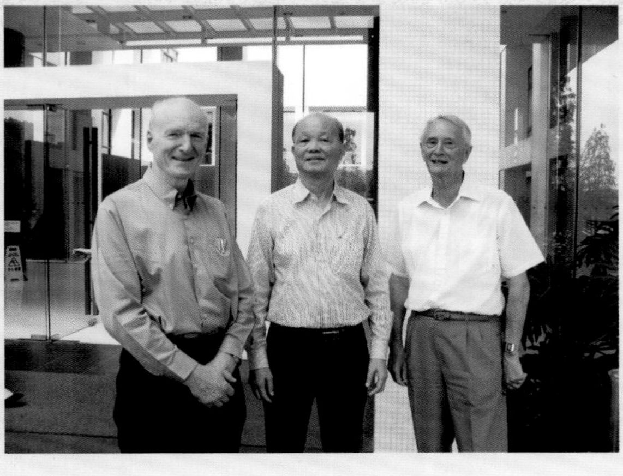

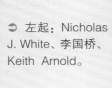

2012年的3月，“523”任务45周年之际，一些曾经把青春年华奉献给这个伟大事业的科学工作者和管理者相聚在一起，认为有责任在有生之年，将自己的经历和积累的研究资料整理出版，或许可为今后新药的创新研制提供一些参考，同时也是对“523”任务最好的纪念。于是李国桥、李英、李泽琳、曾美怡等牵头，组织不同单位、不同专业，亲自参与过青蒿素药物研发的科技工作者编写了《青蒿素类抗疟药》一书。

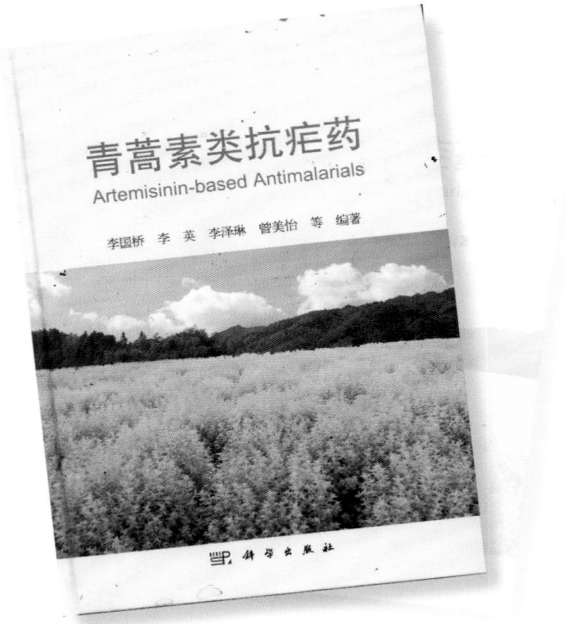


2015 年，《青蒿素类抗疟药》由科学出版社出版。

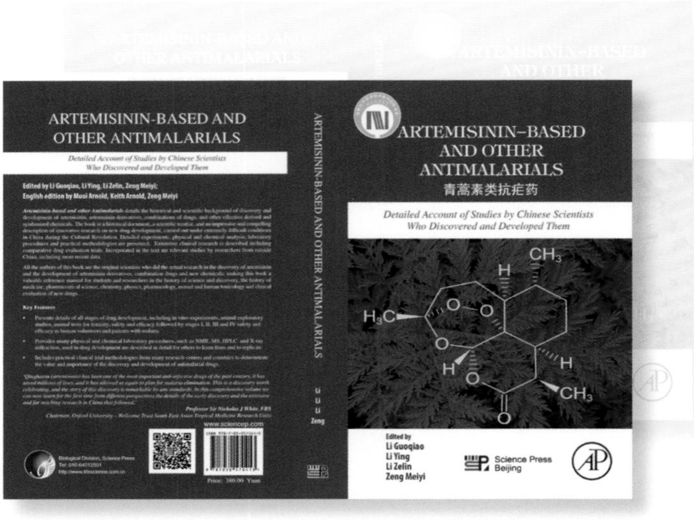


《青蒿素类抗疟药》由李国桥的老朋友麦丽贤和 Keith Arnold 译为英文，2018 年出版。

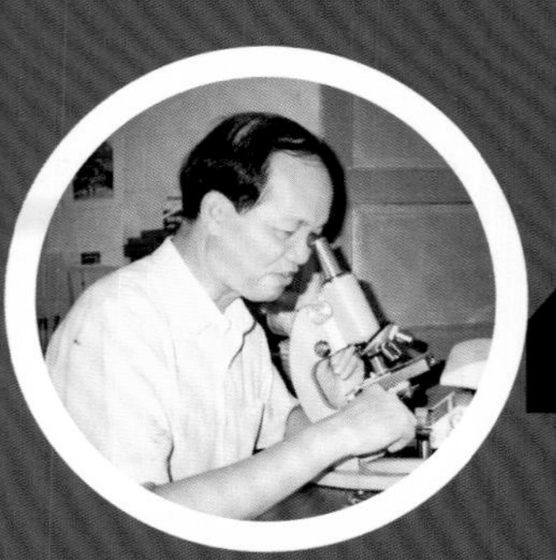

4

第4章

# 为了人民健康——青蒿素造福全球

对越南的医疗援助

快速灭源灭疟（FEMSE）

青蒿素复方研发

## 对越南的医疗援助

“523”任务的初衷是为了抗美援越，但因为之后我国与越南的关系紧张，所以研究成果并没有应用于越南。直到1991年，为解决越南脑型疟死亡率高的问题，李国桥团队带着青蒿素来到越南进行医疗援助。

李国桥口述　我到越南就是为了帮他们解决脑型疟，是Keith Arnold介绍的。因为越南暴发疟疾，全国每年要死四五千人，Keith Arnold长期在远东开展工作，跟越南有关人士很熟悉，他向越南推荐说：你们找李国桥来帮助你们解决有关重症疟疾的治疗问题。他们就向我提出邀请，1990年我第一次接到邀请，当时对越自卫还击战刚刚结束，上级的意见是不宜赴越。但是他们的脑型疟问题还是没解决，所以1991年又邀请我去，我觉得一方面是越南那么多病人死亡，出于人道主义应该予以帮助，另一方面疟疾流行那么厉害，对我来说是最好的研究现场，因为我们重点是研究脑型疟，所以我又跟外事处提出了申请，这次就得到了批准。（2018年7月25日）

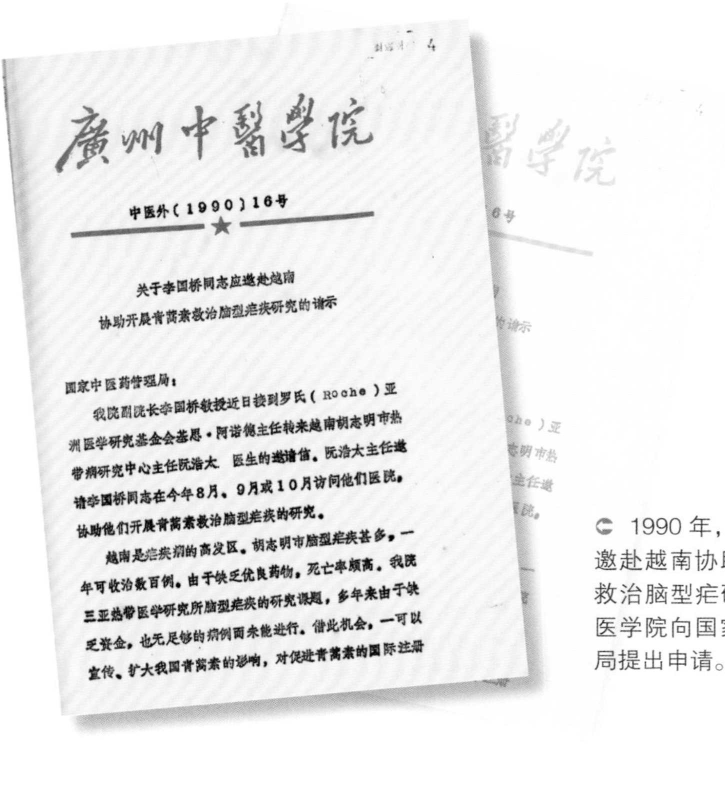
广州中醫學院

中医外（1990）16号

关于李国桥同志应邀赴越南
协助开展青蒿素救治脑型疟疾研究的请示

国家中医药管理局：

我院副院长李国桥教授近日接到罗氏（Roche）亚洲医学研究基金会基思·阿诺德主任转来越南胡志明市热带病研究中心主任阮浩太医生的邀请信。阮浩太主任邀请李国桥同志在今年8月、9月或10月访问他们医院，协助他们开展青蒿素救治脑型疟疾的研究。

越南是疟疾病的高发区。胡志明市脑型疟疾甚多，一年可收治数百例。由于缺乏优良药物，死亡率颇高。我院三亚热带医学研究所脑型疟疾的研究课题，多年来由于缺乏资金，也无足够的病例而未能进行。借此机会，一可以宣传、扩大我国青蒿素的影响，对促进青蒿素的国际注册

1990年，就李国桥应邀赴越南协助开展青蒿素救治脑型疟研究，广州中医学院向国家中医药管理局提出申请。

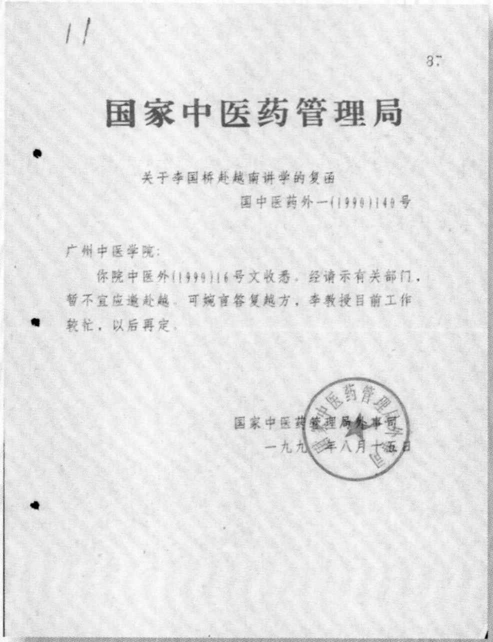

11

87

国家中医药管理局

关于李国桥赴越南讲学的复函

国中医药外一(1990)140号

广州中医学院：

你院中医外(1990)16号文收悉。经请示有关部门，暂不宜应邀赴越。可婉言答复越方，李教授目前工作较忙，以后再定。

国家中医药管理局外事司

一九九〇年八月十五日

1990年，国家中医药管理局未批准李国桥赴越。

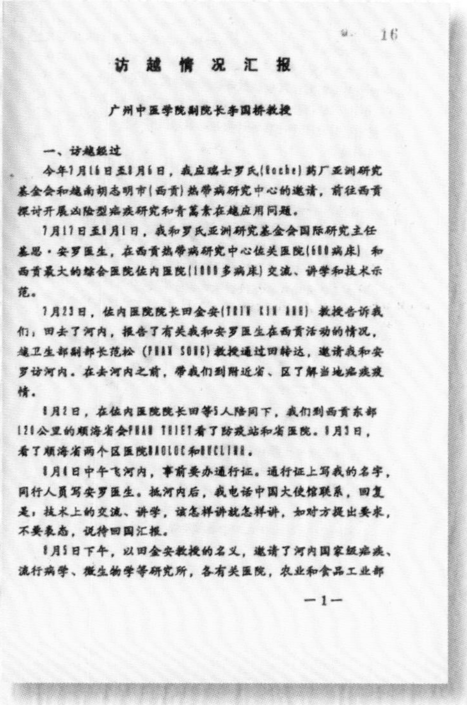

16

访越情况汇报

广州中医学院副院长李国桥教授

一、访越经过

今年7月16日至8月6日，我应瑞士罗氏(Roche)药厂亚洲研究基金会和越南胡志明市(西贡)热带病研究中心的邀请，前往西贡探讨开展凶险型疟疾研究和青蒿素在越应用问题。

7月17日至8月1日，我和罗氏亚洲研究基金会国际研究主任基思·安罗医生，在西贡热带病研究中心佐关医院(600病床)和西贡最大的综合医院佐内医院(1000多病床)交流、讲学和技术示范。

7月23日，佐内医院院长田金安(TRIN KIM ANH)教授告诉我们：田去了河内，报告了有关我和安罗医生在西贡活动的情况，越卫生部副部长范松(PHAN SONG)教授通过田转达，邀请我和安罗访河内。在去河内之前，带我们到附近省、区了解当地疟疾疫情。

8月2日，在佐内医院院长田等5人陪同下，我们到西贡东部120公里的顺海省会PHAN THIET看了防疫站和省医院。8月3日，看了顺海省两个区医院BAOLOC和DUCLINH。

8月4日中午飞河内，事前要办通行证。通行证上写我的名字，同行人员写安罗医生。抵河内后，我电话中国大使馆联系，回复是：技术上的交流、讲学，该怎样讲就怎样讲，如对方提出要求，不要表态，说待回国汇报。

8月5日下午，以田金安教授的名义，邀请了河内国家级疟疾、流行病学、微生物学等研究所，各有关医院，农业和食品工业部

—1—

1991年7月16日至8月6日，李国桥应越南胡志明市热带病研究中心的邀请，赴越南探讨开展凶险型疟疾和青蒿素类药的研究，此次获得批准，李国桥回国后撰写《访越情况汇报》，上报给国家中医药管理局及卫生部、国家科委等部门。

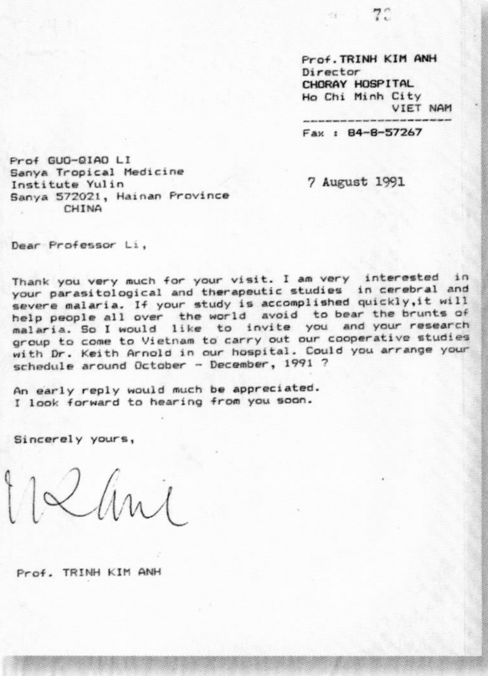

73

Prof.TRINH KIM ANH
Director
CHORAY HOSPITAL
Ho Chi Minh City
VIET NAM

Fax : 84-8-57267

Prof GUO-QIAO LI
Sanya Tropical Medicine
Institute Yulin
Sanya 572021, Hainan Province
CHINA

7 August 1991

Dear Professor Li,

Thank you very much for your visit. I am very interested in your parasitological and therapeutic studies in cerebral and severe malaria. If your study is accomplished quickly,it will help people all over the world avoid to bear the brunts of malaria. So I would like to invite you and your research group to come to Vietnam to carry out our cooperative studies with Dr. Keith Arnold in our hospital. Could you arrange your schedule around October - December, 1991 ?

An early reply would much be appreciated.
I look forward to hearing from you soon.

Sincerely yours,

Prof. TRINH KIM ANH

李国桥完成考察回国后，1991年8月，越南佐内医院院长郑金影[①]写信给李国桥，邀请他带领团队到越南开展凶险型疟疾救治研究，帮助他们解决有关技术问题。

① 《访越情况汇报》中译作田金安。

10月10日至12月31日，李国桥、郭兴伯、符林春、张跃荣、王文龙应邀前往越南。此时，牛津大学热带医学部正在越南佐关医院进行凶险型疟疾研究，其脑型疟病死率在20%左右，通过前期的考察，李国桥认为，牛津大学偏重于实验室研究，忽视临床严密细微的观察和处理，对病情预见性不足，临行前，李国桥准备好好地开展一场竞赛，力争把病死率降到10%，为国争光。

李国桥口述 1991年，我们到胡志明市的佐内医院协助他们进行脑型疟救治，佐内医院是越南最大的医院，比河内的医院还要大，1000多张病床。老院长郑金影非常欢迎我们，没有一点隔阂，因为他知道，越南什么都要靠中国帮助！他是老一辈的共产党员，所以和我们的关系很融洽。

当时该院的疟疾重症病房有30多张病床，平均每天死一个人。但是我们一去，昏迷的病人都归我们管！30多个病人，一般会有三五个昏迷的。我们接手了所有昏迷病人，死亡率马上就下降，为什么？仍是靠我们已经坚持了20年的原则，我们从1971年开始从事凶险型疟疾救治，到1991年底去越南，我们一直坚持病人不清醒，医生不准离开病人，大病房里有值班室，有睡觉的地方，但是我们团队的医生值班时，整个值班时间都必须坚守在昏迷病人床边，不能离开。我们一直有90%多的治愈率，只要我们的医生不离开病人，我们的效果就会显示出来，病人死亡的情况就会大大降低。（2018年7月25日）

符林春口述 我们在越南开展青蒿素类药治疗脑型疟研究，曾发表过一篇关于青蒿琥酯治疗168例脑型疟临床研究的文章，这个样本量很大，我们做得很系统，也很辛苦。越南佐内医院当时脑型疟的病死率较高，李教授提出我们可做到10%以下，人家觉得不可思议。所以任务压下来了，不管怎样辛苦我们都要把脑型疟死亡率控制在10%以下。过去我们很崇拜牛津大学，当时牛津大学就在越南的佐关医院搞重症疟疾的研究，他们也没能把死亡率控制在10%以下。我们刚开始跟越南医生在抢救病人时有一些不同的观点，他们经常拿着牛津大学的教科书对我们说，教科书是如何如何说的。我说：你别总说他们了，看看我们怎样做才好评价。后来我们的效果就是比牛津大学的好，越南的医生才服气。越南卫生部的领导多次在公开场合把我们作为第一个介绍的团队，然后才是英国牛津大学的团队，这说明了他们对我们的认可及我们在他们心目中的地位。（2019年4月13日）

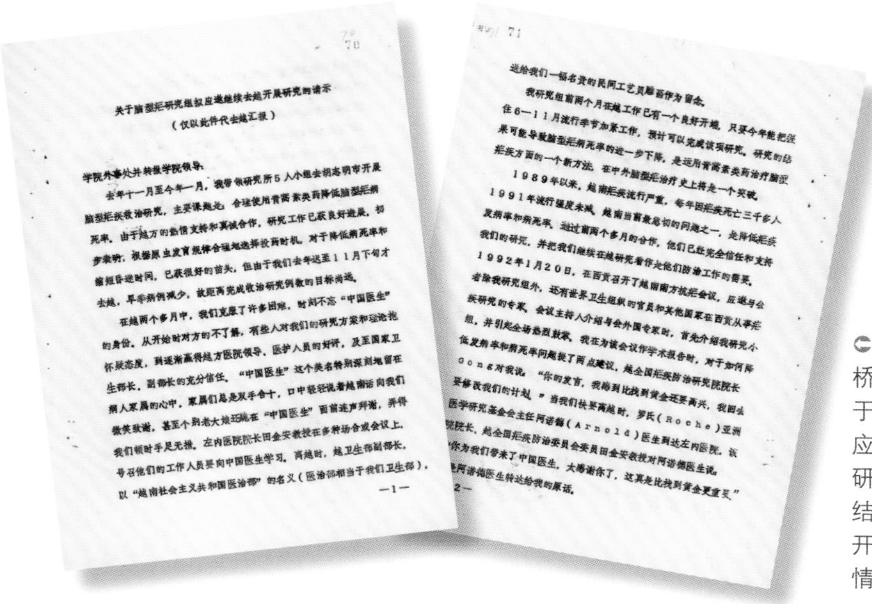

70

关于脑型疟研究组拟应邀继续去越开展研究的请示

（仅以此件代去越汇报）

学院外事处并转报学院领导：

去年十一月至今年一月，我带领研究所5人小组去胡志明市开展
脑型疟疾救治研究，主要课题是：合理使用青蒿素类药降低脑型疟病
死率。由于越方的热情支持和真诚合作，研究工作已获良好进展，初
步表明，根据原虫发育规律合理地选择投药时机，对于降低病死率和
缩短昏迷时间，已获很好的苗头，但由于我们去年迟至11月下旬才
去越，旱季病例减少，故距离完成收治研究例数的目标尚远。

在越两个多月中，我们克服了许多困难，时刻不忘“中国医生”
的身份。从开始时对方的不了解，有些人对我们的研究方案和理论抱
怀疑态度，到逐渐赢得越方医院领导、医护人员的好评，及至国家卫
生部长、副部长的充分信任。“中国医生”这个美名特别深刻地留在
病人家属的心中，家属们总是双手合十，口中轻轻说着越南话向我们
微笑致谢，甚至个别老大娘还跪在“中国医生”面前连声拜谢，弄得
我们顿时手足无措。左内医院院长田金安教授在多种场合或会议上，
号召他们的工作人员要向中国医生学习。离越时，越卫生部副部长，
以“越南社会主义共和国医治部”的名义（医治部相当于我们卫生部），

—1—

71

送给我们一幅名贵的民间工艺贝雕画作为留念。

我研究组前两个月在越工作已有一个良好开端，只要今年能把握
住6—11月流行季节加紧工作，预计可以完成该项研究。研究的结
果可能导致脑型疟病死率的进一步下降，是运用青蒿素类药治疗脑型
疟疾方面的一个新方法，在中外脑型疟治疗史上将是一个突破。

1989年以来，越南疟疾流行严重，每年因疟疾死亡三千多人
1991年流行强度未减，越南当前最急切的问题之一，是降低疟疾
发病率和病死率。通过前两个多月的合作，他们已经完全信任和支持
我们的研究，并把我们继续在越研究看作是他们防治工作的需要。

1992年1月20日，在西贡召开了越南南方抗疟会议，应邀与会
者除我研究组外，还有世界卫生组织的官员和其他国家在西贡从事疟
疾研究的专家。会议主持人介绍与会外国专家时，首先介绍我研究小
组，并引起全场热烈鼓掌。我在为该会议作学术报告时，对于如何降
低发病率和病死率问题提了两点建议，越全国疟疾防治研究院院长
Gong对我说：“你的发言，我感到比找到黄金还要高兴，我回去
要修改我们的计划。”当我们快要离越时，罗氏（Roche）亚洲
医学研究基金会主任阿诺德（Arnold）医生到达左内医院，该
院院长、越全国疟疾防治委员会委员田金安教授对阿诺德医生说：
“你为我们带来了中国医生，太感谢你了，这真是比找到黄金更重要”
是阿诺德医生转达给我的原话。

—2—

⊂ 1992年，李国桥向上级提交《关于脑型疟研究组拟应邀继续去越开展研究的请示》，总结了前一年在越南开展脑型疟救治的情况。

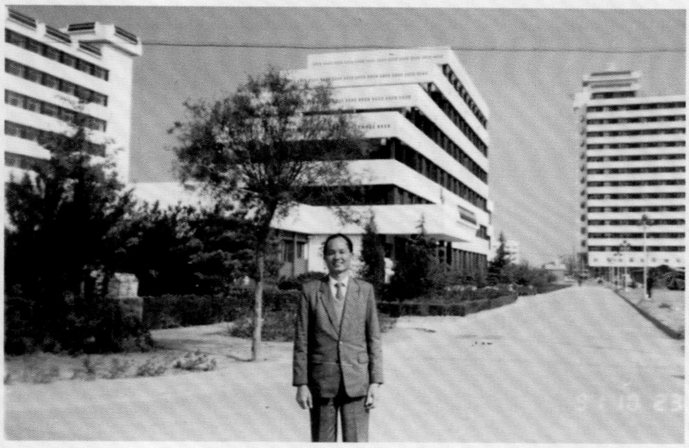

⊂ 1991年10月，李国桥在越南佐内医院。

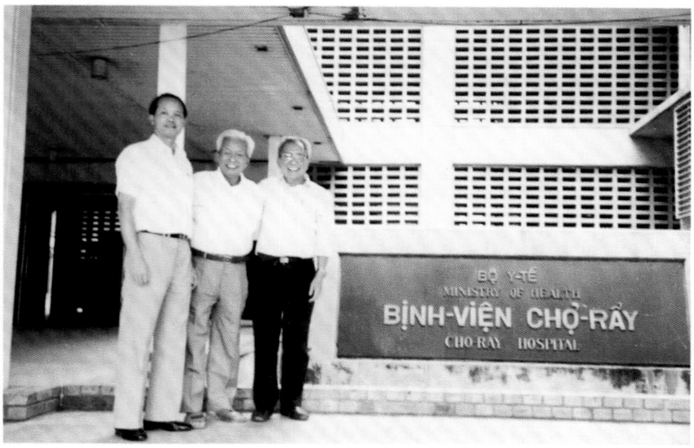

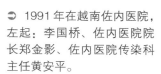

⊃ 1991年在越南佐内医院，左起：李国桥、佐内医院院长郑金影、佐内医院传染科主任黄安平。

李国桥这一次去越南，在挽救病人生命的同时，还为中国的青蒿琥酯注射剂打开了越南市场。

李国桥口述　这次去越南，完全是为了帮助他们解决脑型疟的抢救，青蒿琥酯静脉注射在抢救脑型疟中最好用，出发前我当然就带了上青蒿琥酯。但谁知道到了越南发现，他们有的是青蒿琥酯，都是世界卫生组织给的，只是他们不敢用。我们拿出青蒿琥酯来，他们说：我们有。一大箱一大箱地拿出来，就是青蒿琥酯注射剂。我说：你们有就拿出来用啊，那是最好的药。后来死亡率得到控制，越南的卫生部长范双很高兴地从河内来到胡志明市见我，我说：你们旁边就是生产这个药的——广西不是在越南旁边吗——你们找他们买就行了。当时我们的价格也不是很高，郑金影还带着我跑遍越南全国，推广青蒿琥酯的应用。后来越南就从广西进口了大批的青蒿琥酯，所以当年桂林制药厂的青蒿琥酯销售额直线上升，相应的是越南的疟疾死亡率直线下降。（2018年7月25日）

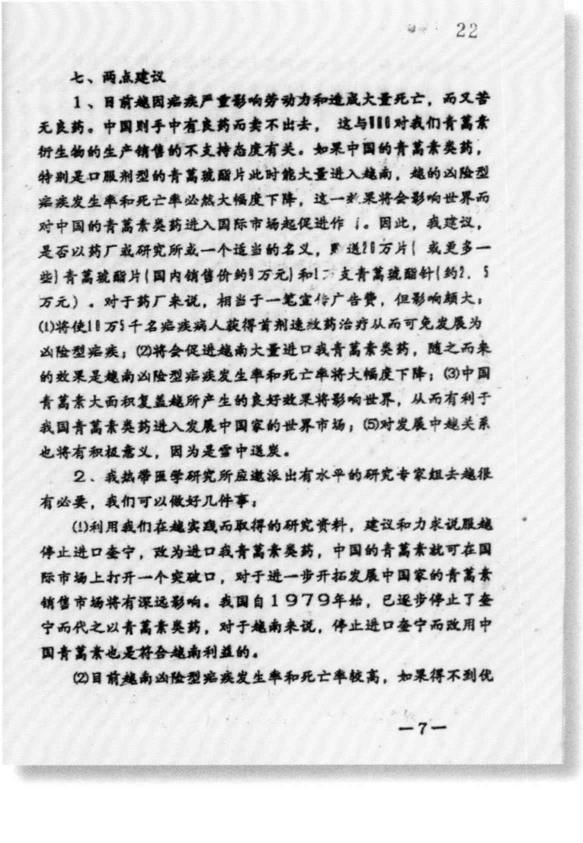
22

七、两点建议

1、目前越国疟疾严重影响劳动力和造成大量死亡，而又苦无良药。中国则手中有良药而卖不出去，这与WHO对我们青蒿素衍生物的生产销售的不支持态度有关。如果中国的青蒿素类药，特别是口服剂型的青蒿琥酯片此时能大量进入越南，越的凶险型疟疾发生率和死亡率必然大幅度下降，这一效果将会影响世界而对中国的青蒿素类药进入国际市场起促进作用。因此，我建议，是否以药厂或研究所或一个适当的名义，赠送20万片（或更多一些）青蒿琥酯片（国内销售价约9万元）和1万支青蒿琥酯针（约2.5万元）。对于药厂来说，相当于一笔宣传广告费，但影响颇大：(1)将使10万5千名疟疾病人获得首剂速效药治疗从而可免发展为凶险型疟疾；(2)将会促进越南大量进口我青蒿素类药，随之而来的效果是越南凶险型疟疾发生率和死亡率将大幅度下降；(3)中国青蒿素大面积复盖越所产生的良好效果将影响世界，从而有利于我国青蒿素类药进入发展中国家的世界市场；(5)对发展中越关系也将有积极意义，因为是雪中送炭。

2、我热带医学研究所应邀派出有水平的研究专家组去越很有必要，我们可以做好几件事：

(1)利用我们在越实践而取得的研究资料，建议和力求说服越停止进口奎宁，改为进口我青蒿素类药，中国的青蒿素就可在国际市场上打开一个突破口，对于进一步开拓发展中国家的青蒿素销售市场将有深远影响。我国自1979年始，已逐步停止了奎宁而代之以青蒿素类药，对于越南来说，停止进口奎宁而改用中国青蒿素也是符合越南利益的。

(2)目前越南凶险型疟疾发生率和死亡率较高，如果得不到优

—7—

1991年9月，李国桥在《访越情况汇报》中已提到打开青蒿素越南市场的建议。

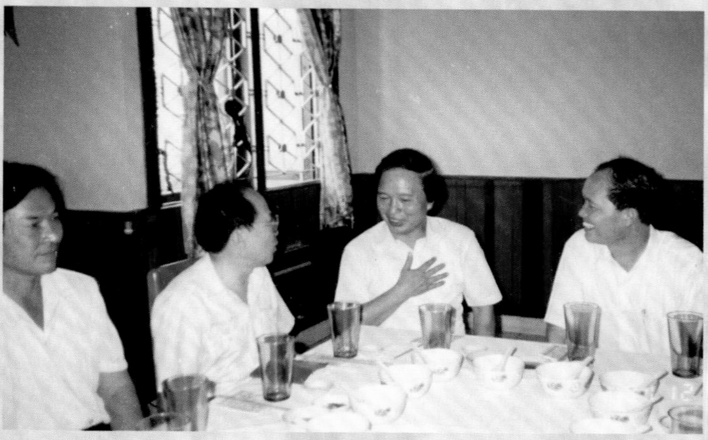

1991年12月，由于疟疾死亡率得到控制，越南卫生部部长范双专程到胡志明市来，感谢李国桥团队。李国桥向他建议，采购中国桂林制药厂生产的青蒿琥酯注射剂，解决越南脑型疟的问题。左起：王文龙、黄安平、范双、李国桥。

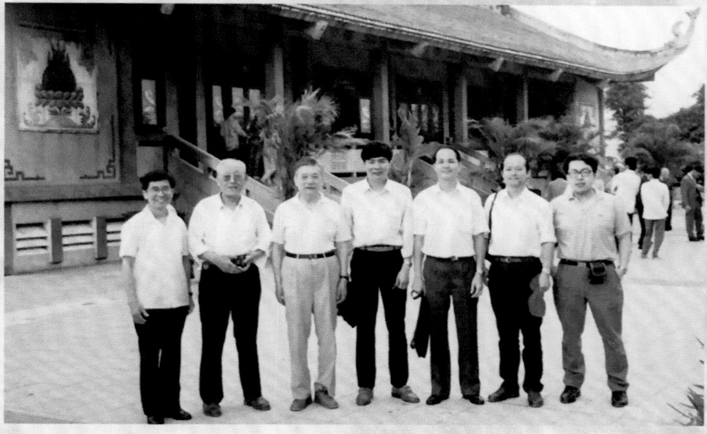

1991年，李国桥帮助桂林制药厂在越南开展青蒿琥酯类药物市场推广，左起：桂林第二制药厂顾明扬、山东省中医药研究所魏振兴、周克鼎、桂林第二制药厂厂长叶治生、广州中医学院李国桥、桂林一药厂刘旭、中信技术公司李志方。

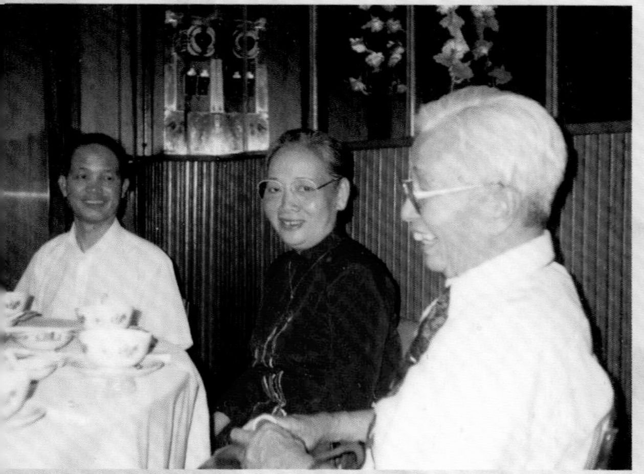

1992年在越南，左起：李国桥、段翠波、郑金影。

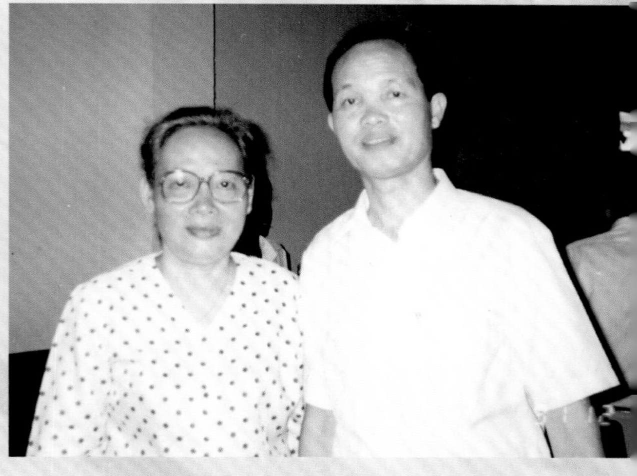

1991年12月，越南卫生部副部长段翠波与李国桥。

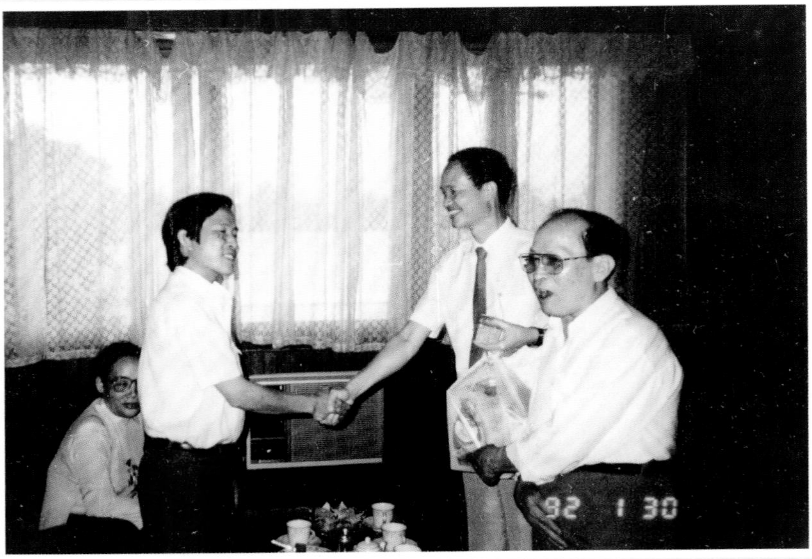


1992 年 1 月 30 日，李国桥团队离越前，越南胡志明市东医药厂长黎明点向李国桥赠送纪念品（胡志明市东医药厂即越南 26 药厂，是生产李国桥研制的第一个青蒿素复方 CV8 的厂家）。这次去越南，看到该国疟疾流行的严重程度，李国桥已经产生了研发复方的计划，因此跟该厂建立了联系。左起：段翠波、黎明点、李国桥、黄安平。

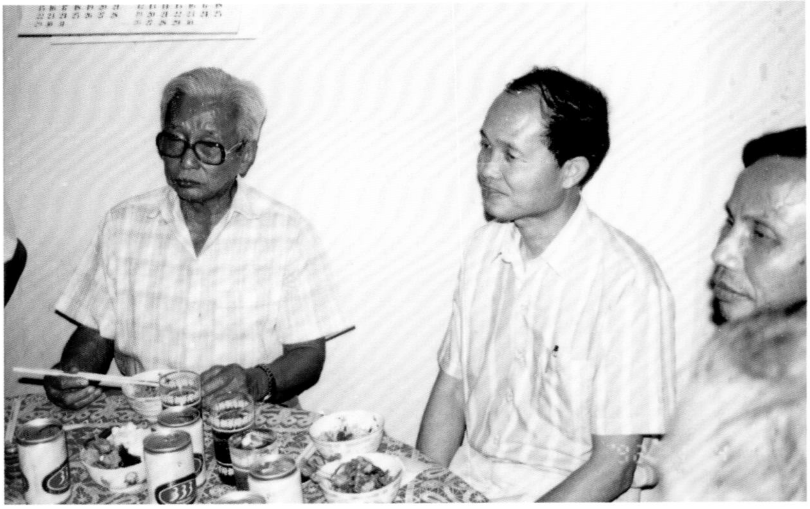

1992 年 1 月 4 日，离越前，越南佐内医院院长郑金影为李国桥团队践行，左起：郑金影、李国桥、郭兴伯。

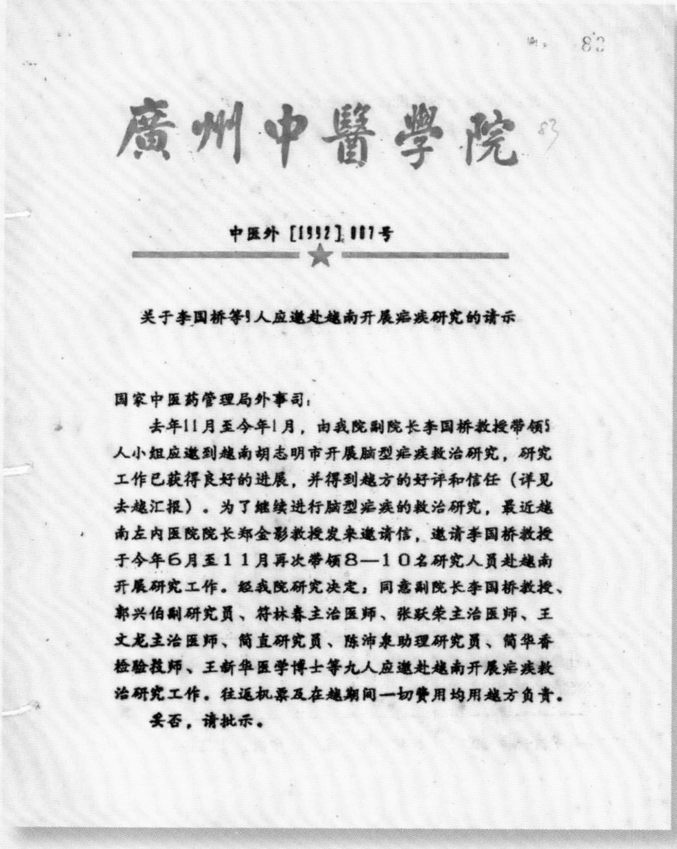

83

廣州中醫學院

中医外[1992]007号

关于李国桥等9人应邀赴越南开展疟疾研究的请示

国家中医药管理局外事司：

去年11月至今年1月，由我院副院长李国桥教授带领5人小组应邀到越南胡志明市开展脑型疟疾救治研究，研究工作已获得良好的进展，并得到越方的好评和信任（详见去越汇报）。为了继续进行脑型疟疾的救治研究，最近越南左内医院院长郑金影教授发来邀请信，邀请李国桥教授于今年６月至１１月再次带领８—１０名研究人员赴越南开展研究工作。经我院研究决定，同意副院长李国桥教授、郭兴伯副研究员、符林春主治医师、张跃荣主治医师、王文龙主治医师、简直研究员、陈沛泉助理研究员、简华香检验技师、王新华医学博士等九人应邀赴越南开展疟疾救治研究工作。往返机票及在越期间一切费用均用越方负责。

妥否，请批示。

1992年3月，广州中医学院向国家中医药管理局请示，派出李国桥等9人再次前往越南进行疟疾研究，获得批准。6月，李国桥再次带领团队前往越南。第一次去越南，郑金影等人建议李国桥：疟疾病人还是基层医院多，你们再来就到同奈省的春禄医院去。1992年，李国桥团队来到春禄医院开展工作。

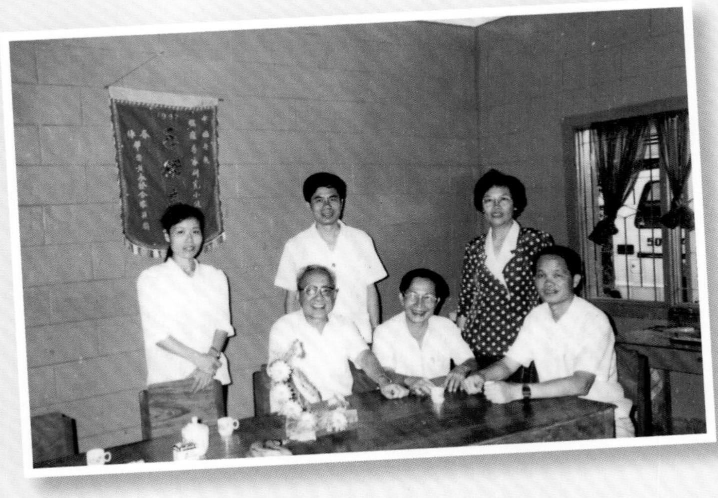

1992年李国桥团队在越南春禄医院。前排左起：当地卫生官员、春禄医院院长范梨盛、李国桥，后排左起：简华香、陈沛泉、李珍秀。

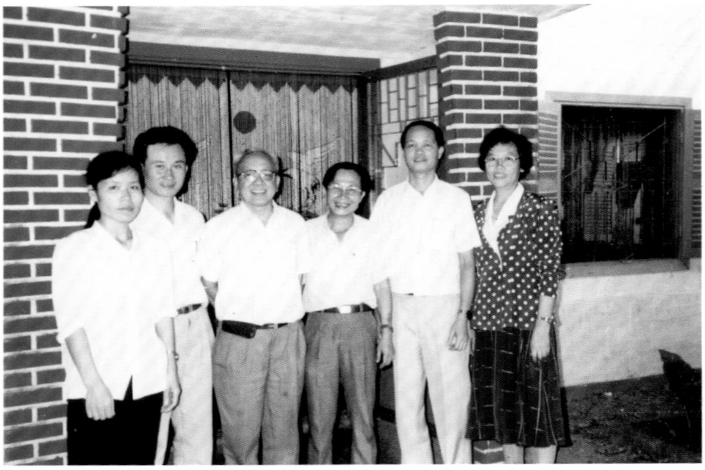

1992 年，李国桥团队在广州中医学院越南研究基地门前留影，这里原是春禄医院空置的病房，十分破旧，李国桥把它装修起来，作为团队在越南的研究基地。里面有病房、实验室、研究人员的宿舍。左起：简华香、符林春、当地卫生官员、范梨盛、李国桥、李珍秀。

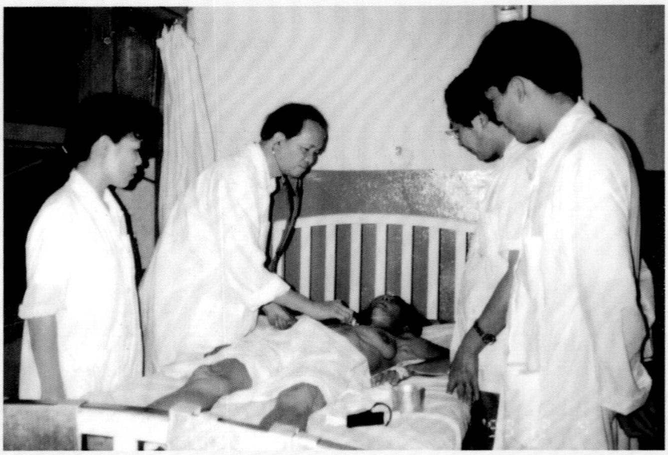

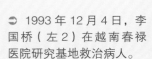

1993 年 12 月 4 日，李国桥（左 2）在越南春禄医院研究基地救治病人。

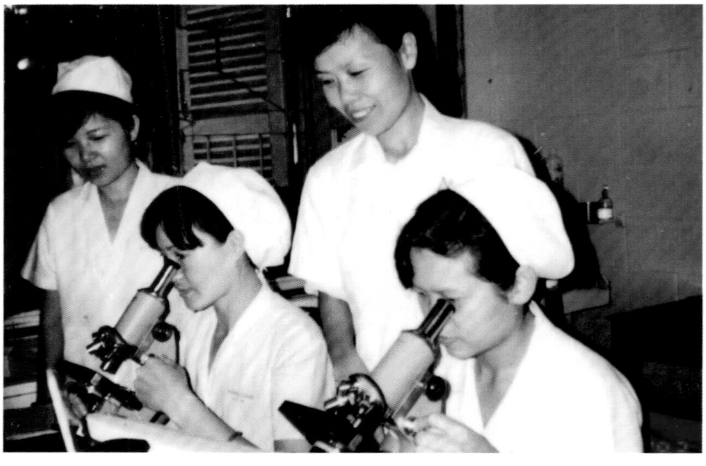

简华香（左 3）在培训越南的镜检员。

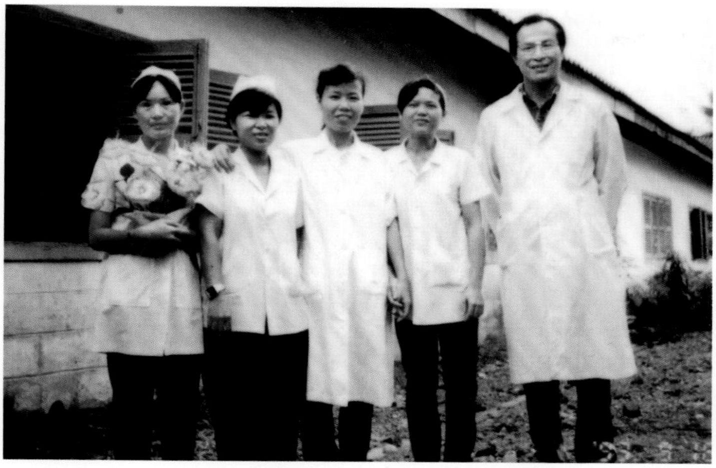

1993 年 9 月，王文龙（右1）、简华香（左3）与越南医护人员合影。

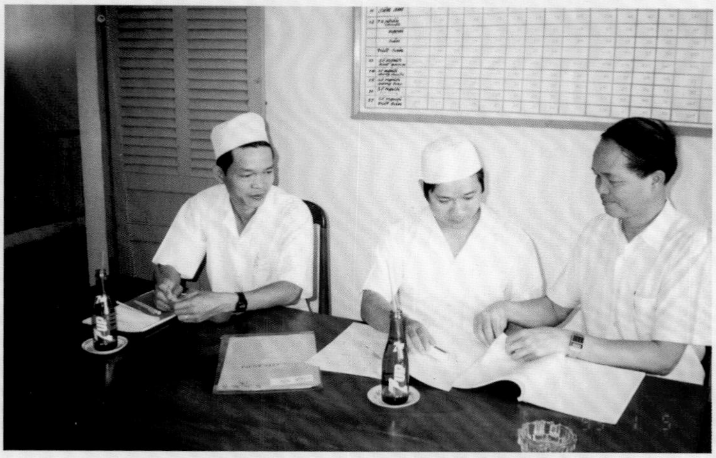

1995年1月5日，李国桥（右1）在越南和当地医生在一起研究。

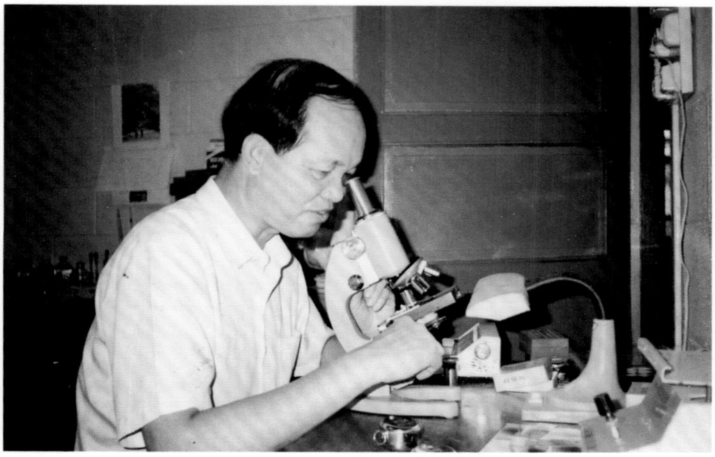

1996—1997年，李国桥在越南春禄医院研究基地观察疟原虫。

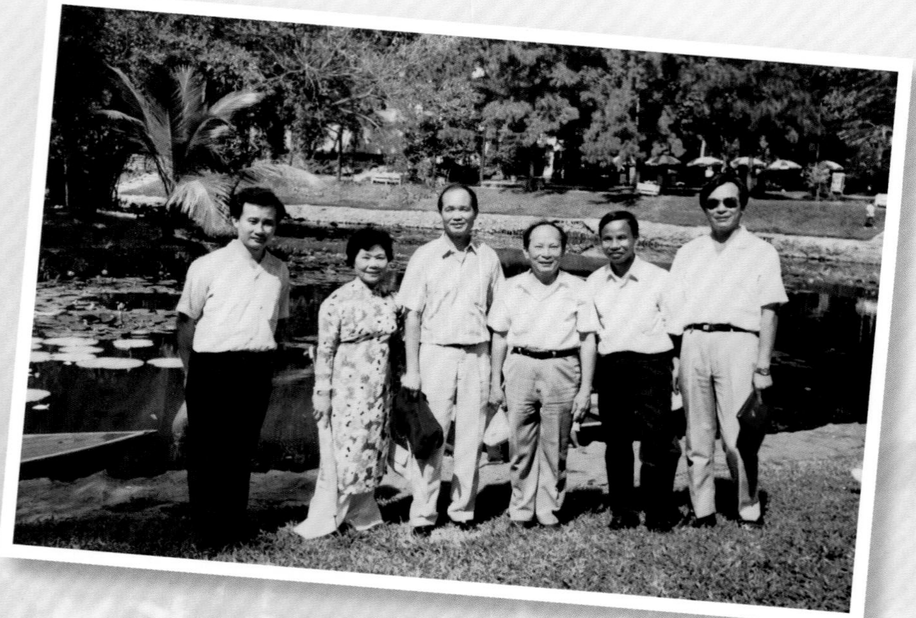

1992 年，李国桥团队在越南，左起：符林春、黄安平夫人、李国桥、黄安平、郭兴伯、王文龙。

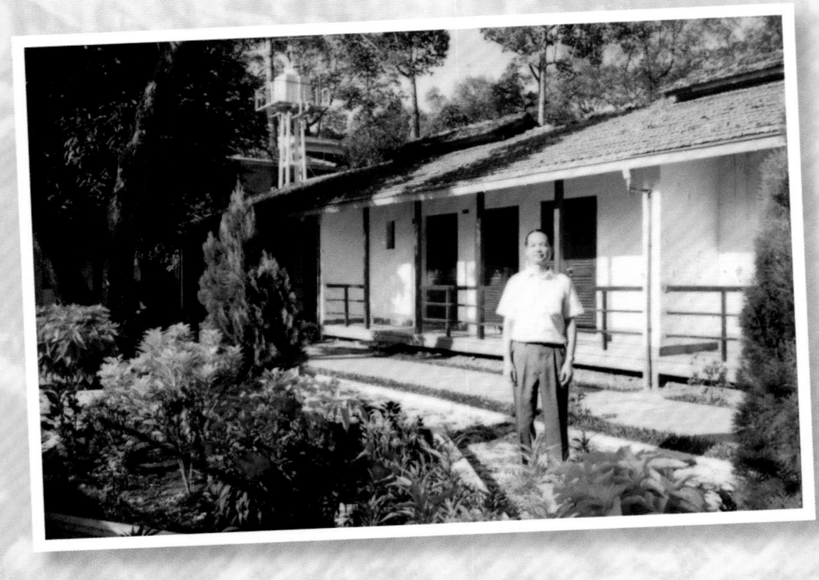

1993 年 10 月，李国桥在越南佐内医院招待所。

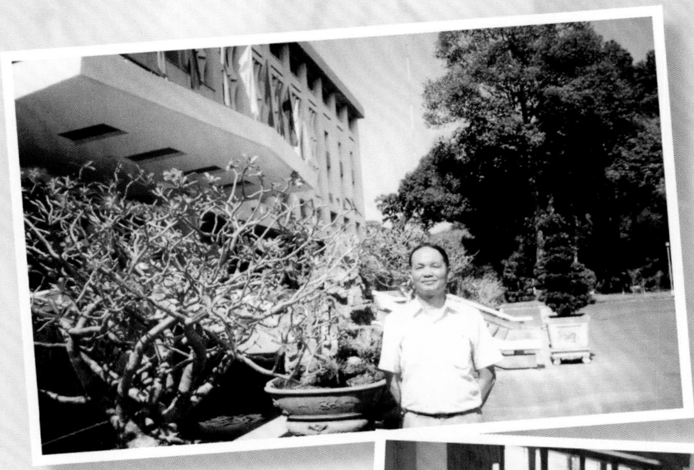

1997年1月，李国桥在越南胡志明市的街道上。

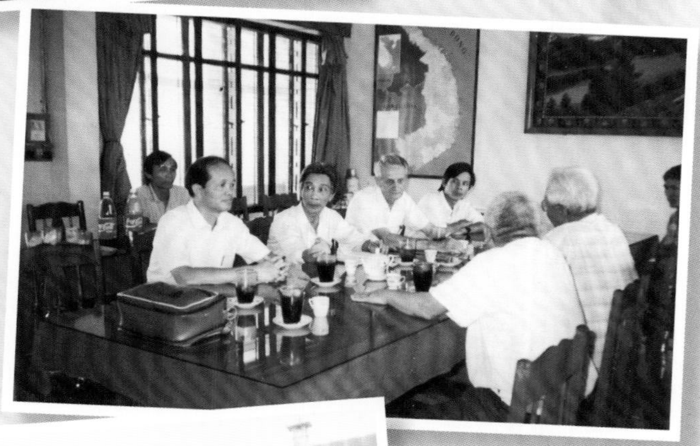

1993年7月，李国桥在越南佐内医院讨论疟疾防治。正面镜头者左1至左3依次为：李国桥、佐内医院的医生、Keith Arnold，背面镜头者右1为郑金影。

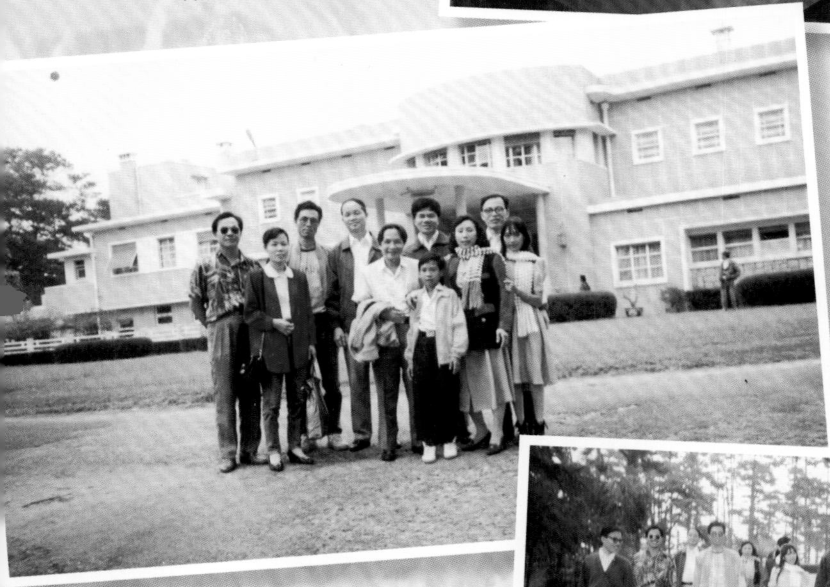

1994年3月12日，春禄医院院长范梨盛一家4口（前排右边四位）送别李国桥团队离越，在医院前留念。

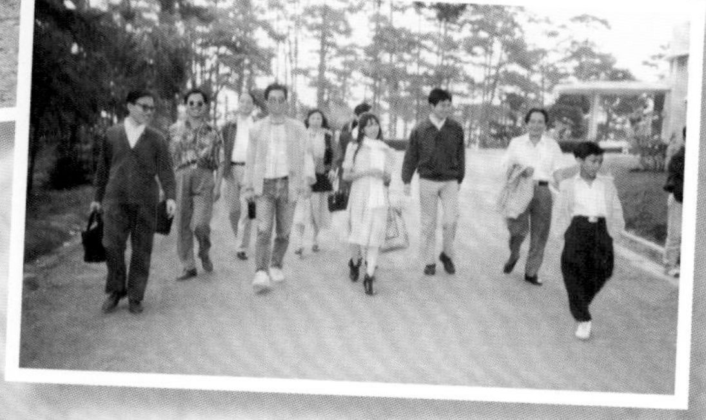

范梨盛一家在李国桥团队离越前陪同游览。

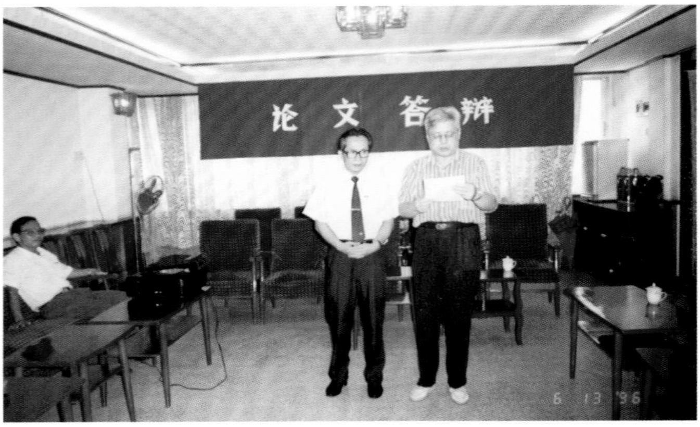


后来，范梨盛报考了李国桥的研究生，1996 年 6 月 13 日，进行了毕业论文答辩，范梨盛是李国桥培养的第一个国外研究生。站立者左起：范梨盛、第一军医大学寄生虫教研室教授李英杰。

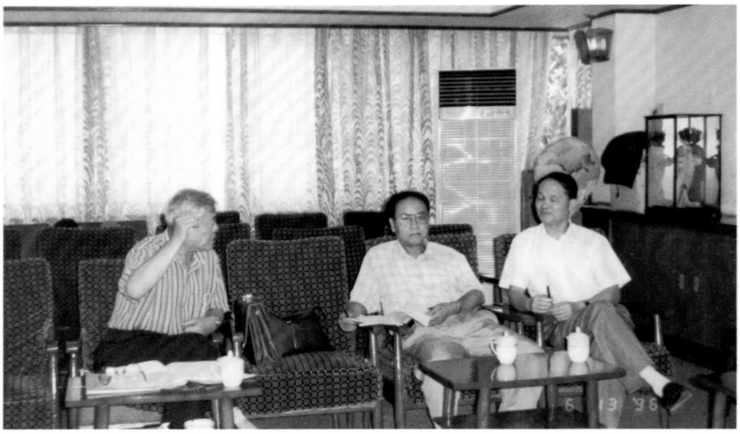

答辩组成员，左起：李英杰、广东省寄生虫研究所所长黄祺林、李国桥。

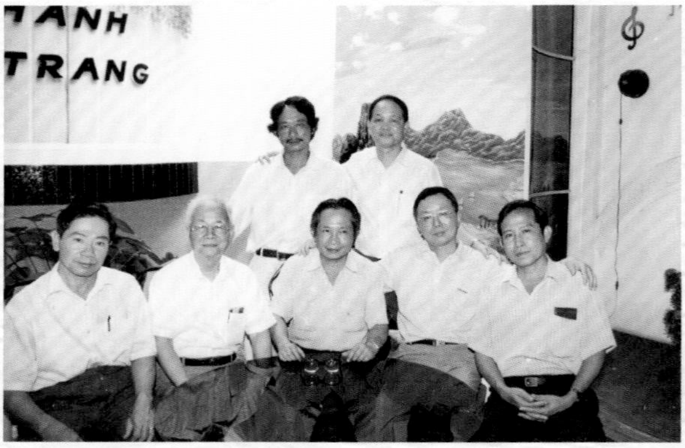


1997 年 8 月 16 日，邓铁涛与国家中医药管理局科教司司长何惠宇来到春禄医院，考察李国桥团队在越南开展研究的情况。前排左 2 起：邓铁涛、范梨盛、何惠宇、黎明点。后排左起：春禄医院副院长史山、李国桥。

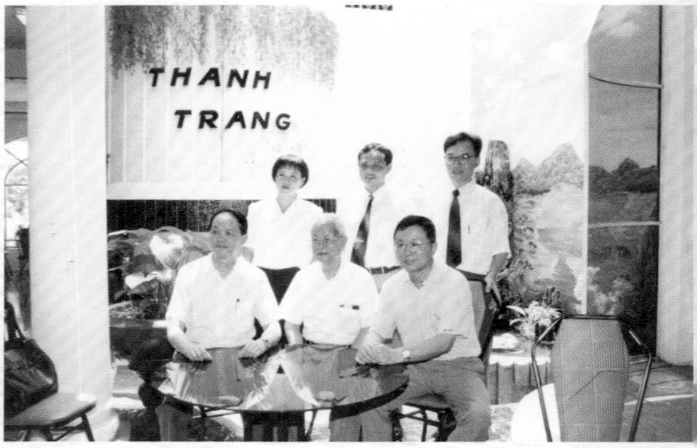


1997 年 8 月 16 日，在越南春禄医院研究基地，前排左起：李国桥、邓铁涛、何惠宇。后排左起：何坤荣、郭卫忠、李广谦。

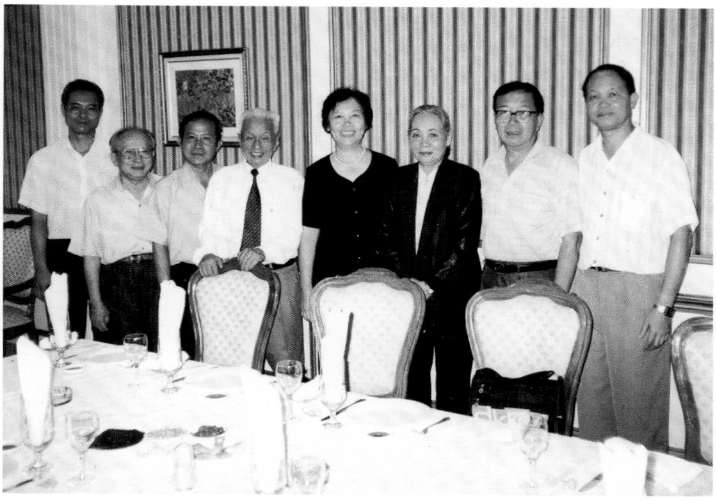

1998年8月23日，广州中医药大学党委书记王绵宁来越南佐内医院考察。左起：宋玉宗、黄安平、黎明点、郑金影、李珍秀、段翠波、王绵宁、李国桥。

在越南期间，李国桥团队共治疗脑型疟168例，对脑型疟的发病机理认识又有新的飞跃。1978年，李国桥提出了一种新的设想，脑型疟中，病死率高的重症T昏迷者，过去用药唯恐不早不足，唯恐疟原虫杀不死，结果往往是疟原虫死了，而人体重要脏器的小血管也被死亡的疟原虫塞死了，脏器病变不可逆转，导致病人死亡，可谓虫死人亡，这是因为疟原虫是在大滋养体阶段被药物杀死了。李国桥提出对血检查到大滋养体的脑型疟患者，不要急于用药，等待疟原虫裂殖体成熟破裂后，才使用抗疟药治疗的大胆设想，意在使阻塞的内脏血管复通，在外周血杀灭疟原虫，以求起死回生。当时李国桥曾把这个思路汇报给全国“523”办公室副主任张剑方，但因各种原因，没有在国内进行试验。依靠越南研究基地，得到郑金影等越南专家的支持，李国桥团队以这种方法（称等破裂组）治疗T昏迷脑型疟30例，不等破裂组38例，结果显示可缩短昏迷时间，减轻肾衰等并发症，并显著降低病死率。青蒿素抑杀疟原虫配子体的作用、青蒿素第一代复方研究等重要研究成果，也是依靠越南研究基地完成的。

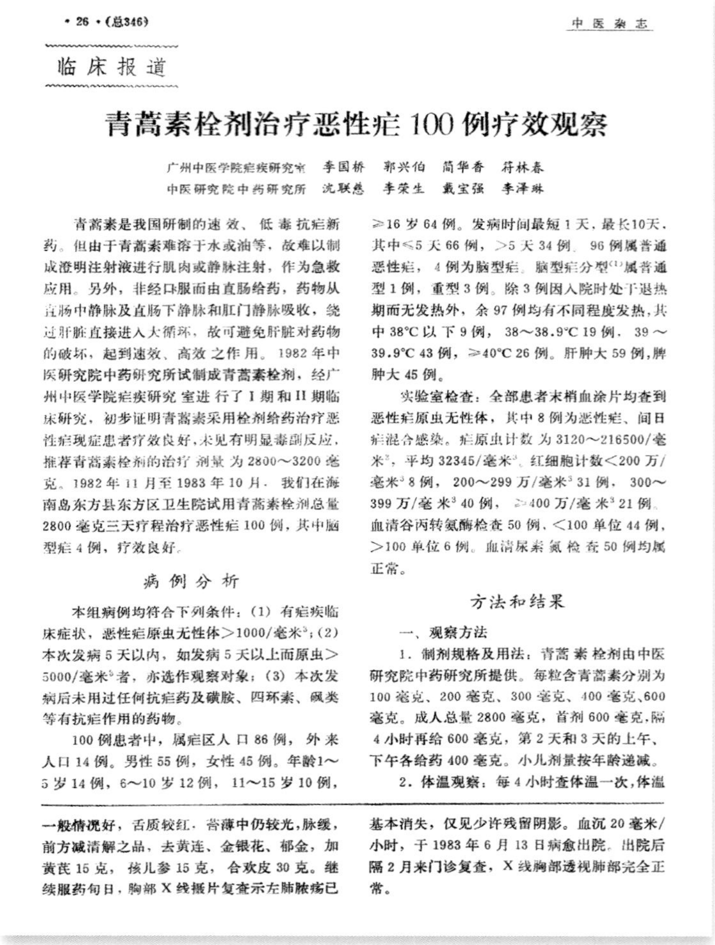

·26·(总346)　　中医杂志

临床报道

## 青蒿素栓剂治疗恶性疟100例疗效观察

广州中医学院疟疾研究室　李国桥　郭兴伯　简华香　符林春
中医研究院中药研究所　沈联慈　李荣生　戴宝强　李泽琳

青蒿素是我国研制的速效、低毒抗疟新药。但由于青蒿素难溶于水或油等，故难以制成澄明注射液进行肌肉或静脉注射，作为急救应用。另外，非经口服而由直肠给药，药物从直肠中静脉及直肠下静脉和肛门静脉吸收，绕过肝脏直接进入大循环，故可避免肝脏对药物的破坏，起到速效、高效之作用。1982年中医研究院中药研究所试制成青蒿素栓剂，经广州中医学院疟疾研究室进行了I期和II期临床研究，初步证明青蒿素采用栓剂给药治疗恶性疟现症患者疗效良好，未见有明显毒副反应，推荐青蒿素栓剂的治疗剂量为2800～3200毫克。1982年11月至1983年10月，我们在海南岛东方县东方区卫生院试用青蒿素栓剂总量2800毫克三天疗程治疗恶性疟100例，其中脑型疟4例，疗效良好。

病例分析

本组病例均符合下列条件：(1) 有疟疾临床症状，恶性疟原虫无性体＞1000/毫米$^3$；(2) 本次发病5天以内，如发病5天以上而原虫＞5000/毫米$^3$者，亦选作观察对象；(3) 本次发病后未用过任何抗疟药及磺胺、四环素、砜类等有抗疟作用的药物。

100例患者中，属疟区人口86例，外来人口14例。男性55例，女性45例。年龄1～5岁14例，6～10岁12例，11～15岁10例，≥16岁64例。发病时间最短1天，最长10天，其中≤5天66例，＞5天34例。96例属普通恶性疟，4例为脑型疟。脑型疟分型[1]属普通型1例，重型3例。除3例因入院时处于退热期而无发热外，余97例均有不同程度发热，其中38℃以下9例，38～38.9℃ 19例，39～39.9℃ 43例，≥40℃ 26例。肝肿大59例，脾肿大45例。

实验室检查：全部患者末梢血涂片均查到恶性疟原虫无性体，其中8例为恶性疟、间日疟混合感染。疟原虫计数为3120～216500/毫米$^3$，平均32345/毫米$^3$。红细胞计数＜200万/毫米$^3$ 8例，200～299万/毫米$^3$ 31例，300～399万/毫米$^3$ 40例，≥400万/毫米$^3$ 21例。血清谷丙转氨酶检查50例，＜100单位44例，＞100单位6例。血清尿素氮检查50例均属正常。

方法和结果

一、观察方法

1．制剂规格及用法：青蒿素栓剂由中医研究院中药研究所提供。每粒含青蒿素分别为100毫克、200毫克、300毫克、400毫克、600毫克。成人总量2800毫克，首剂600毫克，隔4小时再给600毫克，第2天和3天的上午、下午各给药400毫克。小儿剂量按年龄递减。

2．体温观察：每4小时查体温一次，体温

---

一般情况好，舌质较红，苔薄中仍较光，脉缓，前方减清解之品，去黄连、金银花、郁金，加黄芪15克，孩儿参15克，合欢皮30克。继续服药旬日，胸部X线摄片复查示左肺脓疡已基本消失，仅见少许残留阴影。血沉20毫米/小时，于1983年6月13日病愈出院。出院后隔2月来门诊复查，X线胸部透视肺部完全正常。

⋒ 1998年发表的《青蒿琥酯治疗脑型疟的临床疗效》，报道了在越南开展168例脑型疟临床研究的情况。

更重要的是，李国桥团队为越南人民解除了疟疾的威胁，也收获了越南人民的友谊。

**李国桥口述**　我获得的种种荣誉，国内的，我比较重视白求恩奖章，我们过去学“老三篇”，其中一篇就是《纪念白求恩》，1991年以后，我多数在越南、柬埔寨工作，都是学习白求恩的过程，学习他的国际主义精神。如果说国际上的荣誉，我还是看重越南给我的两个：2007年的“为了人民健康”奖章，2011年的友谊勋章。我觉得这两个荣誉是符合我在越南工作的事实的。（2018年7月30日）

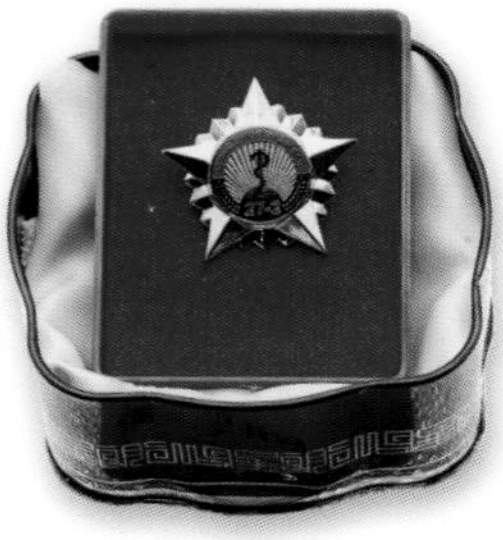

2007 年 4 月，李国桥获越南卫生部颁发的“为了人民健康”奖章。获奖理由：推广应用青蒿琥酯，使越南疟疾病死率迅速下降。其发明的第一个既治又防的青蒿素复方 CV8 最早在越南被确定为抗疟一线用药，为该国近 10 年的疟疾控制发挥了重要作用。

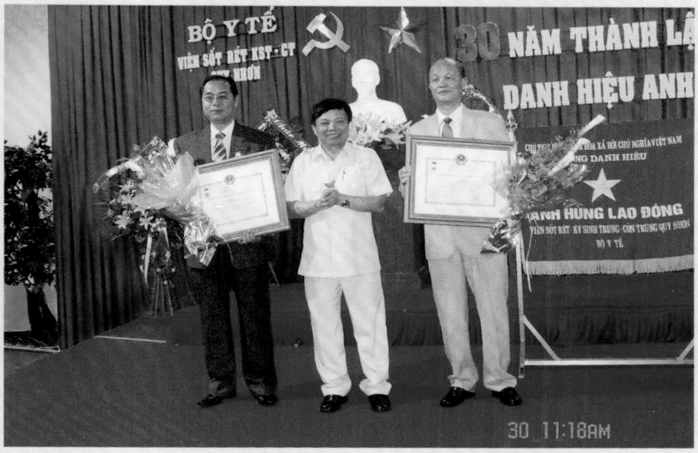


2011 年 6 月，李国桥再被越南政府授予友谊勋章。宋玉宗因长期深入越南开发抗疟药物并积极从事中越医药贸易而同时获奖。左起：宋玉宗、越南卫生部副部长陈光訊、李国桥。

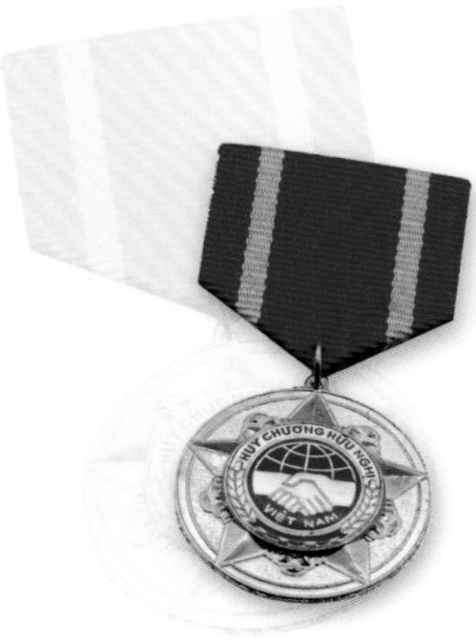


友谊勋章。

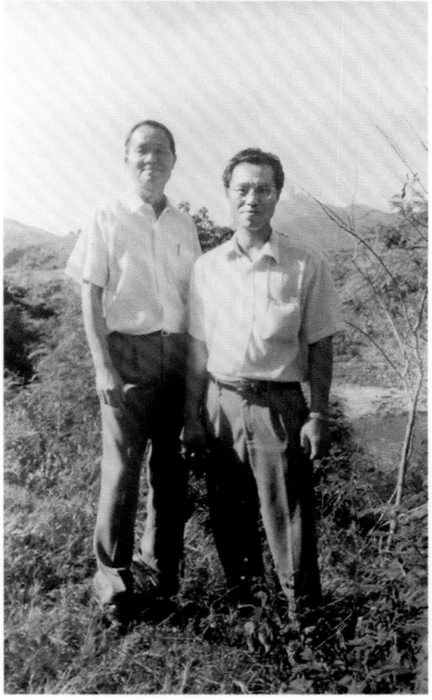

1993年，李国桥、宋玉宗在越南南部平顺省催吉地区实施全民服药，控制疟疾暴发流行。

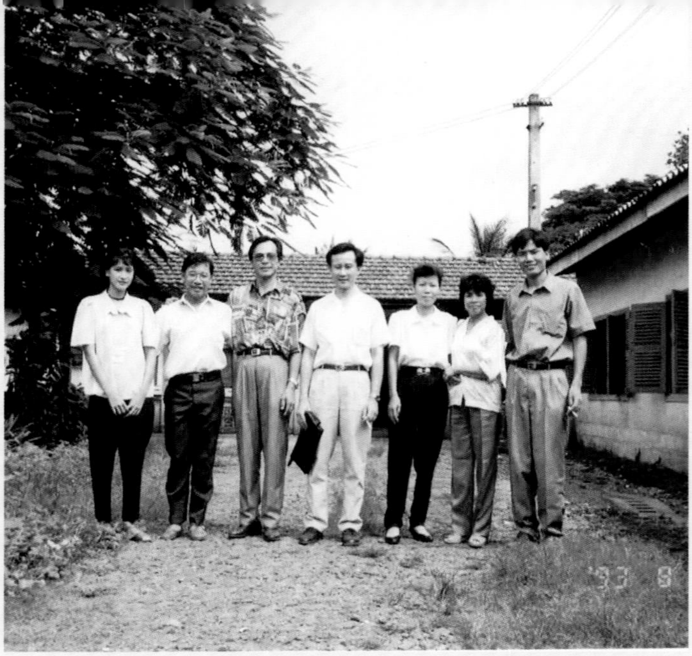


1993年8月，李国桥团队在越南春禄医院开展脑型疟救治和复方研究。左3为王文龙，左4为符林春，左5为简华香，左7为王新华，其余为越南医务人员。

王新华口述　1991年，李国桥教授带团队去越南我没参加，第一年他们取得了很大的成功，所以越南就更需要我们的团队去帮助。开始越南还比较有顾虑，越南怀疑有些西方国家通过学术的名义去做间谍工作，所以对中国也有防范的心理。但是因为李国桥教授在国际上搞疟疾的名望很高，又确确实实看到他在想办法解决越南的疟疾问题，所以越南卫生部的思想通了，希望我们扩大工作的规模，从1992年起，我开始参加越南的工作。

我主要是负责青蒿素复方的临床研究工作，符林春教授负责脑型疟的工作，当然分工不分家，比如我也参加了脑型疟、重症疟疾的抢救工作，因为符林春比我更早跟着李国桥教授工作，在海南也待了很长时间，所以他在脑型疟、重症疟疾方面比我有经验。李国桥和郭兴伯总负责，年轻人承担具体工作，这两大课题就分别由我跟符林春负责。

在越南的时候，我们和李国桥教授的房间都是连在一起的，一起床就看到他在看显微镜，他对事业、对科学追求的执着，很少人能做到。在越南，我跟符林春得了很重的登革热，当时我们是在农村工作，疟疾都是在农村高发。我晕厥了好几次，血小板和白细胞都降到很低。因为我们对越南的血源不放心，怕他们给我们输血，我们就不敢回胡志明市去治疗，硬挺过来的。李国桥教授亲自到野外去采药，采的是旱莲草，旱莲草凉血止血，配合犀角地黄汤，旱莲草的味道，我现在印象还很深刻，真的差点客死他乡，非常艰苦的一段经历。每次去都是半年不能回家，当时通讯还不像现在这么发达，没有电脑，没有互联网，20世纪90年代，国际长途话费1分钟60多元，我们当时的工资是200多元一个月，加上美金补贴才五六百元一个月，1分钟60多元这是一个什么概念？电话那么贵不舍得打，写信一周才到。后来病好了，我去邮局打了一个电话，用了160多元，差不多一个月的工资。李国桥教授很关爱团队成员，我恢复了以后，有一次他专门请我爱人过去一个月，她一点免疫力都没有，白天怕登革热，晚上怕疟疾，这两种病传播媒介不一样，一个是伊蚊，一个是按蚊，房间全部用纱窗围起来。前几年广州发生登革热，请专家论证，我说：我现身说法，我真是专家，因为我自己得过。（2018年12月24日）

符林春口述　在越南，我们一边抢救病人，一边做研究。为了找一些没有用过药的病人，需要下到越南的省医院或地区医院去。越南所谓的地区医院，实际上比我们的镇医院差远了。越南卫生部领导经常需要找李国桥教授，跟他讨论如何控制整个国家的疟疾，怎么研发新药等等，他在胡志明市的时间多些。我们下到基层医院，负责一线的具体工作，李国桥教授不在现场时，我们有什么情况就用电话联系，向他汇报。1995年，我们在基层医院工作时，团队所有人都病了，王新华和我都得了登革热，我还出血了，当时血小板降到很低，病情已经比较严重了。越南卫生部也很紧张，要把我们接到佐内医院去治疗。我们怕他们的血源不好不敢去。李国桥教授一直陪着我们，亲自找旱莲草煮给我们吃，经过几天的治疗后，我们的体温下来了，我的血小板逐渐升高，李国桥教授又专门买最好的西洋参亲自炖给我喝。恢复以后，我本来暂时不想回国，想继续把这些研究做完，但是肝功能损害比较严重，转氨酶一直居高不下，所以1995年后我就回国了，没有继续待在越南了。（2019年4月13日）

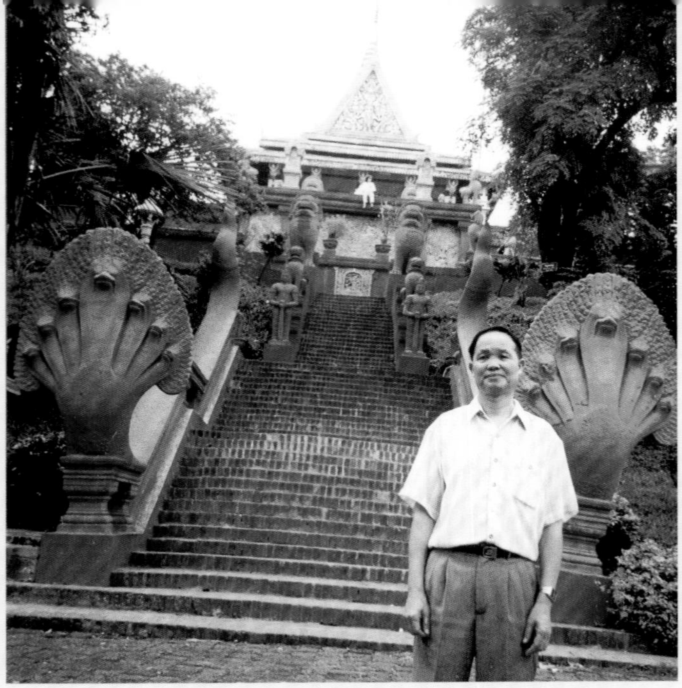
1998年11月，李国桥在金边公园。

# 快速灭源灭疟（FEMSE）

## 柬埔寨

2003年，为解决柬埔寨疟疾发病率居高不下的问题，李国桥提出快速灭源灭疟（FEMSE，Fast Elimination of Malaria by Source Eradication）的新方法，通过全民服青蒿素复方快速消灭传染源以快速控制疟疾，2004年通过在柬埔寨实居省的实施得到验证。

李国桥团队从1998年开始来到柬埔寨，最初主要目的是进行青蒿素第二个复方Artekin的临床试验和脑型疟研究，期间多次为柬埔寨的疟疾防治工作提供了很好的建议，与柬埔寨卫生界的人士建立了很好的关系。

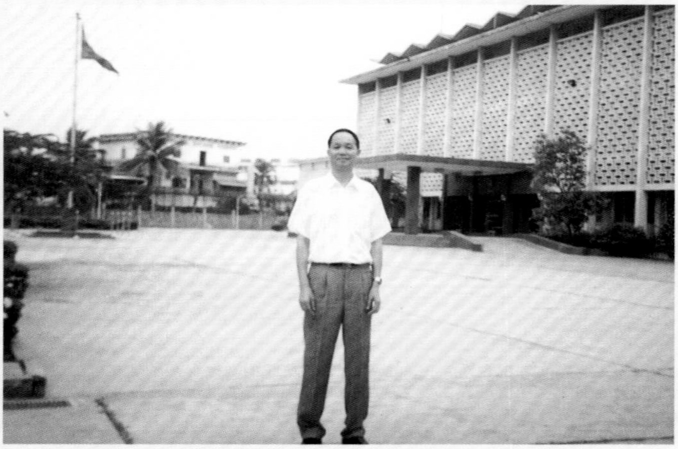
1998年11月，李国桥在中国驻柬埔寨大使馆。

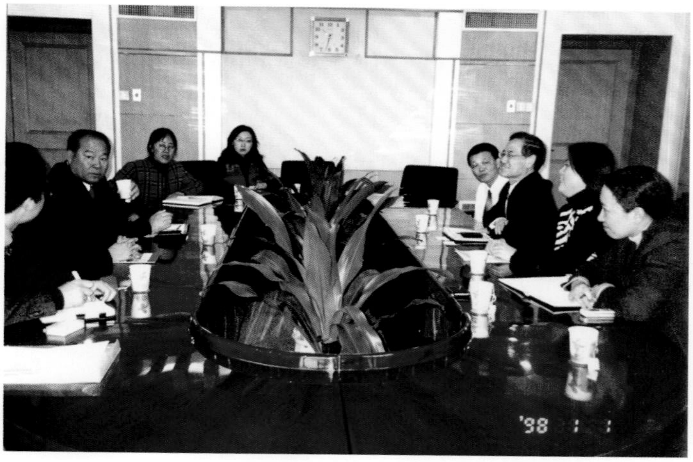

1998 年 1 月，李国桥邀请柬埔寨相关人士来中国，并带他们前往北京考察交流。左 2 为柬埔寨卫生部司长蒙文兴，右 3 为国家中医药管理局党组副书记李振吉。

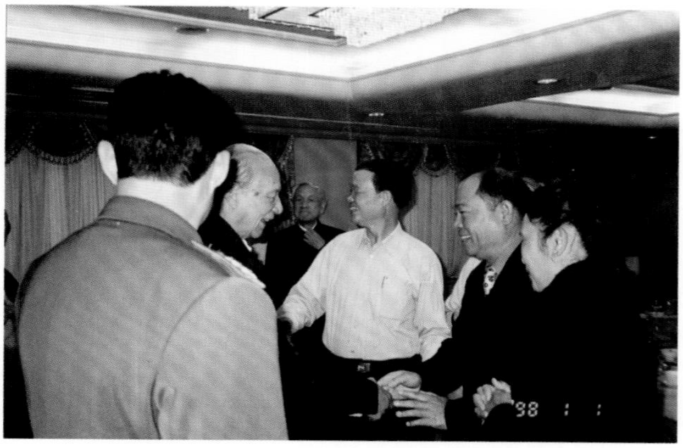

1998 年 1 月，李国桥带柬博寨客人考察中国军事医学科学院。左 2 为张剑方，左 3 为李国桥，左 4 为蒙文兴。

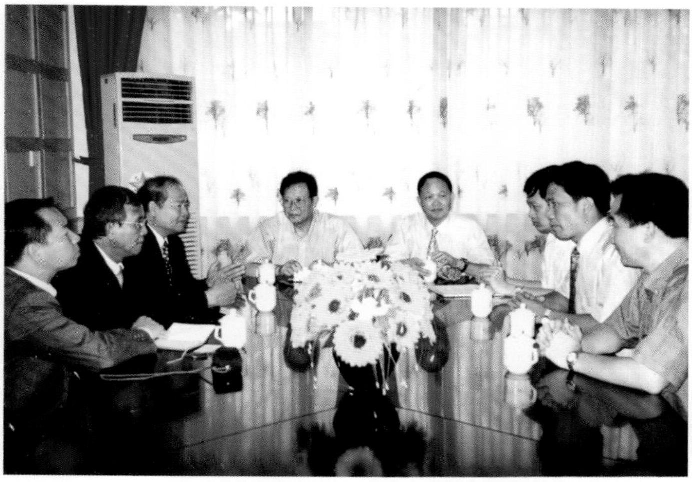

1998 年，柬埔寨卫生考察团访问广州中医药大学，左起：柬埔寨疟疾中心主任童树彻、柬埔寨卫生部副司长 Eng Huot、蒙文兴、广州中医药大学校长冯新送、李国桥，右 2、右 1 分别为王新华、符林春。

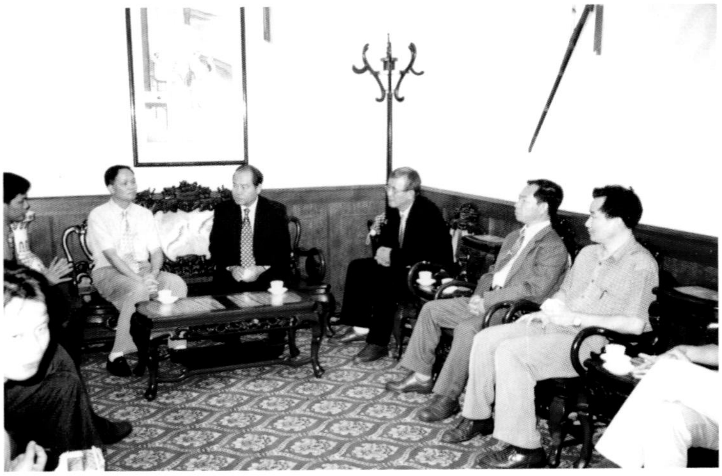

1998 年，柬埔寨卫生考察团来访。左上起：王新华、李国桥、蒙文兴、Eng Huot、童树彻、符林春。

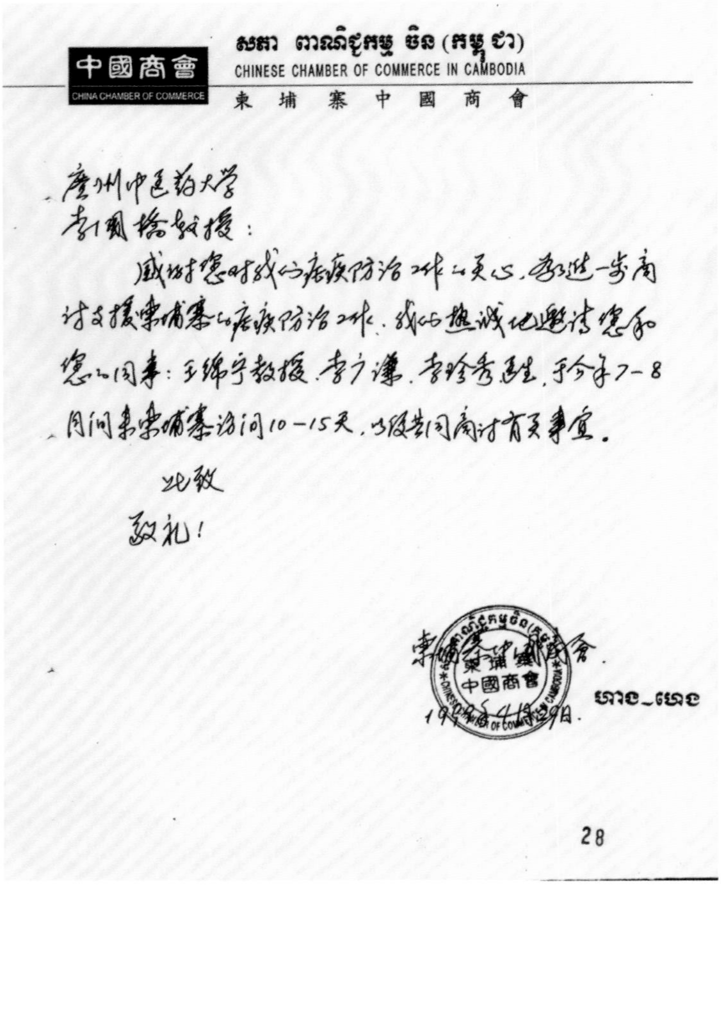

សភា ពាណិជ្ជកម្ម ចិន (កម្ពុជា)
中國商會
CHINA CHAMBER OF COMMERCE
CHINESE CHAMBER OF COMMERCE IN CAMBODIA
柬 埔 寨 中 國 商 會

廣州中医药大学
李国桥教授：

感谢您对我们疟疾防治工作的关心。为进一步商讨支援柬埔寨的疟疾防治工作，我们热诚地邀请您和您的同事：王绵宇教授、李广谦、李玲秀医生，于今年7-8月间来柬埔寨访问10-15天，以便共同商讨有关事宜。

此致

敬礼！

柬埔寨中國商會
1999年4月19日

28

1999 年 7 月，李国桥、李广谦等应柬埔寨中国商会的邀请，前往柬埔寨考察访问，共同研讨柬埔寨疟疾防治工作和选择优良抗疟药供应柬埔寨等问题。

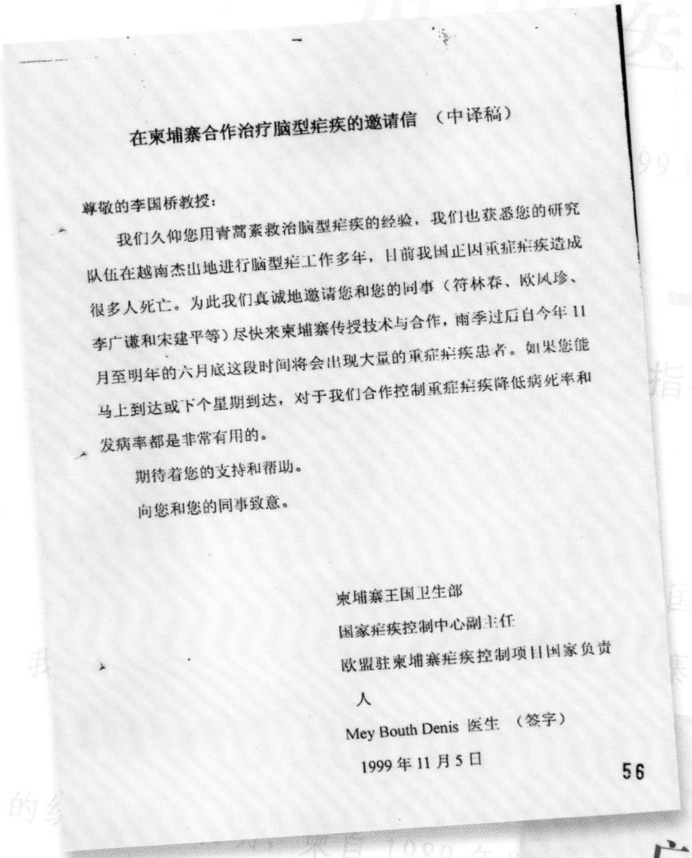

在柬埔寨合作治疗脑型疟疾的邀请信 （中译稿）

尊敬的李国桥教授：

我们久仰您用青蒿素救治脑型疟疾的经验，我们也获悉您的研究队伍在越南杰出地进行脑型疟工作多年，目前我国正因重症疟疾造成很多人死亡。为此我们真诚地邀请您和您的同事（符林春、欧凤珍、李广谦和宋建平等）尽快来柬埔寨传授技术与合作，雨季过后自今年11月至明年的六月底这段时间将会出现大量的重症疟疾患者。如果您能马上到达或下个星期到达，对于我们合作控制重症疟疾降低病死率和发病率都是非常有用的。

期待着您的支持和帮助。

向您和您的同事致意。

柬埔寨王国卫生部

国家疟疾控制中心副主任

欧盟驻柬埔寨疟疾控制项目国家负责人

Mey Bouth Denis 医生 （签字）

1999年11月5日

56

1999年11月5日，柬埔寨国家疟疾控制中心副主任 Mey Bouth Denis 致信李国桥，希望他能到柬埔寨开展合作，控制脑型疟的病死率和发病率。

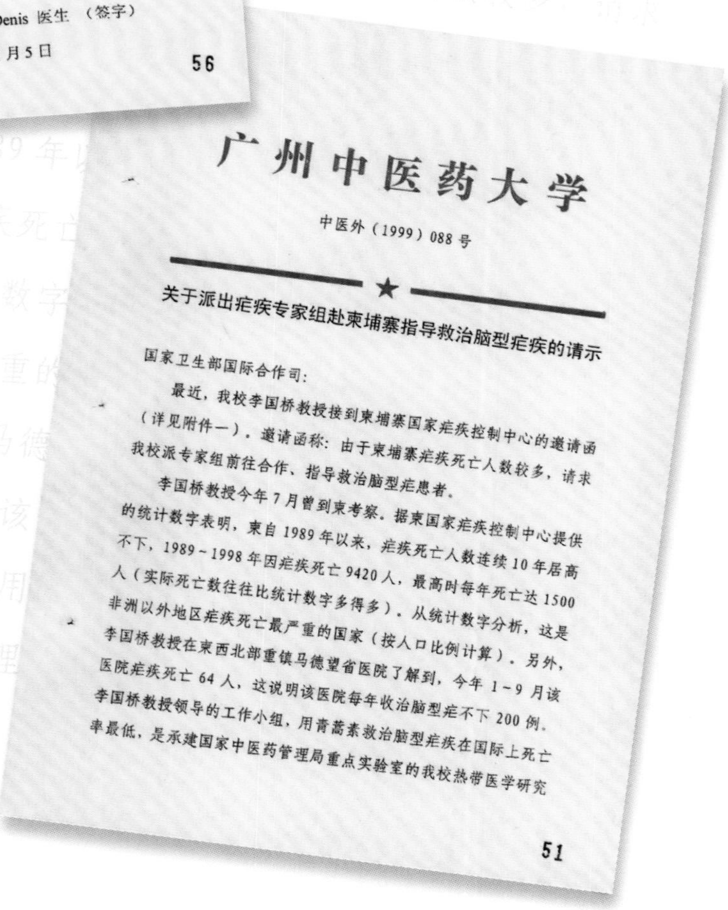

# 广州中医药大学

中医外（1999）088号

★

关于派出疟疾专家组赴柬埔寨指导救治脑型疟疾的请示

国家卫生部国际合作司：

最近，我校李国桥教授接到柬埔寨国家疟疾控制中心的邀请函（详见附件一），邀请函称：由于柬埔寨疟疾死亡人数较多，请求我校派专家组前往合作、指导救治脑型疟患者。

李国桥教授今年7月曾到柬考察。据柬国家疟疾控制中心提供的统计数字表明，柬自1989年以来，疟疾死亡人数连续10年居高不下，1989～1998年因疟疾死亡9420人，最高时每年死亡达1500人（实际死亡数往往比统计数字多得多）。从统计数字分析，这是非洲以外地区疟疾死亡最严重的国家（按人口比例计算）。另外，李国桥教授在柬西北部重镇马德望省医院了解到，今年1～9月该医院疟疾死亡64人，这说明该医院每年收治脑型疟不下200例。李国桥教授领导的工作小组，用青蒿素救治脑型疟疾在国际上死亡率最低，是承建国家中医药管理局重点实验室的我校热带医学研究

51

根据柬埔寨的意愿和李国桥的考察结果，1999年11月9日，广州中医药大学向卫生部提交《关于派出疟疾专家组赴柬埔寨指导救治脑型疟的请示》。12月3日，卫生部国际合作司函复广州中医药大学，同意李国桥率疟疾专家组赴柬埔寨指导救治脑型疟，并纳入中柬政府间合作项目。

## 关于中国疟疾专家组赴柬救治重症疟疾工作计划的函

柬埔寨王国卫生部：

今年 2 月 28 日至 3 月 6 日，我国家中医药管理局国际合作司姜再增副司长率团访问贵部以及贵国国防部卫生部和其他有关单位，经与贵部国家疟疾控制中心负责人 Dr. Denis 和贵国国防部卫生部负责人 Dr. Thou Tharith 商定，我校李国桥教授将于今年 6 月率一疟疾专家小组携带必要的药品、器材前往贵国，与贵方医务人员合作，协助开展脑型疟等重症疟疾的临床救治，以帮助贵国降低重症疟疾的病死率，并为贵国基层医疗单位培训技术骨干，传授中国的先进技术，从根本上控制和降低脑型疟等重症疟疾的发生和死亡。我国卫生部已把这项工作列入中柬两国卫生部合作项目之一。

现就我疟疾专家组赴柬救治重症疟疾工作计划函告如下：

一、 2000 年 6 月由我校派出一个由 7 人组成的专家组，携带急救药品、最先进的优质高效的新抗疟药复方双氢青蒿素 (Artecom)、注射用青蒿琥酯及必要的器材设备（价值约 7 万美元），前往贵国马德望地区。根据今年 3 月上旬李国桥教授与贵部国家疟疾控制中心副主任 Denis 医生和贵国国防部卫生部长 Thou Tharith 医生商定，我方专家组住处将由贵国第 5 军区医院安排，专家组将同时与贵国第 5 军区医院和马德望省医院合作开展脑型疟等重症疟疾的救治工作。

-1-

2000 年 6 月，广州中医药大学致柬埔寨卫生部的函。

## 中国疟疾专家组赴柬救治重症疟疾 工作计划

（代拟稿，供卫生部向柬方提供计划建议参考）

应柬埔寨王国国家疟疾控制中心负责人 Dr. Denis 的邀请，中华人民共和国广州中医药大学李国桥教授将于 2000 年初率一专家小组，并携带必要的药品、器材前往柬埔寨，与柬方医务人员合作，指导并开展脑型疟等重症疟疾的临床救治，以帮助柬埔寨降低当前重症疟疾的高病死率。并为柬埔寨基层医疗单位培训技术骨干，传授中国的先进技术，从根本上控制和降低脑型疟等重症疟疾的发生和死亡。具体工作计划如下：

1. 2000 年 1 月，李国桥教授赴柬，与柬卫生部及柬国家疟疾控制中心协商讨论，拟在马德望省医院设立一个具备抢救脑型疟等重症疟疾条件的病房。

2. 2000 年 3 月底由中国广州中医药大学派出一个由 5 人组成的专家组，携带急救药品、最先进的优质高效的新抗疟药复方双氢青蒿素（Artecom）及必要的器材设备（价值约 3.4 万美元），驻在马德望省医院，并以此为主点，菩萨省医院为辅点开展脑型疟等重症疟疾的救治工作。在此期间若其他省出现暴发流行或病人集中，可作重点转移。

3. 2000 年 4 月起，在马德望省医院举办脑型疟等重症疟疾救治训练班。

3.1 计划举办 2~3 期，每期 10~15 人，培训时间为 10 天。由柬疟疾发病较严重的省份各派 2~3 人参加受训，其中 1~2 名为有较好临床基础的医生，1 名有良好疟原虫镜检技术的检验人员。

3.2 培训班结合临床救治实践，以讲解和演示传授中国的技术。每期培训结束后，留下少数临床医生和检验人员参加临床救治操作实践 1~2 个月。

74

-1-

中国疟疾专家组赴柬埔寨救治重症疟疾工作计划。

2000年，应柬埔寨卫生部的要求，李国桥团队组成重症疟疾专家组，前往柬埔寨重疟区马德望省指导、协助重症疟疾的救治工作，工作先后在柬埔寨第五军区医院、马德望省医院进行。在救治患者的同时，对李国桥在1978年提出并在越南得到初步验证的等疟原虫破裂法治疗脑型疟继续进行了深入的研究。李国桥的博士生宋健平参与了这项工作，并以这个课题作为博士论文的选题，2001年宋健平以《择时用青蒿琥酯治疗以降低脑型疟病死率的研究》的学位论文通过答辩，取得博士学位。

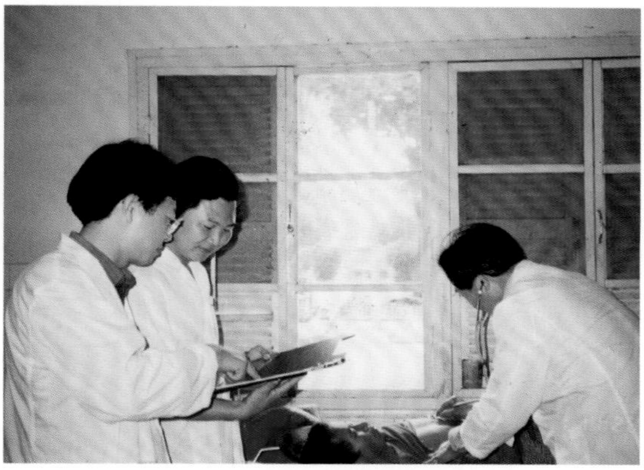

2000年，李国桥团队在马德望省医院救治脑型疟。

符林春口述 2000年去柬埔寨，我曾带队到了马德望省，那里是红色高棉的据点，当时宋健平在读博士生，跟我一起到下面军区医院建了点。选择时机用抗疟药降低脑型疟的病死率，是我们的课题，我们在越南也做过，但还没有做完。宋建平的博士论文也是在那里完成的。当时那个地方还很多战争的遗迹，路是坑坑洼洼的，因为曾被炸弹炸过。不能随便上山，因为山里还有很多地雷，我们就在医院里面，哪里也不敢去。那里经常没电，我们还要去买发电机来发电，因为我们采集的一些标本要放在冰箱中保存。（2019年4月13日）

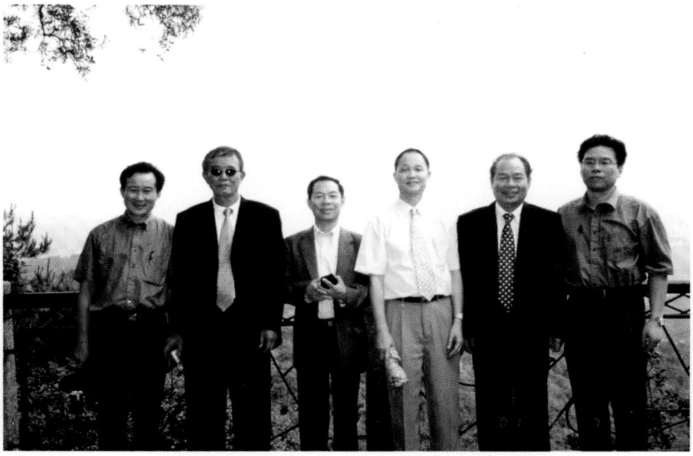

2001年，柬埔寨卫生考察团再次来华考察，左起：符林春、Eng Huot、童树彻、李国桥、蒙文兴（此时已任柬埔寨卫生部长）、黄德裕。

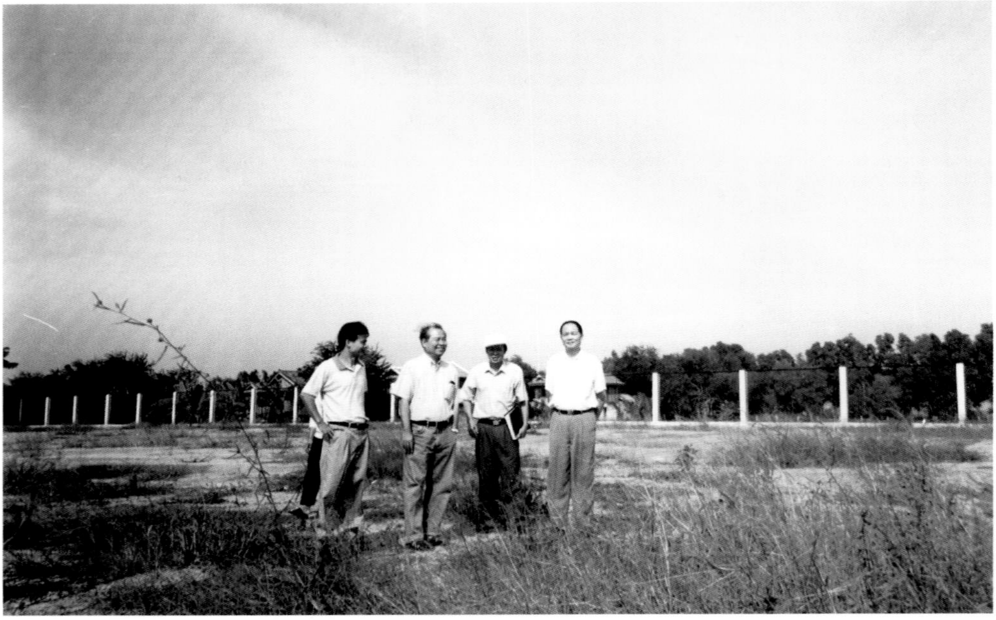

2003 年，李国桥在柬埔寨进行第二个复方 Artekin 的临床研究时，其好友、瑞士慈善家 Daniel Waldvogel 计划资助他在柬埔寨建一间青蒿素药厂。柬埔寨卫生部长蒙文兴带领李国桥选址。后来项目没有落实。左 1 为潘隆华、左 2 为蒙文兴、左 4 为李国桥。

2003年，因柬埔寨疟疾发病率居高不下，当地卫生官员向李国桥征询意见。1999—2003年，柬埔寨全国每年疟疾临床病例110 762~139 107例，死亡457~891人；2003年疟疾在门诊和住院病人中占第3位和第5位，疟疾在住院死亡病人中占第2位。尽管国际社会给予柬埔寨很大的帮助，但柬埔寨的疟疾流行形势依然严峻。李国桥进一步发展了中国关于“存在野栖蚊媒的流行区必须以消灭传染源为主”的防治经验，提出快速灭源灭疟（FEMSE，Fast Elimination of Malaria by Source Eradication）的新观念和新方法。

李国桥口述　从1998年开始我就两边跑，又跑越南，又跑柬埔寨，但在柬埔寨待的时间多一点，主要是搞青蒿素复方的临床试验，跟柬埔寨疟疾中心的人很熟了。1997年到2003年，欧盟帮助柬埔寨抗疟，帮了6年，2003年他们完成任务撤走了。欧盟的帮助很不错，6年蚊帐百分之百覆盖，也搞了一个青蒿素复方，青蒿琥酯加甲氟喹，这个复方也做到全国免费了，但是疟疾发病率并没有降多少。所以柬埔寨疟疾中心的负责人童树彻对我说：现在欧盟撤走了，你再帮我们

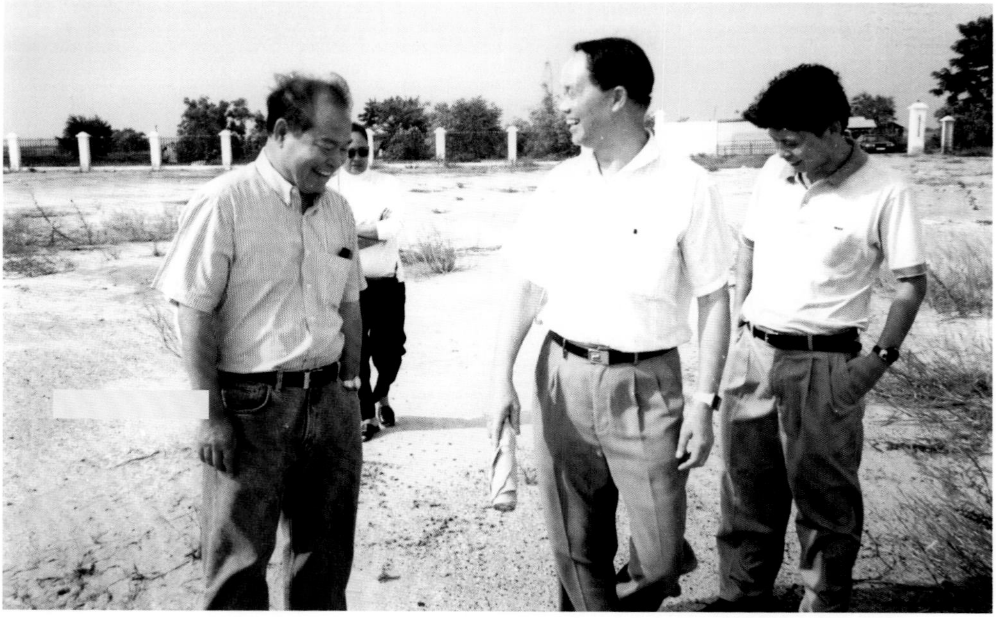

左起：蒙文兴、李国桥、潘隆华。

想想办法，把发病人数降下来。我经历了海南、越南、柬埔寨的工作，这么长时间，心中有数，我开始想：要改变，要消灭传染源。消灭传染源不是我的发明，传染病防治三个措施，做学生就学了。第一要控制传染源，没有传染源就没有病了；第二个措施才是控制传播媒介或切断传播途径；第三个措施就是保护易感人群，比如说小孩、外地人，这些都是易感人群。这三个措施是有先有后的。我说：为什么不搞传染源呢？为什么搞蚊子呢？我搞疟疾我很清楚，蚊子只是传播媒介，不是传染源，传染源是身上有疟原虫的人，控制人身上的疟原虫，比控制蚊子容易多了。我说你试试看，用控制传染源的办法。他们的卫生部也好，疟疾中心也好，很相信我，因为我1998年就开始过去工作，他们觉得我说的有道理，愿意试验，就找了一个高疟区做试点。找到实居省，马上进行试验。从2003年开始准备，2004年1月1日就开始搞了。当时我的Artequick（青蒿素哌喹复方）还没有变成商品，才到批准临床试验阶段，他就敢于用来做全民治疗。所以说，2003年，是由于柬埔寨要求帮助，我们才得以在他们那里试点用新的方法，现在叫灭源灭疟法，通过消灭传染源来消灭疟疾。（2018年7月25日）

2003年8月，广州中医药大学热带医学研究所与柬埔寨王国卫生部疟疾控制中心签订《柬埔寨-中国疟疾防治合作协议》，在柬埔寨启动全民服药清除传染源以快速控制疟疾的试验。

2003年，李国桥之所以敢于将第三个青蒿素复方Artequick用于柬埔寨实居省试点全民服药，是因为热带医学研究所的研究室建设打下了良好的基础。1995—1997年，李国桥从昆明军区总医院邀请了刚退休的病毒学家朱宇同和昆明军区总医院药学部主任张美义，以帮助热带医学研究所白手起家建立病毒研究室和药学研究室（药学研究室于2006年发展成为青蒿研究中心的药物研究所）。2003年时，张美义已经帮助李国桥成功研制了第一、二个青蒿素哌喹复方CV8和Artekin，李国桥开始考虑将Artekin改进为Artequick，使其制造成本更低，服药更方便，副作用更少，有利于全民服药快速消灭传染源以快速控制疟疾。因此，1997—2003年药学研究室的工作已为Artequick全民服药打下了良好的基础。

团队成员小传

张美义，1935年生，河南开封人。1955年毕业于第三军医大学药学系。1979—1983年任昆明军区总医院药剂科主任，1983—1989年任全军临床药理基地主任，1990—1997任昆明军区总医院药学部主任。1997年退休，应邀到广州中医药大学热带医学研究所工作，白手起家，筹建药学研究室。2006年青蒿研究中心成立时，她从人力物力上帮助青蒿研究中心建成初具规模的药物研究所，建立了青蒿植物的青蒿素含量简便快捷的检测方法。多个青蒿素复方在李国桥确定处方后，由她研制成功，包括疟疾片-CV8、Artekin、Artequick。

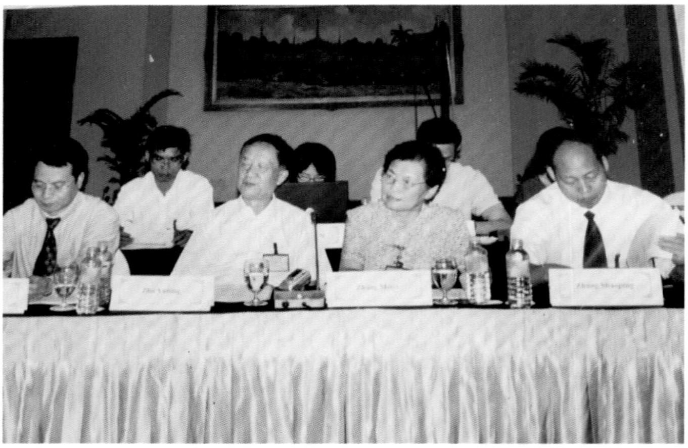

2009年，朱宇同（左2）、张美义（左3）出席柬埔寨疟疾工作会议。

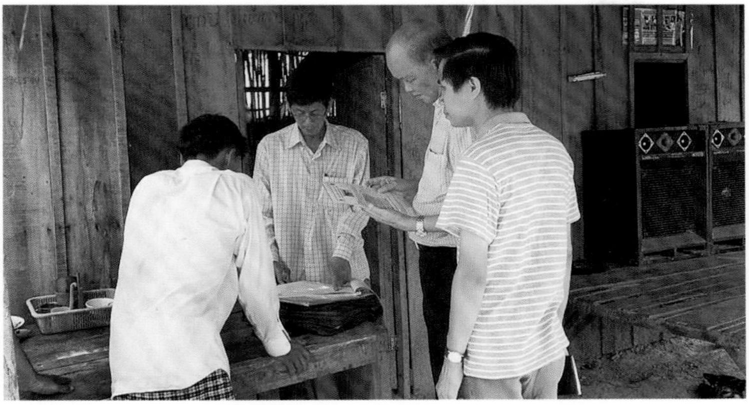

2003 年，李国桥（右 2）在柬埔寨实居省基层卫生站调查疟疾流行情况，右 1 为当地华人韩盼光，是李国桥团队驻柬的主要助手。

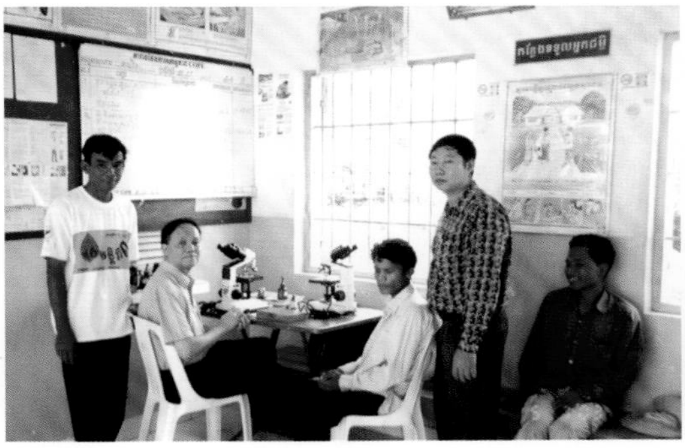

2003 年，李国桥（左 2）在柬埔寨实居省某卫生站查疟原虫。

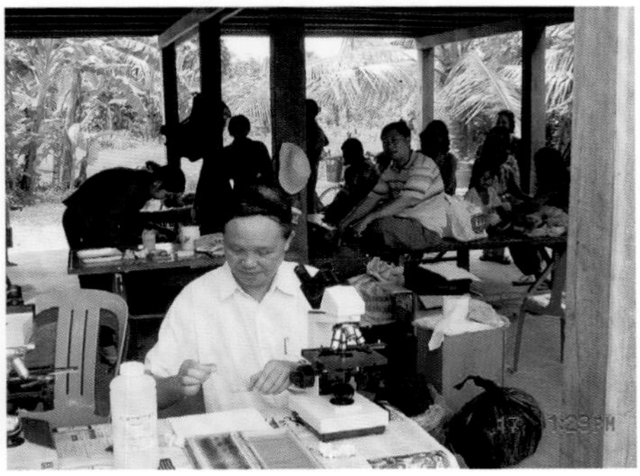

2003 年，李国桥在柬埔寨实居省基层卫生站调查疟疾流行情况

实居省居民的住房十分简陋。

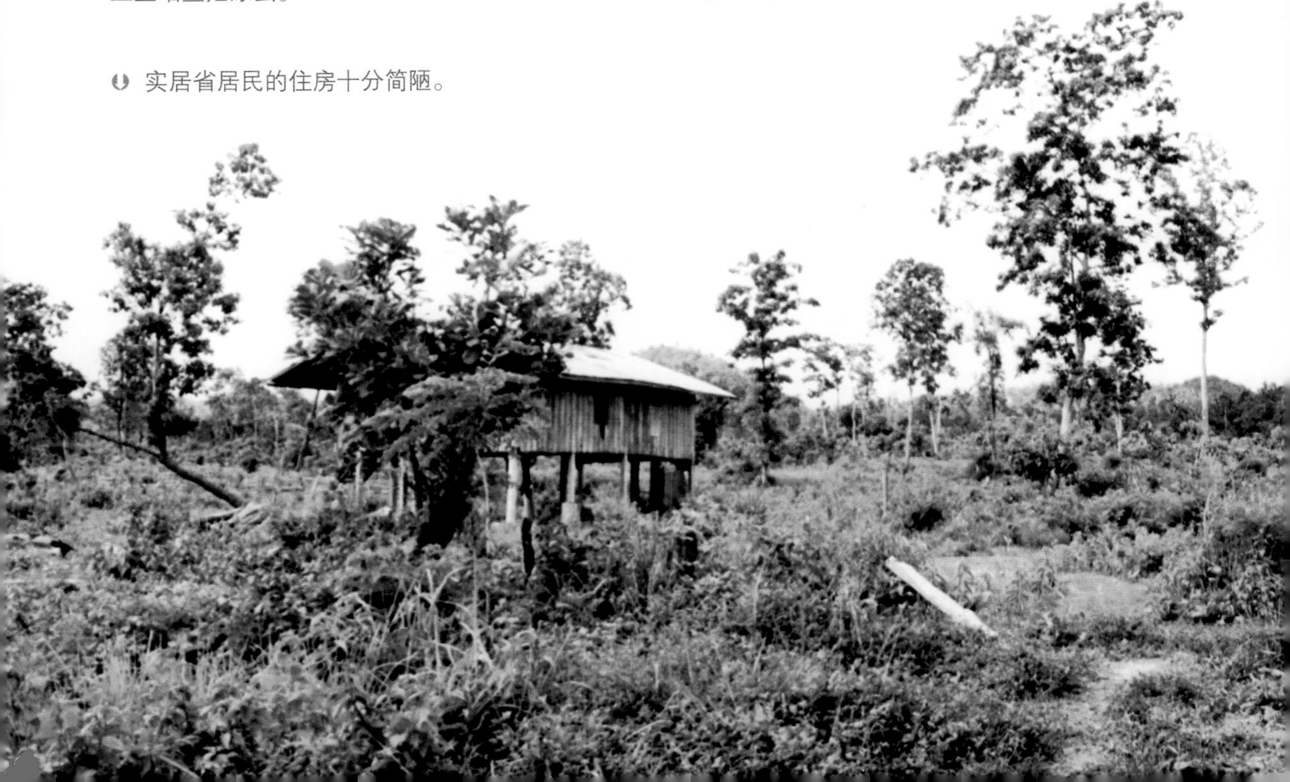

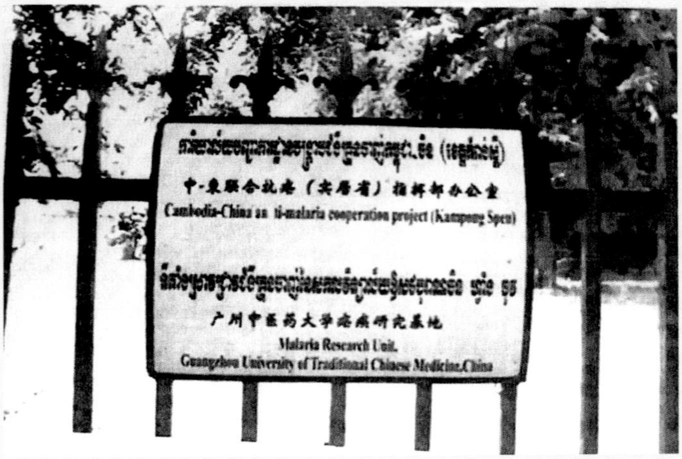


中柬联合抗疟（实居省）指挥部，也是广州中医药大学在柬埔寨的疟疾研究基地。

2003年12月17日，中柬联合抗疟工作组成立大会暨柬埔寨第一次村抗疟员（VMV）培训会在柬埔寨实居省召开。根据李国桥多年来从事疟疾防治的经验，抗疟工作不仅仅是卫生部门的事，而且是全社会的事，从越南，到柬埔寨，再到以后的科摩罗，他始终重视帮助当地建立健全疟疾防治体系。在柬埔寨，李国桥协助当地落实试验区每个自然村1个抗疟员（或疟疾工作志愿者）的制度，并争取各级政府的经费支持，使抗疟员队伍能坚持10年、15年或更长时间。

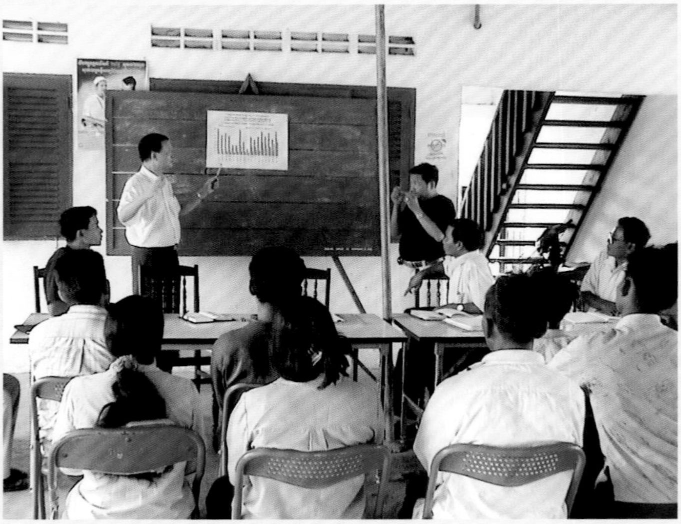

2003年，李国桥（左侧站立者）在柬埔寨培训村志愿抗疟员，为他当翻译的是当地华人大律师韩兴（右侧站立者），韩盼光的叔叔。村抗疟员都不是医学专业出身，大部分只有初中文化，读过高中的都很少。李国桥对抗疟员的要求也是最低要初中毕业。

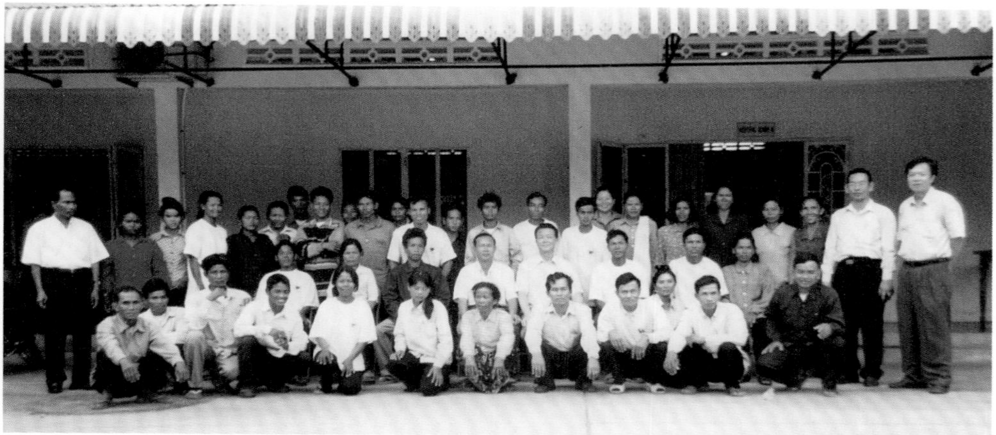

2004年，柬埔寨实居省抗疟志愿者合影。

2004年初，李国桥团队在柬埔寨实居省的恶性疟疾高度流行的Aoral地区，结合新复方Artequick临床试验，采用Artequick加低剂量伯氨喹1疗程2天的全民服药方法，进行了快速灭源除疟试验，使7000多人口的人群带虫率从52.3%下降至13.2%，其中恶性疟带虫率从35.9%下降至5%。

2004年12月21—22日，广州中医药大学与柬埔寨国家疟疾控制中心在金边举行“中-柬联合抗疟（实居省）合作项目研讨会”，柬方高度评价这一项目，希望中方继续支持柬埔寨的疟疾防治工作，把这一项目提升到两国政府之间合作的高度。

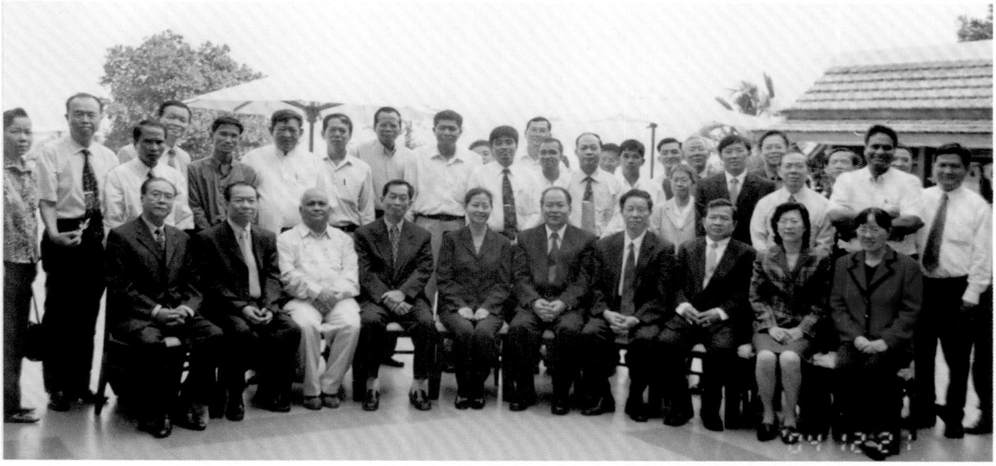

前排左 4 为柬埔寨卫生部副部长 Chou Yinsin，左 5 为国家中医药管理局科教司副司长苏钢强，左 6 为柬埔寨卫生部部长蒙文兴，左 7 为实居省副省长岗恒。后排左 4 为李国桥。

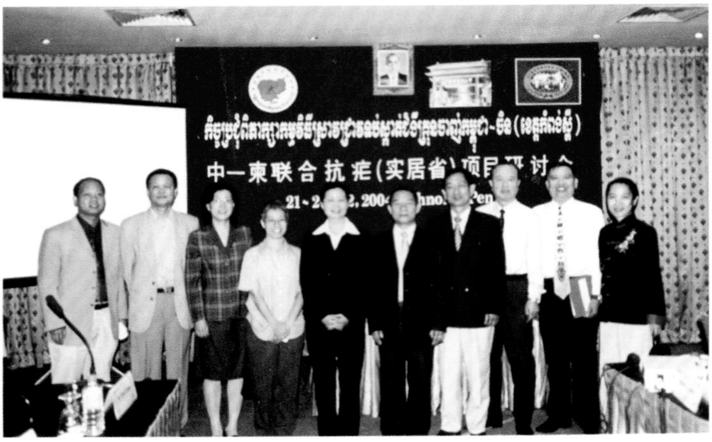


左起：张少平、李国桥，左5起童树彻、柬埔寨卫生部副部长Chou Yinsim、施凛荣、黄荣岗、马肖仁。

2005年4月，李国桥团队在柬埔寨唝吓省Sprin地区3000多人口中实施完善方案：2个月内服药2个疗程的快速灭源除疟试验。6个月后，该地区人群恶性疟原虫带虫率从20.8%下降至0。2006年，全民服药快速控制疟疾试验又扩展到柬埔寨唝吓省1个县1万8千多人，也取得显著效果，从而确定了2个月内全民服药2个疗程为快速灭源灭疟的全民服药方法。

柬埔寨的抗疟中心主任童树彻成为李国桥的又一位国外研究生。2008年，童树彻以《柬埔寨中高度疟疾流行区快速控制疟疾试验》作为博士论文的选题，在广州中医药大学获得博士学位。

2006年6月，李国桥总结柬埔寨实居省快速控制疟疾实施成果，将快速灭源灭疟法定名为FEMSE（Fast Elimination of Malaria by Source Eradication），并邀请各国专家前来考察项目实施情况。

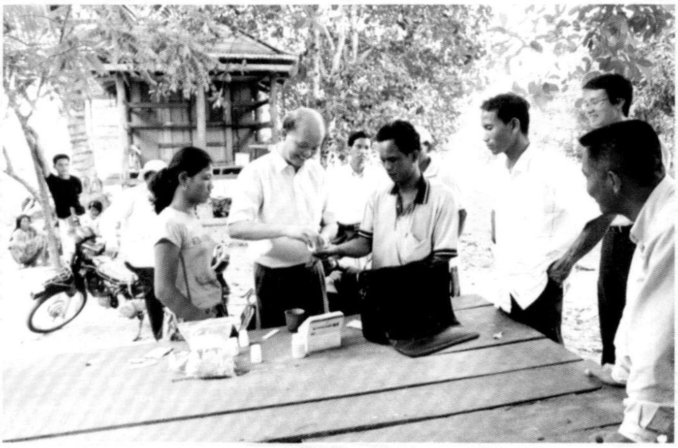

2006年，李国桥在柬埔寨实居省快速灭源灭疟现场检查工作，巡视抗疟员对疟疾患者早诊断早治疗的情况。左起：村抗疟员、李国桥、两位当地群众、邓长生。

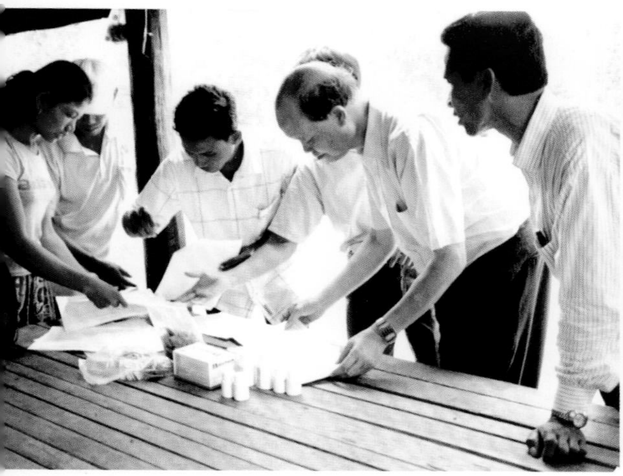

2006年，柬埔寨实居省快速灭源灭疟现场。

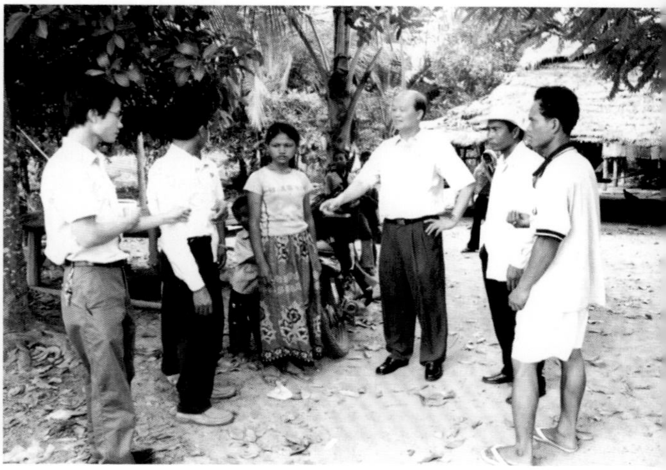

2006年，柬埔寨实居省快速灭源灭疟现场，左1为邓长生，左3为村抗疟员，左4为李国桥。

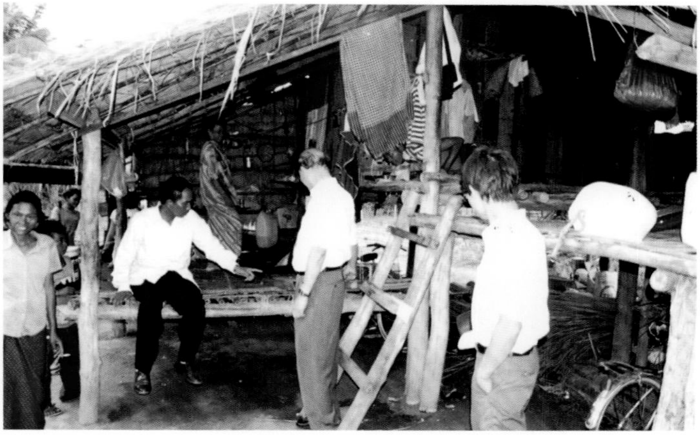

2006年，李国桥（右2）在柬埔寨实居省，图片中的房屋即是当地居民住房，四面无墙。

2006年6月，有关人员考察实居省快速灭源灭疟现场。左起：李国桥、Sornchai、童树彻、唝吥省疟疾管理官员 Preap Saroth。李国桥的老朋友 Sornchai，此时已是世界卫生组织全球疟疾项目主席，项目开展期间，李国桥曾邀请其亲自来考察全民服药。

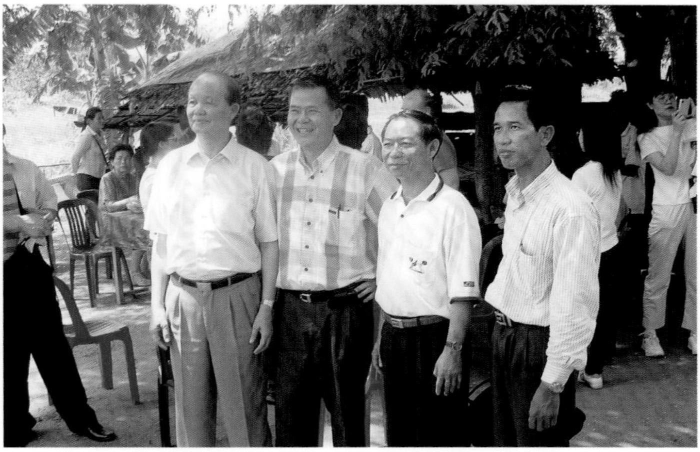

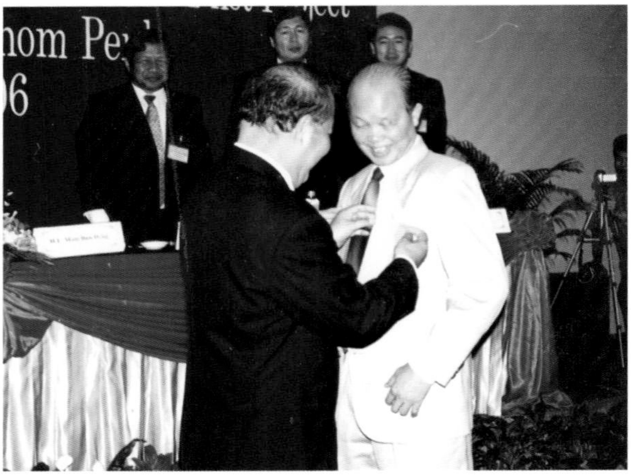

2006 年 6 月 20 日，在柬埔寨金边举行“实居省快速控制疟疾试验国际研讨会”。会上，李国桥获柬埔寨政府颁发“莫尼沙拉潘”金质骑士级勋章，以表彰李国桥团队组成的“中柬联合抗疟工作组”多年深入柬埔寨疟区帮助防治疟疾，并开展青蒿素复方快速灭源灭疟试点，成效显著，以及在基层抗疟人员培训、抗疟基层建设和药物捐赠等方面的贡献。蒙文兴为李国桥颁发勋章。

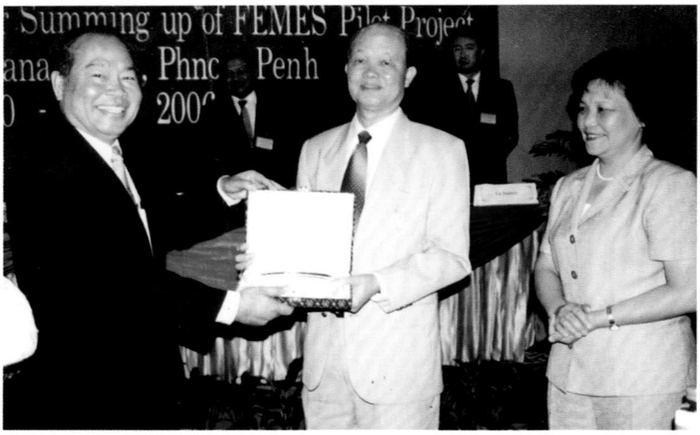

左起：蒙文兴、李国桥、中国驻柬埔寨大使张金凤。

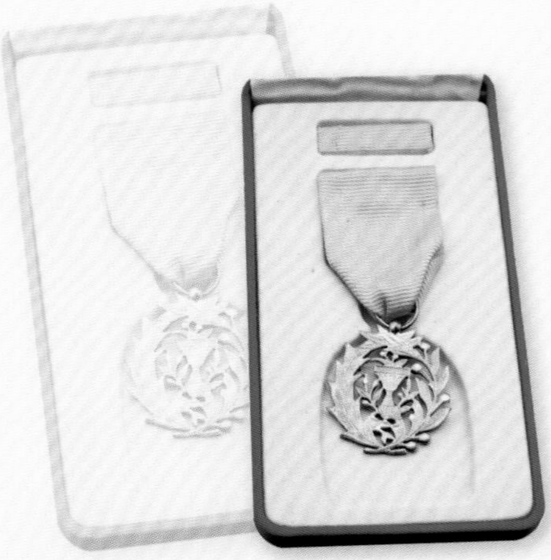

“莫尼沙拉潘”金质骑士级勋章。

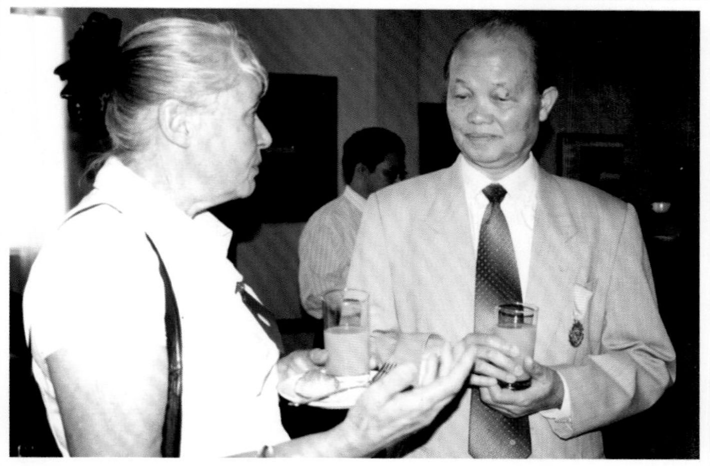

研讨会上，NGO（非政府组织）无国界医生组织的负责人与李国桥探讨全民服药问题。

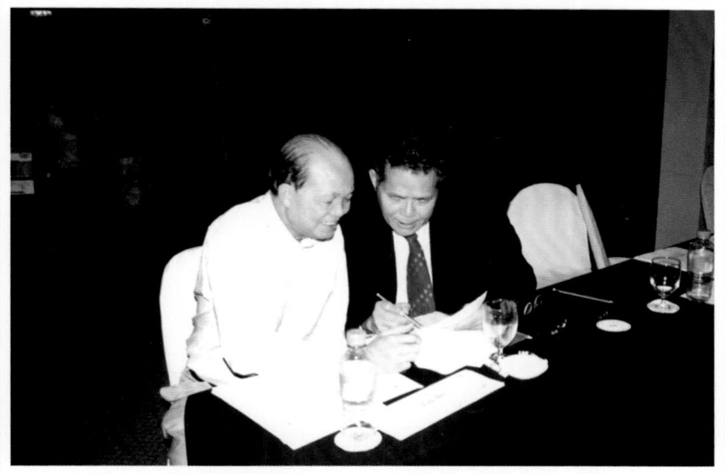

研讨会上，李国桥与老朋友 Sornchai 讨论全民服药的效果。

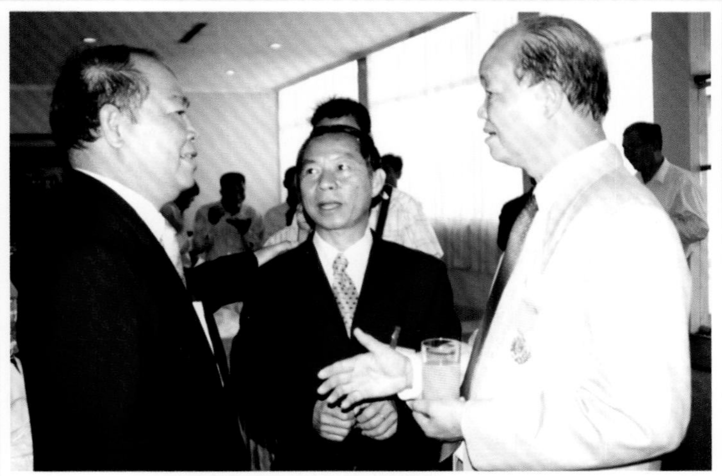

研讨会间，左起：蒙文兴、童树彻、李国桥。

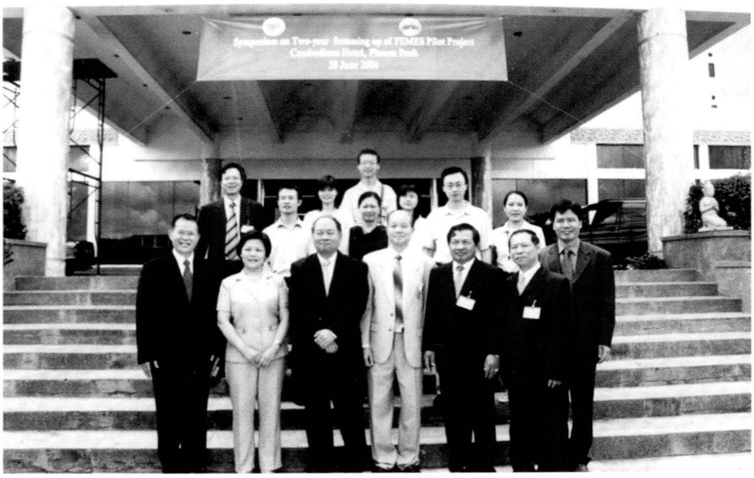

研讨会后张金凤大使与李国桥团队合影。前排左起：Sornchai、张金凤、蒙文兴、李国桥、岗恒、童树彻；二排左1为宋健平，左2为邓长生，左4为欧凤珍，右1为王新华，右3为谈博；最后一排为李海波。谈博、李海波是柬埔寨全民服药快速控制疟疾试验的重要执行者。

团队成员小传

谈博，1974年生，湖北武汉人。2002年在广州中医药大学获得医学博士学位，毕业后即加入青蒿素复方的临床研究团队，参加Artequick的Ⅰ、Ⅱ期临床试验，协助李国桥推广快速灭源灭疟项目，先后在柬埔寨和科摩罗等国家带队完成全民给药任务，并在新药注册、专利维护和成果申报方面做了大量工作。

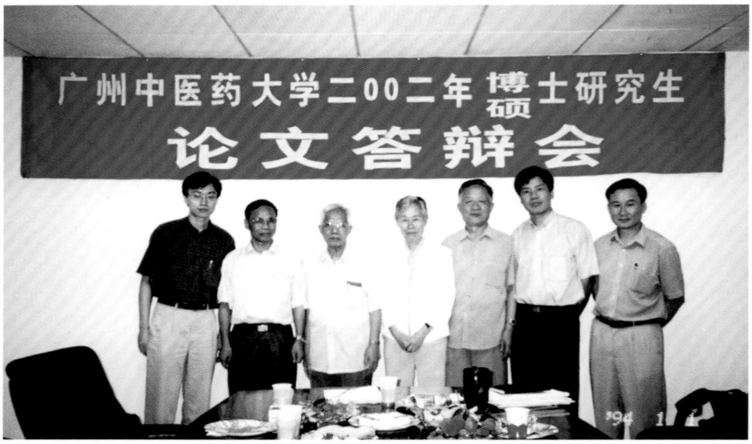


2002年，谈博通过博士论文答辩，郭兴伯为其博士生导师。左起：谈博、郭兴伯、卢耀增，左5起朱宇同、王新华、符林春。

## 科摩罗

2006年8月27日，广州中医药大学向国家中医药管理局国际合作司提交《关于在非洲建立青蒿素复方快速控制疟疾合作试点的请示》，建议在非洲推广李国桥提出并曾在柬埔寨取得显著成效的“快速灭源灭疟（FEMSE）”模式，在非洲选择两个有条件的国家或地区，建立合作，开展快速控制疟疾试验示范区，如效果显著，则向其他国家推广。9月，根据在非洲建立青蒿素复方快速控制疟疾合作试点的计划，李国桥率队前往科摩罗，会见了科摩罗副总统兼卫生部长伊基利卢·杜瓦尼纳（Lkililou Dhoinine）和科摩罗医药总局局长哈马达·穆萨·姆利瓦（Ahamado Musa Mliva），并举行了快速控制疟疾学术报告讨论会，会后，科摩罗三个岛的卫生部长都希望本岛首先实施该计划。中科抗疟科研人员率先对疟疾最严重的莫埃利岛（Moheli）开展了疟情调查研究。

李国桥口述 科摩罗有一位华侨叫崔葳，她在科摩罗生活了七八年，发现这里的疟疾太严重了。她比较关心社会事务，有公益心，希望找中国的专家帮助解决。她的家乡在大连，她向家乡的老师、同学打听，知道李国桥是搞疟疾的，还得到了我的电话号码。她就从科摩罗直接打电话给我说，听说我搞疟疾项目，希望我们过去帮忙当地解决疟疾问题。2006年，我让正在为新南方青蒿公司在非洲开发市场的潘隆华先去看看，是不是有这回事。小潘到了崔葳家，了解到她的确是一位中国华侨，实实在在是有这么回事。我听了就想：如果在一个岛国试验我们灭源灭疟的效果不是更好吗？2006年9月，因为这位华侨的沟通和邀请，我就过去了。

这里有很多故事。去到科摩罗以后，我觉得那里的疟疾很严重，当地都是超高疟区，我们的FEMSE很有希望，所以我就给该国的卫生官员介绍：应该用消灭传染源的办法，FEMSE在柬埔寨效果很好，加上你们是一个岛国，效果会更好。我给他们介绍的时候，所有疟疾专家和一些有影响力的医学家、卫生官员都参与了，世界卫生组织驻科摩罗代表也参与了，他们听到很高兴，也觉得这是一个好方法，那个代表就向上级反映，他的上级回了一封信，大意是不支持。信是写给世界卫生组织驻科摩罗代表的，但是科摩罗卫生部肯定知道，科摩罗医药总局的局长姆利瓦，就是我们广州中医药大学毕业的，我们很熟悉，我去科摩罗就是靠他帮我与各方面联系，我通过他了解到世界卫生组织的意见，知道在科摩罗暂时启动不了了。（2018年7月25日）

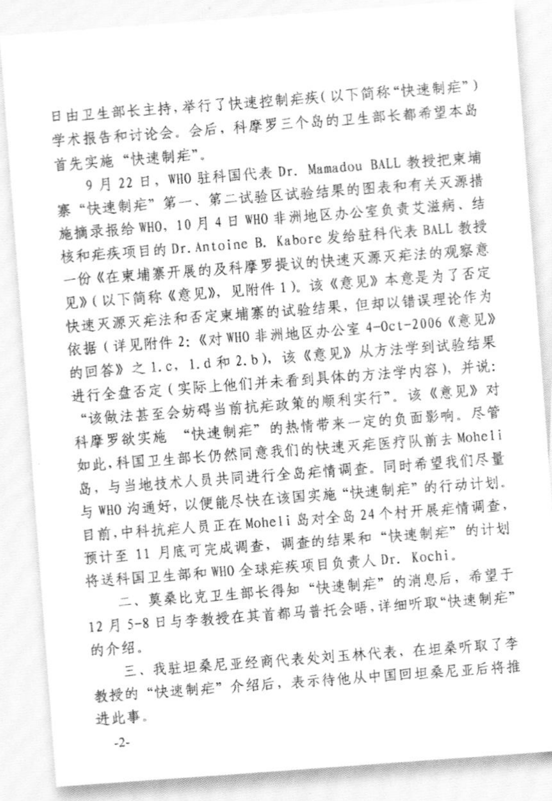

日由卫生部长主持，举行了快速控制疟疾（以下简称“快速制疟”）
学术报告和讨论会。会后，科摩罗三个岛的卫生部长都希望本岛
首先实施“快速制疟”。
9 月 22 日，WHO 驻科国代表 Dr. Mamadou BALL 教授把柬埔
寨“快速制疟”第一、第二试验区试验结果的图表和有关灭源措
施摘录报给 WHO，10 月 4 日 WHO 非洲地区办公室负责艾滋病、结
核和疟疾项目的 Dr. Antoine B. Kabore 发给驻科代表 BALL 教授
一份《在柬埔寨开展的及科摩罗提议的快速灭源灭疟法的观察意
见》（以下简称《意见》，见附件 1）。该《意见》本意是为了否定
快速灭源灭疟法和否定柬埔寨的试验结果，但却以错误理论作为
依据（详见附件 2：《对 WHO 非洲地区办公室 4-Oct-2006《意见》
的回答》之 1.c，1.d 和 2.b），该《意见》从方法学到试验结果
进行全盘否定（实际上他们并未看到具体的方法学内容），并说：
“该做法甚至会妨碍当前抗疟政策的顺利实行”。该《意见》对
科摩罗欲实施 “快速制疟”的热情带来一定的负面影响。尽管
如此，科国卫生部长仍然同意我们的快速灭疟医疗队前去 Moheli
岛，与当地技术人员共同进行全岛疟情调查。同时希望我们尽量
与 WHO 沟通好，以便能尽快在该国实施“快速制疟”的行动计划。
目前，中科抗疟人员正在 Moheli 岛对全岛 24 个村开展疟情调查，
预计至 11 月底可完成调查，调查的结果和“快速制疟”的计划
将送科国卫生部和 WHO 全球疟疾项目负责人 Dr. Kochi。
二、莫桑比克卫生部长得知“快速制疟”的消息后，希望于
12 月 5-8 日与李教授在其首都马普托会晤，详细听取“快速制疟”
的介绍。
三、我驻坦桑尼亚经商代表处刘玉林代表，在坦桑听取了李
教授的“快速制疟”介绍后，表示待他从中国回坦桑尼亚后将推
进此事。
-2-

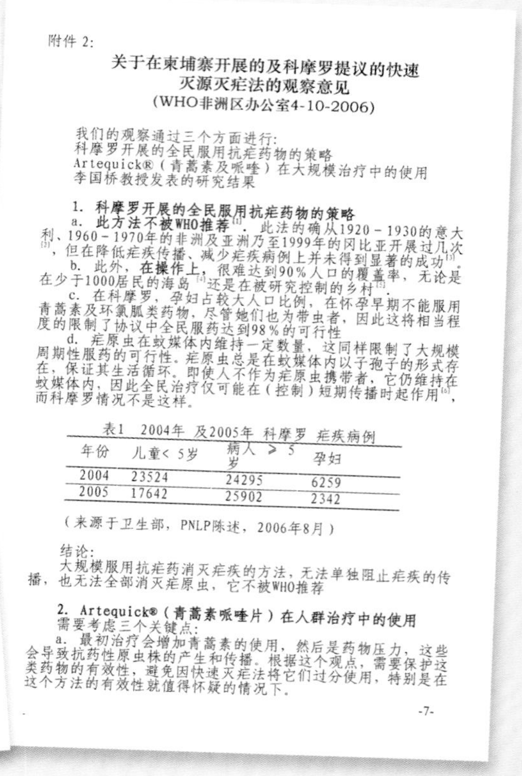

附件 2:

关于在柬埔寨开展的及科摩罗提议的快速
灭源灭疟法的观察意见
(WHO非洲区办公室4-10-2006)

我们的观察通过三个方面进行:
科摩罗开展的全民服用抗疟药物的策略
Artequick®（青蒿素及哌喹）在大规模治疗中的使用
李国桥教授发表的研究结果

**1. 科摩罗开展的全民服用抗疟药物的策略**

a. **此方法不被WHO推荐**[1]. 此法的确从1920－1930的意大利、1960－1970年的非洲及亚洲乃至1999年的冈比亚开展过几次[2]，但在降低疟疾传播、减少疟疾病例上并未得到显著的成功[3]。

b. 此外，**在操作上**，很难达到90%人口的覆盖率，无论是在少于1000居民的海岛[4]还是在被研究控制的乡村[5].

c. 在科摩罗，孕妇占较大人口比例，在怀孕早期不能服用青蒿素及环氯胍类药物，尽管她们也为带虫者，因此这将相当程度的限制了协议中全民服药达到98%的可行性

d. 疟原虫在蚊媒体内维持一定数量，这同样限制了大规模周期性服药的可行性。疟原虫总是在蚊媒体内以子孢子的形式存在，保证其生活循环。即使人不作为疟原虫携带者，它仍维持在蚊媒体内，因此全民治疗仅可能在（控制）短期传播时起作用[6]，而科摩罗情况不是这样。

表1　2004年 及2005年 科摩罗 疟疾病例

| 年份 | 儿童< 5岁 | 病人 ≥ 5岁 | 孕妇 |
|---|---|---|---|
| 2004 | 23524 | 24295 | 6259 |
| 2005 | 17642 | 25902 | 2342 |

（来源于卫生部，PNLP陈述，2006年8月）

结论:
大规模服用抗疟药消灭疟疾的方法，无法单独阻止疟疾的传播，也无法全部消灭疟原虫，它不被WHO推荐

**2. Artequick®（青蒿素哌喹片）在人群治疗中的使用**

需要考虑三个关键点:

a. 最初治疗会增加青蒿素的使用，然后是药物压力，这些会导致抗药性原虫株的产生和传播。根据这个观点，需要保护这类药物的有效性，避免因快速灭疟法将它们过分使用，特别是在这个方法的有效性就值得怀疑的情况下。

-7-

广州中医药大学向国家中医药管理局提交《关于向非洲推广快速控制疟疾的先期考察结果及组团访非的请示》中，提及世界卫生组织非洲地区办公室负责艾滋病、结核和疟疾项目的 Antoine B. Kabore，对在科摩罗实施快速灭源灭疟法表示反对。上图是世界卫生组织非洲地区办公室《关于在柬埔寨开展的及科摩罗提议的快速灭源灭疟法的观察意见》中译稿。

李国桥口述　我没有坚持，说：“行，我们暂时不做，我先调查清楚你们国家的疟疾情况，你们哪个岛最严重？”对方告诉我莫埃利岛最严重。我说：“那行，我先调查研究。”我们利用11月、12月，把我们几个搞镜检的工作人员派过去，到12月底，每一个村的带虫率多少都调查得很清楚了，最高的达90%以上，60%、80%左右的都有，我把每一个村的带虫率画成图表告诉了他们，他们从来没有看到过外国专家把基础工作做得这么扎实，而且我们一点都不增加他们的负担，所以他们很信任我们。（2018年7月25日）

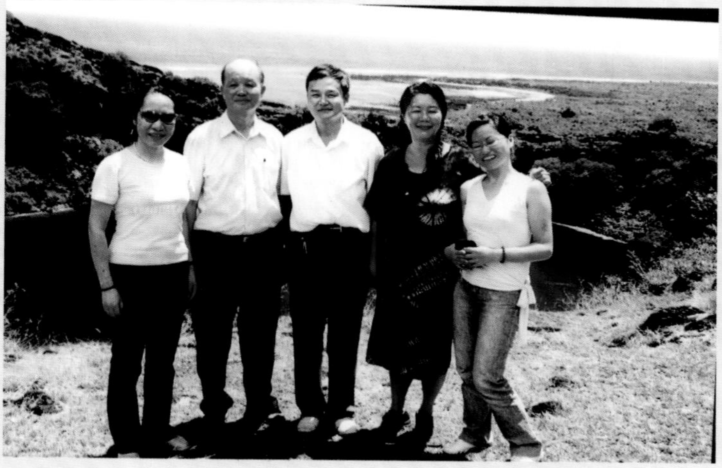

➲ 李国桥团队进驻莫埃利岛。左1为马有仁，左2为李国桥，左4为崔葳，左5为李晓燕。崔葳全程参与了莫埃利全岛的全民服药工作，负责与当地各方面的沟通和联系，照顾团队成员的生活，因为团队成员不习惯科摩罗的饮食，她就在家煮好中国菜送到旅店。

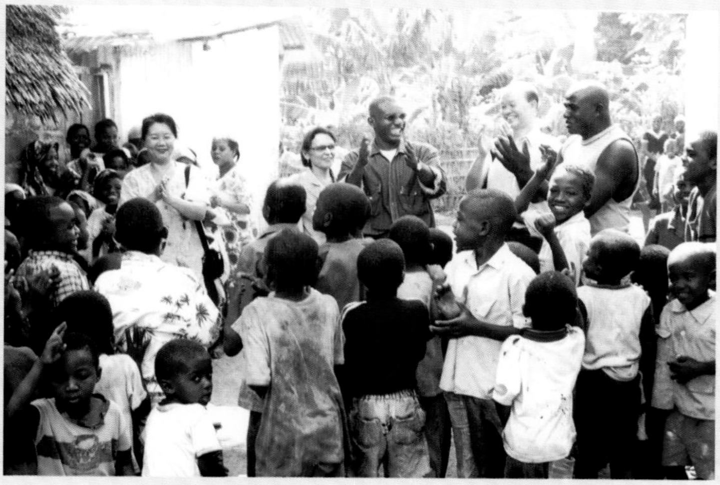

➲ 2006年10月，李国桥在科摩罗进行FEMSE的准备工作，后排正面镜头者，左起：崔葳、科摩罗某医院化验员、姆利瓦、李国桥。

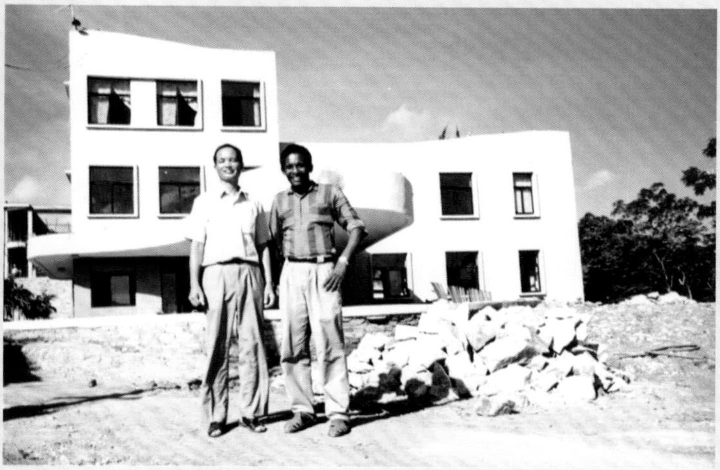

➲ 1989年7月，李国桥与科摩罗留学生姆利瓦在三亚热带医学研究所。当时三亚热带医学研究所刚刚试业，门前花园正在修建，就迎来第一批留学生实习，其中就有姆利瓦。

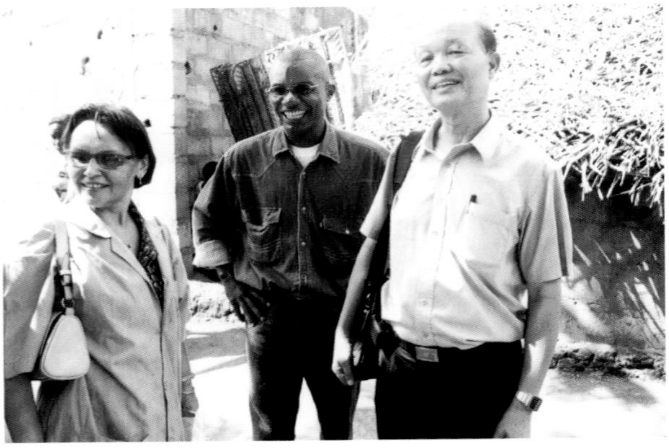

姆利瓦陪同李国桥考察莫埃利岛疟疾流行情况。左起：科摩罗某医院化验员、姆利瓦、李国桥。

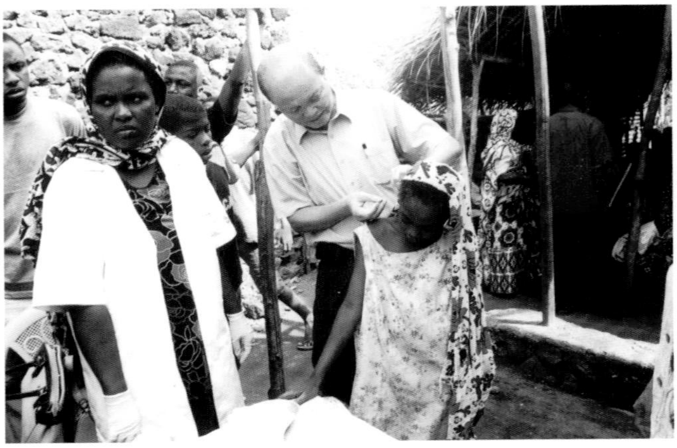

李国桥在莫埃利岛为患儿取血制作疟原虫血膜。

李国桥在莫埃利岛的一株千年古树下。

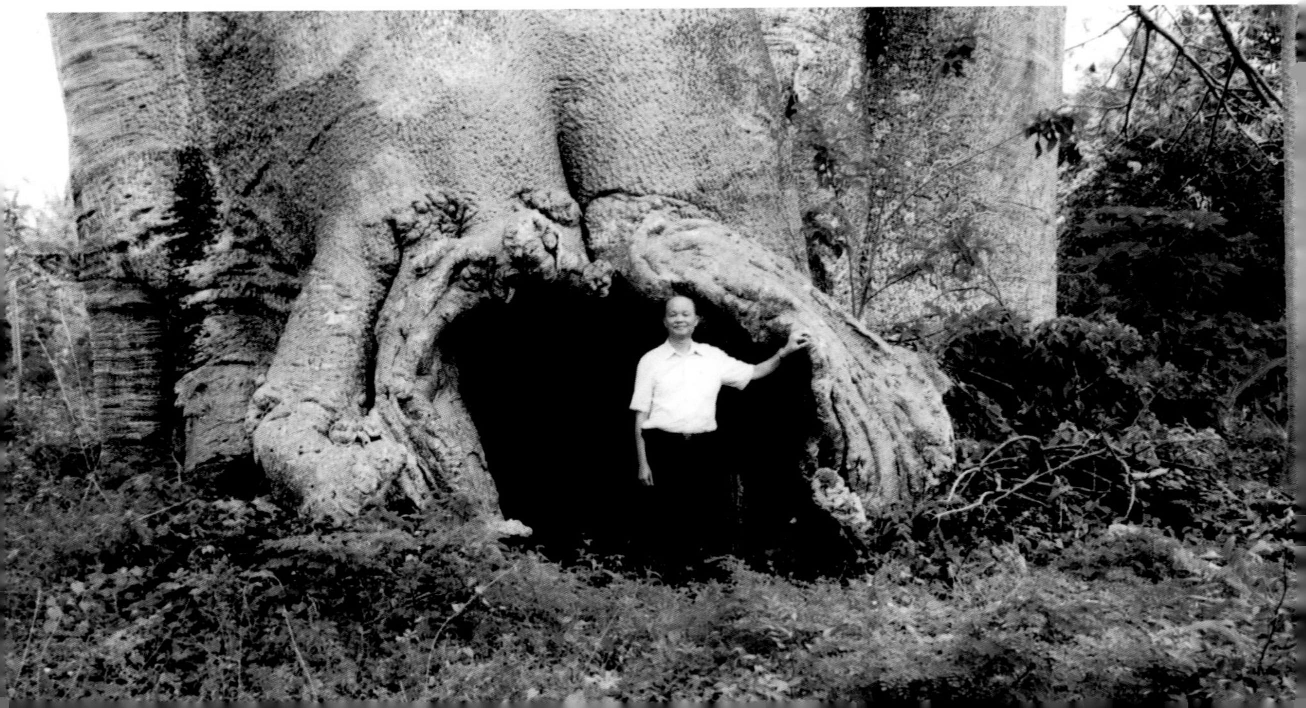

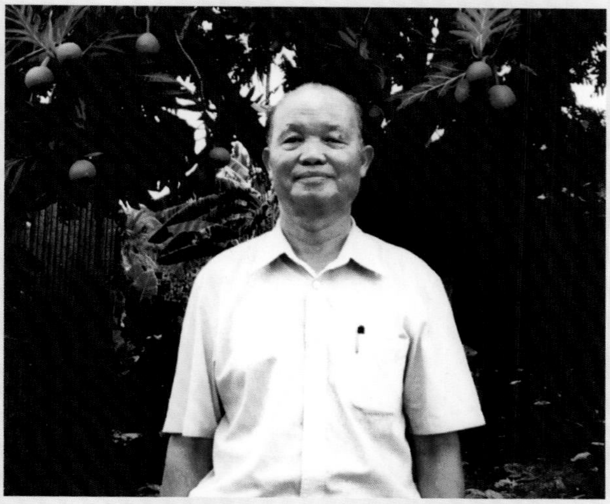

李国桥在莫埃利岛的面包树下，崔葳介绍说当地民众用面包树的果实充作粮食，给李国桥留下深刻的印象。

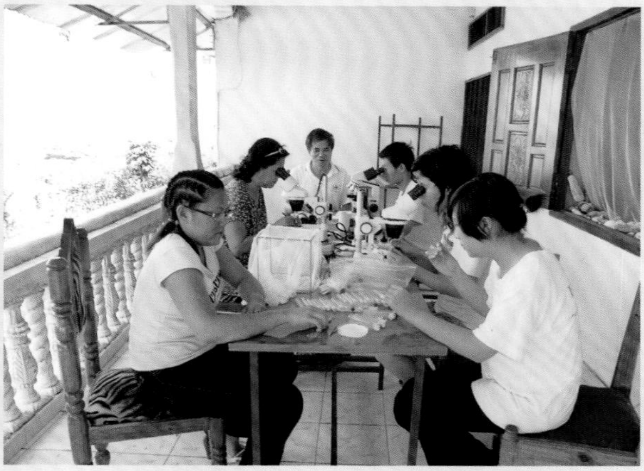

莫埃利岛 25 个村的人群带虫率由周耀芳（右 1）等人负责完成。

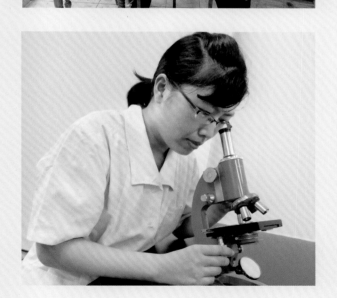

周耀芳在认真执行检验任务。

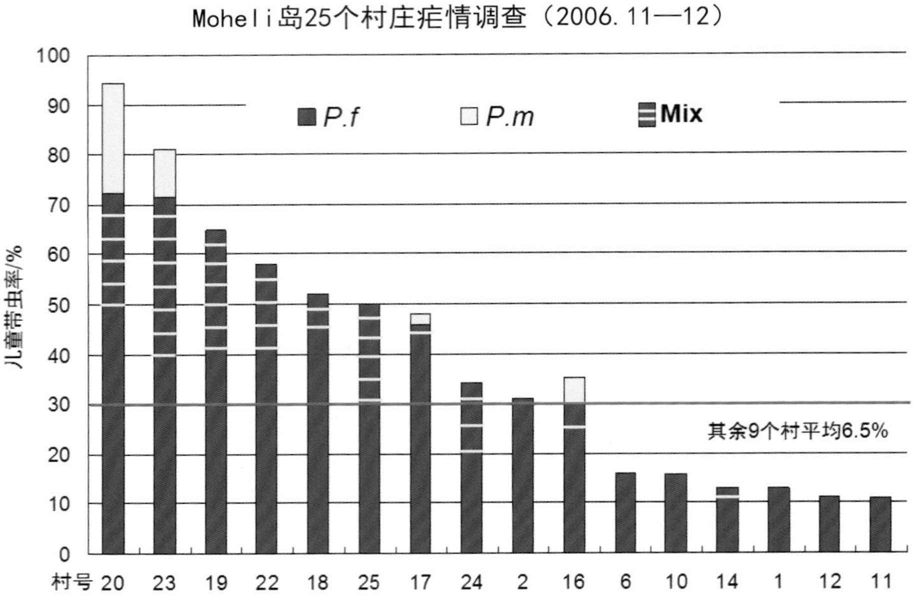


周耀芳等多名检验员经过1个月的调查，获得莫埃利岛各村人群带虫率的情况，显示该岛是超高疟区。

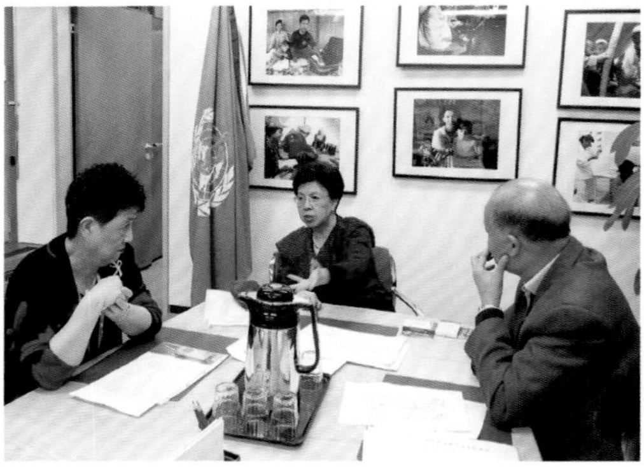

左起：张小瑞、陈冯富珍、李国桥。

李国桥口述　调查清楚后，我跟科摩罗的卫生官员们讲：如果用我们的方法，带虫率两个月就可以下降90%以上。他们就觉得一定要搞。但还是要得到世界卫生组织的支持。2007年4月底，我就到日内瓦世界卫生组织总部找陈冯富珍，当时她刚就任世界卫生组织总干事不久。我不认识陈冯富珍，但原北京中医学院副院长张小瑞和我是很熟悉的，她当时正在世界卫生组织当传统医学司的司长，所以我先找到张小瑞，请她带我去找陈冯富珍。我跟陈冯富珍把问题讲清楚，科摩罗的情况适宜用FEMSE法来解决，我在柬埔寨实施的效果也很好。她说：“在3万5千人的小岛上做一个这样的试验没问题！”她表了态，没有发文件。

那一年五一劳动节我是在日内瓦过的，4月底找了陈冯富珍，5月2日就找了世界卫生组织的助理总干事Hiroki，他是日本人，主管疟疾、艾滋病。张小瑞带我找到他，他说：“如果你这个办法成功的话，就是抗疟工作的一个革命。”这个意见很重要，他有一定的学术地位。而且他把自己今天跟我见面的情况、讲了什么问题、他的看法如何，写了封电子邮件发给疟疾司的所有人，这就好办了。所以我回到科摩罗说：你们放心，可以启动。因为得到了世界卫生组织的支持。

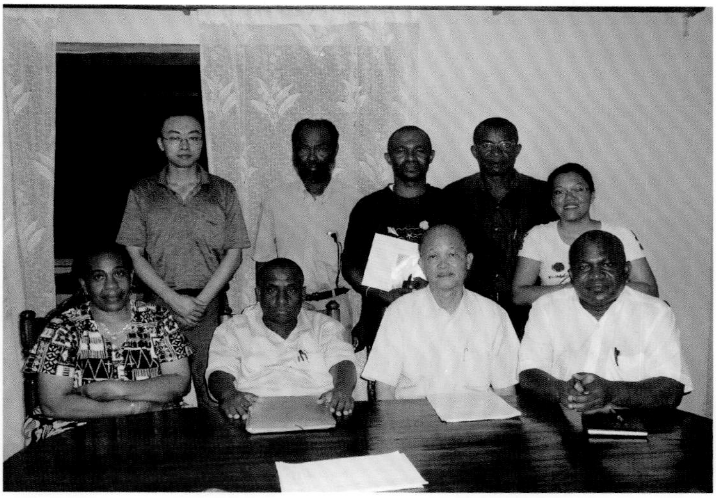

前排左3为李国桥，其余为莫埃利岛的官员。后排左1谈博，右1陈惠兰，右2姆利瓦。

这样我就从7月开始做准备，准备10月启动，没有3个月的准备不行。每一个村都要选一个抗疟员出来，一些比较大的有一两千人的村，还要找几个送药员，这些人都要培训，不能出问题。我们在柬埔寨经历过，不是出这种问题就是出那种问题，被人反对，如政府的反对派，还有卖蚊帐、卖药、卖杀虫剂的，因为项目一启动他们就没生意了，我遇到过这些麻烦了，所以事先要做很多工作。

9月底10月初，我们团队有六七个人在那里正在准备启动，又接到世界卫生组织的一个文件，说要在莫埃利岛发蚊帐。发蚊帐是好事，我不能不同意，但是一发蚊帐，两个月后疟疾一下子降下来，算谁的功劳？是蚊帐的功劳，还是全民治疗的功劳？弄不清。这样全民治疗的效果就没办法证明了。我只能以退为进，我就跟姆利瓦说：“行，你们就发蚊帐，那我们走了。”他们商量：那么好的事情，一切都准备好了，药物都有了，你们要走，防蚊灭蚊也搞了多少年了，还是有那么多疟疾。最后还是挽留我们：“你们不要走，目前我们不发蚊帐。”我说：“好，一年后你让他们来发蚊帐。”一年后疟疾降下来，再来全民发蚊帐不是更好吗？当时他们的蚊帐覆盖率，我都调查了，只有35%，也并不高。因为这个事情，最后11月才启动，两个月，两次全民服药以后，月发病人数下降了93.2%，人群带虫率下降了93.9%，这么快就有了这个效果。（2018年7月25日）

2007年8月1日，广州中医药大学与科摩罗国家卫生总局签署了《青蒿素复方快速控制疟疾中-科合作协议》，后经广州中医药大学申请，改由国家中医药管理局与科摩罗卫生部签署协议，以示双方主管部门对该项目的重视。2007年11月17日，李国桥团队正式在莫埃利岛开展FEMSE的示范试验。

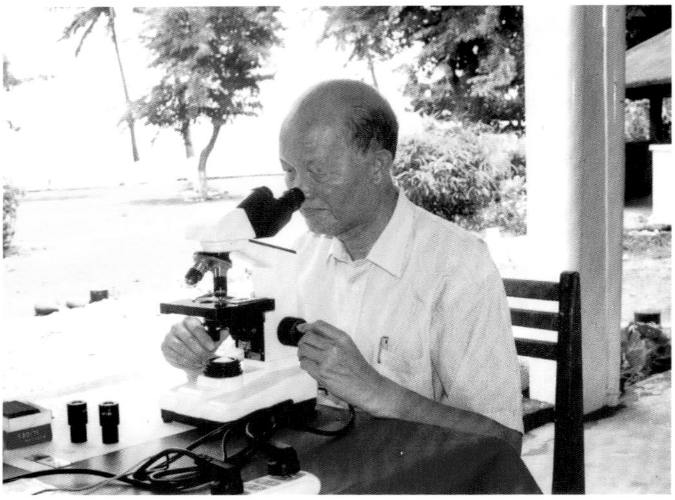

2007年，李国桥在科摩罗的住处观察疟原虫。

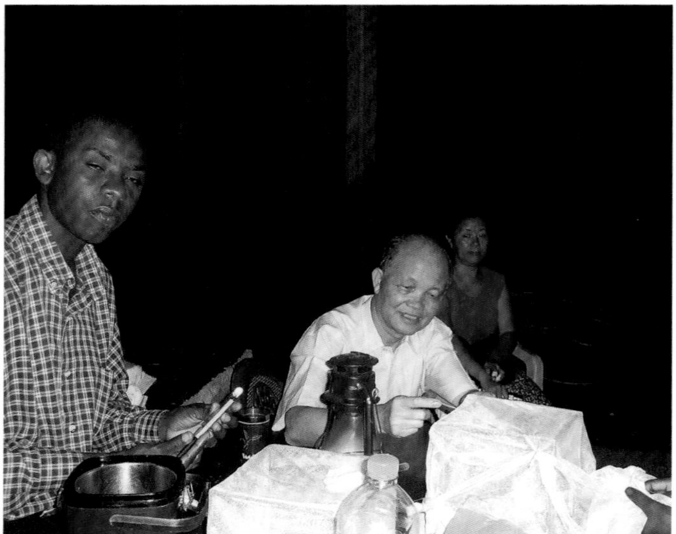

2007年11月，李国桥在莫埃利岛调查蚊媒。

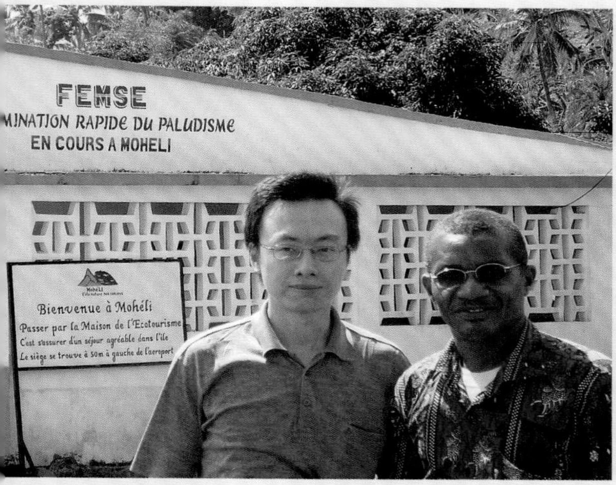
FEMSE
MINATION RAPIDE DU PALUDISME
EN COURS A MOHELI
Bienvenue à Mohéli
Passer par la Maison de l'Ecotourisme
Le siège se trouve à 50m à gauche de l'aeroport

左为谈博，右为姆利瓦。当时谈博是莫埃利岛 FEMSE 项目的负责人。

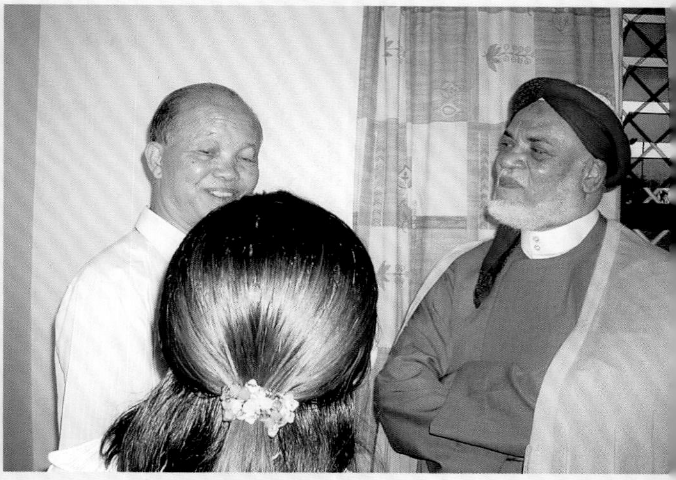

李国桥与科摩罗总统艾哈迈德·阿卜杜拉·穆罕默德·桑比（Ahmed Abdallah Mohamed Sambi）。

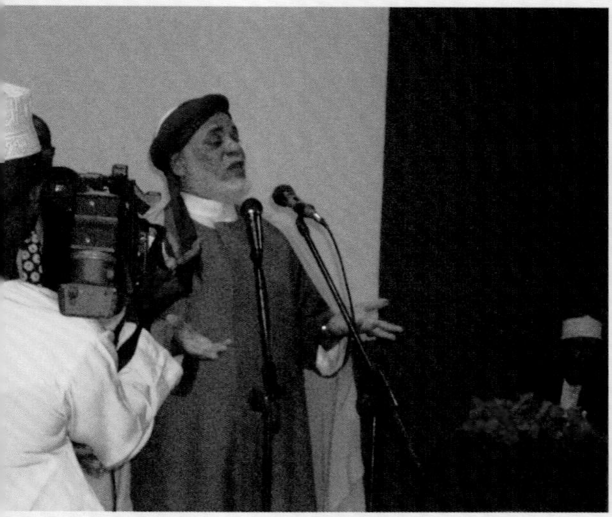

桑比在动员大会上讲话。

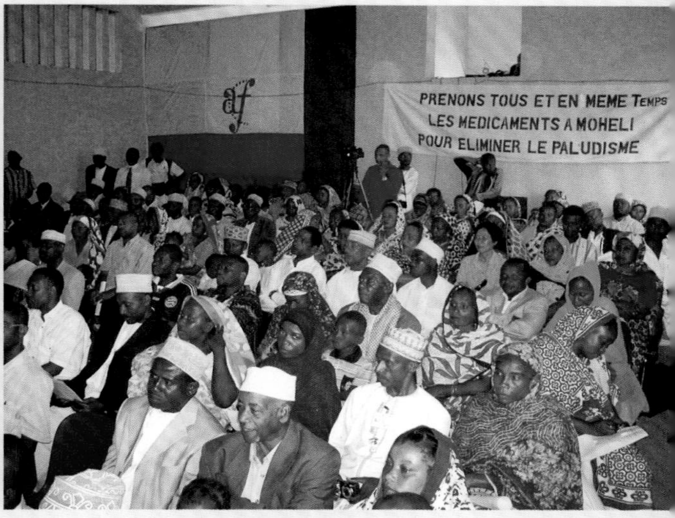
PRENONS TOUS ET EN MEME TEMPS
LES MEDICAMENTS A MOHELI
POUR ELIMINER LE PALUDISME

三岛干部听总统动员。

FEMSE在莫埃利岛正式启动前，李国桥对桑比说：全民服药一定要你来动员，因为这是全国的问题，卫生部部长动员力度不够。2007年11月17日，莫埃利召开了全岛各级干部动员大会，另两大岛干部亦派员参加。桑比亲自在会上讲话，强调全体民众参与服药的重要性。

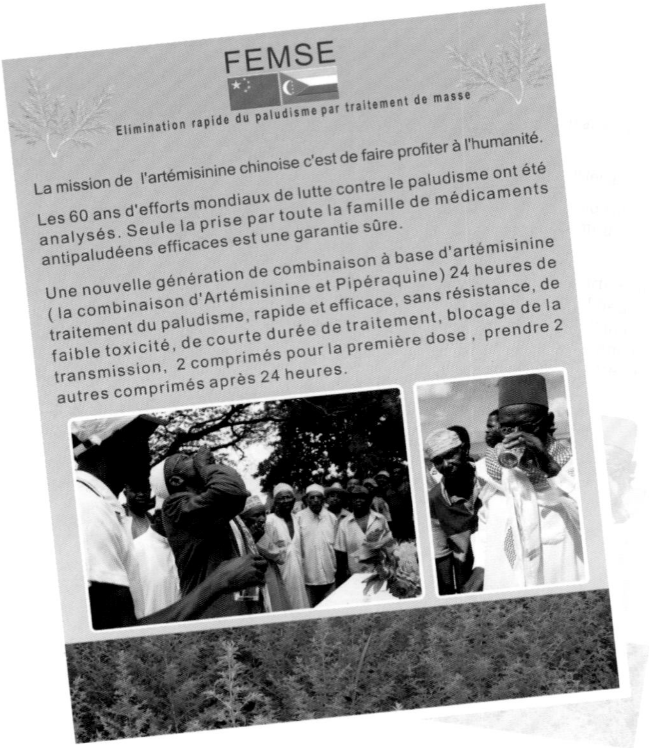
FEMSE
Elimination rapide du paludisme par traitement de masse
La mission de l'artémisinine chinoise c'est de faire profiter à l'humanité.
Les 60 ans d'efforts mondiaux de lutte contre le paludisme ont été analysés. Seule la prise par toute la famille de médicaments antipaludéens efficaces est une garantie sûre.
Une nouvelle génération de combinaison à base d'artémisinine ( la combinaison d'Artémisinine et Pipéraquine) 24 heures de traitement du paludisme, rapide et efficace, sans résistance, de faible toxicité, de courte durée de traitement, blocage de la transmission, 2 comprimés pour la première dose , prendre 2 autres comprimés après 24 heures.

科摩罗全民服药的宣传画。

科摩罗到处都能看到全民服药的宣传画和标语。

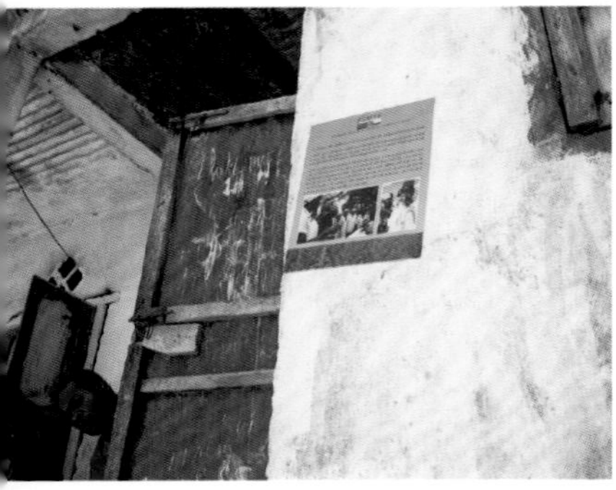

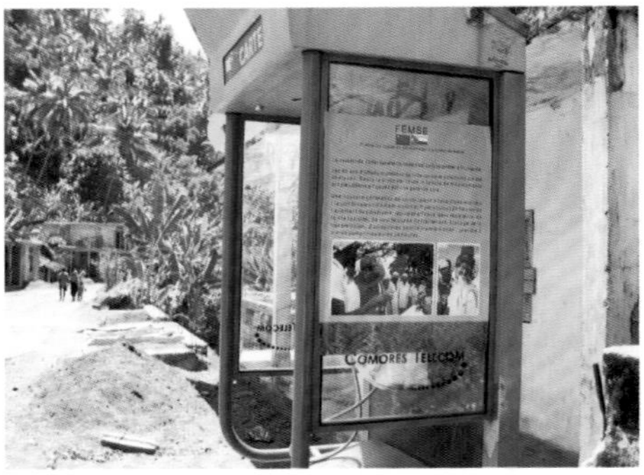


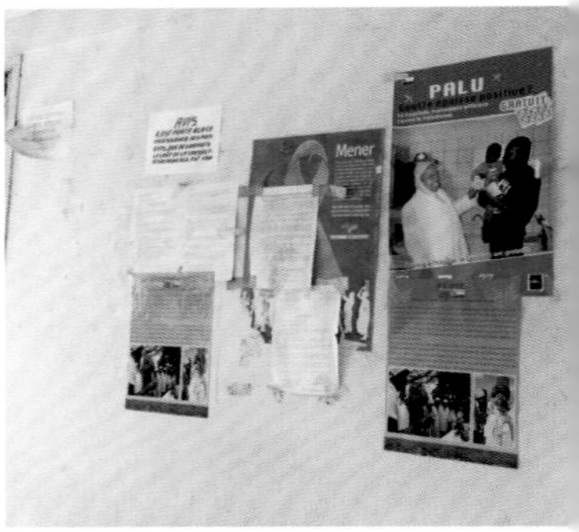


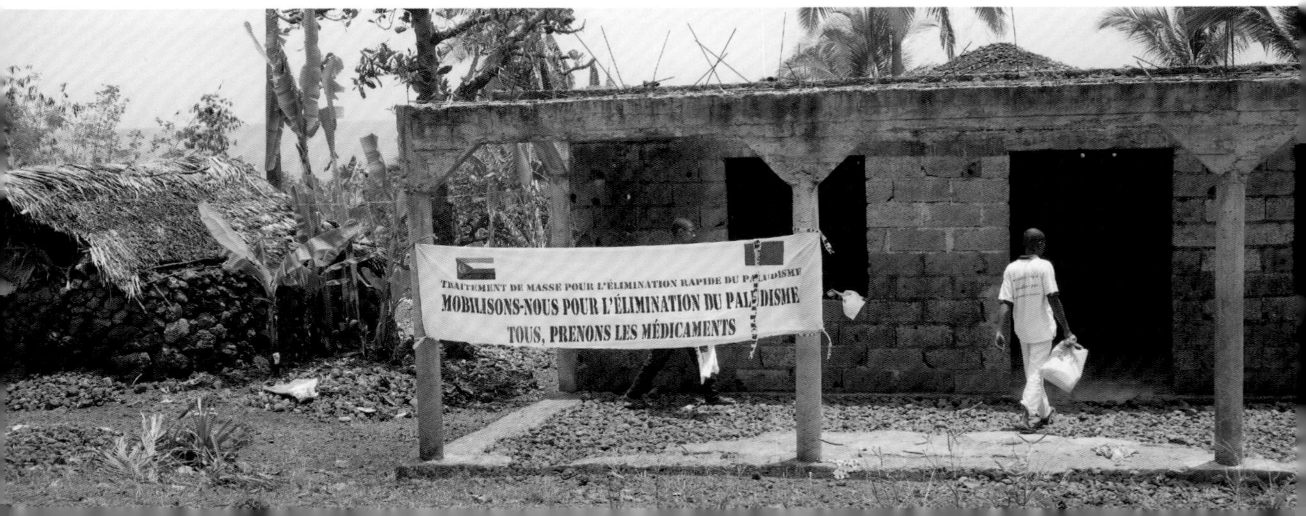

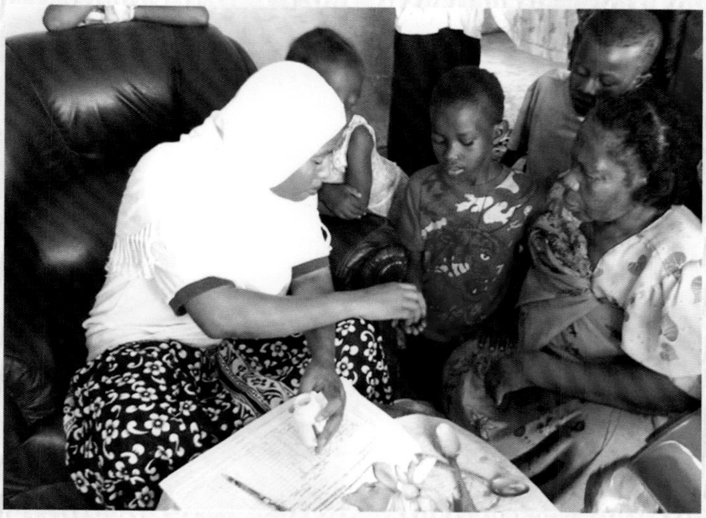

2007年11月，村抗疟员挨家挨户送服Artequick，确保高服药率。

FEMSE实施2个月后，科摩罗儿童带虫率下降了93.9%，疟疾月发病人数下降了93.2%，传播疟疾蚊媒的阳性率从方法实施前的3.1%，于服药后第4个月降至0。这是全球控制疟疾的最快速度。同期，在与莫埃利示范区相似的赤道几内亚的比奥科岛（25万人）开展了由西方用传统的方法进行的控制疟疾试验，投入了1000多万美元（人均超过50美元），采取一年两次喷洒杀虫剂灭蚊，孕妇和5岁以下儿童疟疾病人免费用青蒿素复方治疗的措施，经过3年，人群带虫率仅下降了37.5%。莫埃利岛的费用人均不到10美元，结果却完全不一样。2008年4月的"非洲疟疾日"，科摩罗组织了大规模集会，副总统向全国自豪地宣布：经过中科双方工作人员的努力，莫埃利岛已经控制了疟疾。2008年5月，在中国援助的科摩罗国际机场的启用仪式上，中国商务部副部长高虎成、中国驻科摩罗大使陶卫光到场祝贺，科摩罗总统桑比向全国民众宣布：中国人援助了我们科摩罗很多，修机场、建医院、建抗疟中心，现在可以向任何人说，莫埃利岛已经接近消灭疟疾了。

李国桥口述 2008年12月，我提醒科摩罗方面：现在可以来发蚊帐了。结果有蚊帐，但是没有钱运输，我找到我的一个瑞士朋友Daniel Waldvogel，他是一位慈善家，我们也是因为控制疟疾、消灭疟疾才认识的，是10多年的好朋友，我说：你想想办法，他们要发蚊帐，没有运费，不需要太多钱。最后由他出钱，把蚊帐运到科摩罗发下去了。（2018年7月25日）

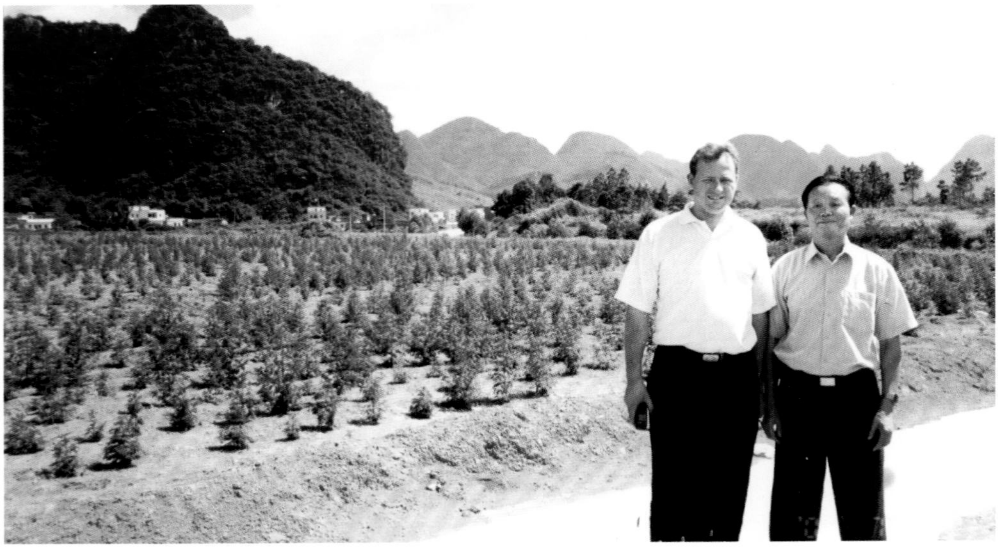

李国桥与朋友——瑞士慈善家 Daniel Waldvogel，在清远青蒿种植基地。

比降低疟疾发病率更有意义的是，李国桥团队在莫埃利岛培训了117名村抗疟员，以便实施全民服药，宣传和督促发热病人早诊断早治疗，给当地留下了一支不会撤走的抗疟队伍。他们还帮助科摩罗建立了由国家抗疟中心、各岛抗疟分中心、区医院抗疟站、服药监督站、村抗疟员、抗疟志愿者组成的抗疟长效体系。

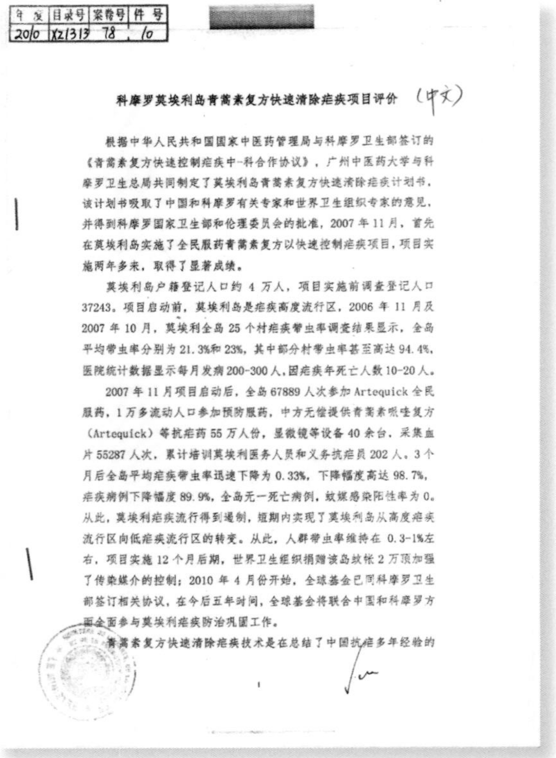

| 年度 | 目录号 | 案卷号 | 件号 |
|---|---|---|---|
| 2010 | XZ1313 | 78 | 10 |

[redacted]

**科摩罗莫埃利岛青蒿素复方快速清除疟疾项目评价** （中文）

根据中华人民共和国国家中医药管理局与科摩罗卫生部签订的《青蒿素复方快速控制疟疾中-科合作协议》，广州中医药大学与科摩罗卫生总局共同制定了莫埃利岛青蒿素复方快速清除疟疾计划书，该计划书吸取了中国和科摩罗有关专家和世界卫生组织专家的意见，并得到科摩罗国家卫生部和伦理委员会的批准，2007 年 11 月，首先在莫埃利岛实施了全民服药青蒿素复方以快速控制疟疾项目，项目实施两年多来，取得了显著成绩。

莫埃利岛户籍登记人口约 4 万人，项目实施前调查登记人口 37243。项目启动前，莫埃利岛是疟疾高度流行区，2006 年 11 月及 2007 年 10 月，莫埃利全岛 25 个村疟疾带虫率调查结果显示，全岛平均带虫率分别为 21.3%和 23%，其中部分村带虫率甚至高达 94.4%，医院统计数据显示每月发病 200-300 人，因疟疾年死亡人数 10-20 人。

2007 年 11 月项目启动后，全岛 67889 人次参加 Artequick 全民服药，1 万多流动人口参加预防服药，中方无偿提供青蒿素哌喹复方（Artequick）等抗疟药 55 万人份，显微镜等设备 40 余台，采集血片 55287 人次，累计培训莫埃利医务人员和义务抗疟员 202 人。3 个月后全岛平均疟疾带虫率迅速下降为 0.33%，下降幅度高达 98.7%，疟疾病例下降幅度 89.9%，全岛无一死亡病例，蚊媒感染阳性率为 0。从此，莫埃利疟疾流行得到遏制，短期内实现了莫埃利岛从高度疟疾流行区向低疟疾流行区的转变。从此，人群带虫率维持在 0.3-1%左右，项目实施 12 个月后期，世界卫生组织捐赠该岛蚊帐 2 万顶加强了传染媒介的控制；2010 年 4 月份开始，全球基金已同科摩罗卫生部签订相关协议，在今后五年时间，全球基金将联合中国和科摩罗方面全面参与莫埃利疟疾防治巩固工作。

青蒿素复方快速清除疟疾技术是在总结了中国抗疟多年经验的

2010 年 8 月，科摩罗卫生部起草的《科摩罗莫埃利岛青蒿素复方快速清除疟疾项目评价》中译稿。

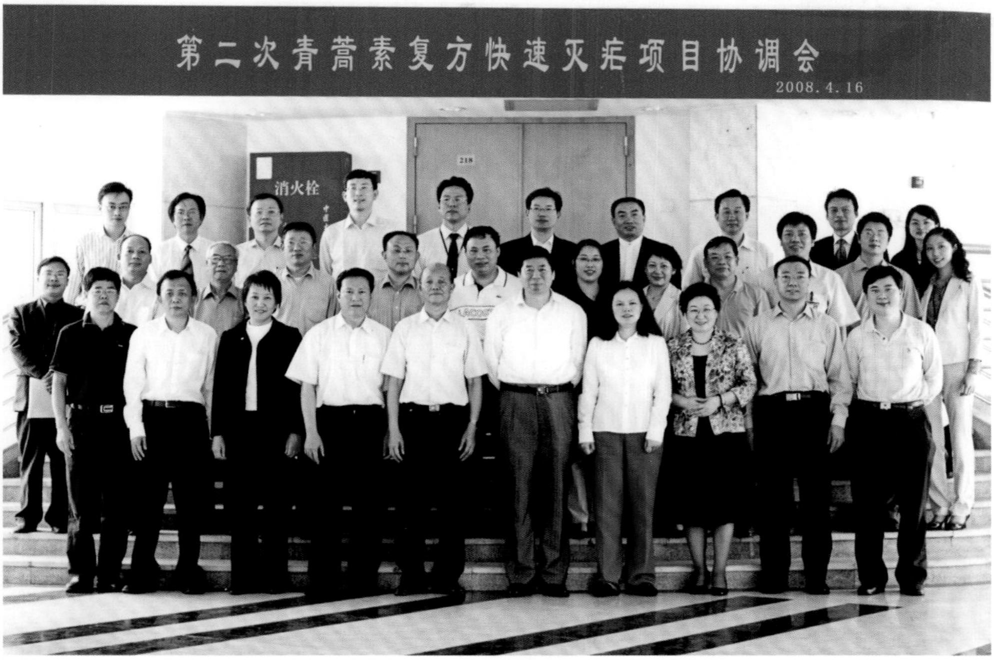


为进一步推进科摩罗 FEMSE 项目，2008 年 4 月 16 日，在广州中医药大学举办了第二次青蒿素复方快速灭疟项目协调会。前排左 2 为朱拉伊、左 3 为国家中医药管理局国际合作司司长王笑频、左 4 为广州中医药大学书记黄斌、左 5 李国桥、左 6 国家中医药管理局副局长李大宁、左 8 为广东省卫生厅副厅长彭炜。第 2 排左 2 为张少平、左 3 为黄祺林、右 1 为谢芳、右 3 为王新华。第 3 排左 1 为谈博、左 2 为宋健平、左 5 为黄德裕、右 2 为潘隆华、右 3 为符林春。

受莫埃利岛快速控制疟疾成果的鼓舞，科摩罗决定将莫埃利的成功经验扩大到大科摩罗岛和昂儒昂岛，以加快疟疾清除的进程。广州中医药大学向国家中医药管理局、商务部、广东省政府等相关部门提交了关于进一步援助科摩罗控制疟疾问题的请示。截至2012年9月，广东省政府、科技部和国家中医药管理局支持科摩罗扩大项目经费共2 300万元，其中有2010年广东省政府支持的经费1 500万元。2012年和2013年，分别在昂儒昂岛（35万人口）和大科摩罗岛（42万人口）启动了复方青蒿素快速清除科摩罗疟疾项目，采用广州中医药大学与广东新南方集团自主创制的第三个青蒿素复方Artequick，短期内实现了从高度疟疾流行区向低度疟疾流行区的转变，实现了疟疾零死亡。至此，李国桥团队圆满完成了科摩罗三岛快速控制疟疾的任务，这是人类通过全民治疗服药，首次在非洲国家成功地快速控制疟疾流行。

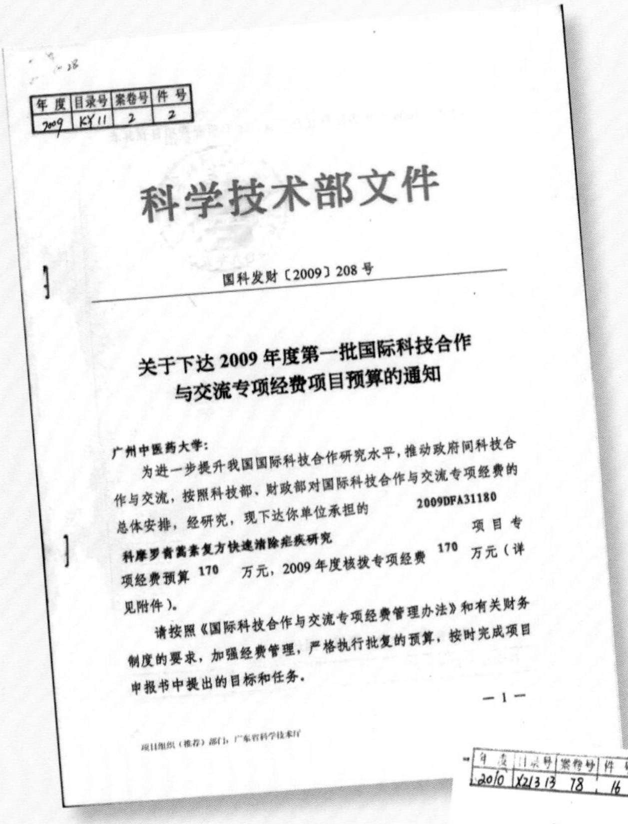

| 年度 | 目录号 | 案卷号 | 件号 |
|---|---|---|---|
| 2009 | KY11 | 2 | 2 |

科学技术部文件

国科发财〔2009〕208 号

关于下达 2009 年度第一批国际科技合作与交流专项经费项目预算的通知

广州中医药大学：

为进一步提升我国国际科技合作研究水平，推动政府间科技合作与交流，按照科技部、财政部对国际科技合作与交流专项经费的总体安排，经研究，现下达你单位承担的 2009DFA31180 科摩罗青蒿素复方快速清除疟疾研究 项目专项经费预算 170 万元，2009 年度核拨专项经费 170 万元（详见附件）。

请按照《国际科技合作与交流专项经费管理办法》和有关财务制度的要求，加强经费管理，严格执行批复的预算，按时完成项目申报书中提出的目标和任务。

— 1 —

项目组织（推荐）部门：广东省科学技术厅

2009 年，《科摩罗青蒿素复方快速清除疟疾研究》获得科技部国际科技合作项目专项经费支持。

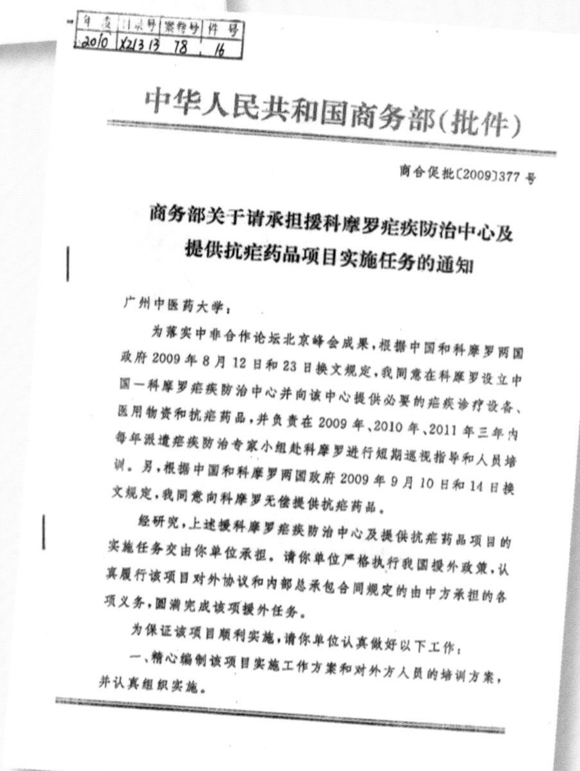

| 年度 | 目录号 | 案卷号 | 件号 |
|---|---|---|---|
| 2010 | X21313 | 78 | 16 |

中华人民共和国商务部(批件)

商合促批〔2009〕377 号

商务部关于请承担援科摩罗疟疾防治中心及提供抗疟药品项目实施任务的通知

广州中医药大学：

为落实中非合作论坛北京峰会成果，根据中国和科摩罗两国政府 2009 年 8 月 12 日和 23 日换文规定，我同意在科摩罗设立中国—科摩罗疟疾防治中心并向该中心提供必要的疟疾诊疗设备、医用物资和抗疟药品，并负责在 2009 年、2010 年、2011 年三年内每年派遣疟疾防治专家小组赴科摩罗进行短期巡视指导和人员培训。另，根据中国和科摩罗两国政府 2009 年 9 月 10 日和 14 日换文规定，我同意向科摩罗无偿提供抗疟药品。

经研究，上述援科摩罗疟疾防治中心及提供抗疟药品项目的实施任务交由你单位承担。请你单位严格执行我国援外政策，认真履行该项目对外协议和内部总承包合同规定的由中方承担的各项义务，圆满完成该项援外任务。

为保证该项目顺利实施，请你单位认真做好以下工作：

一、精心编制该项目实施工作方案和对外方人员的培训方案，并认真组织实施。

2009 年，商务部将援科摩罗疟疾防治中心及提供抗疟药品项目的实施任务交由广州中医药大学承担。

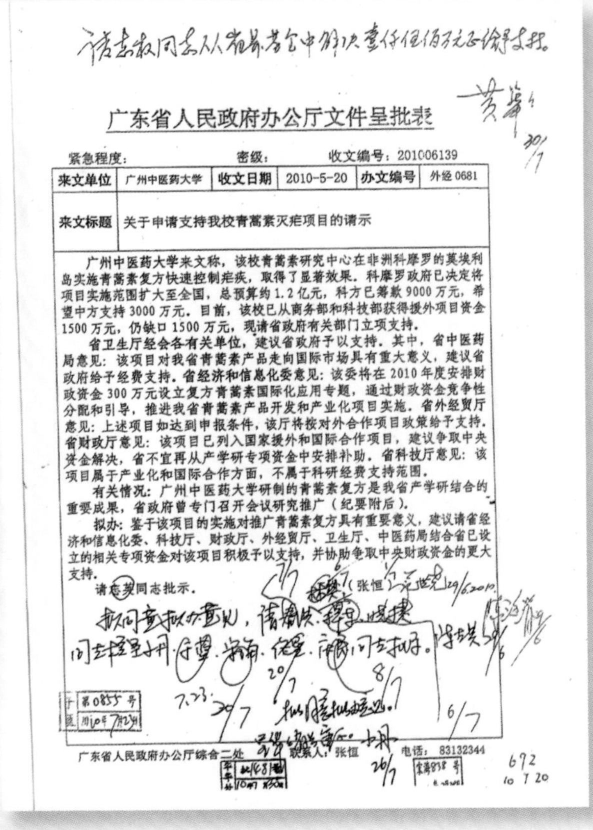

广东省人民政府办公厅文件呈批表

紧急程度：　　密级：　　收文编号：201006139

| 来文单位 | 广州中医药大学 | 收文日期 | 2010-5-20 | 办文编号 | 外经 0681 |
| --- | --- | --- | --- | --- | --- |
| 来文标题 | 关于申请支持我校青蒿素灭疟项目的请示 | | | | |

广州中医药大学来文称，该校青蒿素研究中心在非洲科摩罗的莫埃利岛实施青蒿素复方快速控制疟疾，取得了显著效果。科摩罗政府已决定将项目实施范围扩大至全国，总预算约1.2亿元，科方已筹款9000万元，希望中方支持3000万元。目前，该校已从商务部和科技部获得援外项目资金1500万元，仍缺口1500万元，现请省政府有关部门立项支持。

省卫生厅经会各有关单位，建议省政府予以支持。其中，省中医药局意见：该项目对我省青蒿素产品走向国际市场具有重大意义，建议省政府给予经费支持。省经济和信息化委意见：该委将在2010年度安排财政资金300万元设立复方青蒿素国际化应用专题，通过财政资金竞争性分配和引导，推进我省青蒿素产品开发和产业化项目实施。省外经贸厅意见：上述项目如达到申报条件，该厅将按对外合作项目政策给予支持。省财政厅意见：该项目已列入国家援外和国际合作项目，建议争取中央资金解决，省不宜再从产学研专项资金中安排补助。省科技厅意见：该项目属于产业化和国际合作方面，不属于科研经费支持范围。

有关情况：广州中医药大学研制的青蒿素复方是我省产学研结合的重要成果，省政府曾专门召开会议研究推广（纪要附后）。

拟办：鉴于该项目的实施对推广青蒿素复方具有重要意义，建议请省经济和信息化委、科技厅、财政厅、外经贸厅、卫生厅、中医药局结合省已设立的相关专项资金对该项目积极予以支持，并协助争取中央财政资金的更大支持。

请志荣同志批示。　　（张恒）

广东省人民政府办公厅综合二处　　联系人：张恒　　电话：83132344

2010年，时任广东省长黄华华批示，从省长基金拨款1500万元，支持广州中医药大学扩大科摩罗的青蒿素灭疟项目。

2013年11月，科摩罗大科摩罗岛清除疟疾项目启动仪式。

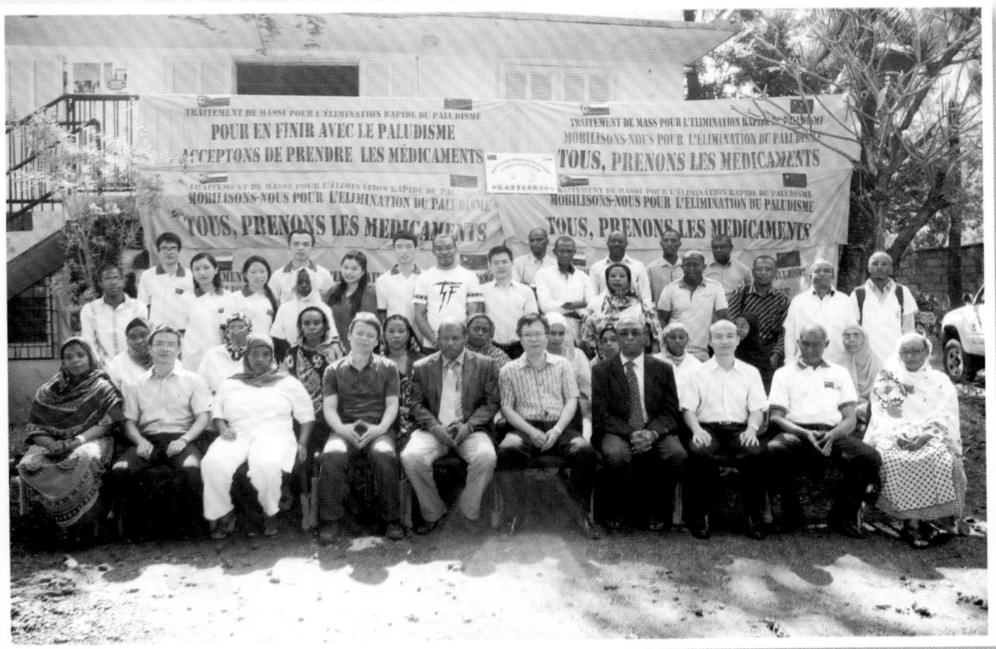

2013年8月21日，科摩罗副总统兼卫生部长福阿德·穆哈吉（Fouad Mohadji）受科摩罗联盟总统伊基利卢之托，授予帮助科摩罗控制疟疾做出重要贡献的李国桥、宋健平“总统奖章”，并致函感谢项目承担单位广州中医药大学。国内外权威媒体包括新华社、中央电视台、人民日报、纽约时报、国际先驱论坛报、路透社、英国电讯报、阿拉伯半岛电视台、澳大利亚民族电视台、尼日利亚国家电视台、肯尼亚KTV电视台和坦桑尼亚国家电视台、经济学人等先后给予专题报道。

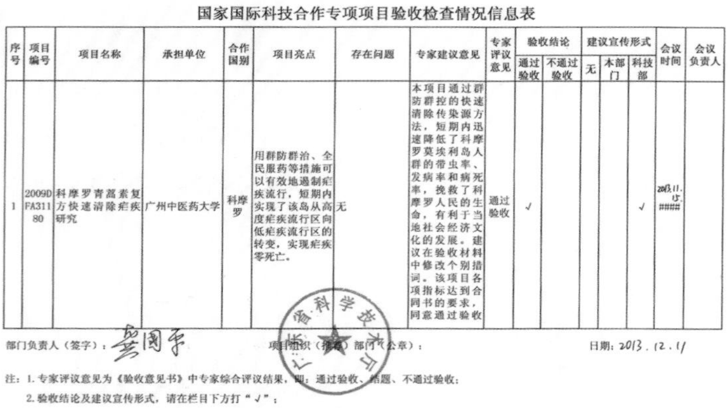

国家国际科技合作专项项目验收检查情况信息表

| 序号 | 项目编号 | 项目名称 | 承担单位 | 合作国别 | 项目亮点 | 存在问题 | 专家建议意见 | 专家评议意见 | 验收结论 | | 建议宣传形式 | | | 会议时间 | 会议负责人 |
|---|---|---|---|---|---|---|---|---|---|---|---|---|---|---|---|
| | | | | | | | | | 通过验收 | 不通过验收 | 无 | 本部门 | 科技部 | | |
| 1 | 2009DFA31180 | 科摩罗青蒿素复方快速清除疟疾研究 | 广州中医药大学 | 科摩罗 | 用群防群治、全民服药等措施可以有效地遏制疟疾流行，短期内实现了该岛从高度疟疾流行区向低疟疾流行区的转变，实现疟疾零死亡。 | 无 | 本项目通过群防群控的快速清除传染源方法，短期内迅速降低了科摩罗莫埃利岛人群的带虫率、发病率和病死率，挽救了科摩罗人民的生命，有利于当地社会经济文化的发展。建议在验收材料中修改个别措词。该项目各项指标达到合同书的要求，同意通过验收 | 通过验收 | √ | | | | √ | 2013.11.15. #### | |

部门负责人（签字）：　　项目组织（推荐）部门（公章）：　　日期：2013.12.1

注：1. 专家评议意见为《验收意见书》中专家综合评议结果，即：通过验收、结题、不通过验收；
2. 验收结论及建议宣传形式，请在栏目下方打“√”；

2013年，国家国际科技合作项目“科摩罗青蒿素复方快速清除疟疾研究”通过验收。

对于科摩罗疟疾从高度流行区转为低度流行区的这一结果，李国桥并没有满足，他的团队将PCR（聚合酶链反应）技术引入FEMSE，PCR检测疟疾感染具有高度敏感性，在疟疾控制转入清除阶段，采用此法普查可发现低密度疟原虫携带者，对快速清除传染源有重要价值。2013年，这种方法在莫埃利岛得到应用。

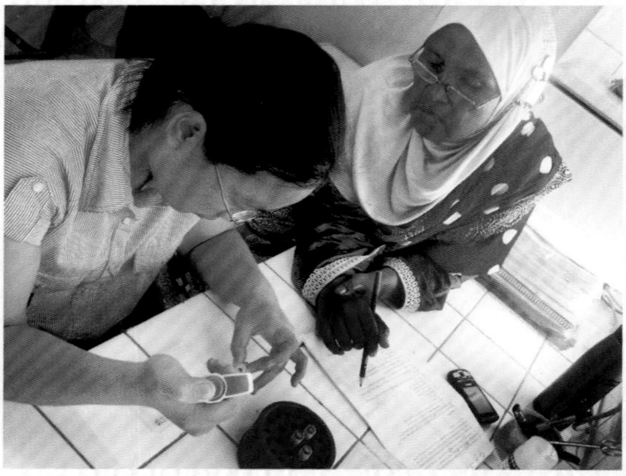

冯丽玲在科摩罗应用PCR法检测疟原虫。

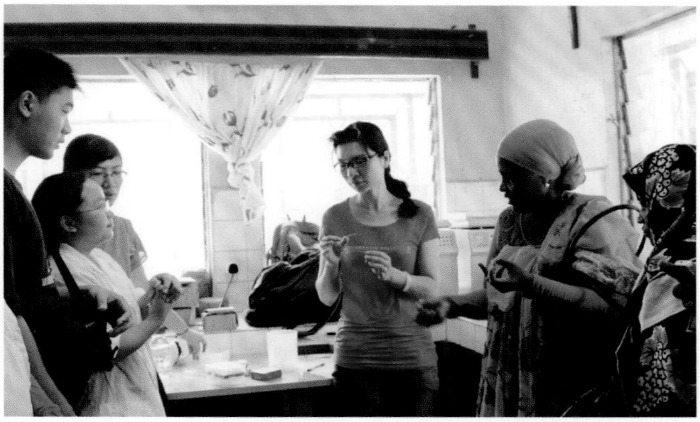

2013年，PCR法在科摩罗莫埃利岛应用于全民筛查。左2为冯丽玲，左3为周耀芳，左4为罗晓莉。

李国桥口述 2007年，莫埃利岛发病率两个月就降下来了，但是没有办法清除，这是全世界抗疟工作70多年来的难题，低带虫率、低发病率一样可以拖十多二十年。2008年，我们已经发现PCR法筛查低密度带虫者可行，但是当时成本太高，操作程序复杂，不适合用于基层。我让冯丽玲将PCR法简化，并且要把成本从每人10美元降到每人1美元以下，才可以实际应用。冯丽玲等人通过研究，自行研制了套式PCR检测试剂盒，成本大大降低，而且操作方法简便。原来要用专门的采血枪，很难操作，现在能做到普通卫生员都可以采血。2013年底，我们应用PCR法，对莫埃利岛两年内哪怕还有一个病人的村进行全民普查。一共25个村里面，14个村已经两年内没有疟疾了，但是还有11个村两年内还有一个或者多个病人，所以这11个村全部普查。结果PCR一查，查出200个阳性带虫者，马上进行治疗，2014年以后就没有本地疟疾感染了，莫埃利岛都拖了6年才解决低带虫率、低发病率的问题。大科摩罗岛，40万人的岛，到现在还没解决。（2018年7月25日）

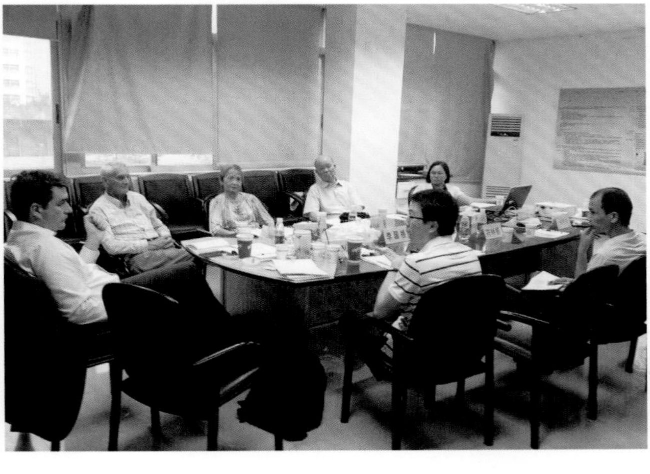

2016年，科摩罗大科摩罗岛每年还有2000多个病例，每月还有100~200个病例，为清除这个尾巴，李国桥拟用PCR法查源灭源解决此难题，希望得到国际基金的支持。盖茨基金对这个项目比较感兴趣，6月，盖茨基金会副总裁Bruno Moonen专程从西雅图来到广州中医药大学与李国桥商谈，打算支持此项目。

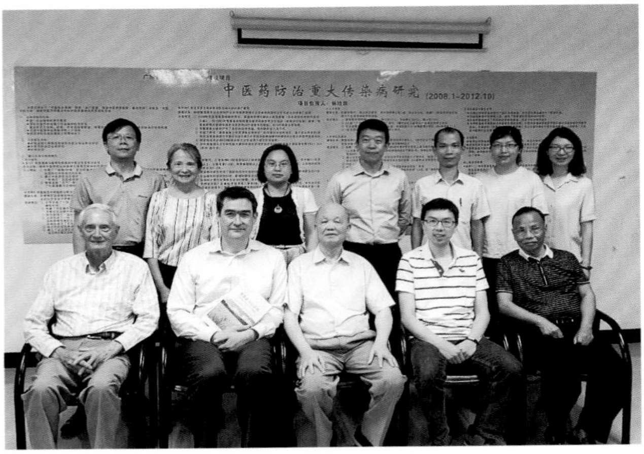


前排左起 Keith Arnold、Bruno Moonen、李国桥、盖茨基金会驻北京代表处吴文达、郭兴伯。后排左起：詹利之、麦丽贤、冯丽玲、逯春明、杨家庆、周耀芳、罗晓莉。

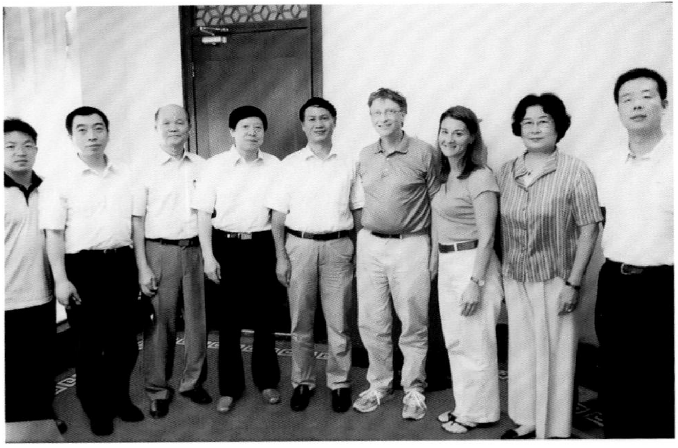

2008 年，比尔 · 盖茨来到海南岛，目的是考察结核的问题，但是既然来到海南，就自然联系到疟疾的问题。盖茨基金会驻北京代表处叶雷联系李国桥，请他到海南与比尔 · 盖茨进行了会面。左3为李国桥，左5为汤林华，左6至左7为比尔·盖茨夫妇。

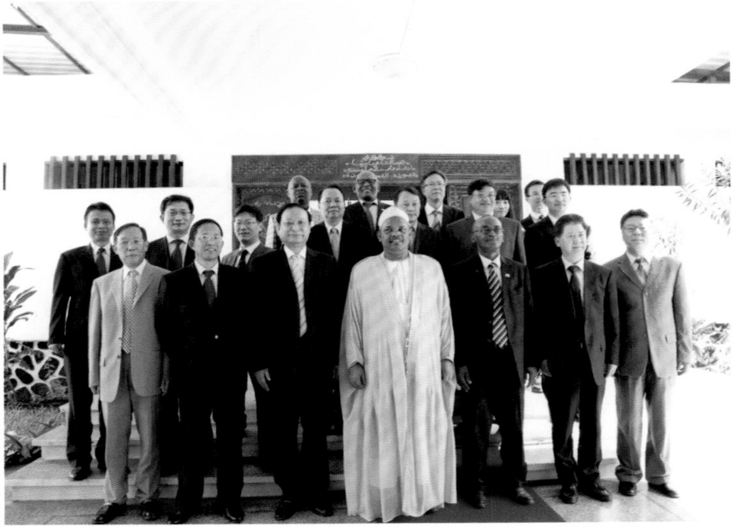

2015 年 4 月，中国国家卫计委和国家中医药管理局领导到科摩罗考察抗疟工作。前排左 3 为中国国家卫计委副主任、国家中医药管理局局长王国强，左 4 为科摩罗总统伊基利卢，中排左 4 为广东省中医药局局长徐庆锋，左 5 为广州中医药大学校长王省良。

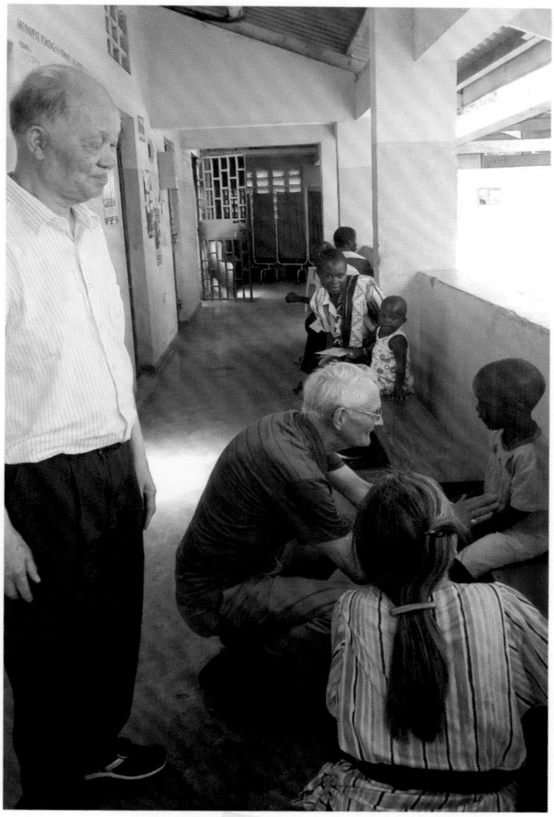

目前，李国桥正致力于将 FEMSE 应用于肯尼亚以解除当地人民的痛苦。2017 年 3-6 月，李国桥两次赴肯尼亚商谈在该国实施 FEMSE。左起：李国桥、Keith Arnold 夫妇考察当地疟疾流行情况。

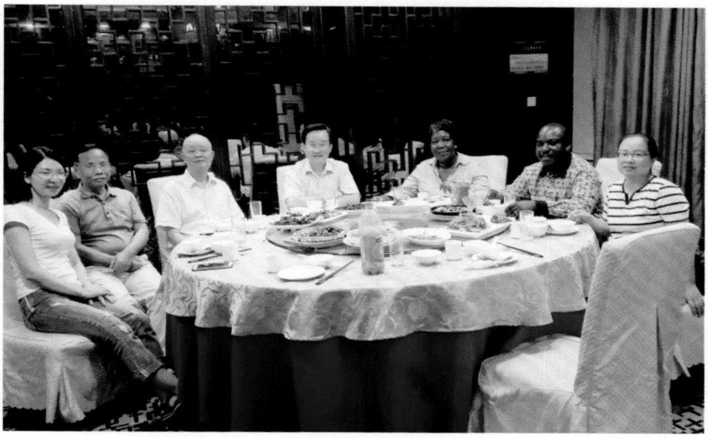

2017 年 7 月，肯尼亚 SIAYA 县两位卫生官员到广州中医药大学商谈落实 FEMSE 项目的事宜。左起：罗晓莉，郭兴伯，李国桥，符林春，SIAYA 县卫生局局长 Dorothy Owino、助理 Peter Omot，冯丽玲。

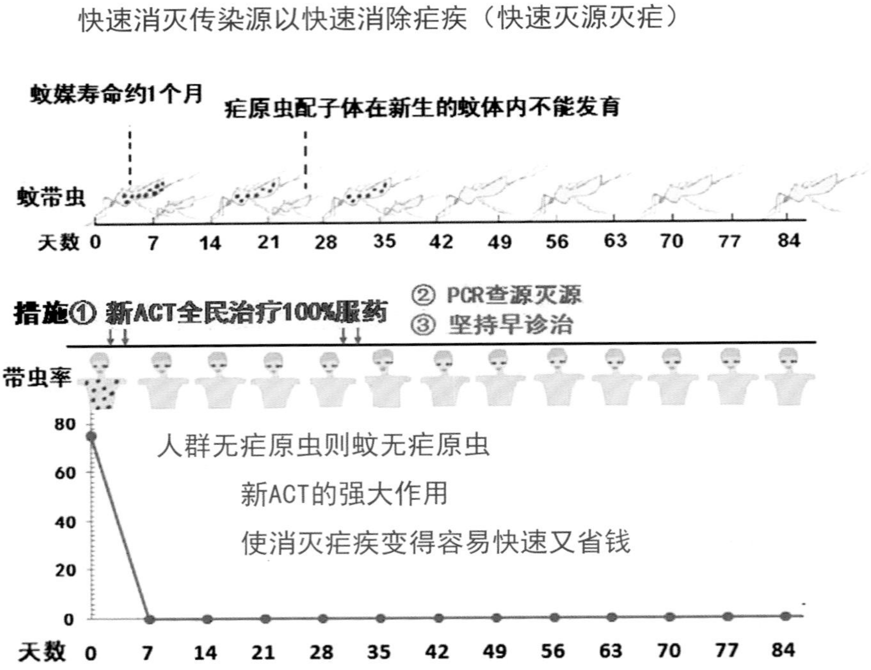


全民服药消灭疟疾传染源的原理。

李国桥口述 全民服药，1931年就开始有，1931年一直到1980年，一共有22个案例，是控制疟疾的一个很好的方法。以前中国有暴发疟疾的现象，实际上在非洲，所有高疟区、超高疟区一年到头形势都很严重。根源是在于人人身上都有疟原虫，怎么把它清除？光是搞蚊子没用。蚊子只是传播疟疾的媒介，是传播疟疾的罪魁祸首，但不是根源，根源是人，蚊子里的疟原虫从哪里来的？从人体来的，人人身上都有疟原虫，如果把人体内的疟原虫杀掉了，蚊子的生命才30天，老的蚊子死光了，新生的蚊子就没有疟原虫了。所以我们提出“快速消灭传染源来消灭疟疾”的办法，这样控制疟疾就非常容易了，但是没有几十年的经验也总结不出来。（2018年4月9日）

## 青蒿素复方研发

为了给疟疾患者提供疗程短、简便、高治愈率的疟疾治疗药，青蒿素复方研究势在必行。

王新华口述　我们提出青蒿素7天疗程方案，有两个意义，一个是提出用药规范，另一个意义就是指出了青蒿素复方研究的必要性。我们基本上把所有青蒿素的衍生物，如蒿甲醚、青蒿琥酯、双氢青蒿素、青蒿素原药，包括蒿乙醚——因为成本太高了，后来没有上市——所有的药物我们临床都做过了，至少5天疗程疗效才高，不然都有较高的复燃率，即便排除再感染的。这就带来一个问题，5~7天疗程，患者依从性很差，很多病人吃了一天药，烧退了之后就不吃了，复燃率肯定很高。所以说青蒿素7天疗程的方案，说明了停掉单药转为复方的必要性。而且青蒿素复方更有利于避免抗性的发生，这也为2010年世界卫生组织在新版《疟疾治疗指南》中提出建议去除口服青蒿素单一疗法，使用以青蒿素为基础的联合疗法提供了依据。（2018年12月24日）

李国桥口述　都说青蒿素复燃率高，根据我的经验，这是短半衰期药的特点，加长疗程可能会有改善。为了验证这个想法，我们积累了1033个病例，每个方案，3天、5天、7天疗程都有几百例。发展出青蒿素复方，就不用7天，长半衰期药和短半衰期药配合起来，取长补短，取青蒿素的速效，剩下的尾巴就靠长半衰期药来解决，两种药在一起，里面当然有更好的协同作用。（2018年7月30日）

符林春口述　目前世界卫生组织向全球推荐的抗疟方案是以青蒿素为基础的联合用药治疗原则，即ATC方案，也就是青蒿素复方方案。在复方中青蒿素主要是起到快速杀灭疟原虫、控制病情发展的作用，但是疟原虫的清除需要有一些半衰期较长的药物配合，使它不再复燃，达到临床治愈。这是复方的第一个意义。第二个意义是，青蒿素类药物与其他化学药物联用会明显降低疟原虫的耐药性，青蒿素速效，很快杀灭疟原虫，代谢也快，在体内没有很长时间的停留，因此不容易产生耐药性。第三个意义是化学药物和青蒿素联用，作用靶点就更多了，它们是互补的，可延缓其他化学药物耐药性的产生。（2019年4月13日）

1984—1988年，李国桥开始有意识地反复进行青蒿素与西药配伍使用的临床试验，于1988年，用复方青蒿琥酯片一次疗法治疗恶性疟的临床试验取得比较满意的效果[①]。但青蒿琥酯在人体内又会转化为还原青蒿素（即双氢青蒿素），因此，李国桥接下来又开展了双氢青蒿素复方的研究。1989年，李国桥主持的《复方还原青蒿素一次疗法治疗恶性疟的研究》申报了国家中医药管理局课题。

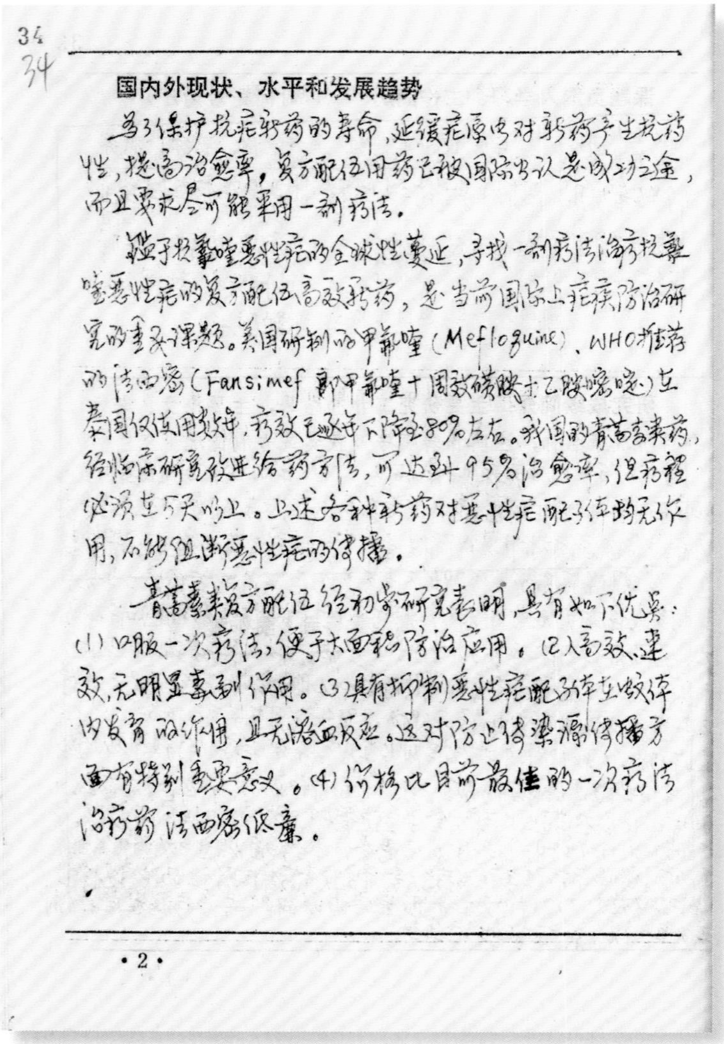
34
34

国内外现状、水平和发展趋势

为了保护抗疟新药的寿命，延缓疟原虫对新药产生抗药性，提高治愈率，复方配伍用药已被国际公认是成功之途，而且要求尽可能采用一剂疗法。

鉴于抗氯喹恶性疟的全球性蔓延，寻找一剂疗法治疗抗氯喹恶性疟的复方配伍高效新药，是当前国际上疟疾防治研究的重要课题。美国研制的甲氟喹（Mefloquine）、WHO推荐的法西德（Fansimef 即甲氟喹＋周效磺胺＋乙胺嘧啶）在泰国仅使用数年，疗效已逐年下降至80%左右。我国的青蒿素类药，经临床研究改进给药方法，可达到95%治愈率，但疗程必须在5天以上。上述各种新药对恶性疟配子体均无作用，不能阻断恶性疟的传播。

青蒿素类复方配伍经初步研究表明，具有如下优点：(1)口服一次疗法，便于大面积防治应用。(2)高效、速效，无明显毒副作用。(3)具有抑制恶性疟配子体在蚊体内发育的作用，且无溶血反应。这对防止传染源传播方面有特别重要意义。(4)价格比目前最佳的一次疗法治疗药法西德低廉。

•2•

《复方还原青蒿素一次疗法治疗恶性疟的研究》项目申报书

① 李国桥，郭兴伯，符林春，等．复方青蒿琥酯一次疗法治疗恶性疟70例临床研究．青蒿素类药临床研究专辑，1990：72–74（内部资料）．给药方法为复方青蒿琥酯一次顿服，文中未明确指出复方青蒿琥酯的具体组方，从访谈中获知为青蒿琥酯加磷酸哌喹。

但因种种原因，李国桥对复方的研发没有实质性地在国内推进下去，直到1991年到越南，看见越南恶性疟的严重性，李国桥重燃研发和生产青蒿素复方的想法。通过多年疟疾防治的经验，李国桥提出理想复方抗疟药的6条标准：①速效，可迅速降低病死率；②治愈率高，又可阻延抗药性；③低毒，不良反应少；④疗程短，服用方便；⑤可抑杀配子体防止传播；⑥价廉，能进入公立医疗机构。以这6条标准为出发点，李国桥和他的团队从90年代至今，经过不断改进组方和药量配比，共研发了三个青蒿素复方，分别是疟疾片-CV8、Artekin、Artequick。第四个复方也已取得专利，正在致力于成果转化。

李国桥口述 1991年，我到越南帮助他们解决脑型疟问题，看到那么多的危重病人，每天都会有病人死亡，我从来没见过疟疾流行这么严重的一个地方，我马上帮助他们解决抢救的问题，给当地医生推广使用青蒿琥酯注射剂，等整个重症病房的人都用上这个药了，我就考虑：死亡的情况，并不光是发生在这个医院30个病床，更多的病人死在下面基层，我光是从事脑型疟抢救，能救多少个病人？救不了几个，一个医生每年搞三十几例脑型疟就了不起了，一般是20例左右。所以我觉得还是要搞方便服用的复方，病人吃了很快就好，不会变重。20世纪80年代，我们曾由广东省卫生厅资助，进行了青蒿素复方配伍治疗恶性疟的研究，在海南东方应用过一个青蒿琥酯与磷酸哌喹的联合用药组方，效果不错。哌喹是我们“523”项目最早的一个王牌，1969年已经使用了，我心中有数，看好它的长效，首先考虑用它来搞青蒿素复方。我第一次去越南是1991年底，大概有两三个月时间，1992年再去，就把这个复方带过去用。1985年、1986年我在东方搞的是一次疗法，效果不错。拿到越南试用，我要求过高，希望还是搞一次疗法，当然近期临床效果可以，但28天治愈率只有70%、80%，复发率也很高——越南是抗性的发源地。所以我在越南重新搞了几个青蒿素-哌喹的配方，在10个复方设计中，临床试验证明最好用的是08号，所以命名为CV8，C是中国，V是越南，商品名为疟疾片-CV8，这就是我的第一个定型复方。疗程也由一次疗法变为两天4剂。为了降低发病率，第一个青蒿素复方加入了低剂量伯氨喹，主要是快速阻断传播，吃了以后，24小时100%阻断传播，病人的疟原虫就不能传播给蚊媒了，因为它对配子体效果非常快。全世界没有人把伯氨喹加到复方里，我们当时摸索到不用大剂量，就不会引起溶血。（2018年7月25日）

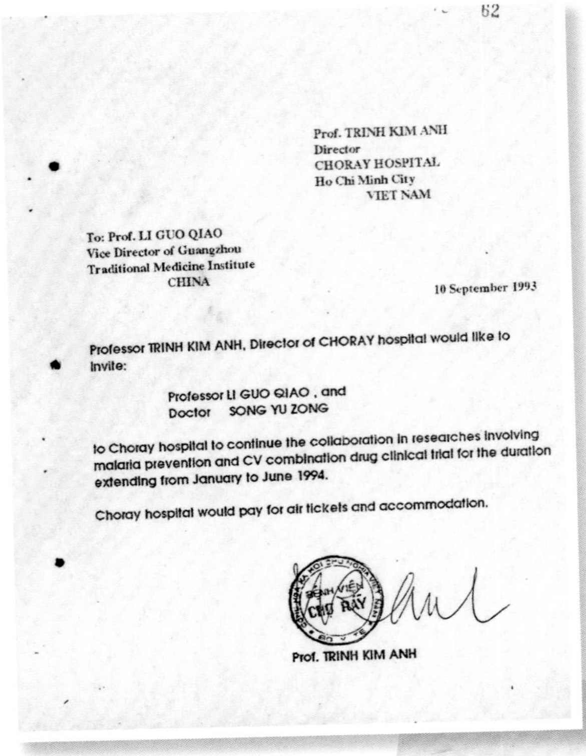

62

Prof. TRINH KIM ANH
Director
CHORAY HOSPITAL
Ho Chi Minh City
VIET NAM

To: Prof. LI GUO QIAO
Vice Director of Guangzhou
Traditional Medicine Institute
CHINA

10 September 1993

Professor TRINH KIM ANH, Director of CHORAY hospital would like to invite:

Professor LI GUO QIAO , and
Doctor SONG YU ZONG

to Choray hospital to continue the collaboration in researches involving malaria prevention and CV combination drug clinical trial for the duration extending from January to June 1994.

Choray hospital would pay for air tickets and accommodation.

BỆNH VIỆN CHỢ RẪY

Prof. TRINH KIM ANH

1994 年，越南佐内医院院长郑金影写信给李国桥，邀请他继续前往该院开展 CV 复方研究的信。

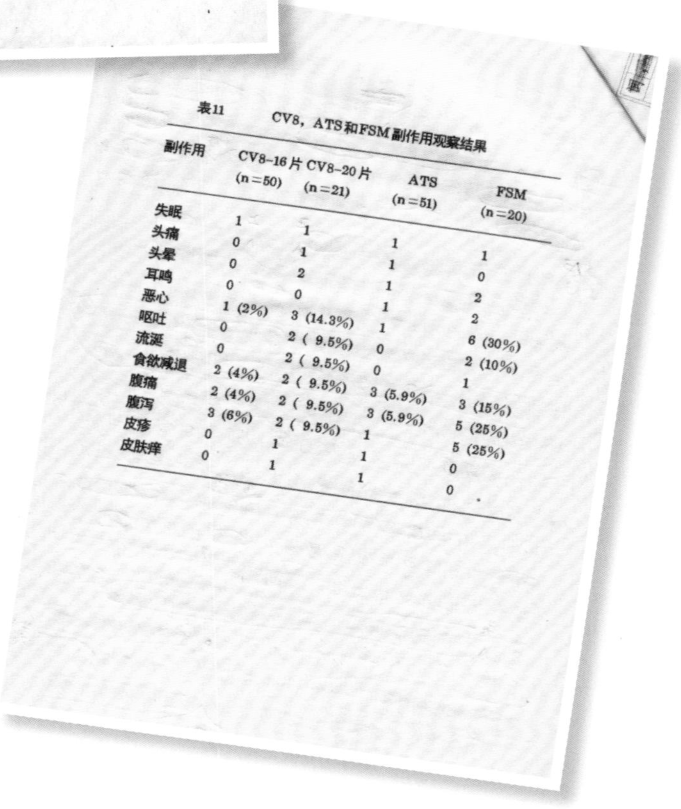

表11 CV8，ATS和FSM副作用观察结果

| 副作用 | CV8-16片 (n=50) | CV8-20片 (n=21) | ATS (n=51) | FSM (n=20) |
|---|---|---|---|---|
| 失眠 | 1 | 1 | 1 | 1 |
| 头痛 | 0 | 1 | 1 | 0 |
| 头晕 | 0 | 2 | 1 | 2 |
| 耳鸣 | 0 | 0 | 1 | 2 |
| 恶心 | 1 (2%) | 3 (14.3%) | 1 | 6 (30%) |
| 呕吐 | 0 | 2 ( 9.5%) | 0 | 2 (10%) |
| 流涎 | 0 | 2 ( 9.5%) | 0 | 1 |
| 食欲减退 | 2 (4%) | 2 ( 9.5%) | 3 (5.9%) | 3 (15%) |
| 腹痛 | 2 (4%) | 2 ( 9.5%) | 3 (5.9%) | 5 (25%) |
| 腹泻 | 3 (6%) | 2 ( 9.5%) | 1 | 5 (25%) |
| 皮疹 | 0 | 1 | 1 | 0 |
| 皮肤痒 | 0 | 1 | 1 | 0 |

CV8临床研究资料。

1997年6月，抗疟复方疟疾片-CV8①被越南卫生部批准注册，交由越南卫生部第26制药厂生产。CV8的寓意是中越合作，C为China，V为Vietnam，8代表在越南10个联合用药配伍中的第8个处方。1999年12月9日，越南卫生部将疟疾片-CV8定为恶性疟流行区免费给患者服用的第一线药物，每年免费发放上百万人份。

李国桥口述 后来，CV8回到国内来生产，是分开包装的，伯氨喹一片，其他几个药几片，其实还是CV8的内容，不过CV8在越南是全部4种药合在一起压片。当时叫Artecom②，是王新华定的名字，其寓意可能是CV8回到国内来注册——青蒿素回来了。这里多提一句，过去总说之前我们研发了四代复方，第一代是CV8，第二代是Artecom，第三代是Artekin，第四代Artequick。其实Artecom就是CV8，所以我不认为Artecom是一个独立的复方，当然更称不上第二代复方。

CV8里有伯氨喹，因为越南是社会主义国家，生产出来都是免费发给全国人民用的，不用考虑商品效果，越南也敢于生产。Artecom及后来的复方是由厂家生产面向市场销售的，有伯氨喹不利于商品销售，所以开始考虑改变组方。改变组方也有世界卫生组织的因素，世界卫生组织的一个官员，Allan Schapira，当时是驻越南、柬埔寨、老挝这几个国家的代表，他知道我们在越南搞CV8，效果很好，2000年世界卫生组织热带病研究和培训特别规划署（WHO/TDR）在泰国清迈举行抗药性恶性疟防治会议，专门邀请我们去讲CV8的研究情况，王新华做报告，因此青蒿素复方研究得到了世界卫生组织的注意。就是在这次报告以后，WHO决定无论哪个国家要改变抗疟政策，都一定要有青蒿素作为基础。牛津大学的Nicholas J. White也支持研究新复方，后来又获得了疟疾风险基金会（MMV）的资助。一方面是出于商业的需要，另外国外人士也觉得作为一个复方，有伯氨喹不好，因此就把伯氨喹拿出来，又删去其中的甲氧苄啶，更加低毒安全，配方的剂量比例也调整了一下，成为Artekin。

① 成分：双氢青蒿素、磷酸哌喹、甲氧苄啶、伯氨喹。
② 2001 年，Artecom 获得中国国家药品监督管理局新药证书。

2000年3月13—17日，应世界卫生组织西太区疟疾和寄生虫顾问Allan Schapira邀请，李国桥、王新华赴泰国清迈出席WHO/TDR举办的“有关抗疟药抗性及政策的专题任务组会议”。王新华在会上报告了CV8的研究情况，会后，应WHO/TDR要求，李国桥与其负责人签订技术保密协议，把CV8的全部技术资料提交WHO/TDR进行评价。2001年5月，WHO/TDR提出改进CV8配方的意向。Allan Schapira与牛津大学的Jeremy到广州商谈改进配方的具体建议，李国桥向他们出示了重新调整了双氢青蒿素和磷酸哌喹配比，并不含伯氨喹和甲氧苄啶的新复方Artekin，他们带走了200个病例的治疗药，返回牛津大学驻越南的研究基地进行临床试验。11月，Allan Schapira在上海主持世界卫生组织抗疟药发展会议，李国桥报告了Artekin研发情况，会后世界卫生组织派美国药典委员会的GMP专家到广东检查了准备生产Artekin的环球制药厂的GMP条件。2002年4月，在Allan Schapira的推动下，WHO/TDR在广州召开了加快双氢青蒿素-磷酸哌喹片国际标准化研讨会，商讨加速Artekin国际标准化研究和国际注册工作。同年，Artekin完成临床试验，通过与WHO/TDR、英国牛津大学热带医学院、泰国马奇诺大学、无国界医生组织及柬埔寨、越南、缅甸等国卫生部，在东南亚、非洲、南美洲等多个国家进行了多中心、多人种疟疾的临床验证，共治疗恶性疟疾8 000多例，总治愈率达95%以上，被世界卫生组织列为优先支持开发的项目。2003年1月，Artekin获中国新药证书及注册批件，该复方药品由华立科泰医药有限公司以商品名“科

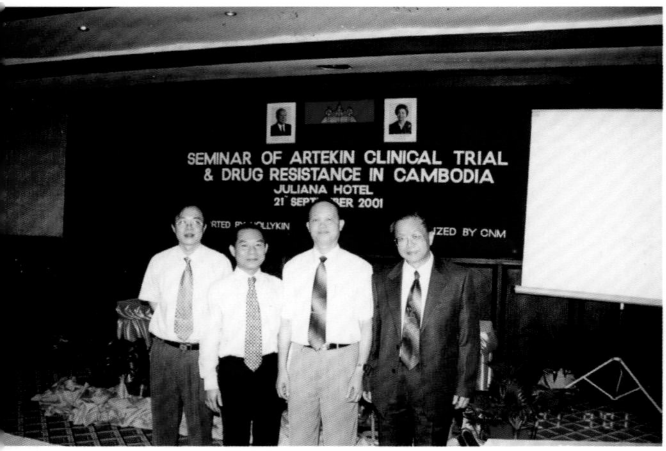


2001年9月在金边举办Artekin临床研讨会，左1至左3依次为宋健平、童树彻、李国桥。

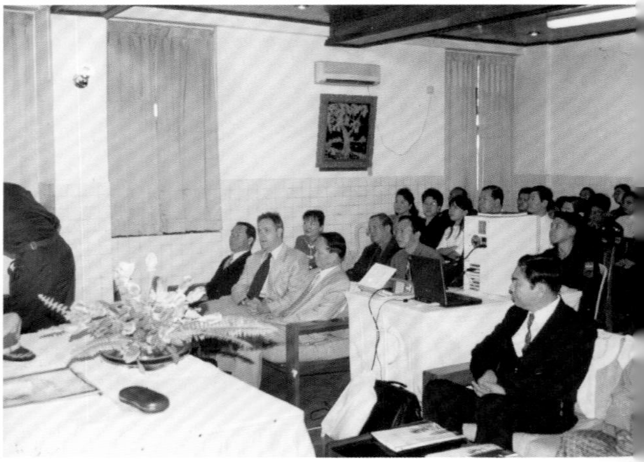

2002年在仰光举办Artekin推广会。

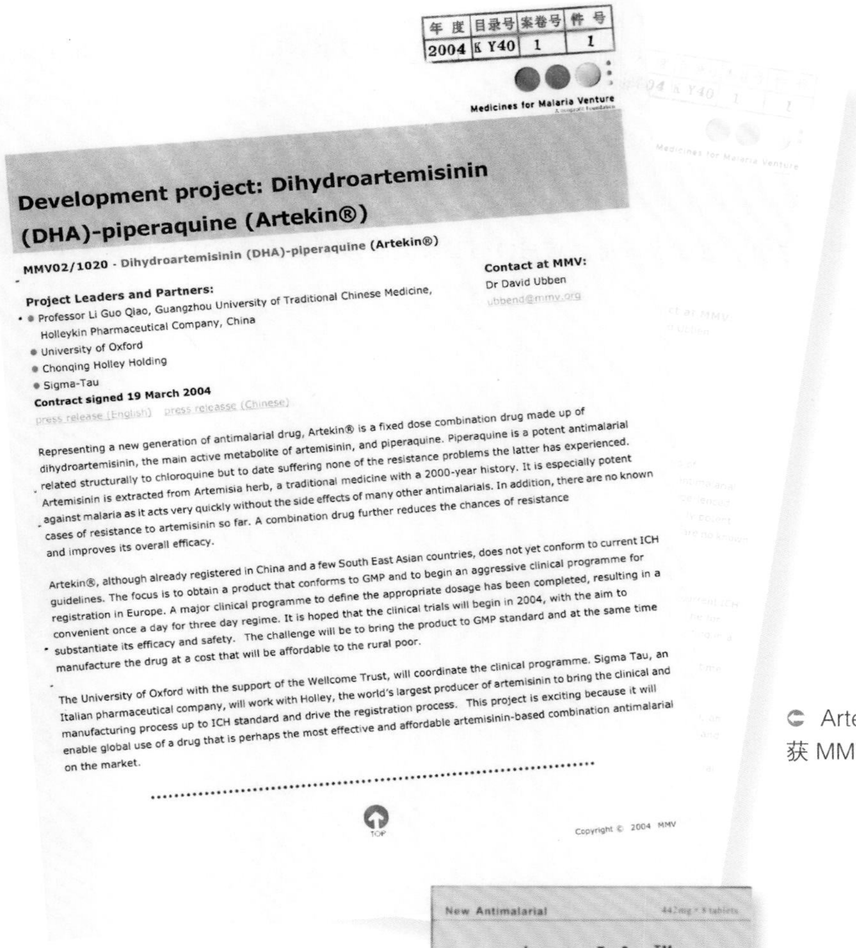
| 年度 | 目录号 | 案卷号 | 件号 |
|---|---|---|---|
| 2004 | K Y40 | 1 | 1 |

Medicines for Malaria Venture

## Development project: Dihydroartemisinin (DHA)-piperaquine (Artekin®)

MMV02/1020 - Dihydroartemisinin (DHA)-piperaquine (Artekin®)

**Project Leaders and Partners:**

- Professor Li Guo Qiao, Guangzhou University of Traditional Chinese Medicine, Holleykin Pharmaceutical Company, China
- University of Oxford
- Chonqing Holley Holding
- Sigma-Tau

**Contact at MMV:**
Dr David Ubben
ubbend@mmv.org

**Contract signed 19 March 2004**

press release (English) press release (Chinese)

Representing a new generation of antimalarial drug, Artekin® is a fixed dose combination drug made up of dihydroartemisinin, the main active metabolite of artemisinin, and piperaquine. Piperaquine is a potent antimalarial related structurally to chloroquine but to date suffering none of the resistance problems the latter has experienced. Artemisinin is extracted from Artemisia herb, a traditional medicine with a 2000-year history. It is especially potent against malaria as it acts very quickly without the side effects of many other antimalarials. In addition, there are no known cases of resistance to artemisinin so far. A combination drug further reduces the chances of resistance and improves its overall efficacy.

Artekin®, although already registered in China and a few South East Asian countries, does not yet conform to current ICH guidelines. The focus is to obtain a product that conforms to GMP and to begin an aggressive clinical programme for registration in Europe. A major clinical programme to define the appropriate dosage has been completed, resulting in a convenient once a day for three day regime. It is hoped that the clinical trials will begin in 2004, with the aim to substantiate its efficacy and safety. The challenge will be to bring the product to GMP standard and at the same time manufacture the drug at a cost that will be affordable to the rural poor.

The University of Oxford with the support of the Wellcome Trust, will coordinate the clinical programme. Sigma Tau, an Italian pharmaceutical company, will work with Holley, the world's largest producer of artemisinin to bring the clinical and manufacturing process up to ICH standard and drive the registration process. This project is exciting because it will enable global use of a drug that is perhaps the most effective and affordable artemisinin-based combination antimalarial on the market.

TOP

Copyright © 2004 MMV

Artekin 项目获 MMV 资助

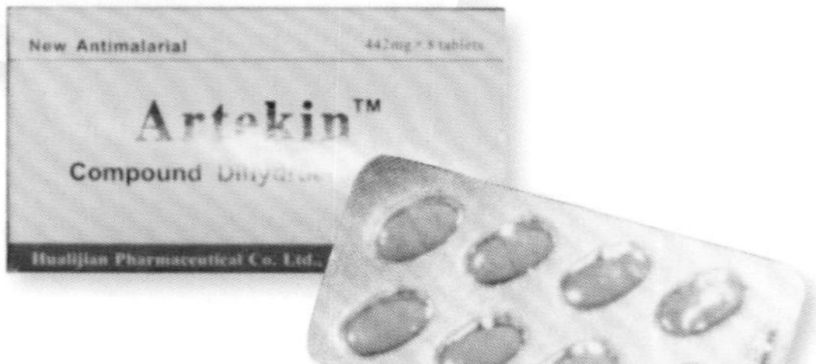


Artekin

泰复”生产和销售。2004年4月，经WHO/TDR、广州中医药大学、英国牛津大学、泰国马奇诺大学等共同组织申报，Artekin获疟疾风险基金（MMV）350万美元资助，李国桥为项目主席，WHO/TDR为项目协调人，中国仍然享有自主知识产权，这是中国首次获取自主知识产权的MMV项目。2007年，Artekin被列入全球基金推荐采购抗疟产品名单，2010年双氢青蒿素-哌喹复方（即Artekin组方）被WHO《疟疾治疗指南》（第2版）列入推荐复方。

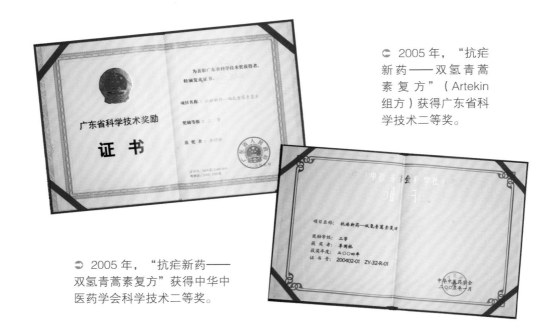


➲ 2005 年，“抗疟新药——双氢青蒿素复方”（Artekin 组方）获得广东省科学技术二等奖。

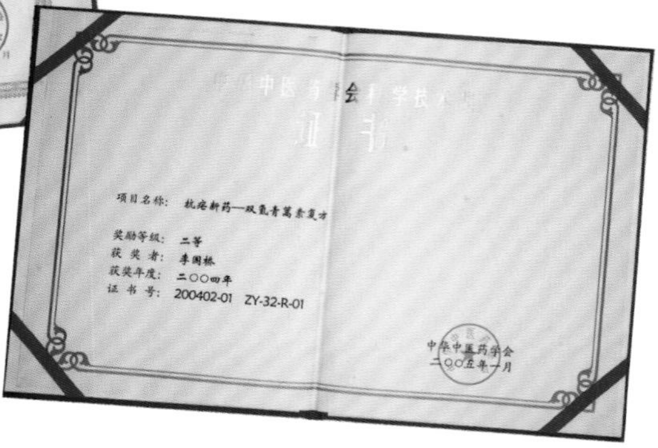


➲ 2005 年，“抗疟新药——双氢青蒿素复方”获得中华中医药学会科学技术二等奖。

**李国桥口述** 从Artekin变为Artequick，主要是价格问题，2003年我已经考虑全民服药了，搞了那么长时间疟疾，总结了海南、越南、柬埔寨的经验，不搞全民服药，靠蚊帐，效果都是很慢的，我考虑一定要搞一个用于全民服药的药。既然要全民服药，一定要便宜，一定要服药方便，一定要副作用很低，就考虑研发新药Artequick。Artekin也好，Artecom也好，都是用双氢青蒿素，要比青蒿素贵3倍。疟疾是穷人病，药物价格太高不好推广，我的目的是降低成本。不用双氢青蒿素，用青蒿素，可以把价钱降低很多。实际上从临床角度看也没有必要用双氢青蒿素，在实验室用衍生物，效价要比青蒿素好得多，因为是体外实验。那么在体内又如何呢？2003年我就去柬埔寨试验，用青蒿素和双氢青蒿素在病人身上做比较，看看100毫克青蒿素和100毫克双氢青蒿素有什么区别，做了很多例，结果区别没有体外实验那么大，因此我决定不用双氢青蒿素。哌喹呢？我就考虑如果不用磷酸效果怎样，因为有效的部位是哌喹，并不是磷酸，加磷酸是为了容易溶于水，过去认为，搞成磷酸盐，溶于水，好吸收。但是我认为，好多药物都不能溶于水，也一样能吸收，而且磷酸是造成胃肠道反应、恶心呕吐的一个原因。不用磷酸，用哌喹，在减少副作用的同时能够保持同样的疗效，而用量差不多少了一半，1克磷酸盐就等于0.6克的哌喹。Artequick就为了更便宜、更方便地使用，24小时服两次就可以了，Artekin要两天分四次服。（2018年7月25日）

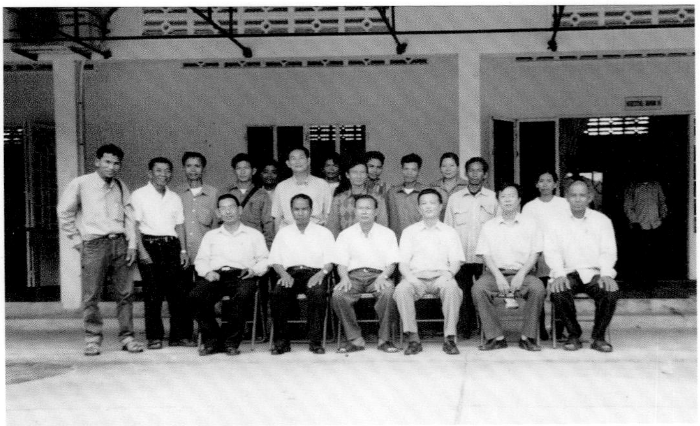

2003 年，柬埔寨实居省医院开展 Artequick 临床研究。前排左 4 为李国桥。

2004 年 8 月 5—6 日，在泰国马奇诺大学热带医学院举行青蒿素复方临床试验交流研讨会，前排左 5 为 Sornchai、左 7 为李国桥，后排左 8 为新南方青蒿公司潘隆华、左 13 为王新华、左 14 为谈博、左 16 为符林春、右 1 为宋健平，右 3 为郭兴伯。

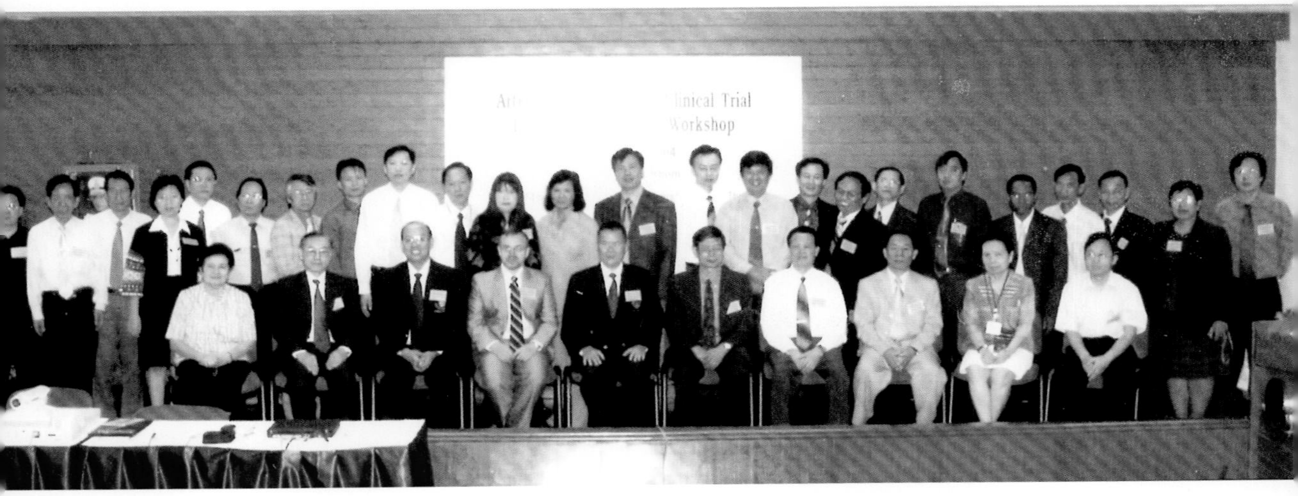

2004年，柬埔寨使用尚未注册的Artequick在实居省进行全民服药快速灭源灭疟试验，取得成功。同年，广州中医药大学校友，企业家朱拉伊[①]与李国桥

① 朱拉伊，1983 年毕业于广州中医学院，1994 年进入房地产行业，创办广东新南方集团有限公司。为实现多年的中医药梦想，弘扬中医药文化，从 2000 年起朱拉伊投资与母校合作系列中医药产业项目，致力于构建现代中医药产业体系，如广州中医药大学科技产业园、邓老凉茶、青蒿素、医药连锁、健康管理等项目。2004 年起，其与李国桥团队合作，连续十多年支持团队的青蒿素复方和快速灭源灭疟研究。

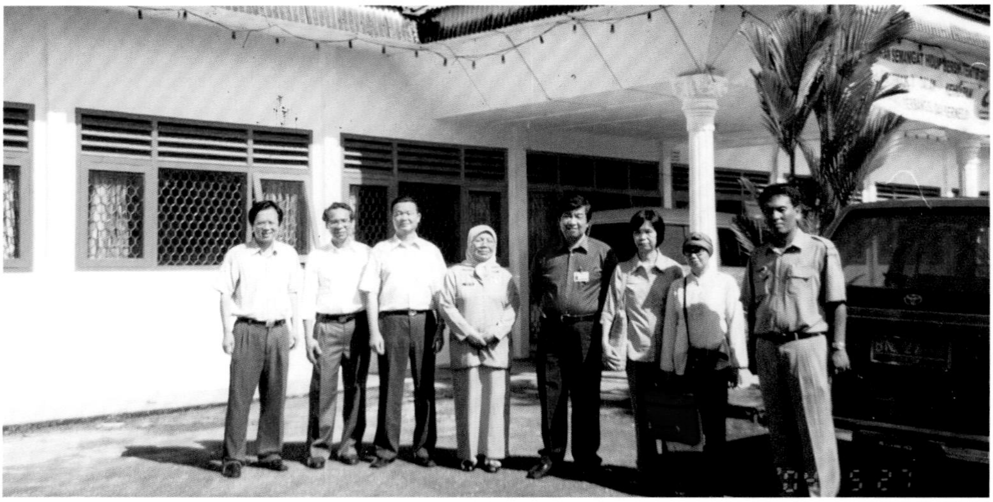

2005 年，在印度尼西亚 Banka 岛开展 Artequick 临床试验，左 1 为宋健平，左 3 为李国桥。

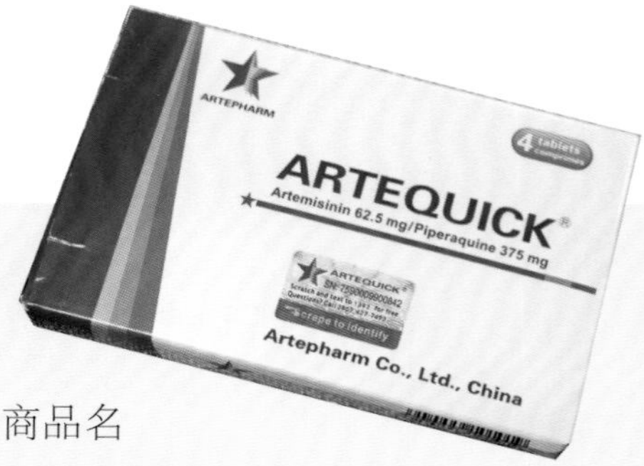


Artequick

团队合作开发青蒿素哌喹复方，双方合作成立广东新南方青蒿科技有限公司。2006年4月，Artequick获得新药证书和注册批件，商品名“粤特快”，由广东新南方青蒿科技有限公司生产。2007—2013年，Artequick又成功应用于科摩罗的全民服药。2009年，广东省政府副秘书长主持专题会议部署青蒿素复方“粤特快”在非洲的推广工作。

中国是青蒿素的发明国，但是在李国桥研发这3个青蒿素复方之前，中国的青蒿素类药在国际抗疟药市场上只有不到1%的份额，由于青蒿素类药没有专利保护，西方各国纷纷仿制，甚至在中国低价收购成品后改换包装，凭借他们的国际市场网络，进行高价出售。夺回本该属于我们的国际市场份额，也是李国桥研发青蒿素复方的初衷之一，因此他非常重视成果转化的问题，曾和不同的企业有过合作，如重庆通和、华立控股等企业，企业在一段时间内资助李国桥团队的研究，李国桥团队产生的成果向企业转让，但用李国桥的话说：“之前合作的，都是药品一上市，就Byebye了。”只有和朱拉伊的合作持续了下来。

王新华口述　其实李国桥教授成果转化的意识、产学研合作的概念很强，不然就没有青蒿素的今天，没有企业的支持，青蒿素不能走向世界，有了企业的支持、市场的意识，才成就了青蒿素产业化。朱拉伊是我校的杰出校友，很有情怀，不然支持不了这么久，研究青蒿素毕竟是个烧钱的事情，第一前期研究工作的投入大，第二疟疾是个穷人病，希望从药上赚钱是不可能的。所以如果不是有中医情结，有校友的情结，他肯定不会支持那么久，朱拉伊能做到不离不弃，不容易。（2018年12月24日）

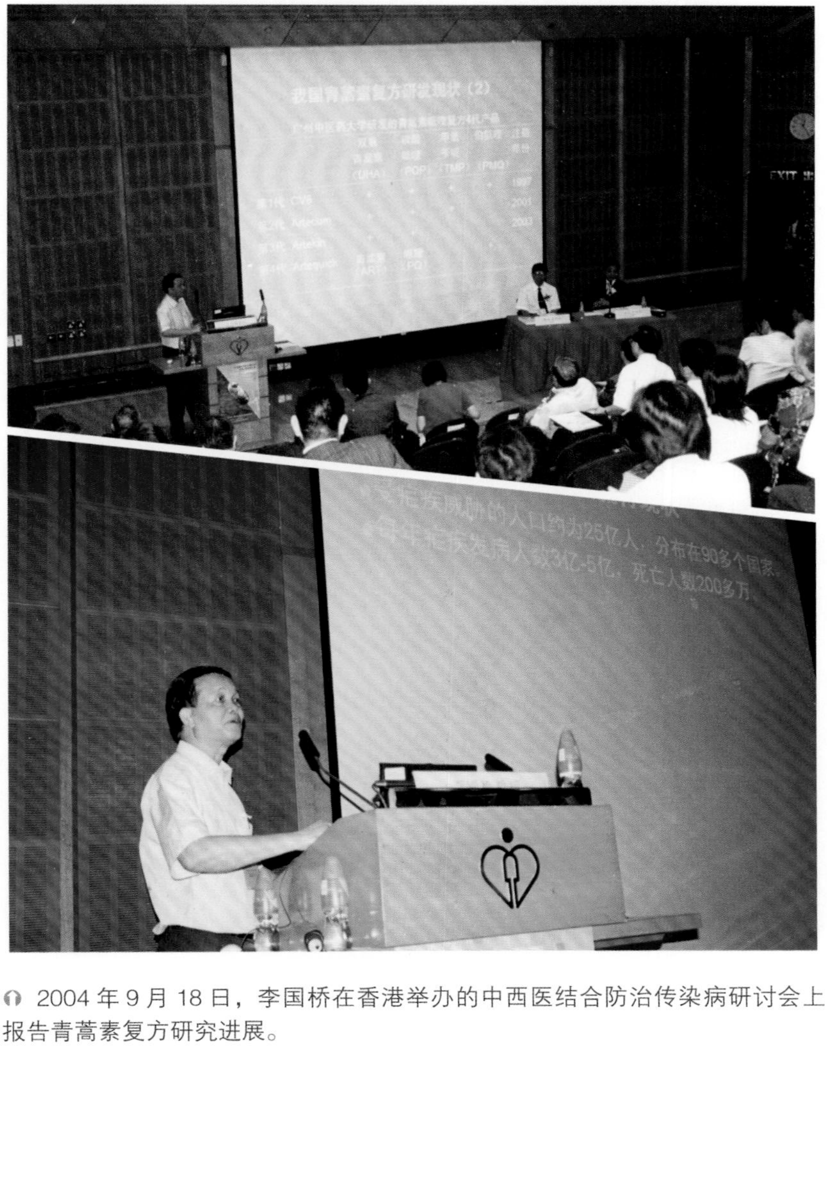

2004 年 9 月 18 日，李国桥在香港举办的中西医结合防治传染病研讨会上报告青蒿素复方研究进展。

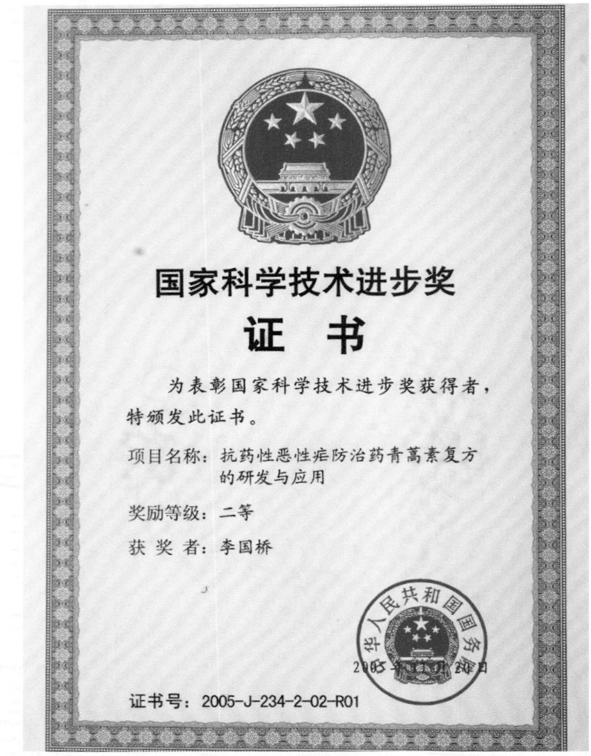
国家科学技术进步奖
证　书
为表彰国家科学技术进步奖获得者，特颁发此证书。
项目名称：抗药性恶性疟防治药青蒿素复方的研发与应用
奖励等级：二等
获 奖 者：李国桥
中华人民共和国国务院
证书号：2005-J-234-2-02-R01

➲ 2005 年 11 月，李国桥主持的“抗药性恶性疟防治药青蒿素复方的研发与应用”获得国家科学技术进步二等奖。

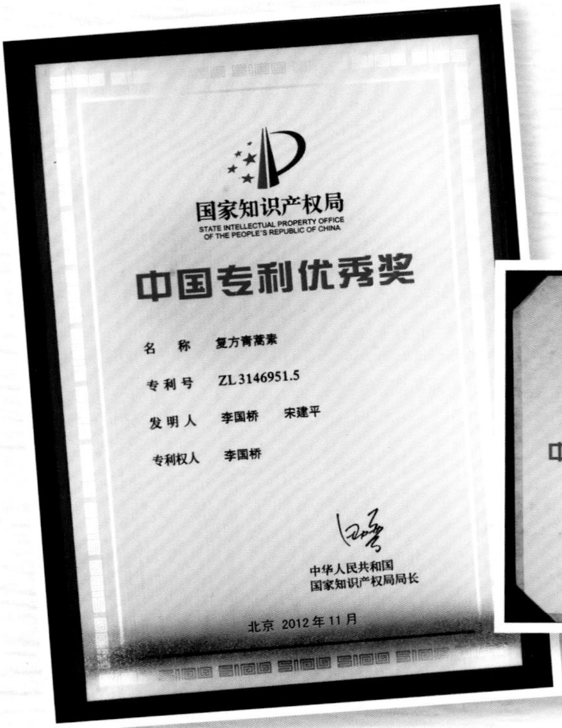
国家知识产权局
STATE INTELLECTUAL PROPERTY OFFICE OF THE PEOPLE'S REPUBLIC OF CHINA
中国专利优秀奖
名　称　复方青蒿素
专利号　ZL 3146951.5
发明人　李国桥　宋建平
专利权人　李国桥
中华人民共和国
国家知识产权局局长
北京 2012 年 11 月

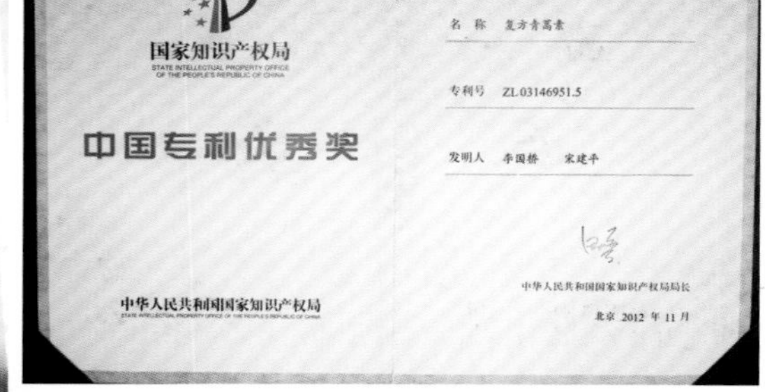
国家知识产权局
STATE INTELLECTUAL PROPERTY OFFICE OF THE PEOPLE'S REPUBLIC OF CHINA
中国专利优秀奖
中华人民共和国国家知识产权局
名 称　复方青蒿素
专利号　ZL 03146951.5
发明人　李国桥　宋建平
中华人民共和国国家知识产权局局长
北京 2012 年 11 月

➲ 2012 年，李国桥主持的“复方青蒿素”（即 Artequick）获国家知识产权局颁发中国专利优秀奖。

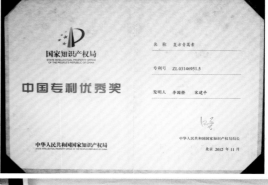

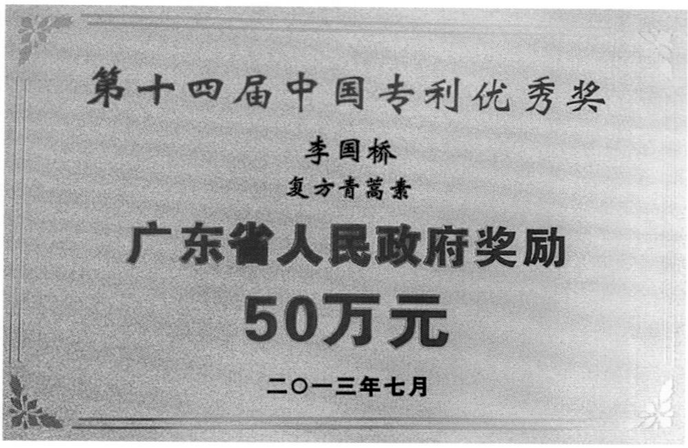


因“复方青蒿素”获中国专利优秀奖，李国桥获广东省人民政府奖励50万元，广州市政府同时奖励10万，奖金全部被他用于科研。

对于青蒿素复方研发的意义，《迟到的报告——中国523项目50周年纪念版》前言写道：

值得指出的是，全球疟疾发病人数因青蒿素类抗疟药的推广应用已明显下降，流行状况得到了初步遏制，其中真正发挥作用的并非青蒿素本身（青蒿素及其衍生物有速效、低毒、无明显副作用的特点，但疗程较长、复发率高，难以推广应用），而是后来新创制的以复方蒿甲醚[1]为代表的青蒿素类复方抗疟药，是这些药物在全球广泛推广应用带来

① 蒿甲醚－本芴醇复方。本芴醇是由“523”项目化学合成药专业组（军事医学科学院微生物流行病研究所邓蓉仙任组长，上海医药工业研究院张秀平任副组长）合成的新抗疟化合物。1992年，军事医学科学院微生物流行病研究所开发了蒿甲醚－本芴醇复方，获国家新药注册。在国家支持下，与瑞士诺华公司合作开发，至2009年，在全球86个国家获得注册。

的结果。如果没有青蒿素诞生后研究工作的不断创新，就没有青蒿素衍生物及其复方的研制发展，就没有现在青蒿素类抗疟药的广泛推广应用，或许也就没有今天青蒿素名扬全球的荣耀。青蒿素的发现为后来的发明创造了基础，青蒿素类药物的发展和创新使青蒿素更加灿烂夺目，共同创造了今日的辉煌。

目前，李国桥正在研发第四个青蒿素复方。前3个均为青蒿素-哌喹复方，第四个复方有较大变化。

李国桥口述　目前我们正在开发的青蒿素复方，是与军事医学科学院的一个长半衰期药萘酚喹配伍，萘酚喹跟氯喹、哌喹、甲氟喹等药物比较是最好的，长效、低毒。我2010年拿到这个复方专利，现在还没有成为商品药，但是这几年我们到非洲去，我就吃这个自制复方药，每个月吃一次就很稳妥，没有蚊帐我也不怕，每个月服一次这个药我就不会发疟疾。之前的复方，其药效都不能超过25天，服一次（指2～3天疗程），不超过25天就复发了。萘酚喹复方的药效超过30天，30天服一次我就不用担心。既治疗又预防，吃了它既能治好病，又能在一个月内不发疟疾病。为有效阻断疟疾传播，在这个复方中，我还是要加入低剂量伯氨喹。较之前的复方，这个更适宜全民服药。研发新药的关键是结不结合临床，不结合临床，光在实验室工作，以为老鼠点头就行了，其实那是不行的，要病人点头才行。（2018年7月25日）

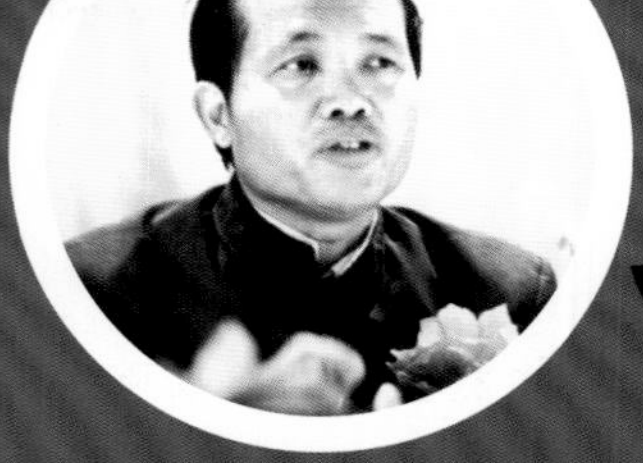

5

第5章

# 团队荣誉

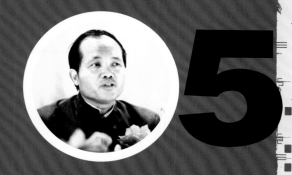

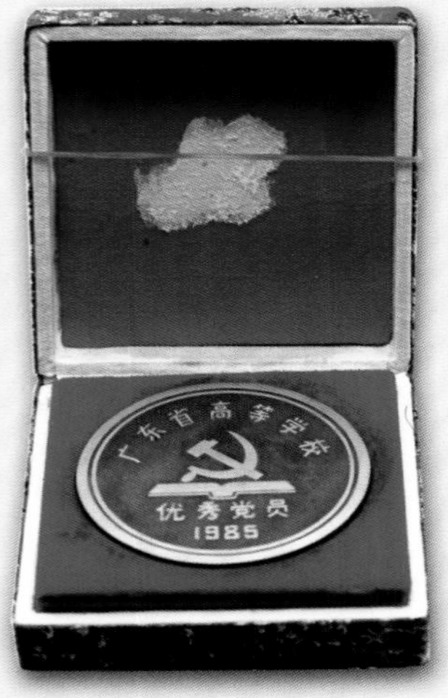


1985年，李国桥被评为广东省高等学校优秀党员。

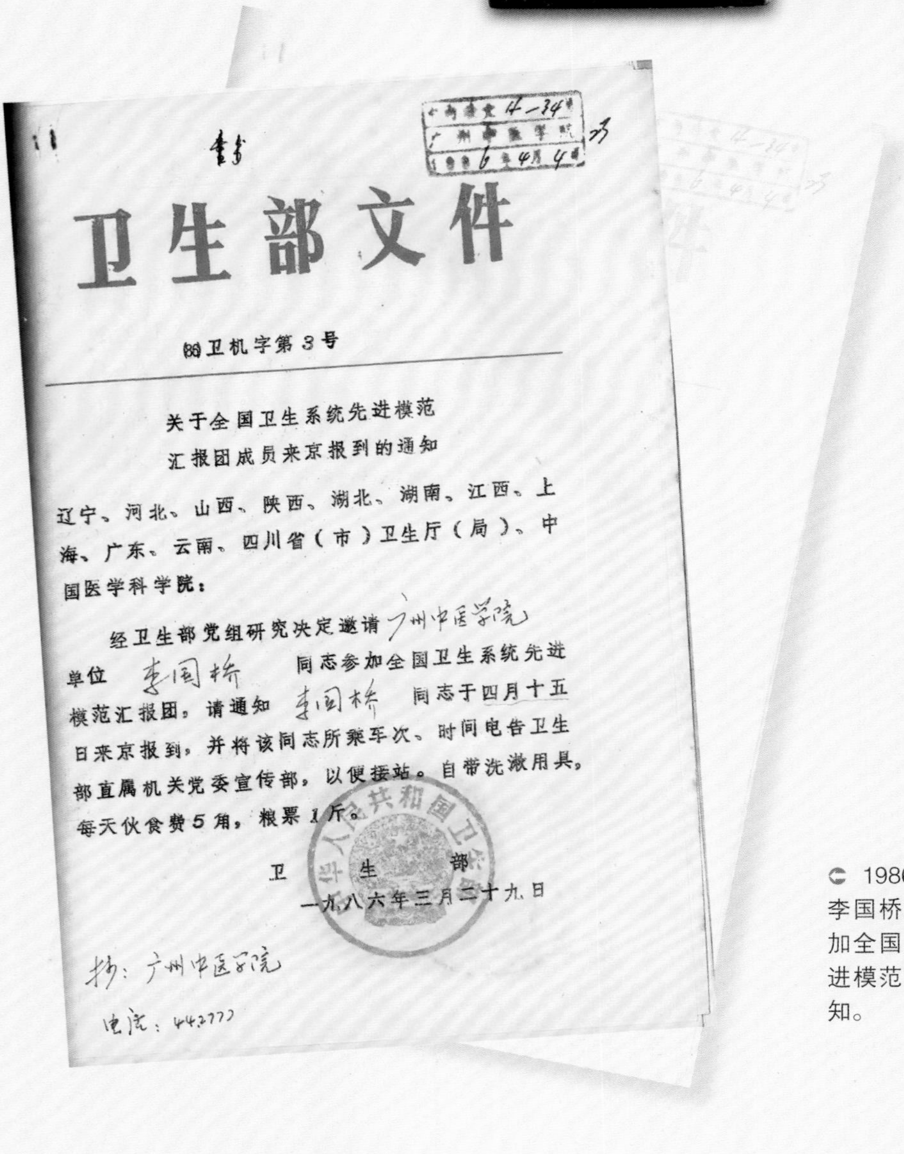

# 卫生部文件

(86)卫机字第3号

关于全国卫生系统先进模范汇报团成员来京报到的通知

辽宁、河北、山西、陕西、湖北、湖南、江西、上海、广东、云南、四川省（市）卫生厅（局）、中国医学科学院：

经卫生部党组研究决定邀请广州中医学院单位李国桥同志参加全国卫生系统先进模范汇报团，请通知李国桥同志于四月十五日来京报到，并将该同志所乘车次、时间电告卫生部直属机关党委宣传部，以便接站。自带洗漱用具，每天伙食费5角，粮票1斤。

卫生部

一九八六年三月二十九日

抄：广州中医学院

电话：442777

1986年3月，李国桥接到赴京参加全国卫生系统先进模范汇报团的通知。

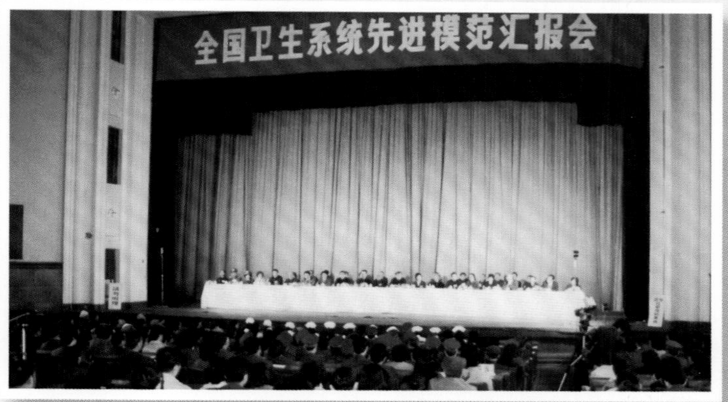


1986 年，李国桥到北京参加全国卫生系统先进模范汇报会。

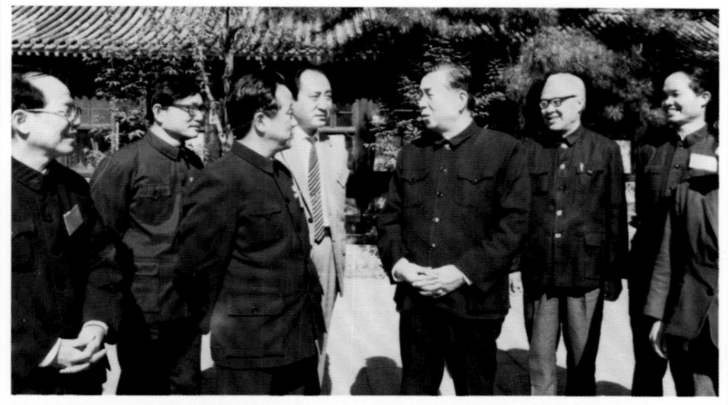

科技部、卫生部的领导看望汇报团，右 1 为李国桥。

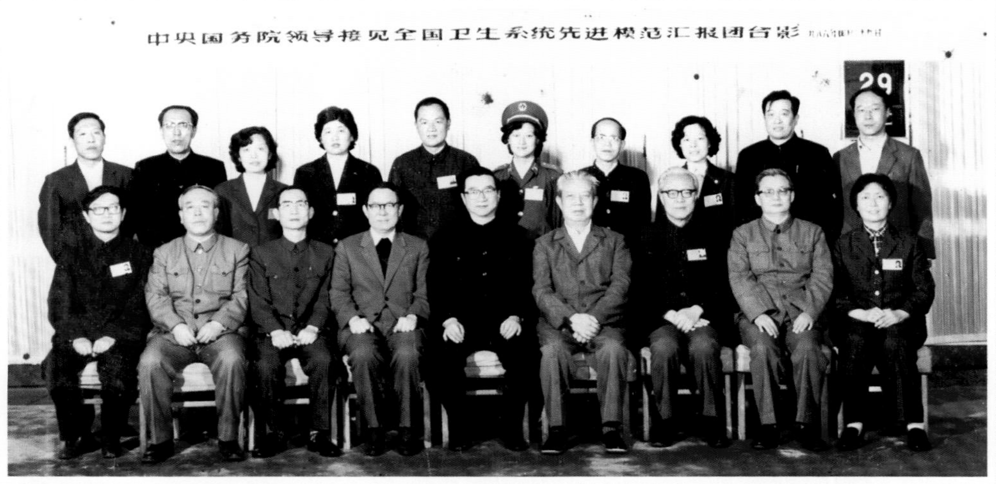


1986 年 4 月 29 日，国务院领导接见全国卫生系统先进模范汇报团，这张合影中没有李国桥，因为李国桥完成汇报会上的报告后，就请假回到学校继续工作。之后汇报团到全国各地进行巡讲，都是由学校派他人参加并代替李国桥做报告。

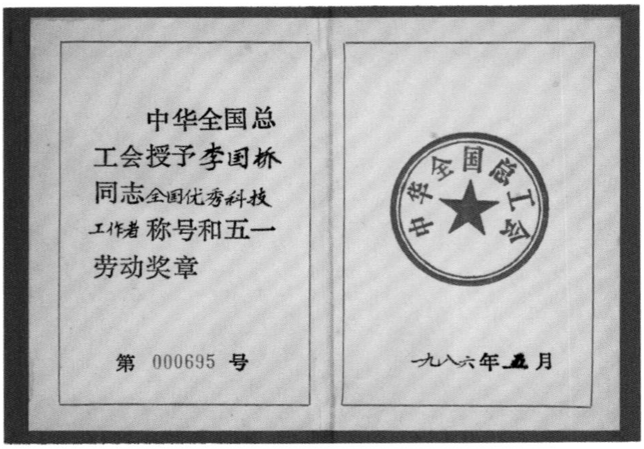


1986 年 5 月，中华全国总工会授予李国桥“全国优秀科技工作者”称号和“五一劳动奖章”，授予广州中医学院疟疾研究室“全国先进班组”称号。

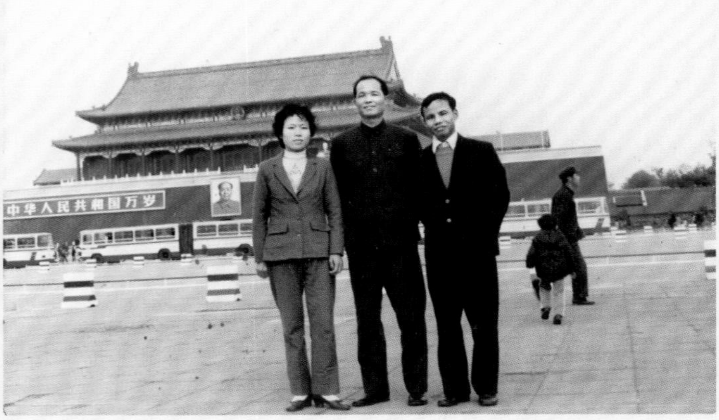

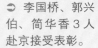

李国桥、郭兴伯、简华香 3 人赴京接受表彰。

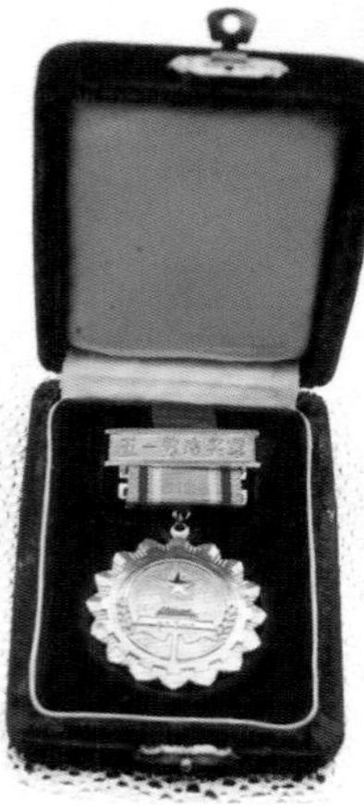

五一劳动奖章。

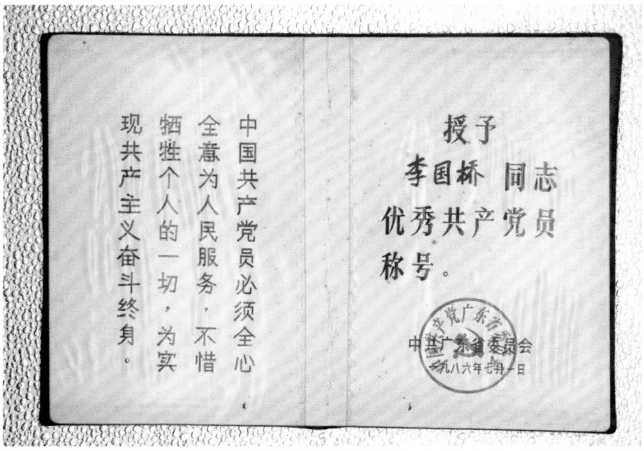


1986 年 7 月，中共广东省委员会授予李国桥“优秀共产党员”称号，授予广州中医学院疟疾研究室“社会主义精神文明建设先进集体”称号。

# 中共广东省委关于在全省开展学习李国桥和广州中医学院疟疾研究室先进事迹活动的决定

（一九八六年二月十六日）

广州中医学院副院长兼疟疾研究室主任、副教授、共产党员李国桥，从1967年起，带领广州中医学院疟疾研究室，坚持在海南山区和云南边疆从事疟疾的防治和科研工作。十八年来，李国桥和研究室的同志们，始终以寻求抗疟新路、帮助群众解除疾苦为己任，为了理想，为了事业，艰苦备尝，忘我不息地战斗在穷乡僻壤。他们视事业重于生命，为了疟区人民的健康、幸福，以大无畏的献身精神和脚踏实地的科学态度，刻苦攻关，勇往直前，不惜冒危险，以身进行抗疟试验，在疟疾防治方面，做出了突出的贡献。他们的科研成果，多次得到国家有关部门的嘉奖，并受到国外专家的重视和好评，为祖国争得了荣誉。

李国桥同志既是一位有卓著成就的专家，又是一位党性强、严于律己、以身作则、品德高尚的共产党员。他牢记党的宗旨，对共产主义理想坚信不疑，把疟疾防治事业和远大理想紧密联系起来。李国桥同志领导下的疟疾研究室，是一个团结奋斗、富有朝气的战斗集体。

为了表彰李国桥同志和他带领下的疟疾研究室的先进事迹，省委决定：授予李国桥同志优秀共产党员的光荣称号；授予广州中医学院疟疾研究室社会主义精神文明建设先进集体光荣称号。省委号召全省共产党员、干部和全省知识分子，学习李国桥同志和广州中医学院疟疾研究室的先进事迹。学习他们牢固树立共产主义崇高理想，把理想同现实工作实践结合起来。学习他们全心全意为人民服务，密切联系群众，关心群众疾苦的优良作风。学习他们勇于进取，锲而不舍，在艰苦条件下，迎着困难奋进的精神。学习他们讲事业、讲贡献，不讲索取，忘我工作，不计报酬的共产主义劳动态度。把学习李国桥和广州中医学院疟疾研究室的先进事迹，同深入开展理想、纪律教育结合起来，振奋精神，更好地站在改革的前列，为推进我省两个文明建设而奋勇前进！

· 2 ·

广东省委同时颁布《关于在全省开展学习李国桥和广州中医学院疟疾研究室先进事迹活动的决定》。《南方日报》《羊城晚报》1986 年 2 月 17 日头版头条登载了《决定》，并刊登了报道《事业高于一切——记李国桥和他带领的疟疾研究室》。

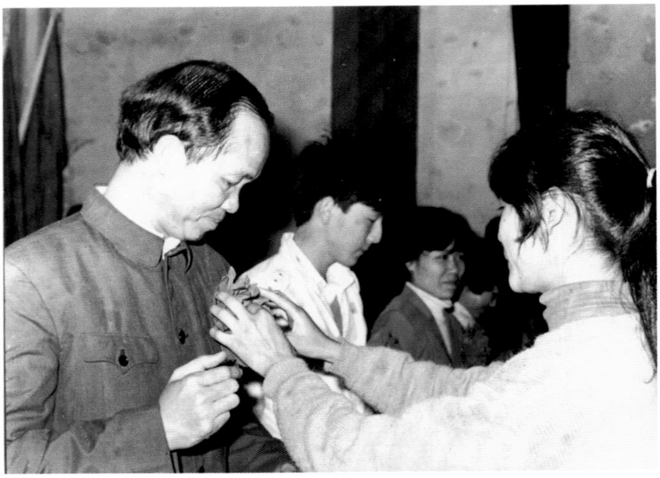

疟疾研究室获“社会主义精神文明建设先进集体”称号，左起：李国桥、刘光平、简华香接受表彰。

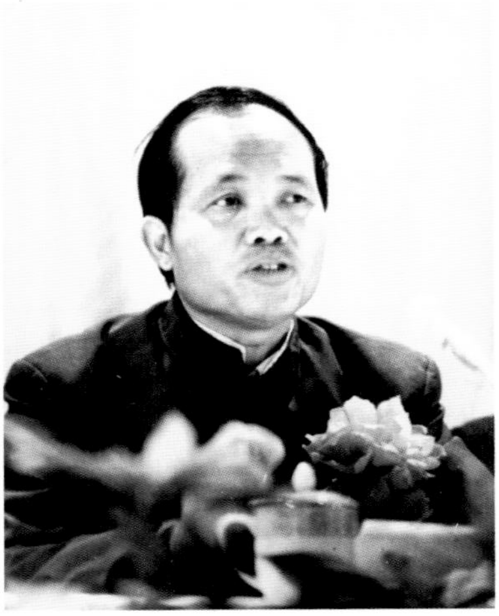

广东省优秀共产党员李国桥在做报告。

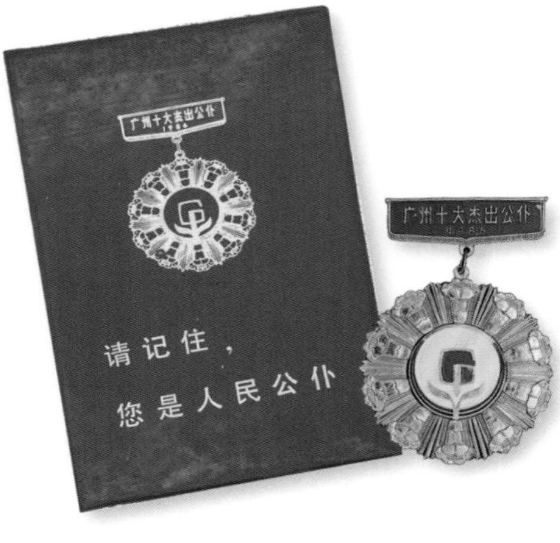
广州十大杰出公仆
请记住，
您是人民公仆
广州十大杰出公仆

1986年9月，李国桥被评为广州地区十大杰出公仆。

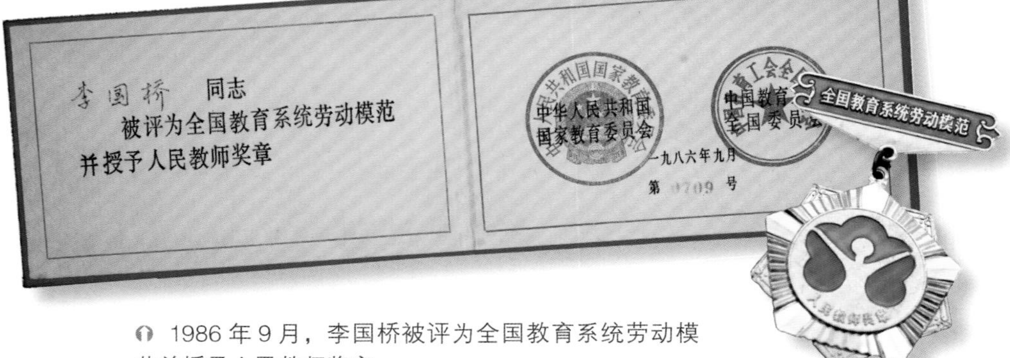
李国桥 同志
被评为全国教育系统劳动模范
并授予人民教师奖章
中华人民共和国
国家教育委员会
中国教育
全国委员会
一九八六年九月
全国教育系统劳动模范

1986年9月，李国桥被评为全国教育系统劳动模范并授予人民教师奖章。

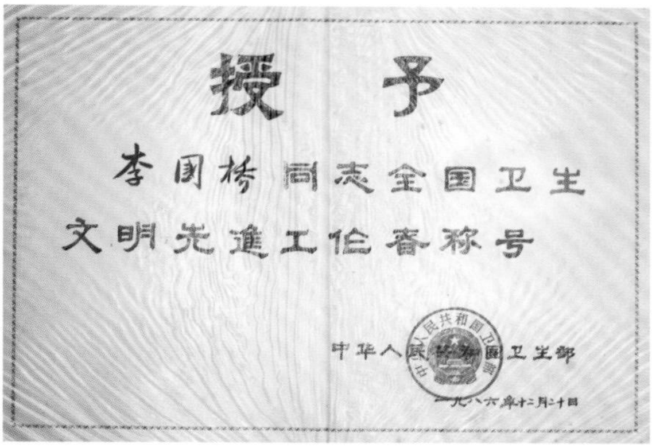
授予

李国桥同志全国卫生文明先进工作者称号

中华人民共和国卫生部

一九八六年十二月二十日

◐ 1986 年 12 月，李国桥获卫生部授予全国卫生文明先进工作者称号。

◑ 1987 年 4 月 11 日，国务院决定，鞍山钢铁公司半连轧厂副厂长赵成顺、武汉市六渡桥百货公司营业员熊汉仙、核工业部科学技术委员会副主任于敏、开滦矿务局唐家庄煤矿三区采支小队长艾有勤、广州中医学院副院长李国桥，在社会主义现代化建设中，公而忘私，艰苦奋斗，开拓前进，做出了杰出的贡献，为此，授予全国劳动模范的称号。国务院号召：全国各条战线广大职工，向赵成顺等 5 位同志学习，在社会主义现代化建设中努力奋斗。左起：熊汉仙、于敏、赵成顺、艾有勤、李国桥。《鞍钢日报》记者周宝奎摄于 1987 年 4 月 28 日。

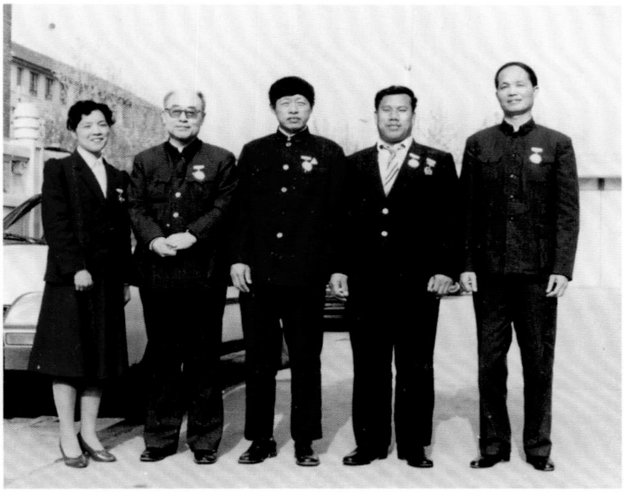

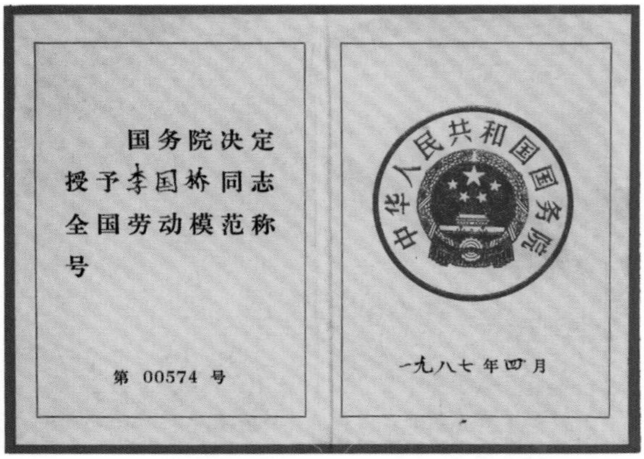
国务院决定授予李国桥同志全国劳动模范称号

第 00574 号

中华人民共和国国务院

一九八七年四月

◐ 全国劳动模范证书。

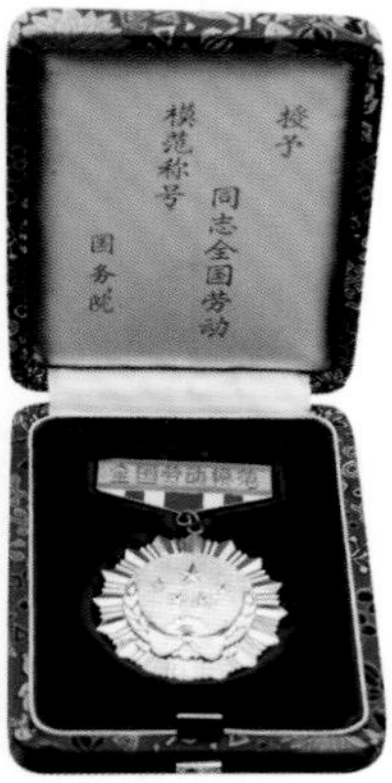


◐ 全国劳动模范奖章。

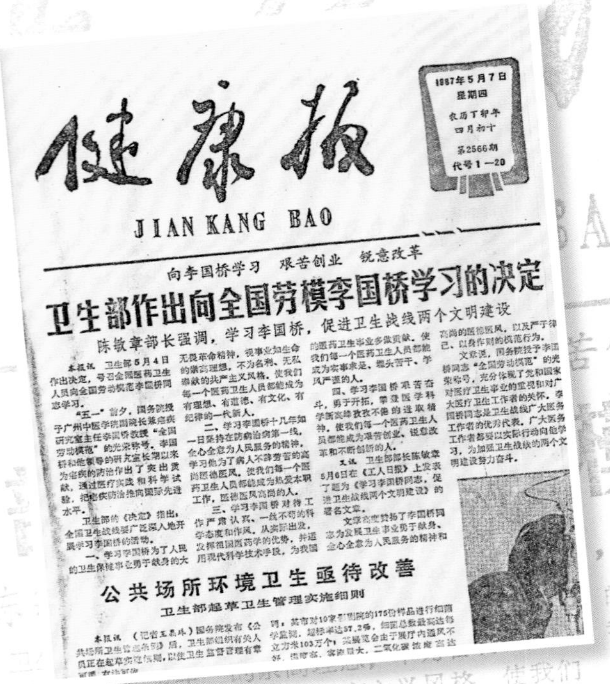
健康报
JIAN KANG BAO
1987年5月7日 星期四 农历丁卯年 四月初十 第2566期 代号1—20

向李国桥学习　艰苦创业　锐意改革

## 卫生部作出向全国劳模李国桥学习的决定

### 陈敏章部长强调，学习李国桥，促进卫生战线两个文明建设

本报讯　卫生部5月4日作出决定，号召全国医药卫生人员向全国劳动模范李国桥同志学习。

"五一"前夕，国务院授予广州中医学院副院长兼疟疾研究室主任李国桥教授"全国劳动模范"的光荣称号。李国桥和他领导的研究室长期以来为疟疾的防治作出了突出贡献，通过医疗实践和科学试验，把疟疾防治推向国际先进水平。

卫生部的《决定》指出：全国卫生战线要广泛深入地开展学习李国桥的活动。

一、学习李国桥为了人民的卫生保健事业勇于献身的大无畏革命精神，视事业如生命的崇高理想，不为名利、无私奉献的共产主义风格。使我们每一个医药卫生人员都能成为有理想、有道德、有文化、有纪律的一代新人。

二、学习李国桥十几年如一日坚持在防病治病第一线，全心全意为人民服务的精神，学习他为了病人不辞劳苦的高尚医德医风。使我们每一个医药卫生人员都能成为热爱本职工作，医德医风高尚的人。

三、学习李国桥对待工作严肃认真、一丝不苟的科学态度和作风。从实际出发，发挥祖国医药学的优势，并运用现代科学技术手段，为我国的医药卫生事业多做贡献。使我们每一个医药卫生人员都能成为实事求是、埋头苦干、学风严谨的人。

四、学习李国桥艰苦奋斗，勇于开拓，攀登医学科学新高峰孜孜不倦的进取精神。使我们每一个医药卫生人员都能成为艰苦创业、锐意改革和不断创新的人。

又讯　卫生部部长陈敏章5月6日在《工人日报》上发表了题为《学习李国桥同志，促进卫生战线两个文明建设》的署名文章。

文章高度赞扬了李国桥同志为发展卫生事业勇于献身、全心全意为人民服务的精神和高尚的医德医风，以及严于律己、以身作则的模范行为。

文章说，国务院授予李国桥同志"全国劳动模范"的光荣称号，充分体现了党和国家对医疗卫生事业的重视和对广大医疗卫生工作者的关怀。李国桥同志是卫生战线广大医务工作者的优秀代表。广大医务工作者都要以实际行动向他学习，为加强卫生战线的两个文明建设努力奋斗。

## 公共场所环境卫生亟待改善

### 卫生部起草卫生管理实施细则

本报讯　（记者王嘉环）国务院发布《公共场所卫生管理条例》后，卫生部组织有关人员正在起草实施细则，以使卫生监督管理有章可循……

……某市对10家影剧院的175份样品进行细菌学监测，超标率达57.2%，细菌总数最高达每立方米103万个；……由于展厅内通风不……二氧化碳浓度高达……

卫生部做出决定，号召全国医药卫生人员向全国劳模李国桥同志学习，艰苦创业，锐意改革。

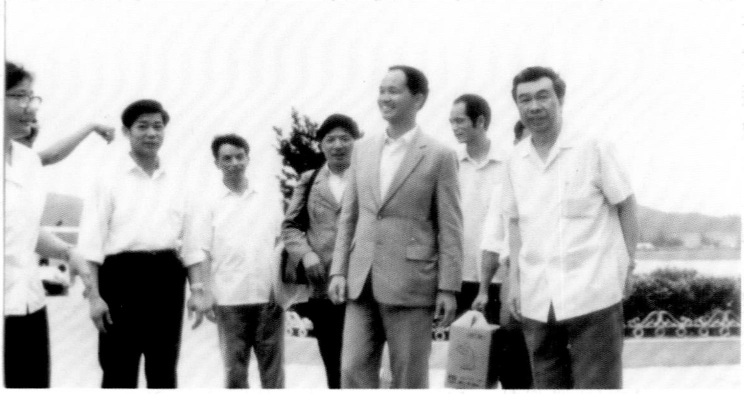

李国桥参加全国劳模大会载誉归来，广州中医学院领导到机场迎接。右1为学院党委书记杨建宇，右3为李国桥。

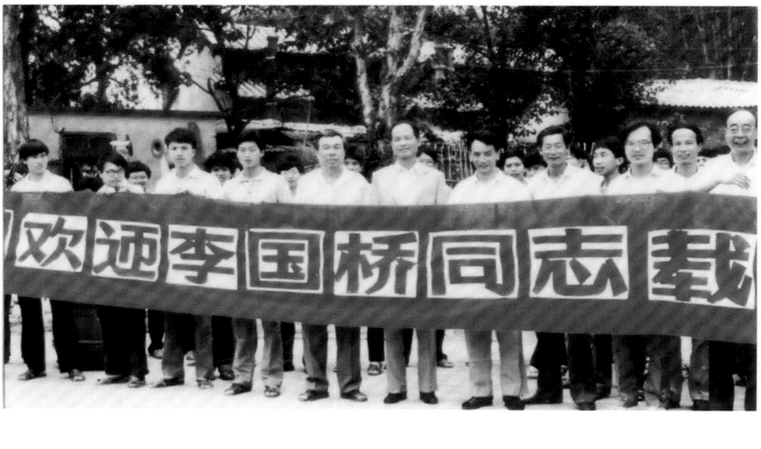


广州中医学院组织了欢迎仪式。

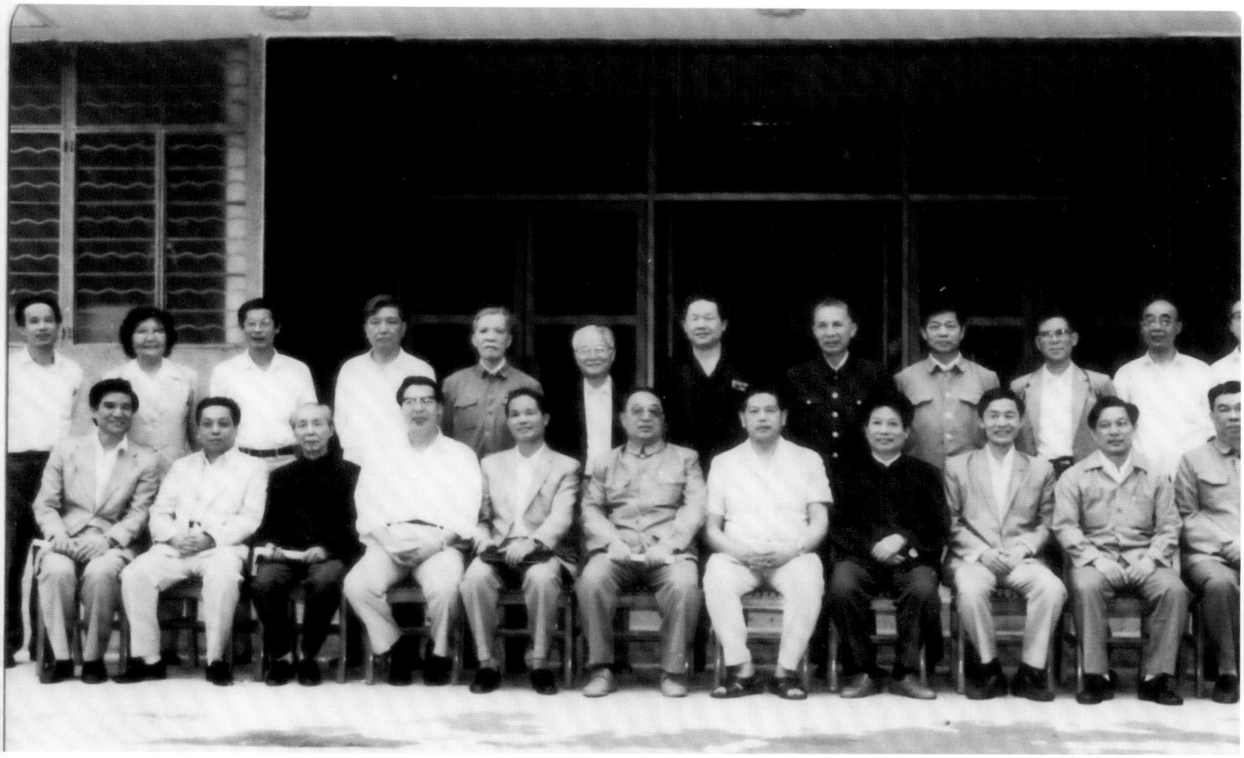

广东省委领导、广州中医学院领导与李国桥合影。左 1 为陶志达，左 3 为黄耀燊，左 5 为李国桥，左 6 为广东省委书记王宁。右 1 为广州中医学院党委书记杨建宇。后排左 5 为罗元恺，左 6 为邓铁涛，左 8 为广州中医学院原党委书记王永祥。

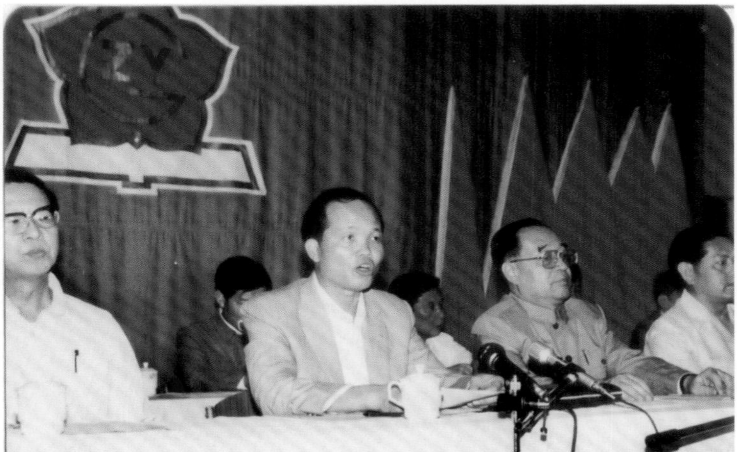

李国桥（左 2）在欢迎会上讲话。广东省委书记王宁（左 3）、广东省工会主席骆胜安出席了欢迎会，骆胜安宣读了广东省总工会关于号召全省职工向李国桥同志学习的决定。

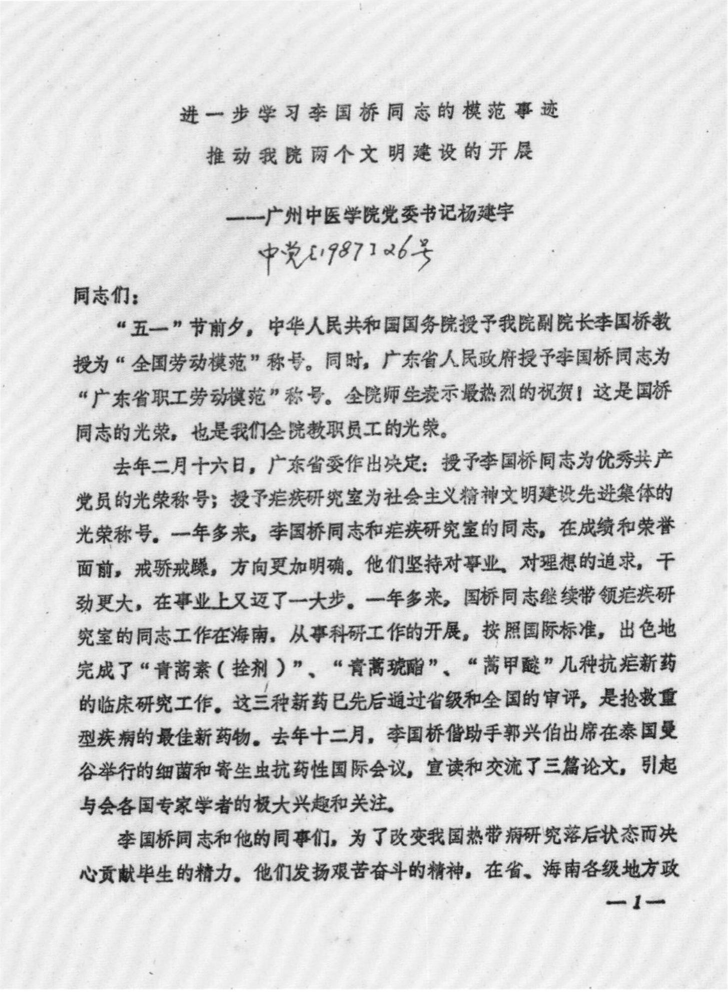

进一步学习李国桥同志的模范事迹

推动我院两个文明建设的开展

——广州中医学院党委书记杨建宇

中党[1987]26号

同志们：

“五一”节前夕，中华人民共和国国务院授予我院副院长李国桥教授为“全国劳动模范”称号。同时，广东省人民政府授予李国桥同志为“广东省职工劳动模范”称号。全院师生表示最热烈的祝贺！这是国桥同志的光荣，也是我们全院教职员工的光荣。

去年二月十六日，广东省委作出决定：授予李国桥同志为优秀共产党员的光荣称号；授予疟疾研究室为社会主义精神文明建设先进集体的光荣称号。一年多来，李国桥同志和疟疾研究室的同志，在成绩和荣誉面前，戒骄戒躁，方向更加明确。他们坚持对事业、对理想的追求，干劲更大，在事业上又迈了一大步。一年多来，国桥同志继续带领疟疾研究室的同志工作在海南，从事科研工作的开展，按照国际标准，出色地完成了“青蒿素（栓剂）”、“青蒿琥酯”、“蒿甲醚”几种抗疟新药的临床研究工作。这三种新药已先后通过省级和全国的审评，是抢救重型疟病的最佳新药物。去年十二月，李国桥偕助手郭兴伯出席在泰国曼谷举行的细菌和寄生虫抗药性国际会议，宣读和交流了三篇论文，引起与会各国专家学者的极大兴趣和关注。

李国桥同志和他的同事们，为了改变我国热带病研究落后状态而决心贡献毕生的精力。他们发扬艰苦奋斗的精神，在省、海南各级地方政

—1—

广州中医学院内部开展了向李国桥学习的活动。

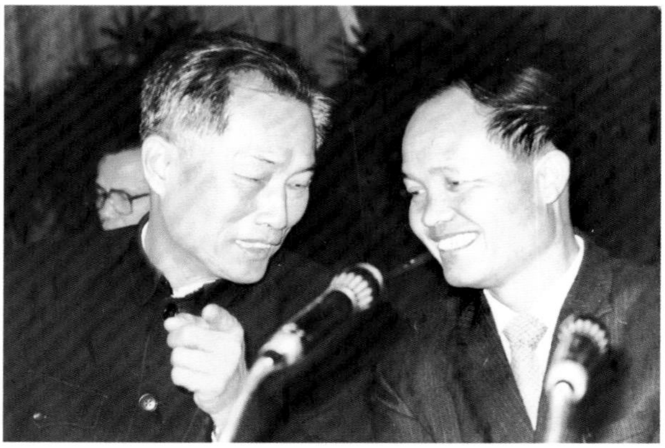

1987年，李国桥获全国劳动模范后，在广州的中山纪念堂做报告。左为广东省委书记林若。

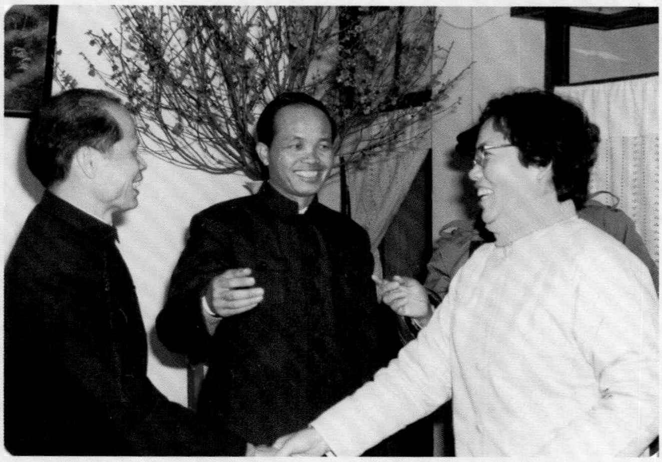

1988年春节，广东省委副书记谢非探访全国劳动模范李国桥。左起：谢非、李国桥、李珍秀。

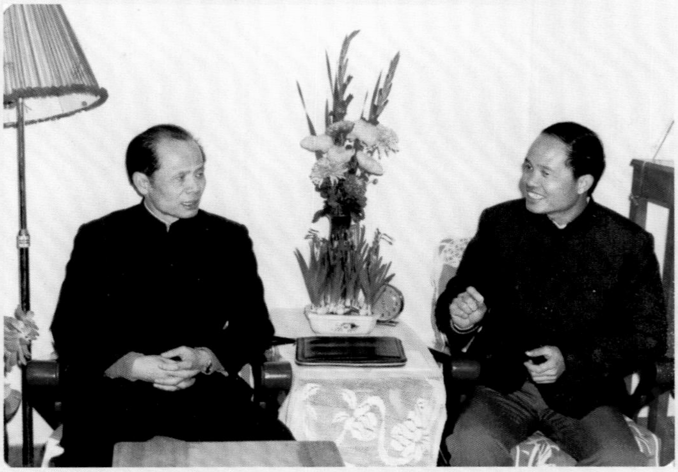

谢非与李国桥交谈。

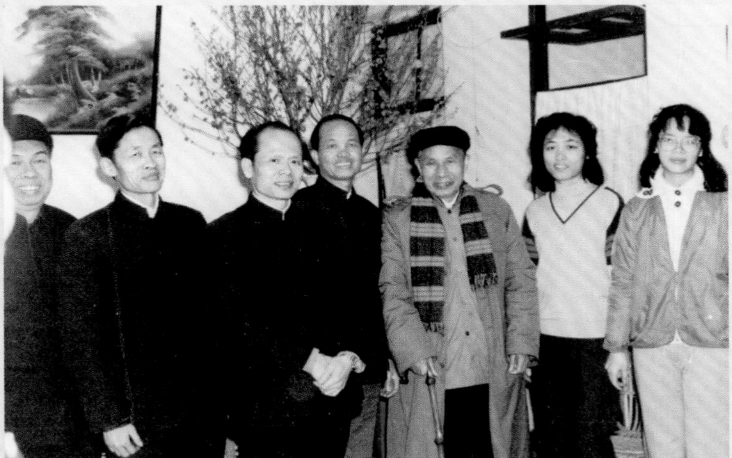

左3起：谢非、李国桥、广州中医学院原党委书记王永祥、李国桥大女儿李素荷、小女儿李东晖。

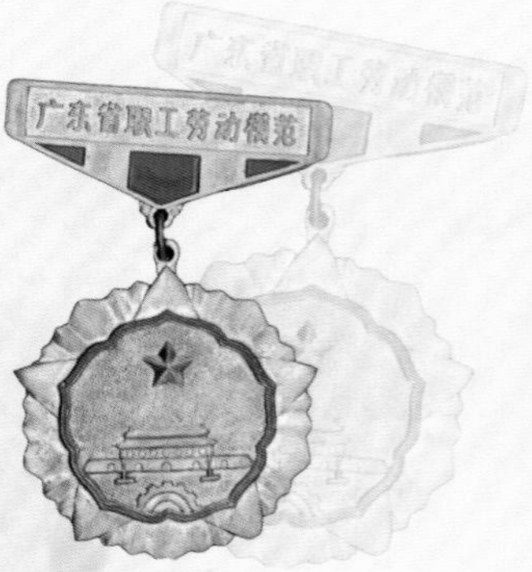


1987 年，李国桥当选广东省职工特等劳动模范。

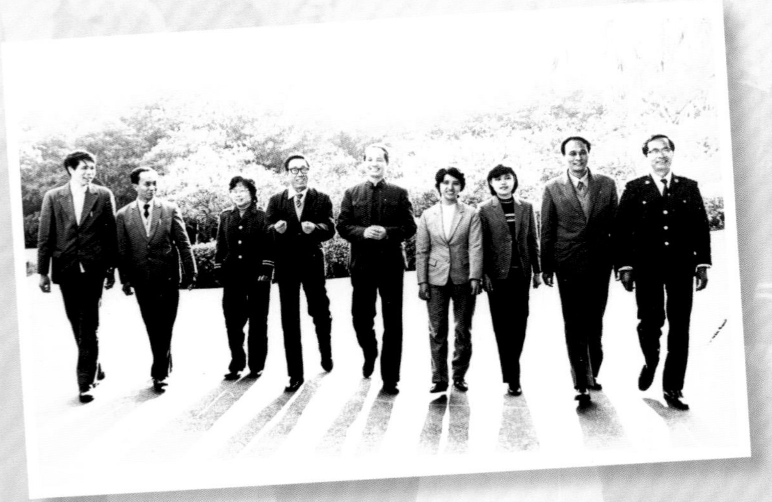

广东省劳动模范风采。

广东省劳动模范与广东省领导合影，左 7 为李国桥，其左为林若，右为谢非，后排左 3 为符林春。

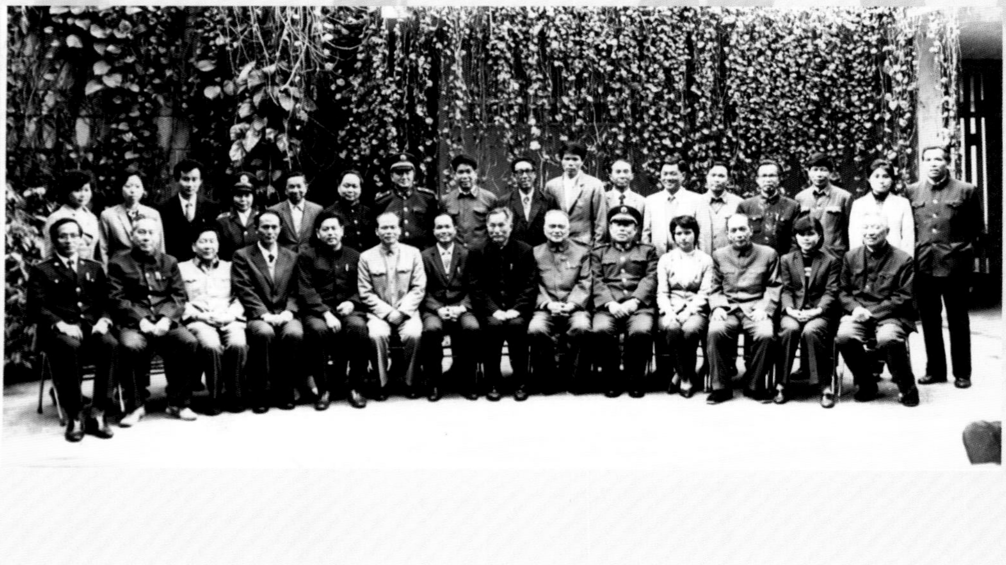

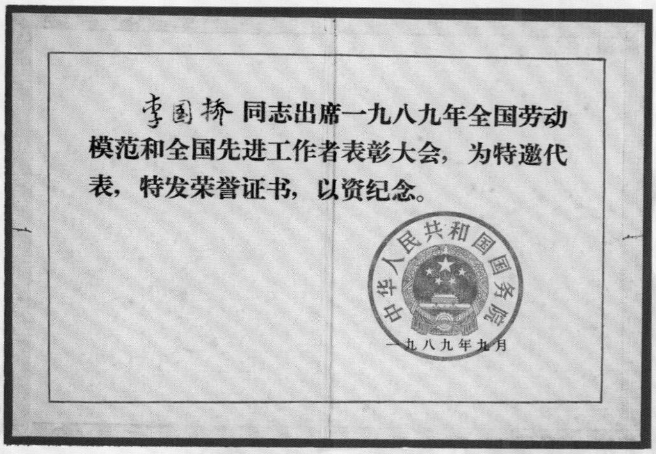

李国桥 同志出席一九八九年全国劳动模范和全国先进工作者表彰大会，为特邀代表，特发荣誉证书，以资纪念。

中华人民共和国国务院
一九八九年九月

1989 年 9 月，李国桥作为特邀代表，出席全国劳动模范和全国先进工作者表彰大会。

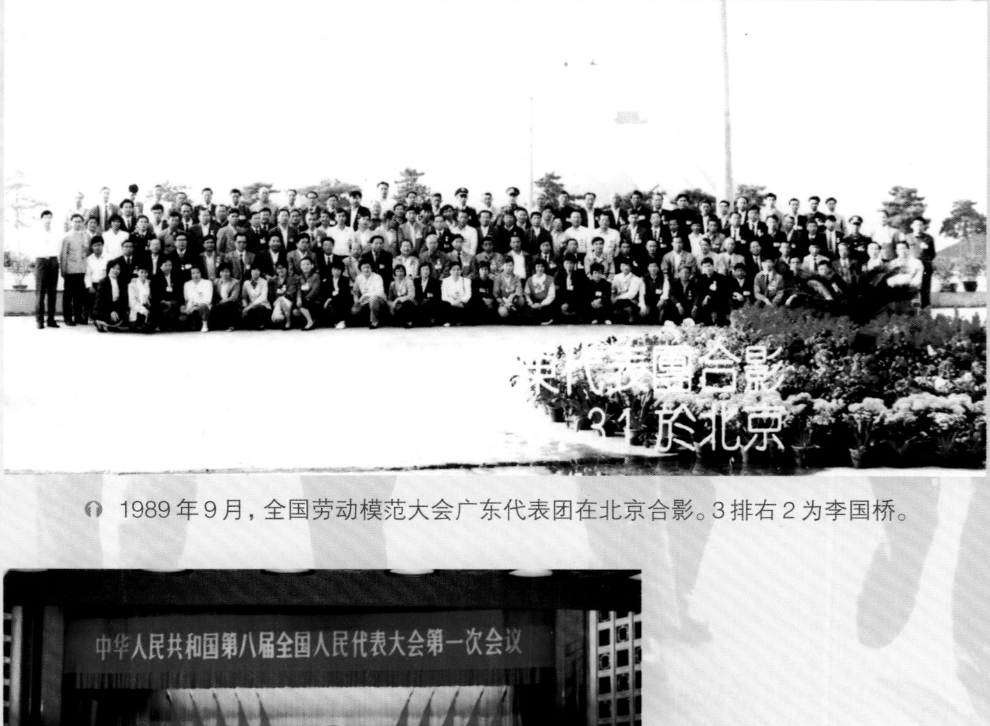

1989 年 9 月，全国劳动模范大会广东代表团在北京合影。3 排右 2 为李国桥。

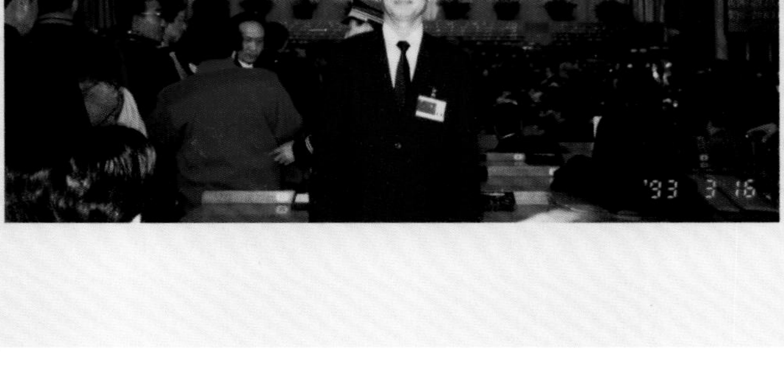


1993 年 3 月，李国桥到北京参加中华人民共和国第八届全国人民代表大会第一次会议。

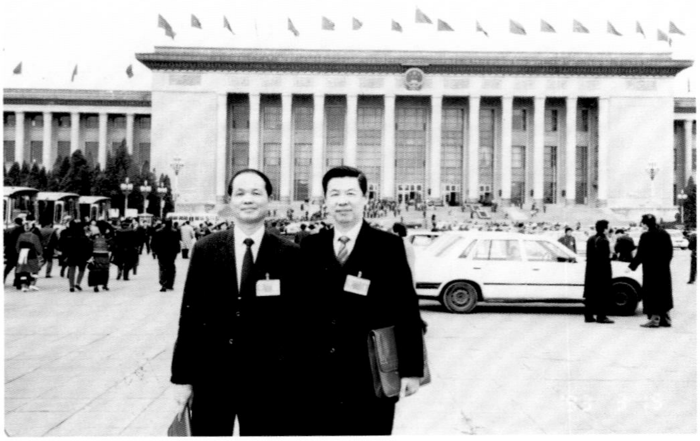

1993年3月，李国桥（左）到北京参加中华人民共和国第八届全国人民代表大会第一次会议。

1996年，李国桥作为“对青蒿素及其衍生物的研究工作有杰出成就的科学家”获求是科技基金会杰出科技成就集体奖。10位获奖人为中国科学院上海药物研究所朱大元、李英，广州中医药大学李国桥，中国科学院上海化学研究所周维善，云南药物研究所梁钜忠，中国科学院上海有机所许杏祥，中国中医研究院中药研究所屠呦呦，广西桂林制药厂刘旭，山东省中医药研究所魏振兴，中国科学院上海药物所顾浩明。

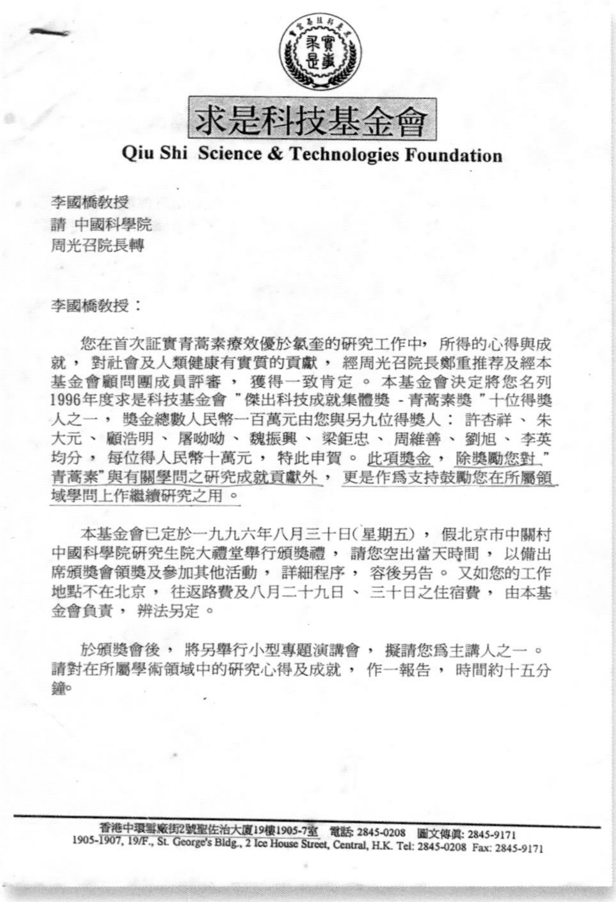

求是科技基金會

Qiu Shi Science & Technologies Foundation

李國橋教授
請 中國科學院
周光召院長轉

李國橋教授：

您在首次証實青蒿素療效優於氯奎的研究工作中，所得的心得與成就，對社會及人類健康有實質的貢獻，經周光召院長鄭重推荐及經本基金會顧問團成員評審，獲得一致肯定。本基金會決定將您名列1996年度求是科技基金會”傑出科技成就集體獎 - 青蒿素獎”十位得獎人之一，獎金總數人民幣一百萬元由您與另九位得獎人：許杏祥、朱大元、顧浩明、屠呦呦、魏振興、梁鉅忠、周維善、劉旭、李英均分，每位得人民幣十萬元，特此申賀。此項獎金，除獎勵您對”青蒿素”與有關學問之研究成就貢獻外，更是作爲支持鼓勵您在所屬領域學問上作繼續研究之用。

本基金會已定於一九九六年八月三十日（星期五），假北京市中關村中國科學院研究生院大禮堂舉行頒獎禮，請您空出當天時間，以備出席頒獎會領獎及參加其他活動，詳細程序，容後另告。又如您的工作地點不在北京，往返路費及八月二十九日、三十日之住宿費，由本基金會負責，辨法另定。

於頒獎會後，將另舉行小型專題演講會，擬請您爲主講人之一。請對在所屬學術領域中的研究心得及成就，作一報告，時間約十五分鐘。

香港中環雪廠街2號聖佐治大廈19樓1905-7室 電話: 2845-0208 圖文傳眞: 2845-9171
1905-1907, 19/F., St. George's Bldg., 2 Ice House Street, Central, H.K. Tel: 2845-0208 Fax: 2845-9171

求是科技基金会致李国桥的获奖通知。

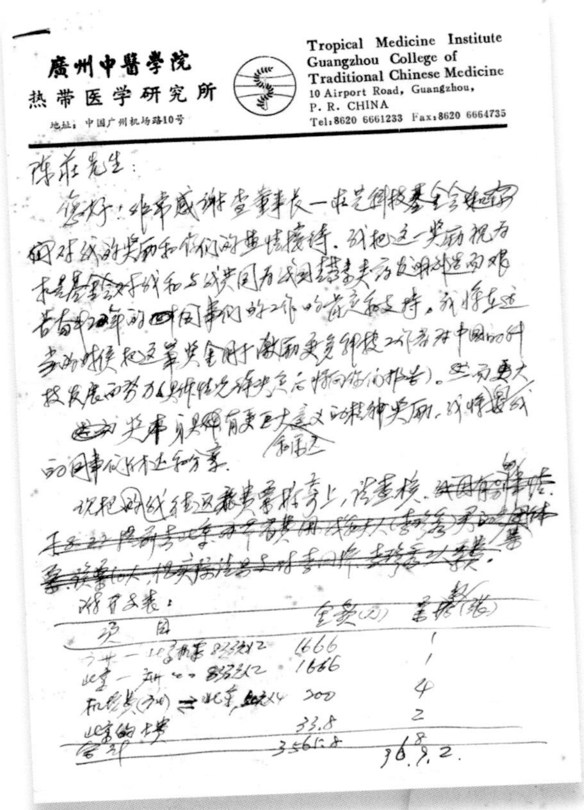
廣州中醫學院
热带医学研究所
地址：中国广州机场路10号

Tropical Medicine Institute
Guangzhou College of
Traditional Chinese Medicine
10 Airport Road, Guangzhou,
P. R. CHINA
Tel:8620 6661233 Fax:8620 6664735

陈庄先生：

……

96.9.2.

李国桥写给求是科技基金会杰出科技成就集体奖主办方的信（打印底稿）。

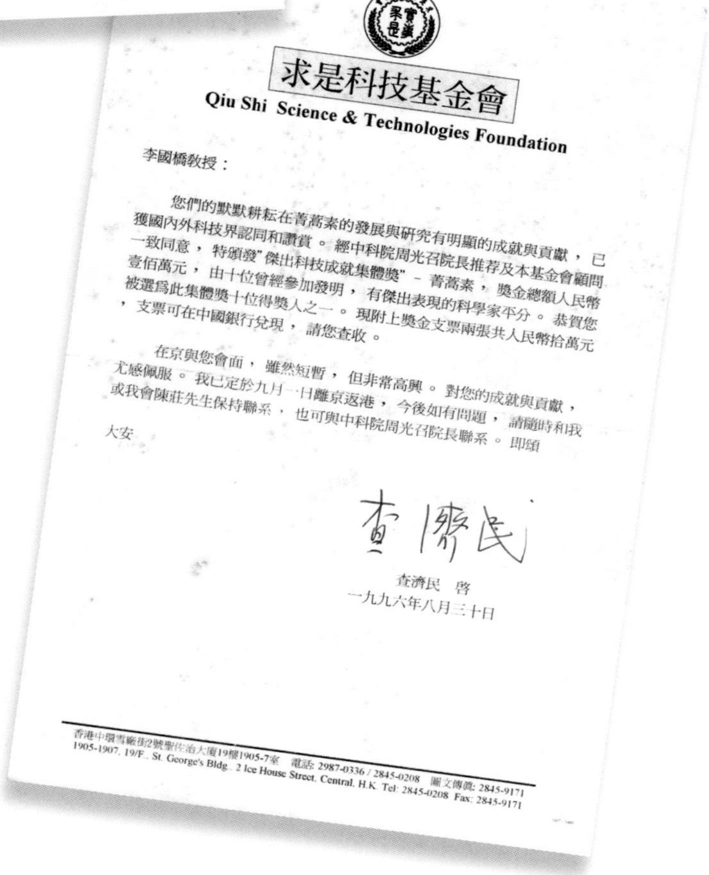
求是科技基金會
Qiu Shi Science & Technologies Foundation

李國橋教授：

您們的默默耕耘在青蒿素的發展與研究有明顯的成就與貢獻，已獲國內外科技界認同和讚賞。經中科院周光召院長推荐及本基金會顧問一致同意，特頒發"傑出科技成就集體獎" - 青蒿素，獎金總額人民幣壹佰萬元，由十位曾經參加發明，有傑出表現的科學家平分。恭賀您被選爲此集體獎十位得獎人之一。現附上獎金支票兩張共人民幣拾萬元，支票可在中國銀行兌現，請您查收。

在京與您會面，雖然短暫，但非常高興。對您的成就與貢獻尤感佩服。我已定於九月一日離京返港，今後如有問題，請隨時和我或我會陳莊先生保持聯系，也可與中科院周光召院長聯系。即頌

大安

查濟民

查濟民 啓
一九九六年八月三十日

香港中環雪廠街2號聖佐治大廈19樓1905-7室 電話: 2987-0336 / 2845-0208 圖文傳真: 2845-9171
1905-1907, 19/F., St. George's Bldg., 2 Ice House Street, Central, H.K. Tel: 2845-0208 Fax: 2845-9171

求是科技基金会创办者查济民写给李国桥的信。

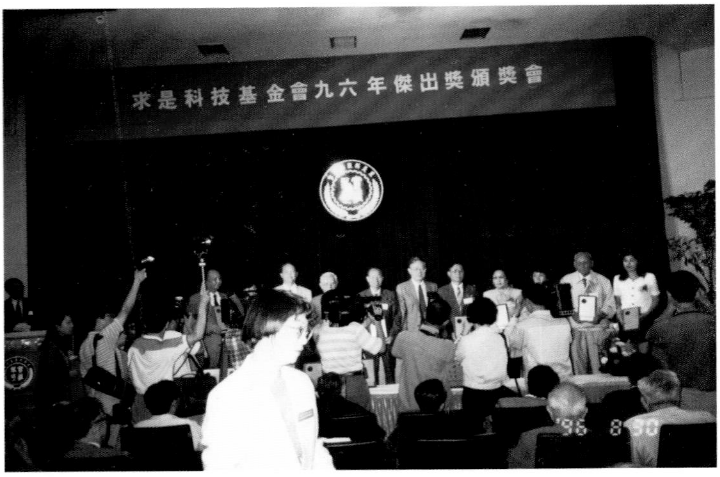
求是科技基金會九六年傑出獎頒獎會
'96 8 30

⊂ 1996年8月30日，求是科技基金会杰出奖颁奖会，左3为李国桥。

⊍ 1997年，青蒿素及其衍生物研发人员作为前一年度的获奖者受邀参加“求是”杰出奖颁奖会，左起：李英、梁钜忠、魏振兴、李国桥、刘旭。

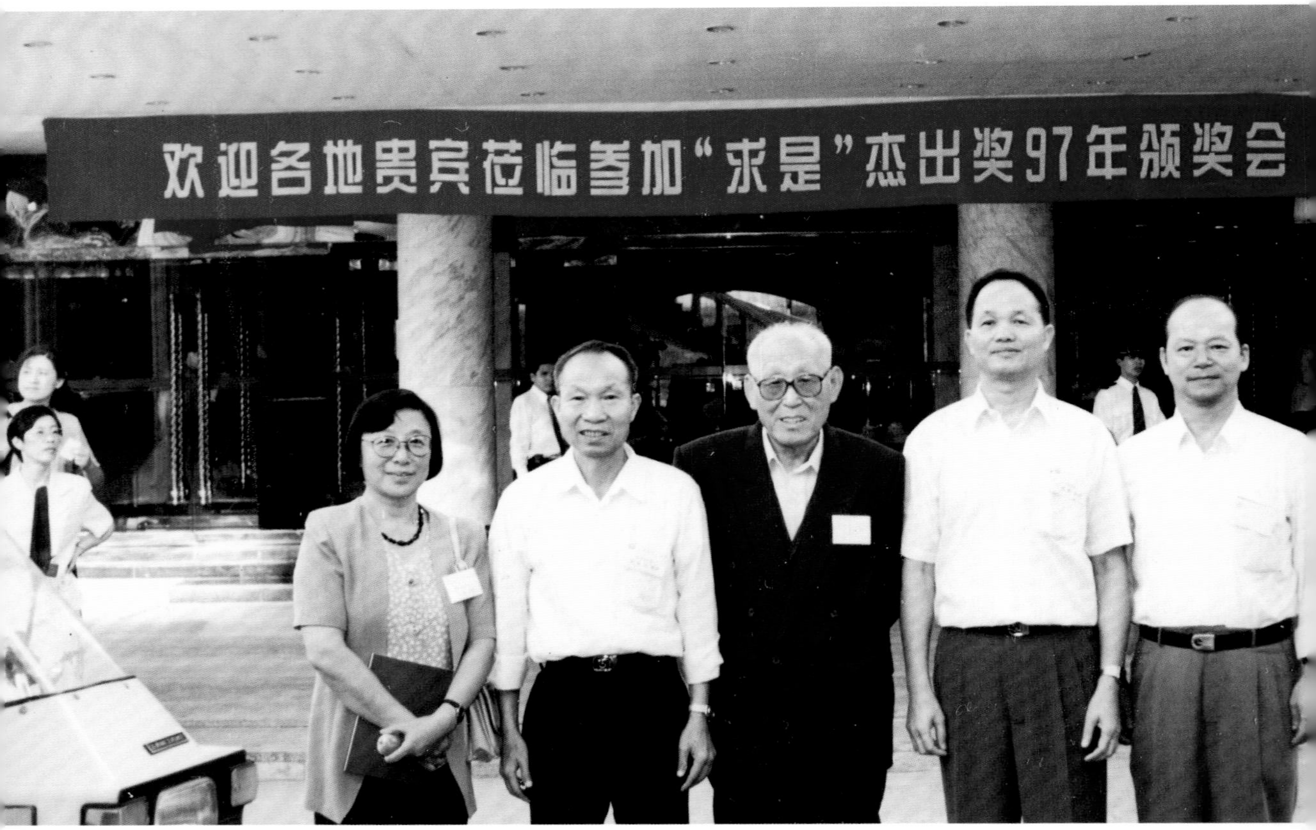
欢迎各地贵宾莅临参加“求是”杰出奖97年颁奖会

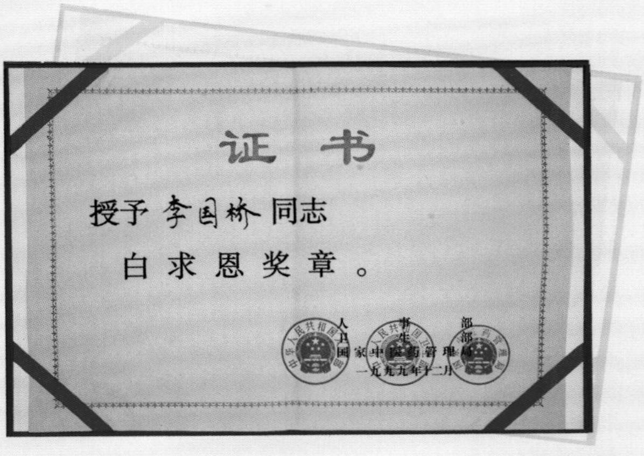


1999年12月，李国桥获人事部、卫生部、国家中医药管理局颁发白求恩奖章。

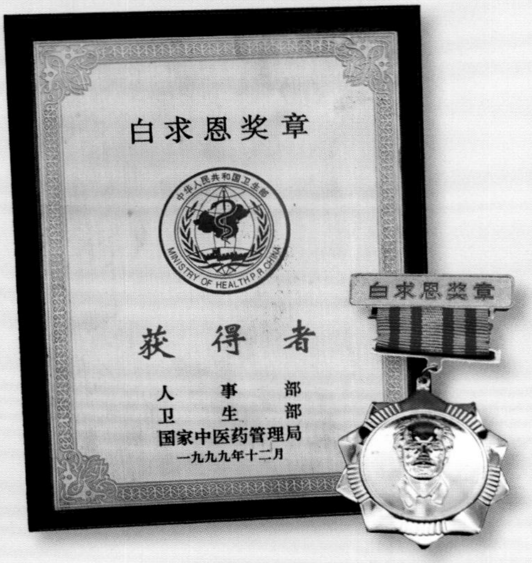
白求恩奖章
中华人民共和国卫生部
MINISTRY OF HEALTH P.R.CHINA
获得者
人事部
卫生部
国家中医药管理局
一九九九年十二月
白求恩奖章

白求恩奖章。

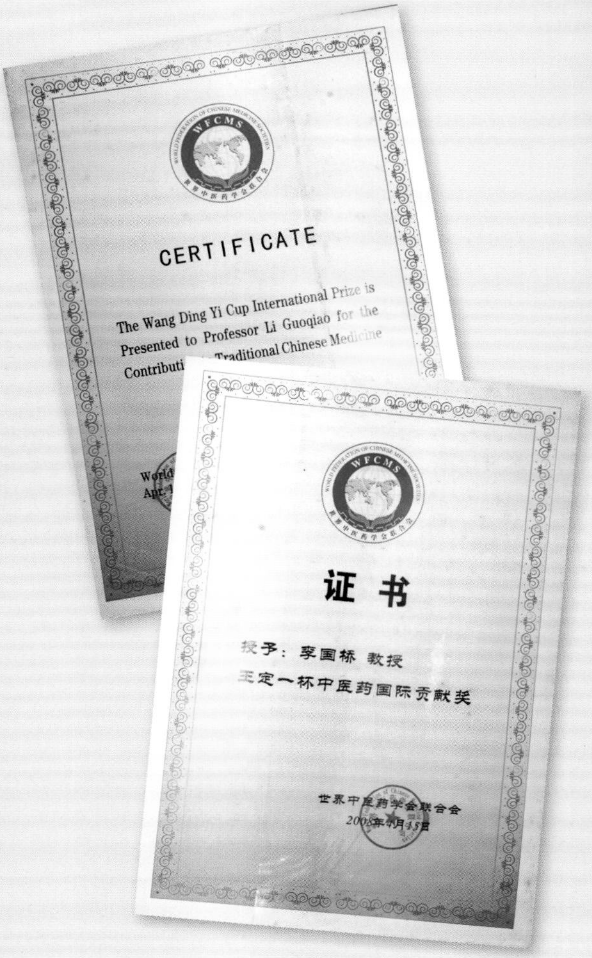
WFCMS
CERTIFICATE
The Wang Ding Yi Cup International Prize is
Presented to Professor Li Guoqiao for the
Traditional Chinese Medicine
WFCMS
证书
授予：李国桥 教授
王定一杯中医药国际贡献奖
世界中医药学会联合会

2008年4月15日，李国桥获世界中医药学会联合会颁发“中医药国际贡献奖”。

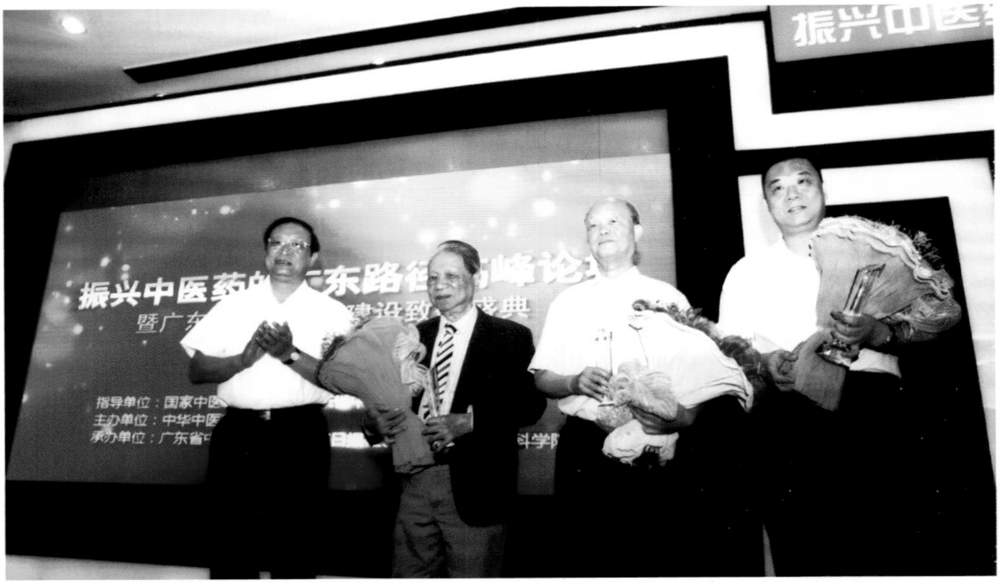


2012年10月，振兴中医药的广东路径高峰论坛暨广东中医药强省建设致敬盛典在广州举办。李国桥获“中医药强省建设致敬人物”称号，致敬词如下：“他与疟疾对抗了45年，年过七旬，荣誉无数，还如苦行僧般奔波在非洲、亚洲疫区，研发新药，救治苍生。为了攻克病魔，他甚至把病人血液注入自己体内，最先在临床上证实青蒿素能够治疗恶性疟疾，开发出疗程短、成本低的青蒿素类复方抗疟新药。在充满激情、艰辛乃至生死体验的日子里，他为中国、为广东赢得了世界的荣光。”左起：颁奖人国家中医药管理局局长王国强，致敬人物中国科学院院士陈可冀、李国桥、康美药业股份有限公司董事长马兴田。

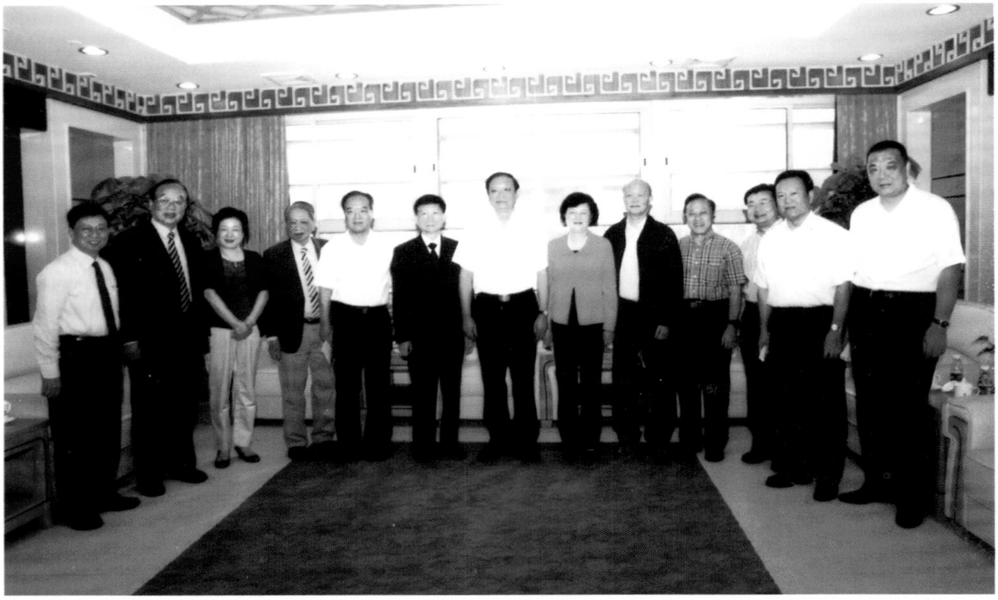

与会领导嘉宾合影。

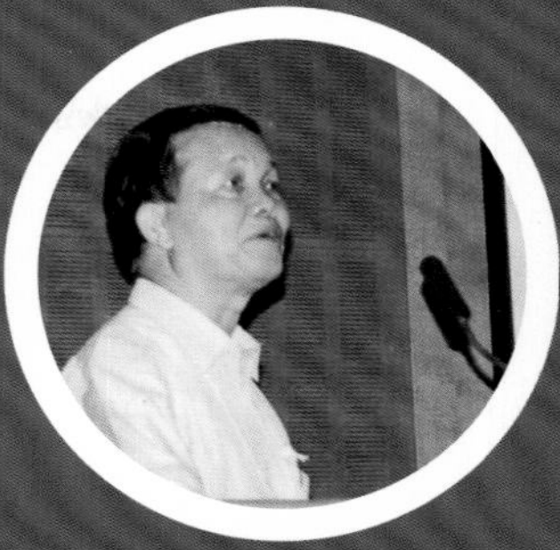

# 6

第6章

# 李国桥

## 青蒿抗疟团队年表

1936年

8月19日，李国桥出生于广州。

1955年

7月，李国桥、靳瑞于广东中医药专科学校毕业，经广东省卫生厅分配，至广东省中医进修学校工作，李国桥担任生理学助教，靳瑞担任针灸学助教。

1956年

8月6日，国务院发出〔1956〕国二办周字第19号文，批准成立广州中医学院。靳瑞调入广州中医学院任教。

1958年

4月，广东省中医进修学校并为广州中医学院进修部，李国桥任广州中医学院生理学教研组助教、进修部团支部书记。

1959年

3月，李国桥转入针灸学教研组，从事针灸医疗和教学，并担任教学秘书。

8月24日，广东省委宣传部宣干发字369文，同意结束广州中医学院筹备委员会工作，正式成立广州中医学院。

1964年

李国桥、郭景到广东省惠阳县梁化公社卫生院，开始从事针刺治疗疟疾研究。

靳瑞、韩绍康、黎文献合作撰写的《用疾徐补泻针刺大椎治疗疟疾30例经验介绍》一文，发表于《广东医学（祖国医学版）》1964年第6期。

1965年

李国桥、郭景针刺治疗疟疾的研究成果，由李国桥执笔，撰写论文《针刺大椎治疗疟疾的疗效分析和机制研究》，发表于《广东医学（祖国医学版）》1965年第6期。

## 1967年

5月23日，国家科委、中国人民解放军总后勤部在北京饭店召开“疟疾防治药物研究工作协作会议”，组织国家部委、军队直属及10个省、市、自治区和有关军区的医药科研、医疗、教学、生产等单位，针对热带地区抗药性恶性疟疾严重影响部队战斗力的问题，开展防治药物的研究。为保密需要，以会议日期作为研究项目代号，“523”任务拉开帷幕。

7月，在上海延安饭店召开针灸抗疟研究的专业座谈会，李国桥代表广州中医学院参加会议，接受了组建广州中医学院针灸治疗疟疾专业组的任务。

7月底，广州中医学院“523”小组成立，赴海南岛乐东县千家公社开展针刺治疗疟疾的研究工作，首批成员有李国桥、靳瑞、郭景。

11月，李国桥提出恶性疟原虫的裂殖周期是48小时，可能由两批疟原虫隔日交替成熟破裂引起持续发热。

12月，在“523”任务海南现场总结时，李国桥与上海的针灸专业组交流，发现对方针刺治疗的效果较差，而本组疗效较好，原因是对方医治对象是外来无免疫力人口。李国桥决定次年专门攻克外来人口无免疫力问题。

## 1968年

4月，广州中医学院“523”小组转移到儋县西华农场开展研究工作，针刺治疗外来无免疫力的疟疾病人遇到困难，疗效很差。

## 1969年

广州中医学院“523”小组为攻克外来无免疫力的疟疾病人针刺治疟疗效差的问题，所有队员反复自身试针。

7月9日，李国桥自身感染间日疟原虫，让大家把设计的各种针刺治疗方案集中在他身上试验，仍以失败告终。李国桥得出针灸治疗无免疫力疟疾患者疗效不理想的结论。

广州中医学院“523”小组经仔细观察发现恶性疟每天发作并非都是两批疟原虫所致，提出滋聚热的解释，即恶性疟每裂殖周期引起二次发热的理论。这得到全国“523”办公室的重视，他们请李国桥到海南现场各研究组介绍恶性疟原虫发育规律。

11月，李国桥被评为广东地区“523”五好队员。

12月，“523”海南现场总结时，李国桥向广州地区“523”办公室提出，由次年起转变研究方向，由针灸防治疟疾转变为抗疟药物临床观察。同时他得知“523”有开展凶险型疟疾现场救治工作的意向，于是主动向全国“523”办公室表示愿意负责组建凶险型疟疾救治研究组。

1970年

广州中医学院“523”小组开始承担抗疟药物临床观察的研究任务。

7月，李国桥被任命为广州中医学院教育革命组副组长。

11月，李国桥被广东地区“523”办公室树为“523”广东现场区五好标兵、“523”五好队员。

李国桥被评为广东省文教系统和广东省学习毛主席著作积极分子。

1971年

广州中医学院“523”小组开始承担凶险型疟疾救治研究任务，1年内收治20余例脑型疟，无一例死亡。

12月，“523”海南现场总结时，广州中医学院“523”小组获知云南疟疾暴发，决定前往云南进一步开展脑型疟救治研究，小组成员李国桥、靳瑞等，立即赶赴云南省盈江县进行脑型疟救治，并在收治大量脑型疟病人的盈江县医院举办脑型疟救治学习班。

1972年

3月，全国“523”办公室在南京举行的中草药专业组会议上，中国中医研究院中药研究所代表屠呦呦报告了青蒿乙醚提取物对鼠疟原虫近期抑制率可达100%的实验结果。

8月，李国桥被任命为广州中医学院革委会副主任。

李国桥提出恶性疟原虫随着裂殖体成熟破裂引起的裂体热期（R热，Ring form fever ）和大滋养体期引起的滋聚热期（T热，Late trothozoites fever），可出现R昏迷（R Coma）和T昏迷（T Coma）。

1973年

4月，《关于调整广东地区疟疾防治研究领导小组的请示》经广东省革委会批示，广东地区疟疾防治研究领导小组由雍文涛、欧阳奕、何俊才、李鸣珂、邵明政、宋乃瑞、魏浩然、马秀举、贾世荣、刘通显、李天顺、黄友谋、李国桥、吕光俭组成。雍文涛任组长，欧阳奕、何俊才、李鸣珂任副组长。领导小组办公室设在广东省卫生局，日常工作由广东省卫生局、科技局和广州军区后勤卫生部负责领导。

4月，云南药物研究所罗泽渊在苦蒿中提取出有效单体“苦蒿结晶Ⅲ”（后称黄花蒿素），经鉴定，该种苦蒿为黄花蒿大头变型。

7月，李国桥被任命为广州中医学院教育革命组组长、党总支书记。

12月，李国桥被任命为广州中医学院核心小组成员党委常委。

## 1974年

2月28日，“青蒿素的研究专题座谈会”在中国中医研究院中药研究所举行，在北京、山东、云南分别成功提取青蒿有效成分或单体的基础上，就下一阶段研究任务进行部署。

10月，此前云南疟疾防治临床研究组到凤庆县、云县一带，对云南药物研究所提取的黄蒿素进行临床效果观察，由于收治的疟疾病人较少，临床试验遇到困难。在全国“523”办公室主任张剑方等协调下，由在耿马县医院开展脑型疟救治工作的广州中医学院“523”小组承担黄蒿素临床试用观察任务。

11月初，云南临床研究组陆伟东等人将黄蒿素送到耿马县医院，交由李国桥进行临床试验。李国桥从最初3例患者的试验中观察到，患者口服黄蒿素后，恶性疟原虫纤细环状体停止发育并迅速减少，由此认定黄蒿素对恶性疟原虫的速杀作用超过奎宁和氯喹。他立即制定黄蒿素鼻饲给药救治脑型疟的方案，派人到中缅边境沧源县南腊镇卫生院（阿佤山）设点，争取收治脑型疟病例。

12月，广州中医学院“523”小组在南腊镇卫生院成功使用黄蒿素鼻饲治疗首例脑型疟。

11—12月，广州中医学院“523”小组共收治18例疟疾患者，其中恶性疟14例（其中3例为凶险型），间日疟4例，全部治愈。由此得出结论：黄蒿素对疟原虫的毒杀作用快于氯喹。黄蒿素在长效方面仍存在问题，但是在抢救凶险型疟疾时，具有高效、速效的特点。

李国桥发现皮内血片恶性疟原虫大滋养体和裂殖体的密度不低于骨髓，因此提出简便的皮内血片疟原虫学诊断法，可代替传统的骨髓涂片法。

李国桥与靳瑞合作编写的《疟疾的临床研究》由人民卫生出版社出版，作者署为广州中医学院疟疾防治研究小组。

1975年

2月底，全国“523”办公室在北京市北纬路饭店召开各地区“523”办公室和部分承担任务单位负责人会议，广东地区“523”办公室负责人把广州中医学院“523”小组的《黄蒿素治疗疟疾18例小结》在会上进行了汇报。全国“523”领导小组认为，这是一个很有希望的新药，将其列为1975年“523”任务的重点。

4月，李国桥参加在成都召开的全国“523”中草药专业会议，报告了《黄蒿素治疗疟疾18例小结》。在李国桥等人报告的基础上，会议决定在全国展开“523”青蒿素研究大会战。其中，完成足够的临床试验病例数，以确认青蒿素的疗效和特点是大会战的重点任务之一。李国桥担任“523”青蒿素临床研究全国协作组组长。

7月，由全国“523”办公室安排，李国桥在海南乐东县医院主持了青蒿素临床试验研讨班，并制订全国统一的临床试验方案。

8月，中共广东省高等教育委员会发布《关于组织全体党员学习李国桥同志先进事迹的通知》。

李国桥组织海南南部八个县市的县市医院召开大协作会议，传授青蒿素抗疟的研究经验与脑型疟的救治方案。团队与东方县医院合作，用青蒿素鼻饲抢救脑型疟共36例，治愈率达91.7%，进一步肯定了青蒿素治疗脑型疟等重症疟疾的疗效。

李国桥被任命为广州中医学院党委副书记。

1976年

1—7月，李国桥任中国赴柬埔寨疟疾防治考察团副团长，在柬埔寨进行疟疾防治考察半年，期间用青蒿素等救治脑型疟29例，全部治愈。

1977年

10月，论文《脑型疟疾》发表于《赤脚医生杂志》第10期。该文总结了脑型疟的发生特点及规律、诊断及鉴别诊断和治疗要点。

## 1978年

1978年6月17—18日，《光明日报》连续两天刊发青蒿素研究成功的报道。

7—9月，李国桥与郭兴伯作为青蒿素第一个衍生物蒿甲醚临床试验负责人，在海南现场进行首次临床试验，收治17例患者，全部临床治愈。同时开展青蒿琥酯静脉注射剂的临床试验。

11月23—29日，由全国“523”领导小组主持，在扬州召开了青蒿素治疗疟疾科研成果鉴定会，李国桥在会上做《青蒿素制剂治疗脑型疟》的报告。经全国40多个单位104名代表讨论，通过了青蒿素鉴定书，6个主要研究单位依次为：卫生部中医研究院、山东省中医药研究所、云南省药物研究所、广州中医学院、四川省中药研究所、江苏省高邮县卫生局。

12月，李国桥任广州中医学院副院长。

李国桥系统地提出皮内血片诊断T昏迷和R昏迷的方法。他总结200多例脑型疟，提出对病死率高的重症T昏迷者等待疟原虫裂殖体成熟破裂后，才使用抗疟药治疗的大胆设想，目的是在外周血中杀灭疟原虫，使阻塞的内脏血管塞而复通，以求起死回生。

## 1979年

1月，李国桥论文《青蒿素治疗凶险型恶性疟48例临床报告》发表于《新医药学杂志》第1期。

3月23日，为集中力量搞科研，经李国桥请求，免去李国桥广州中医学院党委常委、党委副书记职务。

8月27日，卫生部、国家科委、国家医药管理总局、总后勤部联名向国务院、中央军委呈报《建议撤销全国疟疾防治研究领导小组的请求报告》。经国务院批准，从1981年开始，将疟疾防治与青蒿素研究任务继续作为国家医药卫生科研重点项目，纳入有关部委、省、市、区和部队的经常性科研计划之内。

9月，《抗疟新药——青蒿素》研究成果获国家技术发明二等奖，国家科学技术委员会将其定性为集体发明，按照一个新药发明的工作顺序，给以下6个单位颁发了发明证书：卫生部中医研究院、山东省中医药研究所、云南省药物研究所、中国科学院生物物理研究所、中国科学院上海有机化学研究所、广州中医学院。

1980年

李国桥团队接受罗氏远东基金会委托，进行美国抗疟药物甲氟喹与青蒿素的临床对照研究。

1981年

3月3-6日，全国各地区疟疾防治研究领导小组、办公室负责同志工作座谈会在北京召开，卫生部副部长黄树则就“523”工作进行总结，此后“523”任务和管理组织机构撤销。

4月上旬，在广州召开广东地区疟疾防治研究工作座谈会，传达贯彻全国“523”工作座谈会精神，总结14年来广东地区“523”科研工作，讨论此后疟疾科研任务的分工与归口，研究做好调整中的善后工作安排，成立广东地区疟疾防治研究专题小组。

8月14日，为了证实恶性疟原虫在一个裂殖周期内引起两次发热的理论，李国桥进行恶性疟自身感染，随后包括团队成员郭兴伯在内的9名志愿者也参与了这一试验，使这一理论得到证明。

10月6—10日，李国桥参加在北京举行的世界卫生组织疟疾化疗科学工作组第4次会议——青蒿素及其衍生物学术讨论会。该会议由联合国计划开发署、世界银行、世界卫生组织热带病研究和培训特别规划赞助，是世界卫生组织疟疾化疗科学工作组第一次在日内瓦总部以外召开的一次会议。李国桥在会上做了青蒿素及其衍生物治疗脑型疟的报告。会议通过了《青蒿素及其衍生物发展规划》。

李国桥被聘为卫生部医学科学委员会疟疾专题委员会委员、中国中西医结合学会广东分会委员会委员。

李国桥在海南岛东方县初步建成疟疾研究基地，主要从事抗疟新药临床研究。

1982年

2月，世界卫生组织疟疾化疗科学工作组（TDR/SWG-CHEMAL）秘书Dr. P. I. Trigg，药物政策顾问Dr. N. Heiffer，毒理学专家Dr. C. C. Lee（李振钧）来华，先后访问上海、北京、广州、桂林，同意从中国青蒿指导委员会提出的合作计划中选出7个项目上报世界卫生组织疟疾化疗科学工作组，其中青蒿素衍生物青蒿酯钠、蒿甲醚的临床试验研究由广州中医学院青蒿抗疟团队承担。

3月20日，卫生部、国家医药管理总局决定联合成立“中国青蒿素及其衍生物研究开发指导委员会”。

8月，英国《柳叶刀》头题发表论文《甲氟喹与青蒿素的抗疟作用》，临床研究由李国桥和郭兴伯完成，江静波为论文的第一作者。

11月，广州中医学院《脑型疟疾救治研究》成果获广东省科学技术委员会颁发科技成果三等奖。

根据静脉注射液难以迅速达到世界卫生组织提出的GMP标准的现实问题，李国桥根据鼻饲和肛门灌注给药均可救治重危患者的经验，建议一方面对注射剂药厂按国际GMP标准进行改造，另一方面研究青蒿素栓剂，让青蒿素尽快应用于疟区民众。中医研究院中药研究所刘静明、李泽琳、沈联慈担任课题负责人，开展青蒿栓的研究。李国桥团队负责临床试验，并制定了《青蒿素栓治疗恶性疟临床验证实施方案》。

## 1983年

1月，在世界卫生组织第71届执行委员会会议上，世界卫生组织疟疾化疗科学工作组秘书特里格约见王连生，反映由疟疾化疗科学工作组资助培训的李国桥将到曼谷Mahidol医科大学热带医学院热带病医院进修，可能要带足量的青蒿酯在泰国进行临床试验，这将有损中国和疟疾化疗科学工作组利益，世界卫生组织是不赞同的，为此提请卫生部科技局副局长周敏君注意，不要让李国桥这样做，并要求书面保证。但卫生部并未将此命令下达给李国桥。

3—4月，在广州中医学院校园内开展青蒿素栓Ⅰ期临床试验，这是国内首次开展一类新药Ⅰ期临床试验。

5—10月，在海南岛开展青蒿素栓Ⅱ期、Ⅲ期临床试验。

8月，李国桥的联合用药试验“复方青蒿酯片一次疗法治疗恶性疟疾临床研究”纳入青蒿素指导委员会1983年研究计划。

## 1984年

5月，广州中医学院李国桥、郭兴伯等，中国中医研究院中药研究所沈联慈等合作的论文《青蒿素栓剂治疗恶性疟100例疗效观察》发表于《中医杂志》第5期。该篇论文基于1982年11月至1983年10月在海南岛东方县东方区卫生院的临床研究，标志着青蒿素栓临床研究完成。

9月，李国桥参加在加拿大举行的第11届国际热带医学暨疟疾大会，在大会上宣读《青蒿素及其衍生物治疗脑型疟的临床研究》等3篇论文，张贴论文《恶性疟红内期原虫发育规律的研究》。

10月，“青蒿素栓剂治疗疟疾的研究”鉴定会在广州召开。

11月，李国桥获世界卫生组织资助，赴泰国Mahidol医科大学热带医学院热带病医院进修，次年2月结束。期间到牛津大学驻泰国的热带病疟疾研究基地交流学习二周。

12月，李国桥团队完成罗氏远东研究基金会资助的“青蒿素、甲氟喹、周效磺胺-乙胺嘧啶配伍治疗恶性疟及其随机化比较研究”，论文发表于英国《柳叶刀》杂志。

## 1985年

6月，卫生部药品审评委员会化学药分委员会召开第一次新药审评会议，对青蒿素栓进行试审评。

7月，《新药审批办法》开始实施，根据《新药审批办法》要求，青蒿素指导委员会组织有关单位重新开展青蒿素衍生物青蒿琥酯、蒿甲醚的临床研究，由广州中医学院按照GCP标准进行Ⅰ期、Ⅱ期临床试验。广州中医学院两年内完成临床试验，青蒿琥酯和蒿甲醚分别于1987年3月、9月获得新药审批。

12月2日，李国桥参加在泰国曼谷那莱大酒店举行的中医药学术交流会，做《青蒿素栓剂治疗恶性疟100例疗效观察》《青蒿琥酯静脉注射救治脑型疟》等学术报告。

## 1986年

2月16日，中共广东省委授予李国桥“优秀共产党员”称号，同时授予广州中医学院疟疾研究室“社会主义精神文明建设先进集体”称号，并号召全省共产党员、干部和知识分子学习李国桥与广州中医学院疟疾研究室的先进事迹。

3月16—19日，卫生部在北京召开药品审评委员会议，对“青蒿素及其栓剂”进行新药评审，审评结果要求课题组在3个月内补充两项资料：一、应该采用直肠给药途径做动物药效；二、药代动力学研究要有健康人Ⅰ期临床试验结果。待补做部分有关实验后，同意作为化学药第一类新药报卫生部审批试生产两年。青蒿素栓是中国新药审评制度建立后第一个被批准的新药。补充材料后，同年4月，青蒿素栓获得新药注册。

4月，李国桥赴京参加全国卫生系统先进模范汇报团。

5月，中华全国总工会授予广州中医学院疟疾研究室“全国先进班组”称号，授予李国桥“全国优秀科技工作者”称号和“五一劳动奖章”。

7月5—12日，李国桥赴马来西亚参加世界卫生组织西太区基层保健疟疾防治研讨会。

9月，李国桥被评为全国教育系统劳动模范并授予人民教师奖章。

9月，李国桥当选《南风窗》组织评选的广州地区“十大杰出公仆”。

10月3日，因新药审批要求青蒿素栓原料药青蒿素亦通过新药审批，中医研究院中药研究所申报青蒿素新药审批，独家获得青蒿素新药证书，此结果背离了1979年9月6家研究机构集体获得青蒿素国家发明证书的事实。

秋，李国桥开始筹建广州中医学院三亚热带医学研究所，确立了经济独立、自主招聘人才、走科医工贸相结合道路的发展方向。由广州中医学院给予50名编制的基本工资，建所经费全部自筹。三亚市政府在大东海榆林岭划拨72亩荒地山坡作为建所基地。

12月10—20日，李国桥、郭兴伯赴泰国曼谷出席亚洲第一届细菌与寄生虫抗药性大会。

12月，李国桥获全国卫生文明先进工作者称号。

李国桥主持的青蒿素衍生物青蒿琥酯静脉注射剂Ⅰ期临床试验，首次按世界卫生组织提出的临床试验设计方案，对健康成人志愿者进行了药物耐受性和药代动力学的双盲试验。

李国桥获全国优秀科技工作者、国家有突出贡献中青年专家、广东省卫生系统文明建设先进工作者等光荣称号。

## 1987年

4月，李国桥获得广东省劳动模范称号。

4月11日，国务院决定，授予李国桥等5位同志全国劳动模范称号，号召全国各条战线广大职工向5位劳动模范学习。

4月27日，李国桥出席在北京举行的全国劳动模范授奖大会。

7月，李国桥的论文《疟疾治疗的中西医结合研究》发表于《新中医》第7期，这篇文章除重点讲述青蒿素治疟研究外，还对常山等治疟中草药及针刺治疗疟疾的研究进行了回顾和总结。

10月25日，李国桥当选中国共产党第十三次全国代表大会代表。

12月14日，李国桥作为特邀报告嘉宾参加在香港举行的香港-广东药理学联会第一届科学讨论会。

李国桥发明的皮内血片法被英国牛津大学医学教科书收载。

李国桥获全国教育战线、卫生战线先进工作者称号。

1988年

3月29日，李国桥当选广东省高等学校优秀党员。

7月，国家中医药管理局拨专款40万元，用于支持三亚热带医学研究所建设。

9月18—22日，李国桥参加在荷兰阿姆斯特丹举行的第12届国际热带医学暨疟疾大会。会后赴瑞士考察。

10—12月，李国桥受泰国马奇诺大学热带医学部主任、热带病医院院长Danai Bunnag邀请，赴泰国作有关疟疾与青蒿素研究进展的学术报告，并处理协作开展青蒿素类药临床试验的事宜。

李国桥主持的《青蒿素栓、青蒿琥酯和蒿甲醚的临床研究》项目成果获国家教委科学技术进步一等奖、国家中医药管理局科技进步一等奖。

《注射用青蒿琥酯》获国家经济委员会技术开发优秀成果奖。

李国桥受聘为中国医学科学院第三届学术委员会特邀委员。

李国桥关于恶性疟热型的解释被收载于世界卫生组织出版的《疟疾学》专著中。

1989年

1月，郭兴伯、符林春、李国桥合作的论文《青蒿琥酯静脉注射7天疗程治疗恶性疟疗效观察》发表在《广州中医学院学报》第1期，首次提出延长疗程和适当增加总剂量可明显降低疟原虫复燃率，改变了青蒿素治疗疟疾复发率高的片面认识。

4月24—26日，世界卫生组织疟疾化疗工作组第二次在北京举行青蒿素类抗疟药会议，李国桥、李英、宋振玉、周钟鸣、曾衍霖、李泽琳、钟景星、滕翕和、陈昌、曾美怡等作为中方代表参与学术交流。会议上报告了青蒿素类、咯萘啶、脑疟佳在合成、药理和临床方面的研究新进展和复方蒿甲醚的有关内容。

7—8月，李国桥作为特邀报告嘉宾参加在德意志联邦共和国举行的第4届国际临床药理学及治疗学大会，作青蒿素研究的专题报告。会后转道泰国商讨合作开展青蒿素临床试验事宜。

9月，李国桥作为特邀代表出席全国劳动模范和全国先进工作者表彰大会。

9月，李国桥参加在泰国举行的第3届亚细安中医药学术交流会。

12月，《抗疟新药——青蒿琥酯》获国家发明三等奖。获奖单位依次为：桂林制药厂、广西医学院、广西寄生虫病研究所、广州中医学院、上海医药工业研究、军事医科院五所、医学科学院药物所、中医研究院中药所；获奖个人依次为：刘旭、杨启超、石维志、李国桥、王大林、腾翕和、宋振玉、李泽琳。

李国桥受聘为全国新药审评委员会第二届委员会委员、《中华传染病杂志》第二届编辑委员会委员。

### 1990年

8月9日，广州中医学院三亚热带医学研究所及附属粤海医院举行开业典礼。李国桥主编的《青蒿素类药临床研究专辑》收载了团队成员30篇文献，作为开业典礼的献礼，同时获罗氏（Roche）亚洲医学研究基金会赞助出版了英文版。

广州中医学院三亚热带医学研究所被确定为国家“八五”攻关课题“中医药防治慢性乙型肝炎及其纤维化的临床和实验研究”的承担单位。

瑞士罗氏基金会资助李国桥团队开展青蒿素对恶性疟配子体感染性影响的研究。

### 1991年

3月，卫生部部长陈敏章、副部长何界生，国家中医药管理局副局长褚国本等考察三亚热带医学研究所。陈敏章为热带医学研究所题词：“发扬艰苦创业，依靠自力更生，科技进步，为国争光。”

7月16日—8月6日，李国桥应越南胡志明市热带病研究中心的邀请，赴越南探讨开展凶险型疟疾和青蒿素类药的研究问题。

11月19—22日，李国桥赴泰国曼谷参加东南亚疟疾新技术会议。

11月，李国桥团队受邀前往越南胡志明市指导用青蒿素救治重症疟疾患者，应用国内的青蒿琥酯注射剂，在佐内医院示范救治脑型疟，使脑型疟病死率迅速控制在10%以下。李国桥在1978年提出的设想——疟原虫破裂才给抗疟药治疗脑型疟T昏迷方案，得到佐内医院院长郑金影的支持，开始在越试验。

1992年

6月起，应越南佐内医院邀请，李国桥带领9人团队继续前往越南开展疟疾救治研究工作。李国桥在春禄医院，利用该院废置用房，建立广州中医学院越南疟疾研究基地。李国桥把20世纪80年代经海南岛临床验证有较高治愈率的青蒿琥酯与磷酸哌喹联合用药的一次疗法在越南试用，发现复燃率上升到30%，经分析认为，当地是多重抗药性恶性疟流行地区，而且也可能存在不同疟原虫株的差别，于是在越南重新进行多种临床联合用药方案的研究。团队中的陈沛泉在越南继续了在国内因病例不足没有完成的青蒿素对恶性疟原虫配子体抑制作用的研究。

11月29日—12月4日，李国桥、郭兴伯、符林春、王文龙4人参加了在泰国举行的第13届国际热带医学与疟疾大会。

1993年

4月，李国桥、王新华受牛津大学-马奇诺大学-威尔康基金会热带医学研究计划主任Nicholas J. White的邀请，赴英国伦敦参加青蒿素学术会议。

6—11月，李国桥、郭兴伯、王文龙、王新华、符林春、简华香继续赴越南开展脑型疟研究。期间依靠在越南的广州中医药大学疟疾研究基地，以等疟原虫破裂法治疗T昏迷脑型疟30例，不等破裂组治疗38例，结果显示可明显缩短昏迷时间，减轻肾衰等并发症和降低病死率。

10月，陈沛泉、李国桥等合作的论文《青蒿琥酯对恶性疟原虫配子体感染性影响的观察》发表于《中药新药与临床药理》，文中首次提出青蒿素类药对清除恶性疟原虫配子体血症及抑制配子体感染性有明显作用。青蒿素抑杀疟原虫配子体这一独特的作用，是过去所有疟疾治疗药都不具备的。

李国桥当选第八届全国人民代表大会代表。

1994年

5—12月，脑型疟救治组继续在越南春禄医院开展研究。

6月，李国桥与郭兴伯、符林春等在英国皇家医学会《热带医学和卫生学学报》发表文章，专门报道1984—1988年用青蒿素类单药，分别以3天、5天、7天的不同疗程对上千例患者进行治疗，经过比较，得出7天疗程可把28天治愈率提高到95%以上的结果，改变了以往对青蒿素复燃率高的片面认识。

通过在越南对10个联合用药组方的临床比较试验，根据低复燃率、低副反应和迅速使疟原虫配子体失去感染性的综合权衡，最终选定了第8号组方（双氢青蒿素-磷酸哌喹-伯氨喹-甲氧苄啶，CV8），在脑型疟救治研究的同时，集中进行CV8复方的临床研究。

1995年

3—4月，受肯尼亚科学宣传服务有限公司、肯尼亚医学协会执行主席琼斯·贝特的邀请，李国桥、王新华赴肯尼亚出席有关青蒿素衍生物的学术及推广应用会议。期间为配合北京科泰新技术公司总经理逯春明开拓肯尼亚青蒿素市场，李国桥、王新华在肯尼亚五大城市，由各市医药协会组织，利用晚上的时间对五大城市的医生讲解青蒿类药的临床应用，肯尼亚五大城市80%以上的医生参加了讲座，协助科泰新公司推广了双氢青蒿素口服剂的应用。

4月，中国科华技术贸易公司组团赴印度新德里办理青蒿琥酯在印度的注册手续，李国桥、王新华参加代表团，在印度几个城市做青蒿素研究的巡回学术报告。在印度卫生部药控总局和疟疾防治计划办公室组织的报告会上，李国桥、王新华介绍了青蒿琥酯治疗疟疾的速效、高效、低毒安全的特点，从容回答了对方的质询，对于说服印度同意青蒿琥酯在印度注册起到关键作用。同年6月，青蒿琥酯片和注射剂即获印度药控总局批准注册。

5—12月，李国桥、宋玉宗、王文龙、陈沛泉、李广谦、简华香等继续在越南开展疟疾研究。

12月，三亚热带医学研究所藉成立五周年之际，举办了中国三亚热带医学学术交流会，国内外80多名学者与会。开幕式上，国家中医药管理局科教司副司长何惠宇宣布三亚热带医学研究所被国家中医药管理局确定为中医药防治热带病重点实验室。

热带医学研究所自筹资金，在广州建立了天然药物抗病毒研究室，开展中医药抗乙肝病毒、抗流感病毒的实验研究。

广州中医学院更名为广州中医药大学。

1996年

3月18日，“抗疟新药——复方青蒿素”获“国家级火炬计划项目证书”。该复方药即为在越南研究的CV8，具有高效、速效、低毒、杀配子体、疗程短、价廉的特点。

5月，三亚热带医学研究所成立健桥科技开发有限公司。

6月，李国桥作为“对青蒿素及其衍生物的研究工作有杰出成就的科学家”获求是科技基金会杰出科技成就集体奖，10位获奖人为中国科学院上海药物研究所朱大元、李英，广州中医药大学李国桥，中国科学院上海化学研究所周维善，云南药物研究所梁钜忠，中国科学院上海有机所许杏祥，中国中医研究院中药研究所屠呦呦，广西桂林制药厂刘旭，山东省中医药研究所魏振兴，中国科学院上海药物所顾浩明。

10月15—30日，李国桥、郭兴伯等赴香港与香港城市大学生物及化学系进行学术交流，并就广州中医药大学与该校合作的“中药303复方治疗乙型肝炎的研究”相关事宜进行洽谈。

11月17—22日，李国桥、郭兴伯、符林春、王新华等一行7人参加在日本长崎举行的第14届国际热带医学及疟疾大会，宣读11篇论文。赴日费用分别由桂林制药厂、北京科泰新技术公司、香港罗氏亚洲基金会负责。

12月，就中国中医研究院中药研究所因独家获得青蒿素新药证书，起诉早在“523”时期便有部署，在青蒿素指导委员会筹划和支持下建立的青蒿素生产基地武陵山制药厂生产青蒿素侵权一事，同获青蒿素发明证书的山东省中医药研究所、云南省药物研究所、中国科学院上海有机化学研究所、广州中医学院等有关参研人员向国家科委写信，表示不同看法，认为中国中医研究院中药研究所独家申报青蒿素新药证书的行为本身就是侵害了其他五个单位的权益。

12月，健桥公司与华灵集团联合成立华灵医药科技开发有限公司和华灵医药研究所。

李国桥在世界卫生组织马尼拉会议上报告了青蒿素类单药7天疗程可提高治愈率的研究成果，会后，会议文件将7天疗程的方案确定为青蒿素类单药治疗恶性疟疾的标准疗程。

受越南胡志明市佐内医院郑金影邀请，李国桥团队多次往返越南进行疟疾合作研究及CV8复方研发。

1997年

2月，李国桥团队与越南同奈省春禄医院签订协议合作研究课题“恶性疟原虫对青蒿素类药敏感性监测”和“疟疾治疗的临床研究”。

5月，李国桥团队在胡志明市进行广州中医药大学与佐内医院热带病中心合作课题抗疟复方CV8的现场交流。

6月，新抗疟复方疟疾片CV8被越南卫生部批准注册，交由越南卫生部第26制药厂生产。CV8的寓意是中越合作，C为China，V为Vietnam，8代表在越南10个联合用药配伍中的第8个处方。

7月，受越南胡志明市佐内医院郑金影院长的邀请，李国桥、邓铁涛等一行5人赴越南，参加双方合作抗疟研究的总结与研讨会议。

9月1日，李国桥因已达担任领导职务的年龄限制，卸任广州中医药大学副校长职务。

10月15—30日，受肯尼亚卫生部虫媒疾病司医学部的邀请，李国桥、王新华一起赴肯尼亚参加双氢青蒿素临床研究的详细计划商谈会，北京科泰新技术公司逯春明陪同。

1998年

因CV8在越南注册生产引起世界卫生组织关注，世界卫生组织西太区疟疾和寄生虫顾问Dr. Allan Schapira访问广州中医药大学，考察CV8研制情况和临床评价的结果。

4—7月，应肯尼亚医学协会执行主席琼斯·贝特和科泰新有限公司肯尼亚分公司的邀请，李国桥、郭兴伯、符林春、王新华等一行7人，赴肯尼亚、卢旺达、坦桑尼亚进行疟疾控制合作研究。

6—12月，应越南同奈省春禄医院院长范犁盛的邀请，李国桥多次赴越南开展抗疟合作研究。

10月，李国桥前往越南，参加与越南卫生部第26制药厂合作生产抗疟药CV8的项目商谈。

11月27日，重庆通和制药有限公司董事长胡晓与广州健桥公司法定代表人李国桥签订协议，双方共同发起成立了重庆健桥有限公司。广州健桥以专利技术入股，双方分别持有75%和25%的股权比例。

“青蒿琥酯对恶性疟原虫配子体感染性的影响”项目获世界卫生组织资助，

资助金额1.5万美元。

1999年

3月20—30日，李国桥、李广谦应柬埔寨中国商会的邀请，前往柬埔寨考察访问，共同研讨柬埔寨疟疾防治工作和选择优良抗疟药供应柬埔寨等问题。

7—12月，应越南同奈省春禄医院院长范犁盛的邀请，李国桥多次到该院实施有关疟疾和肝炎的合作研究。

7—8月，应柬埔寨中国商会的邀请，李国桥与李广谦等前往柬埔寨考察，进一步商讨支援柬埔寨的疟疾防治工作。

11月3—5日，王新华参加了在昆明召开的世界卫生组织疟疾控制会议。

11月5日，柬埔寨卫生部、国家疟疾控制中心副主任、欧盟驻柬埔寨疟疾控制项目国家负责人Mey Bouth Denis致信李国桥，就该国雨季过后重症疟疾严重流行一事，邀请他尽快到柬埔寨协助控制重症疟疾，降低死亡率。

11月9日，广州中医药大学向卫生部国际合作司提出“关于派出疟疾专家组赴柬埔寨指导救治脑型疟疾的请示”，申请将该项目纳入政府行为，并请卫生部拨款30万元。

12月3日，卫生部函复广州中医药大学，同意李国桥率疟疾专家组赴柬埔寨救治脑型疟并愿意将其纳入中柬政府间合作项目，但未提供资金支持。

12月9日，越南卫生部将疟疾片-CV8定为恶性疟流行区免费给患者服用的第一线药物，每年免费发放上百万人份。

12月，由李国桥主持的“青蒿素及其衍生物抗疟的临床研究和推广应用”项目成果获得国家科技进步三等奖。

12月，李国桥获得白求恩奖章。

2000年

3月10—13日，李国桥、王新华、郭兴伯应香港城市大学雅各臣草药研究中心教授方宏勋的邀请，赴港进行学术交流。

3月13—17日，应世界卫生组织西太区疟疾和寄生虫顾问Dr. Allan Schapira的邀请，李国桥、王新华赴泰国清迈出席WHO/TDR（世界卫生组织热带病研究和培训特别规划署）举办的“有关抗疟药抗性及政策的专题任务组会议”。王新华在会上报告了CV8的研究情况，会后应WHO/TDR的要求，李国桥与其负责人签订技术保密协议，把CV8的全部技术资料提交WHO/TDR进行评价。

3—7月，李国桥多次前往越南，与越南卫生部第26制药厂进行CV8生产研究方面的合作。

5—12月，应柬埔寨金边疟疾控制中心主任Mey Bouth Denis博士的邀请，由李国桥、王文龙、李广谦、宋建平、欧凤珍、张娇珍等组成的广州中医药大学疟疾专家组前往柬埔寨参加重症疟疾合作研究。

6月，李国桥撰写的论文《青蒿素及其衍生物抗疟临床研究和推广应用》发表于《医学研究通讯》第6期，该文总结了长达10年的“青蒿素及其衍生物抗疟临床研究”取得的主要成果。

8月18—25日，应哥伦比亚波哥大学国家研究院寄生虫实验室圣地亚哥·尼哥尔斯博士的邀请，李国桥、符林春、王新华、郭兴伯等一行6人赴哥伦比亚参加第15届国际热带医学及疟疾大会。

12月6—8日，应泰国曼谷马奇诺大学热带医学系主任Sornchai Looareesuwan邀请，李国桥、王新华赴泰国参加第3届食物与水传播寄生虫病研讨会暨2000年国际热带医学会议。

年底，周克鼎、李国桥、施凛荣、胡晓等发起组织筹划的“青蒿素产品国际化研讨会”在重庆市举行。这次会议是“523”和青蒿素指导委员会工作结束后，国内举行的一次规模较大的青蒿素学术会议，对后来青蒿素产品研发和产业发展是一次推动。

Artecom获得新药证书，由重庆通和制药有限公司生产。

## 2001年

年初，重庆华立控股有限公司与广州中医药大学热带医学研究所、广州健桥医药有限公司，达成合作研发双氢青蒿素磷酸哌喹新复方的意向，年底，成立广州市华立健药业有限公司，由华立控股有限公司投入资金研发双氢青蒿素磷酸哌喹复方。

5月，WHO/TDR提出改进CV8配方的意向。Dr. Allan Schapira与牛津大学的Dr. Jeremy到广州商谈改进配方的具体建议，李国桥向他们出示了重新调整了双氢青蒿素和磷酸哌喹配比，并不含伯氨喹和甲氧苄啶的新复方Artekin，他们带走了200个病例的治疗药，返回牛津大学驻越南的研究基地进行临床试验。

5月，华立控股广州健桥公司倡议设立的“青蒿科技基金”在广州召开第一次理事会，邀请部分“523”老同志参加，华立承诺3年资助300万人民币，支持青蒿及青蒿素研发项目。

11月，世界卫生组织在上海召开疟疾工作会议，会议决定优先开发Artekin。

## 2002年

年初，华立公司设立的“青蒿科技基金”启动，资助各单位的立项课题科研经费70万元，后因华立公司中止资助，“青蒿科技基金”仅运行了1年。

2月1—10日，应莫桑比克UTOMI公司的邀请，李国桥赴莫桑比克商谈医疗合作事宜。

2月21日—3月4日，应卫生部国际合作司的邀请，李国桥参加卫生部部长张文康带领的代表团赴肯尼亚、布隆迪访问，并做防治疟疾的学术报告。

4月，由Dr. Allan Schapira发起，在广州举办加快双氢青蒿素-磷酸哌喹片国际标准化研讨会。

9月22—27日，应美国驻印度尼西亚大使馆美国海军医学部寄生虫项目主任凯温·贝尔德的邀请，李国桥、王新华赴印度尼西亚参加学术会议。

Artekin完成临床试验，该复方疗程为2天4次服药，28天治愈率达97%以上。综合评价疗效、不良反应、成本和使用方便性，可以认为Artekin是一个优点较全面的抗疟药。

## 2003年

1月，Artekin获中国新药证书及注册批件，该复方药品由华立科泰医药有限公司以商品名“科泰复”生产和销售。

8月，广州中医药大学与柬埔寨国家卫生部签订“中柬联合快速控制疟疾合作协议”。为达成柬埔寨尽快降低疟疾发病率的意愿，李国桥根据国内多年抗疟实践经验，认为要快速减少发病或迅速控制某地区的暴发流行，最好的办法是采用全民服药以快速清除传染源，因此，考虑改进青蒿素复方。为适应全民服药的需求，新复方要求高治愈率、低副反应、用药简便、价格低廉。根据CV8、Artekin和过去哌喹的研发经验，磷酸哌喹改用其碱基哌喹，以减少胃肠道副反应；双氢青蒿素改为青蒿素，临床研究证明两者相同剂量效果相似，但可使价格降低至原来的1/3。最终确定新复方Artequick，疗程为24小时2次服药，疗程较短，与Artekin、复方蒿甲醚片（Coatem）临床比较，三者杀虫速度无显著差异。

12月17日，中柬联合抗疟工作组成立大会暨柬埔寨第一次村抗疟员（VMV）培训班在柬埔寨实居省召开。

## 2004年

年初，与柬埔寨国家卫生部及国家疟疾控制中心合作，选择实居省的恶性疟疾高度流行的Aoral地区，结合Artequick临床试验，采用Artequick加低剂量伯氨喹全民服药1疗程2天2次的方法，进行了快速灭源灭疟试验，使7000多人口的人群带虫率从52.3%下降至13.2%，其中恶性疟带虫率从35.9%下降至5%。

年初，广州青蒿医药科技公司与广东新南方集团公司共同成立广东新南方青蒿科技有限公司。

8月，李国桥与泰国马奇诺大学的Sornchai、牛津大学的Nicholas J. White共同发起的第一届国际青蒿素类药临床评价研讨会，并在泰国曼谷成功举办。

11月15—18日，李国桥赴越南河内参加世界卫生组织召开的湄公河抗疟疾药物遏制疟疾区域间会议。

12月21—22日，广州中医药大学与柬埔寨国家疟疾控制中心联合举办的“中-柬联合抗疟（实居省）合作项目研讨会”在金边召开。

## 2005年

4月，李国桥团队在柬埔寨Sprin地区3000多人口中进行完善方案的快速灭源灭疟试验，即2个月内服2疗程的Artequick，每疗程首剂加低剂量伯氨喹。2个月后使人群带虫率下降90%以上，6个月后使该地区人群恶性疟原虫带虫率从20.8%下降至0。

5月，《抗疟新药——双氢青蒿素复方》研究成果获得广东省科学技术二等奖、中华中医药学会科学技术二等奖。

8月，《中国中医药报》通讯员文章《中国青蒿素辉煌下的尴尬》中写道：“那些分散于全国各地的抗疟研究所，随着青蒿素的研制成功，大多不再从事抗疟药的继续研究，纷纷转行，不知所踪，仍坚持青蒿素类抗疟研究，历经无数风雨依然苦苦支撑的目前仅剩下广州中医药大学热带医学研究所等为数不多的研究机构。”

李国桥尝试创造青蒿种植—提取青蒿素—复方青蒿素成品生产的产业链，通过公司+研究所+农户的模式，发动广东丰顺、清远等贫困山区农户种植青蒿上万亩，筹建丰顺制药基地。

2006年

1月，李国桥主持的《抗药性恶性疟防治药青蒿素复方的研发与应用》课题研究成果获2005年度国家科技进步二等奖。

4月，Artequick获得新药证书及注册批件，商品名“粤特快”，由广东新南方青蒿科技有限公司生产。

4—5月，广州中医药大学上报李国桥参选泰国玛希敦亲王医学奖资料。

6月6日，李国桥团队总结柬埔寨实居省快速控制疟疾实施成果，将快速灭源灭疟法定名为FEMSE（Fast Elimination of Malaria by Source Eradication）。

6月20日，柬埔寨举行“实居省快速控制疟疾试验国际研讨会”。会上，李国桥获柬埔寨政府颁发“莫尼沙拉潘”金质骑士级勋章，以表彰李国桥团队多年帮助柬埔寨防治疟疾，并开展青蒿素复方快速灭源灭疟试点，取得显著成效，以及在基层抗疟人员培训、抗疟基层建设和药物捐赠等方面的贡献。

8月27日，广州中医药大学向国家中医药管理局国际合作司提交《关于在非洲建立青蒿素复方快速控制疟疾合作试点的请示》，建议在非洲推广李国桥提出并曾在柬埔寨取得成功的“快速灭源灭疟（FEMSE）”模式，在非洲选择两个有条件的国家或地区，建立合作开展快速控制疟疾试验示范区，如效果显著，则向其他国家推广。

9月，根据在非洲建立青蒿素复方快速控制疟疾合作试点的计划，李国桥率队前往科摩罗、坦桑尼亚和莫桑比克考察，其中科摩罗是考察重点。在科期间，李国桥会见了科摩罗副总统兼卫生部长Lkililou Dhoinine和国家卫生总局局长 Ahamado Musa Mliva，并举行了快速控制疟疾学术报告讨论会，会后，科国三个岛的卫生部长都希望本岛首先实施该计划。中科抗疟科研人员率先对莫埃利岛（Moheli）开展了疟情调查研究。考察发现，在科摩罗开展该计划有很多有利条件：一是病人的疟原虫株较易清除；二是无周边陆地疟区干扰；三是交通方便，人口群居，工作难度小；四是经济基础较好。考察组认为，一旦该计划启动，将在1年内消灭莫埃利岛的疟疾，2年内基本消灭其余两岛的疟疾。

9月22日，世界卫生组织驻科摩罗代表Mamadou Ball将柬埔寨快速控制疟疾第一、第二试验区试验结果的图表和有关灭源措施摘录上报世界卫生组织。

10月4日，世界卫生组织非洲地区办公室负责艾滋病、结核和疟疾项目的

Antoine B. Kabore返回《在柬埔寨开展的及科摩罗提议的快速灭源灭疟法的观察意见》，不支持使用这种方法。

为了坚持快速灭源灭疟研究，广州中医药大学成立了青蒿研究中心。

2007年

1月16—17日，第二届国际青蒿素药临床评价研讨会在广州中医药大学国际会议厅举办。会议邀请来自20多个国家、地区和国际组织的100多位专家学者以及世界卫生组织代表、多国卫生部和主管疟疾的官员参加。世界卫生组织传统医药司张小瑞司长受总干事陈冯富珍指派出席会议，并召集各国专家和代表，就快速控制疟疾方案进行咨询，各方一致认为应对该方案扩大试用和推广。

4月，李国桥获越南卫生部颁发“为了人民健康”奖章。获奖理由：推广应用青蒿琥酯，使越南疟疾病死率迅速下降。其发明的第一个既治又防的青蒿素复方CV8最早在越南被确定为抗疟一线用药，为该国近10年的疟疾控制发挥了重要作用。

4月18日，李国桥因担任中华医学会热带病与寄生虫分会第三届委员会常委期间，为学会工作做出贡献，受到中华医学会表彰。

4月，就科摩罗莫埃利岛启动快速灭源灭疟项目，李国桥赴日内瓦世界卫生组织总部向陈冯富珍报告，获认可。

7月23日，李国桥致信《中国处方药杂志》，阐述关于中国药物临床试验及知识产权保护的一些看法，该文刊于《中国处方药杂志》第7期。

10月，华立科泰公司的双氢青蒿素磷酸哌喹片（Artekin组方，商品、名“科泰复”）被列入全球基金（the Global Fund）最新一版推荐采购抗疟产品名单中。

11月17日，科摩罗莫埃利岛启动快速灭源灭疟项目，科摩罗联盟总统在全岛各级干部动员大会上讲话，强调全体民众参与服药的重要性。Artequick加小剂量伯氨喹快速控制清除疟疾的方法，在科摩罗进行的试验取得和柬埔寨一样的效果。蚊媒感染率从FEMSE启动前的3.1%（8/258），下降至启动4个月后的0%（0/517）。

12月，广东新南方青蒿药业丰顺生产基地竣工投产，生产Artequick。

## 2008年

1月30日—2月4日，应柬埔寨国家抗疟中心主任Duong Socheat的邀请，李国桥、宋健平赴柬埔寨就热带病控制及抗疟项目合作事宜进行商谈。

3月11日，越南卫生部及越南国家中央疟疾寄生虫昆虫研究所访问团一行9人访问广州中医药大学，感谢李国桥团队在防治疟疾领域对越南所作出的重要贡献。

4月15日，李国桥获世界中医药学会联合会颁发“中医药国际贡献奖”个人奖。

4月16日，为进一步推进科摩罗FEMSE项目，广州中医药大学举办了第二次青蒿素复方快速灭疟项目协调会。

4月，李国桥、宋健平前往日内瓦世界卫生组织总部与疟疾办公室主任纽曼交流科摩罗项目实施初步结果。

7月，科泰复成为北京奥运会储备药。

12月，科摩罗政府组织莫埃利岛FEMSE项目实施一年总结表彰大会，充分肯定了项目取得的显著成果，科摩罗联盟副总统兼卫生部长伊基利卢·马迪（S.E.M. Ikililou Madi）和中国驻科摩罗大使陶卫光出席，双方充分肯定了项目所取得的成绩，并讨论了进一步向另两岛推进的必要性。

## 2009年

3月20日，由国家中医药管理局举办的“青蒿素复方快速控制疟疾项目研讨会”在北京举行，会议对科摩罗莫埃利岛实施青蒿素复方快速控制疟疾技术方案一年来取得的成果、存在的问题和下一步工作的开展思路进行评估和探讨。会议由国家中医药管理局副局长李大宁主持。卫生部副部长、国家中医药管理局局长王国强，商务部援外司、卫生部国合司和疾控局的领导及代表等出席。广州中医药大学书记黄斌、副校长王新华，项目组负责人李国桥，广东新南方集团代表宋健平参加会议。

5月11日，广东省政府李捍东副秘书长主持专题会议，听取Artequick快速控制疟疾项目进展的汇报，并对做好Artequick在非洲的推广工作进行部署。王新华、李国桥、宋健平参加会议。

6月，Artequick在肯尼亚上市，标志该药正式进入非洲市场。

11月11日，国家中医药管理局副局长李大宁、处长陆建伟，广东省卫生厅书记黄小玲，广东省中医药局副局长曹礼忠等一行到广州中医药大学青蒿研究中心，对青蒿素快速灭源灭疟项目进行调研。

11月，国家中医药管理局副局长李大宁，广东省卫生厅书记黄小玲率团访问科摩罗，积极肯定李国桥团队在莫埃利岛的快速灭源灭疟项目所取得的成果。

Artequick被卫生部列为中国防治恶性疟的基本用药。

## 2010年

2月，应科摩罗联盟卫生部长H. H. Inzouddine的邀请，李国桥与其一起访问卡塔尔，寻求国际资金援助科摩罗扩大项目。

3月，双氢青蒿素-磷酸哌喹（Artekin组方）被世界卫生组织《疟疾治疗指南》（第2版）列为推荐复方。李国桥团队在科摩罗和柬埔寨使用的ACT+伯氨喹清除疟原虫的全民服药方法（mass drug administration，MDA）被列入消灭疟疾方案之中。

5月21日，由国家中医药管理局组织的青蒿素复方快速控制疟疾项目研讨会在北京召开，李国桥报告了科摩罗莫埃利岛实施青蒿素复方快速控制疟疾情况。

7月30日，广东省省长黄华华批示从省长基金中拨1 500万元支持科摩罗项目。

9月，应世界卫生组织邀请，李国桥、宋健平赴日内瓦出席“疟疾控制和有条件地进行全民服药研讨会”，报告了科摩罗莫埃利岛开展FEMSE项目的技术方案和研究结果。通过FEMSE以全民服药快速清除传染源的措施进行快速控制-清除疟疾的方法和理论，从被反对、排挤转变为不反对、拭目以待和尚待观察研讨阶段。

广州中医药大学青蒿研究中心派出的由邓长生、周崇俊和欧凤珍等组成的疟疾防治专家组，圆满完成了商务部下达的在非洲科摩罗为期60天的疟疾防治中心援建及培训工作，并向科摩罗卫生部提供了Artequick和相关医疗设备。中国驻科摩罗大使王乐友出席赠送药品和医疗器械交接仪式，科摩罗联盟总统桑比赞赏中方为科医疗卫生事业做出的重要贡献，感谢中国政府提供的抗疟药品和医疗器械，以及李国桥团队在莫埃利岛快速控疟项目取得的巨大成功。

Artequick被商务部列为援助非洲的抗疟药品。

广州中医药大学青蒿研究中心脱离热带医学研究所，成为学校直属机构。

## 2011年

3月16日，柬埔寨与广州中医药大学签订了“柬埔寨快速控制清除疟疾中-柬合作协议”，柬埔寨卫生部决定选择喷吓省内3个疫源区作为FEMSE示范区，于当年4月25日开始全民服药，并计划进一步总结经验推广至全国。但当第一个试点启动全民服药时，被当地反对派采取手段破坏，此后项目停止推进。

5月，李国桥前往肯尼亚进行疟情调查。

6月，鉴于多年来李国桥在越南推荐、开展青蒿素复方的研究和应用取得良好成绩，李国桥被越南政府授予“友谊勋章”。

11月，宋健平带队前往科摩罗，与世界卫生组织驻非洲地区疟疾办公室的技术人员商讨科摩罗扩大项目技术方案，科摩罗进一步明确全国采用中方推荐的快速灭源灭疟方案。

## 2012年

4月18日，广东省政府为支持广州中医药大学抗疟团队倡导的快速灭源灭疟科摩罗全国扩大项目，向广东新南方青蒿科技有限公司采购了80万人份Artequick及实验室物资捐赠给科摩罗，交接仪式在科摩罗国家大药房举行。科摩罗卫生部部长M. M. Ahmed与王乐东大使签署抗疟物资交接证书。

8月，李国桥团队邓长生等6人进驻科摩罗昂儒昂岛，进行FEMSE项目启动前准备工作。

10月18日，科摩罗宣布昂儒昂岛35万人的FEMSE项目启动，全民服药开始。全民服药措施启动3个月后，全岛月发病人数下降93.4%。

## 2013年

3月，国家中医药管理局副局长于文明率团访问科摩罗，与科摩罗总统伊基利卢·马迪进行会谈，广州中医药大学副校长刘小虹、宋健平陪同访问，与科方技术团队组织召开研讨会，同时提供物资，推进大科摩罗岛FEMSE项目的开展。

8月21日，科摩罗联盟副总统兼卫生部长福阿德·穆哈吉在广州为帮助科摩罗清除疟疾做出重要贡献的李国桥和宋健平颁发总统奖章。

10月下旬，科摩罗大科摩罗岛40万人启动FEMSE项目。

## 2015年

9月，李国桥与李英、李泽琳、曾美怡共同编著的《青蒿素类抗疟药》由科学出版社出版，2018年该书的英文版出版。

2015年，广州中医药大学青蒿研究中心撤销，李国桥、郭兴伯向学校领导请示，建立青蒿研究室。

## 2016年

3月16日，李国桥受邀出席杭州科学大讲堂，做《青蒿素的历史、现状和展望》的学术报告。

## 2017年

3—4月，李国桥赴肯尼亚商谈在该国实施FEMSE。

5—6月，李国桥再次赴肯尼亚，落实FEMSE具体实施方案，并初步签订合作协议。

5月，李国桥与郭兴伯、符林春共同撰写的回忆文章《青蒿素抗疟研究的不断追求：快速消灭疟疾——纪念执行“523”任务50周年》，发表于《广州中医药大学学报》第3期。